顎・口腔の CT・MRI

編集
酒井 修 ボストン大学医学部放射線科 教授
金田 隆 日本大学松戸歯学部放射線学講座 教授

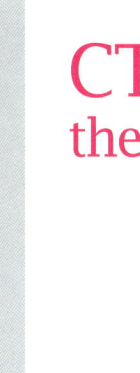

CT and MRI of the Jaw and Oral Cavity

メディカル・サイエンス・インターナショナル

CT and MRI of the Jaw and Oral Cavity
First Edition
Edited by Osamu Sakai, Takashi Kaneda

©2016 by Medical Sciences International, Ltd., Tokyo
All rights reserved.
ISBN 978-4-89592-847-2

Printed and Bound in Japan

執筆者一覧 （執筆順）

久野　博文	Hirofumi Kuno	ボストン大学医学部放射線科・国立がん研究センター東病院放射線診断科
新井　嘉則	Yoshinori Arai	日本大学歯学部　特任教授
齋藤　尚子	Naoko Saito	埼玉医科大学国際医療センター画像診断科　講師
森本　泰宏	Yasuhiro Morimoto	九州歯科大学歯科放射線学分野　教授
田中　達朗	Tatsurou Tanaka	九州歯科大学歯科放射線学分野　准教授
鬼頭　慎司	Shinji Kito	九州歯科大学歯科放射線学分野　講師
小田　昌史	Masafumi Oda	九州歯科大学歯科放射線学分野　助教
倉林　亨	Tohru Kurabayashi	東京医科歯科大学大学院口腔放射線医学分野　教授
中村　伸	Shin Nakamura	東京医科歯科大学大学院口腔放射線医学分野　助教
金田　隆	Takashi Kaneda	日本大学松戸歯学部放射線学講座　教授
酒井　修	Osamu Sakai	ボストン大学医学部放射線科　教授
関谷浩太郎	Kotaro Sekiya	国立がん研究センター東病院放射線診断科・日本大学松戸歯学部放射線学講座
本田　和也	Kazuya Honda	日本大学歯学部歯科放射線学講座　教授
松本　邦史	Kunihito Matsumoto	日本大学歯学部歯科放射線学講座　助教
月岡　庸之	Tsuneyuki Tukioka	日本大学松戸歯学部放射線学講座　臨床教授
加藤　博基	Hiroki Kato	岐阜大学医学部放射線科　准教授
藤田　晃史	Akifumi Fujita	自治医科大学放射線医学講座　准教授
中里　龍彦	Tatsuhiko Nakasato	総合南東北病院頭頸部画像診断センター
長尾　宗朝	Munetomo Nagao	岩手医科大学形成外科　講師
中山　学	Manabu Nakayama	岩手医科大学放射線科　助教

序

　本邦でもこれまで多くの頭頸部画像診断の成書が出版されているが，顎・口腔領域の記載は少なく，この領域を専門とする臨床医や放射線科医が必要な情報を十分に提供しているとは言い難かった．また近年，急速に歯科用CTの普及が進み，多くの歯科開業医から，この領域の推薦図書の質問を受けてきたが，残念ながら，自信をもって推奨できる既刊書はなかった．最近，多くの歯科医，口腔外科医，耳鼻咽喉科-頭頸部外科医および放射線科医が顎・口腔領域に詳しい画像診断書を切望している，と頻繁に耳にするようになったため，その要望に応えるべく，顎・口腔領域について詳しく記載した画像診断書を出版する運びとなった．

　本書の出版にあたっては，単に画像診断の知識の羅列でなく，日常臨床に直結する，実践的な教科書になるように努めた．初学者から臨床の最前線で活躍している先生方まで活用してもらえるよう，顎・口腔領域の画像診断で用いられる種々の検査法の基本的な原理および撮像法から，疾患ごとの画像診断の進め方，そして代表的画像所見について，これまで網羅しきれなかった領域についても，わかりやすく掲載した．また，単に文章主体ではなく，図や表を効果的に使用し，写真を順に見ていくだけでも十分勉強できるように配慮した．執筆は編者がよく知り，我々の意向に賛同いただいた，それぞれの領域の画像診断の第一人者，かつ，現在の放射線医学教育に精通した先生方にお願いした．

　本書では，歯・歯周組織について，口内法およびパノラマX線写真，CBCTを用い，詳しく解説している．顎・口腔の囊胞，腫瘍，そして外傷の画像診断については，この領域の第一線の臨床医にとっても存分に活用してもらえる情報を提供した．顎関節の画像診断は高度な専門的知識を要するが，この本では大変わかりやすく述べている．最近急速に普及している口腔インプラントの画像診断では単なる計測値の列記ではなく，多くのイラストを用い，臨床で必要な実用的な情報を多く盛り込んだ．唾液腺や頸部リンパ節は厳密には顎・口腔領域外だが，この領域の臨床では欠かせない項目なため，十分に記載した．本書は「顎・口腔のCT・MRI」というタイトルだが，この領域で行われるIVRについても記し，また術後の画像診断の章を設け，診断から治療，そして治療後にも有用な情報を提供するよう努めた．

　執筆者の尽力により，医科・歯科，双方から納得できる内容となり，口腔外科医，歯科開業医，耳鼻科-頭頸部外科医，放射線科医，歯科放射線科医，口腔インプラント専門医，放射線科研修医，臨床研修医，医科歯科学生といった幅広い読者層の要望に十分応えられる充実したものに仕上がったと自負している．この本を通し，実践的な顎・口腔領域の画像診断を学び，読者がより質の高い画像診断を行う助けになれば幸いである．

　最後に，大変丁寧な編集作業をしてくださったメディカル・サイエンス・インターナショナルの正路　修氏，そして，われわれ編者の要望を受け入れ，熱意をもってご執筆頂いた先生方に深謝する．

2016年3月

酒井　修，金田　隆

目次

Part I 顎・口腔領域のCT・MRI撮像法

1. 顎・口腔領域での基本的なCT，CBCT，MRIの原理および撮像法 ... 3
1.1 CT （久野博文） ... 3
- a．CT装置の構成と原理 ... 3
- b．MDCTの原理と撮影 ... 4
- c．MDCTのパラメータ ... 4
- d．多断面再構成　multiplanar reconstruction：MPR ... 6
- e．CTの新技術 ... 7

1.2 CBCT （新井嘉則） ... 9
- a．CBCTとCTの差異 ... 9
- b．CBCTの原理 ... 9
- c．CBCTの撮影方法 ... 12

1.3 MRI （齋藤尚子） ... 16
- a．代表的な撮像法 ... 16
- b．MRIアーチファクト ... 16
- c．3T MRIと1.5T MRIの比較 ... 19
- d．拡散強調画像 ... 19

Part II 各部位の正常解剖と疾患

2. 歯および歯周組織 （森本泰宏，田中達朗，鬼頭慎司，小田昌史） ... 25
2.1 正常解剖 ... 25
- a．歯の解剖 ... 25
- b．歯周組織の解剖 ... 29
- c．歯の発生 ... 31
- d．歯の萌出 ... 33

2.2 検査法 ... 35
- a．口内法X線検査 ... 35
- b．歯科用パノラマX線検査 ... 35
- c．歯科用 cone-beam CT（CBCT） ... 36
- d．多列検出器型 CT（MDCT） ... 36
- e．MRI ... 37
- f．positron emission tomography（PET）および PET/CT ... 37

2.3 代表的疾患の画像診断 ... 39
- a．齲蝕（歯髄炎を含む） ... 39

b．根尖性歯周炎と辺縁性歯周炎 …………………………………………………… 40
c．歯冠周囲炎　pericoronitis ……………………………………………………… 49
d．歯数の異常 ………………………………………………………………………… 49
e．歯の形態異常 ……………………………………………………………………… 52
f．歯の傾斜や偏位 …………………………………………………………………… 58
g．歯の内部吸収と外部吸収 ………………………………………………………… 58
h．第二象牙質(修復象牙質) ………………………………………………………… 59
i．象牙粒(歯髄結石) ………………………………………………………………… 61
j．セメント質肥大 …………………………………………………………………… 62
k．咬耗症，摩耗症，侵蝕症 ………………………………………………………… 62

3. 上顎骨　（倉林　亨，中村　伸） ……………………………………………… 67
3.1 上顎骨の解剖 ………………………………………………………………………… 67
a．上顎骨の構造 ……………………………………………………………………… 67
b．上顎洞 ……………………………………………………………………………… 70
c．神経および血管の通路 …………………………………………………………… 70
3.2 画像検査法 …………………………………………………………………………… 72
3.3 代表的疾患の画像診断 ……………………………………………………………… 73
a．上顎歯槽部・口蓋部に生じる疾患 ……………………………………………… 73
b．上顎洞に生じる疾患 ……………………………………………………………… 88

4. 下顎骨　（金田　隆） …………………………………………………………… 103
4.1 下顎骨の解剖と加齢変化 ………………………………………………………… 103
a．下顎骨の加齢変化 ……………………………………………………………… 104
4.2 顎骨疾患への各画像検査法のポイントと正常像 ……………………………… 106
a．口内法およびパノラマX線検査のポイント ………………………………… 106
b．顎骨のCT検査のポイントと正常像 ………………………………………… 107
c．顎骨のMRI検査のポイントと正常像 ……………………………………… 108
d．顎骨疾患の画像検査においてCTとMRI検査のどちらを選択するか？ ……… 109
e．顎骨の正常CT像およびMR像 ……………………………………………… 109
4.3 CT，MRIを中心とした鑑別診断のディシジョンツリー ……………………… 113
4.4 CT，MRIを中心とした代表的な顎骨病変の特徴像 …………………………… 116
a．CTで低吸収域を示す病変(X線透過性病変) ………………………………… 116
b．CTで高吸収域を示す病変(X線不透過性病変) ……………………………… 127
c．CTで低吸収域と高吸収域が混在する混合病変(X線透過性病変と不透過性病変の混合性病変) ………………………………………………………………… 130
4.5 顎骨嚢胞，腫瘍の術後所見の読影ポイント …………………………………… 133
a．顎骨腫瘍術後の読影ポイント ………………………………………………… 133
b．顎骨嚢胞術後の読影ポイント ………………………………………………… 133

5. 口腔 （久野博文，関谷浩太郎，酒井　修） …… 137
5.1 正常解剖 …… 137
5.2 検査法 …… 143
　a．CT …… 143
　b．MRI …… 143
5.3 腫瘍性病変および腫瘍類似疾患 …… 144
　a．扁平上皮癌　squamous cell carcinoma …… 144
　b．小唾液腺腫瘍　minor salivary gland tumor …… 161
　c．その他の腫瘍性病変 …… 164
　d．腫瘍類似性疾患・嚢胞性疾患 …… 167
　e．炎症性疾患 …… 168
　f．その他の病変，病態 …… 170

6. 顎骨外傷の画像診断 （齋藤尚子，金田　隆，酒井　修） …… 175
6.1 顎骨外傷での画像検査法の選択 …… 176
　a．口内法X線検査 …… 176
　b．パノラマX線検査 …… 176
　c．CT検査 …… 176
　d．MRI検査 …… 177
6.2 代表的外傷例の画像診断 …… 178
　a．歯の外傷 …… 178
　b．歯槽骨骨折 …… 180
　c．下顎骨骨折 …… 181
　d．上顎骨骨折 …… 182
　e．軟部組織損傷 …… 189
6.3 顎骨骨折の治療 …… 192

7. 顎関節 （本田和也，松本邦史） …… 197
7.1 正常解剖・正常変異と機能 …… 197
　a．解　剖 …… 197
　b．正常変異 …… 198
　c．顎関節の運動 …… 201
7.2 検査法 …… 203
　a．CT …… 203
　b．CBCT …… 203
　c．顎関節腔造影CBCT …… 206
　d．MRI …… 206
7.3 代表的疾患の画像診断 …… 207
　a．顎関節症　temporomandibular disorders：TMD …… 207
　b．その他の顎関節疾患 …… 215

8. 口腔インプラントの画像診断 （金田　隆，月岡庸之） ……… 223

8.1 臨床医が知っておくべきインプラントの基礎知識 …… 223
- a．口腔インプラントと現代のインプラント治療 …… 223
- b．インプラントの埋入手順 …… 225
- c．インプラント埋入計画への基本的事項：インプラント埋入時の歯槽骨の頬舌的幅径とインプラント間の間隔の基本 …… 225
- d．画像診断医が知っておくべきインプラントと天然歯の生物学的幅径 …… 227
- e．画像診断医が知っておくべき顎骨の骨造成 …… 227

8.2 CT を中心としたインプラント臨床に必要な画像検査のポイント …… 229
- a．CT を用いたインプラント治療の流れ …… 229
- b．診断用テンプレートを用いたインプラント CT 検査 …… 230
- c．インプラント CT 検査上のポイント …… 230
- d．インプラント画像診断の目的 …… 230
- e．インプラント画像診断による骨質評価：欠損部顎堤の骨質 …… 232
- f．骨の緻密度の低い，または高い骨へのインプラント治療の注意点 …… 233

8.3 インプラント臨床に必要な画像診断 …… 234
- a．CT 検査時の読影ポイント …… 234
- b．下顎のインプラント埋入の注意点(特に下顎に注意) …… 237
- c．インプラント術前 CT 画像において注意する解剖構造 …… 237

8.4 インプラント臨床に必要な鑑別診断とリスクファクターとなる疾患 …… 241
- a．放射線治療後の顎骨 …… 241
- b．骨粗鬆症　osteoporosis …… 241
- c．炎症性疾患 …… 241

8.5 CT シミュレーションのポイントと CT データの取扱い …… 242

Part III　必要な関連事項

9. 唾液腺の画像診断 （加藤博基，酒井　修） ……… 249

9.1 唾液腺の解剖 …… 249
- a．耳下腺 …… 249
- b．顎下腺 …… 252
- c．舌下腺 …… 254
- d．小唾液腺 …… 255

9.2 正常唾液腺の CT・MRI …… 257
- a．耳下腺 …… 257
- b．顎下腺 …… 257
- c．舌下腺 …… 259

9.3 検査法 …… 261
- a．唾液腺腫脹に対する画像診断 …… 261
- b．唾液腺腫瘤に対する画像診断 …… 261

- 9.4 唾液腺腫瘍の疫学 ... 262
- 9.5 良性腫瘍 ... 262
  - a. 多形腺腫　pleomorphic adenoma ... 262
  - b. Warthin 腫瘍 ... 264
  - c. 基底細胞腺腫　basal cell adenoma ... 265
  - d. 好酸性腺腫　oncocytoma ... 267
  - e. 筋上皮腫　myoepithelioma ... 268
  - f. 神経鞘腫　schwannoma ... 268
  - g. 血管腫　hemangioma, 血管奇形 vascular malformation ... 269
- 9.6 悪性腫瘍 ... 272
  - a. 粘表皮癌　mucoepidermoid carcinoma ... 272
  - b. 腺様嚢胞癌　adenoid cystic carcinoma ... 272
  - c. 腺房細胞癌　acinic cell carcinoma ... 276
  - d. 唾液腺導管癌　salivary duct carcinoma ... 278
  - e. 多形腺腫由来癌　carcinoma ex pleomorphic adenoma ... 278
  - f. 上皮筋上皮癌　epithelial-myoepithelial carcinoma ... 280
  - g. 多形低悪性度腺癌　polymorphous low-grade adenocarcinoma ... 281
  - h. 腺癌 NOS　adenocarcinoma, not otherwise specified ... 281
  - I. 転移性腫瘍　metastatic tumor ... 282
  - J. 悪性リンパ腫　malignant lymphoma ... 282
- 9.7 非腫瘍性病変 ... 284
  - a. 唾液腺炎　sialadenitis ... 284
  - b. 唾石症　sialolith ... 286
  - c. 粘液貯留嚢胞　mucinous retention cyst, がま腫 ranula ... 286
  - d. IgG4 関連疾患　IgG4-related disease ... 288
  - e. Sjögren 症候群 ... 289
  - f. リンパ上皮性病変　lymphoepithelial lesion ... 290
  - g. 木村病　Kimura's disease ... 291
  - h. 神経周囲進展　perineural spread ... 291

10. 頭頸部リンパ節の画像診断　（藤田晃史，酒井　修） ... 297
- 10.1 リンパ節の正常解剖 ... 297
- 10.2 リンパ節の CT・MRI 検査法および正常リンパ節の画像所見 ... 298
- 10.3 頭頸部リンパ節の部位による分類 ... 302
  - a. レベルシステムによる分類 ... 302
  - b. レベルシステムに含まれない重要な頭頸部リンパ節 ... 303
- 10.4 頭頸部領域のリンパ経路 ... 307
- 10.5 頭頸部リンパ節腫大の画像診断 ... 307
  - a. 転移性リンパ節腫大　metastatic lymphadenopathy ... 308
  - b. 化膿性リンパ節炎　suppurative lymphadenitis ... 314

c．結核性リンパ節炎　tuberculous lymphadenitis ……………………………… 314
　　d．悪性リンパ腫　malignant lymphoma ………………………………………… 316
　　e．Castleman 病 …………………………………………………………………… 316
　　f．Kikuchi-Fujimoto 病（組織球性壊死性リンパ節炎）………………………… 316
　　g．Kimura 病（木村病）…………………………………………………………… 318
　　h．Kawasaki 病（川崎病）………………………………………………………… 318
　　i．その他の疾患 …………………………………………………………………… 320

11．顎・口腔領域でのIVR　（中里龍彦，長尾宗朝，中山　学）……………… 323
11.1　口腔癌に対する動注化学療法 …………………………………………………… 323
　　a．検査法・手技 …………………………………………………………………… 324
　　b．代表的疾患の治療 ……………………………………………………………… 326
11.2　口腔内静脈奇形の診断と治療 …………………………………………………… 338
　　a．静脈奇形の診断 ………………………………………………………………… 338
　　b．静脈奇形の治療 ………………………………………………………………… 338
　　c．硬化療法の実際 ………………………………………………………………… 338
　　d．合併症とその対策 ……………………………………………………………… 339
　　e．硬化療法の典型的症例 ………………………………………………………… 340

12．顎・口腔術後の画像診断　（齋藤尚子，酒井　修）………………………… 343
12.1　頭頸部癌の治療方針 ……………………………………………………………… 343
12.2　治療後画像検査法 ………………………………………………………………… 344
　　a．CT ……………………………………………………………………………… 344
　　b．MRI ……………………………………………………………………………… 344
　　c．PET ……………………………………………………………………………… 344
　　d．経過観察の画像検査 …………………………………………………………… 344
12.3　正常治療後の画像所見 …………………………………………………………… 345
　　a．外科治療 ………………………………………………………………………… 345
　　b．放射線治療，化学放射線療法 ………………………………………………… 354
12.4　腫瘍再発の画像診断 ……………………………………………………………… 356
　　a．局所再発 ………………………………………………………………………… 356
　　b．リンパ節再発 …………………………………………………………………… 356
　　c．神経周囲進展 …………………………………………………………………… 356
12.5　治療後合併症の画像診断 ………………………………………………………… 361
　　a．外科的治療後合併症 …………………………………………………………… 361
　　b．放射線治療後合併症 …………………………………………………………… 362

索引
　和文索引 ………………………………………………………………………………… 367
　欧文索引 ………………………………………………………………………………… 372

Part I

顎・口腔領域の
CT・MRI撮像法

CT and MRI of
the Jaw and
Oral Cavity

1.

顎・口腔領域での基本的なCT, CBCT, MRIの原理および撮像法

1.1 CT

1970年代に開発されたCTは飛躍的な進歩を遂げ，医学・医療へ多大な貢献をもたらした[1]．日常診療には欠かせない検査法となっており，現在では約13,000台以上ものCTが全国の医療機関で稼動している．比較的簡便・低侵襲で診断に必要な情報を得ることが可能で，かつて必要であった血管撮影や注腸造影などの侵襲的検査の多くがCTに置き換わりつつある．また，単に形態診断のみならず定量的な画像情報の取得や手術治療前モデルの製作など，活用の幅はさらに広がっている．

ここでは，CTの撮影と診断に必要な基本的知識について概説するとともに，顎口腔領域への最新技術の応用について紹介する．

a. CT装置の構成と原理

CTは「コンピュータ断層撮影法（computed tomography）」の略であり，1) 被検体（患者）に薄いX線ビームを全周囲方向から連続的に投影，2) その透過X線強度を計測，3) 断層面のX線吸収値分布像をコンピュータにより再構成を行う検査法である．CT装置はガントリ（架台），寝台，コンソール（操作）から構成されている．ガントリ内には扇状の広がりをもったX線を発する管球と，それに対向した数百～数十万素子からなる高感度の検出器があり，それらが同期して回転し，人体周囲を走査（スキャン）する．現在では，患者テーブルを体軸方向に移動しながらX線管球と検出器が連続して回転し，人体を螺旋状に走査するデータ取得法（ヘリカルスキャン）が主流であり，さらに検出器が体軸方向に多列式となったMDCT（multidetector-row CT：MDCT，またはマルチスライスCT）が広く普及している．現在，MDCTの多列化は320列まで進んでおり，さらにX線管球を2つ搭載したCT（dual source CT）な

ど，高度な科学技術が集約された最上位機が国内でも多数稼動している．一般的には16～64列のMDCTを使用している施設が多い．

b. MDCTの原理と撮影

シングルスライスCTは，検出器が1列のみで構成されるため，1回の回転で1枚の画像しか得られなかった．検出器が多列化したMDCT（マルチスライスCT）では，1回転で複数枚の画像データが得られる．MDCTにて可能な撮影方法は，大きくノンヘリカルスキャン（コンベンショナルスキャン）とヘリカルスキャンの2つに分けられる（図1-1）．

1）ノンヘリカルスキャン　non-helical scan（conventional scan）

ノンヘリカルスキャンは，スキャンごとに寝台の移動と停止を繰り返しながら撮影する方法で，ヘリカルスキャンが開発される前に行われていた撮影方法である．最近では320列面検出器CT（area-detector CT：ADCT）の登場により，1回転で160 mmの幅をスキャンすることが可能になり，顎口腔領域であれば寝台を移動することなく，1回のvolume scanで標的臓器を撮影することができる．このことで，ヘリカルアーチファクトや慣性力による臓器のブレから根本的に脱却した質の高い画像を短時間で撮影することが可能となった．また，同部位を連続的に撮影することで，形態だけでなく動態の評価を行うことができる．面検出器により再び注目を浴びているスキャン法である．

2）ヘリカルスキャン　helical scan

ヘリカルスキャンは連続回転するX線管球から照射されるX線の中を，寝台が一定の速度で通過しながらデータ収集する撮影法である．ヘリカルスキャンで撮影を行った場合，ある1個の検出器を考えると，特定のスライス断面を通過する軌道は1点しか存在しないが，前後の軌道で収集されたデータから同一面にあるように補間して計算することで（ヘリカル補間再構成）断層画像を作成している．このスキャン技術により格段に検査時間が短縮し，一度に広範囲の撮影が可能となった．

c. MDCTのパラメータ

多列検出器型CT（multidetector-row CT：MDCT）を用い検査を行う際に，変更可能なパラメータは，管電圧，管電流，FOV（field of view），再構成関数，スライス厚，ピッチ，回転速度などがあげられる．使用するCT装置およびメーカーにより特徴が異なるため，その特性を把握してパラメータの設定をする必要がある．

1）管電圧と管電流

管電圧と管電流により，画像ノイズとコントラストがコントロールされる．管電圧を高くするとX線強度が増加し，画像ノイズを減らすことができるが，組織間のコントラストが低下し，被曝線量はおおむね管電圧の2乗に比例し増加する[2～4]．通常の検査で用いられている管電圧はほぼ一定であり，120 kV程度である．一方，管電流を高くすると検出器に到達す

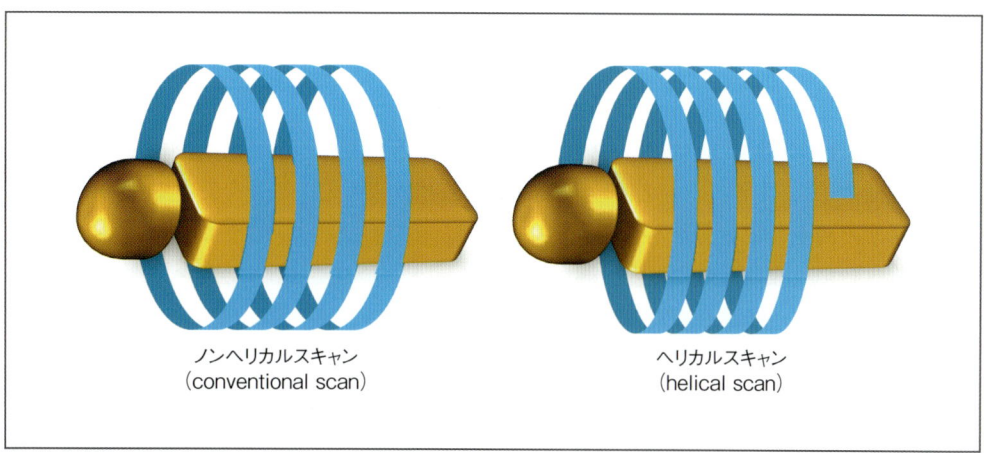

図 1-1　ノンヘリカルスキャン(conventional scan)とヘリカルスキャン(helical scan)の違い

る X 線光子数が増加し，画像ノイズは低下するが，被曝線量が直線的に増加する[3,5]．

2) FOV (field of view)

CT 画像のピクセル数は通常 512×512 で表され，1 ピクセル当たりの大きさを小さくすることにより空間分解能を向上させることができるため，適切な大きさの FOV を用いることが重要である[4,6,7]．たとえば，FOV が 350 mm の場合，1 ピクセルは 0.684 mm（350/512＝0.684）となるが，FOV が 200 mm の場合，1 ピクセルは 0.39 mm となる（200/512＝0.39）．

3) 再構成関数

再構成関数により空間周波数内でのレスポンスを調整することで，撮影データから画像を再構成する際に，軟らかいスムーズな画像や反対にエッジの効いたシャープな画像を作ることができる[3~5]．顎・口腔領域においては，軟部病変と骨病変の観察が必要なため，2 種類の再構成関数を用いて再構成する必要がある．軟部病変の評価にはコントラスト分解能を重視した関数を選択，骨病変には空間分解能を重視した高周波強調関数を選択する．最近では，Hybrid 関数や逐次近似再構成の登場により，1 つの関数または関数を用いない画像再構成も登場してきている[8]．

4) スライス厚

MDCT では，収集スライス厚と再構成スライス厚の 2 種類のスライス厚があり，それぞれ任意に設定可能である．

① 収集スライス厚

構成される検出器の構成や撮影範囲に大きく左右され，撮影前に選択する必要がある．収集スライス厚を薄くすると空間分解能は向上，ノイズは増加する[3,5]．

② 再構成スライス厚

得られたボリュームデータから任意で得られるスライス厚であり，撮影範囲であれば，任意のスライス間隔でいつでも再構成が可能である．たとえば，頭頸部全体を収集スライス厚

0.5 mm で撮像し，全頭頸部を 3 mm で再構成し，下顎骨のみ 0.75 mm の追加再構成を行うなど，ができる．ただし，収集スライス厚以下には再構成できない．

③ スライス厚により影響を受ける要素

CT 画像は 1 つのスライスの厚みの中で平均化される．したがって，スライス厚の変更により，画像ノイズ，体軸方向の空間分解能，部分容積効果などが影響を受ける（BOX 1-1）．スライス厚を薄くすると画像ノイズは増加するが，部分容積効果の影響が少なくなり，小さい対象物，特に高吸収構造物の検出能が向上する．また，3 次元あるいは多断面再構成画像作成時（後述）には，体軸方向の空間分解能が高い，薄いスライス厚を用いるほうが質の高い画像が得られる[2〜5,9]．

5）ピッチ

ピッチは X 線管の 1 回転に対し患者寝台の移動距離を示すもので，撮影時間を短くするには，ピッチを大きくするとよいが，画質に影響を及ぼす因子となるため，使用する装置においてピッチと画質の関係を把握しておく必要がある[9]．ピッチを大きくすると，X 線光子数が減りノイズが増え，体軸方向の空間分解能が劣化する．一方，時間分解能は向上し，被曝線量を低減することができる[2,9]．

d. 多断面再構成　multiplanar reconstruction：MPR

MDCT では，ボリュームデータにて画像データを得られるため，横断（axial）像のみならず，目的に応じて任意の断面の画像再構成が可能である．一般的には横断像に加え，冠状断（coronal）や矢状断（sagittal）が必要に応じて追加されるが，顎口腔領域では，頬舌方向断面像や下顎骨のカーブに合わせた画像再構成（curved MPR）による仮想パノラマ画像（図 1-2）などが活用されている[10]．

Box 1-1　CT における頻度の高いアーチファクト

1) **ステアステップアーチファクト**
   - ヘリカル補間再構成において，複数列の検出器からデータが組み合わされることにより起こるアーチファクト．
   - 収集スライス厚を薄くすることや小さいピッチで撮影することで軽減できる．

2) **金属アーチファクト**
   - 金属などの X 線吸収率が非常に高い物質が存在する場合に生じるアーチファクト．
   - おもにビームハードニングにより発生．原因となる金属とスライス面との角度調整や，金属アーチファクト低減アルゴリズムなどの新技術により低減できる場合がある．

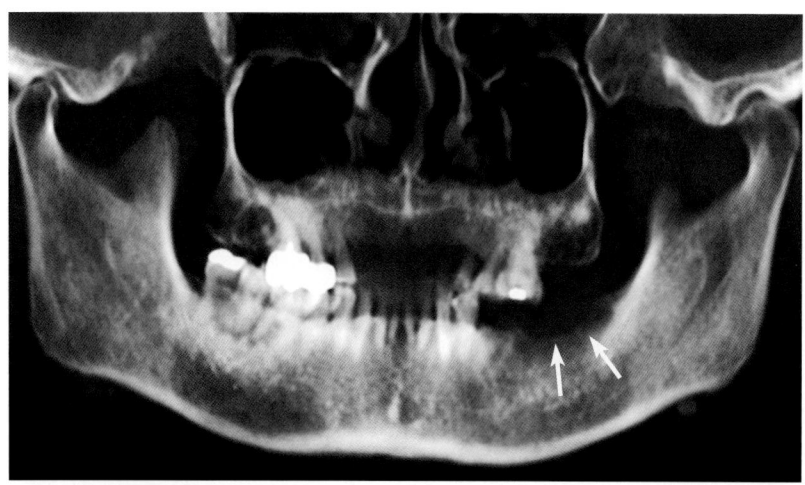

図1-2 下顎骨のカーブに合わせた画像再構成による仮想パノラマ画像(70歳台女性　左下顎歯肉癌症)
下顎骨の侵食像が確認できる(→).

e. CTの新技術

現在もMDCTの技術進歩は急速に進んでいる．各メーカーの最上位機種にはそれぞれの特徴があるが，時間分解能および空間分解能の向上，そして被曝低減のための技術進歩が目覚ましい．ここでは，顎口腔領域に応用されている技術をいくつか紹介する．

1) dual energy imaging

CT装置の管電圧(実効エネルギー)を変化させると，物質はそれぞれ固有のCT値を示すことを利用し，管電圧が違う2種類の画像からCT値差の変化を分析し画像化する技術をdual energy imagingという．画像収集方法はメーカーや装置により異なる(図1-3)．

この技術により，時間的，空間的にほぼ等価な2種類の異なるエネルギーのデータが取得可能で，得られた2種類のデータから，造影剤成分のみの抽出，骨と血管，石灰化などの組織分別や腎結石などの組成解析など，今まで描出できなかった画像を得ることが可能である[11,12]．顎口腔を含めた頭頸部領域では，腫瘍のコントラスト向上や癌の浸潤評価への臨床応用が報告されている[13～15]．

2) 金属アーチファクト低減アルゴリズム

口腔内の金属から生じるアーチファクトは，画質を著しく劣化し，CTでの口腔内病変の評価において非常に大きな障害である．近年，CT装置およびメーカーにより金属アーチファクト低減技術が開発されており，積極的に活用すべきである(図1-4)．原データを用いて金属アーチファクトのみを低減させるアルゴニズム[16,17]や，dual energyを用いた仮想単色X線画像(monochromatic image)[18]などの手法が用いられている(BOX 1-1)．

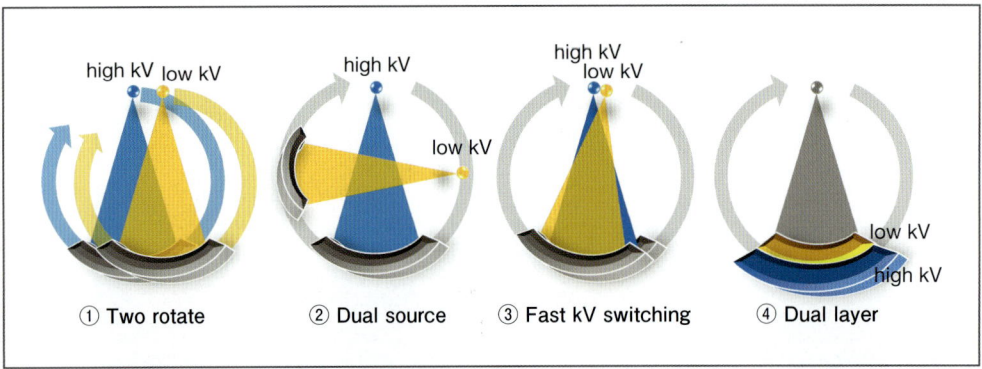

図1-3 dual energy imaging での画像収集方法
メーカーや装置により異なり，①1回転ごとに電圧を変えて撮像(Two rotate：東芝社)，②2管球で1管球ごとに別の電圧を設定し撮像(Dual source：シーメンス社)，③1回転中に電圧を高速スイッチングし撮像(Fast kV switching：GE社)，④1管球2層検出器により異なるエネルギーの画像を取得(Dual layer：フィリップス社)，などがある．

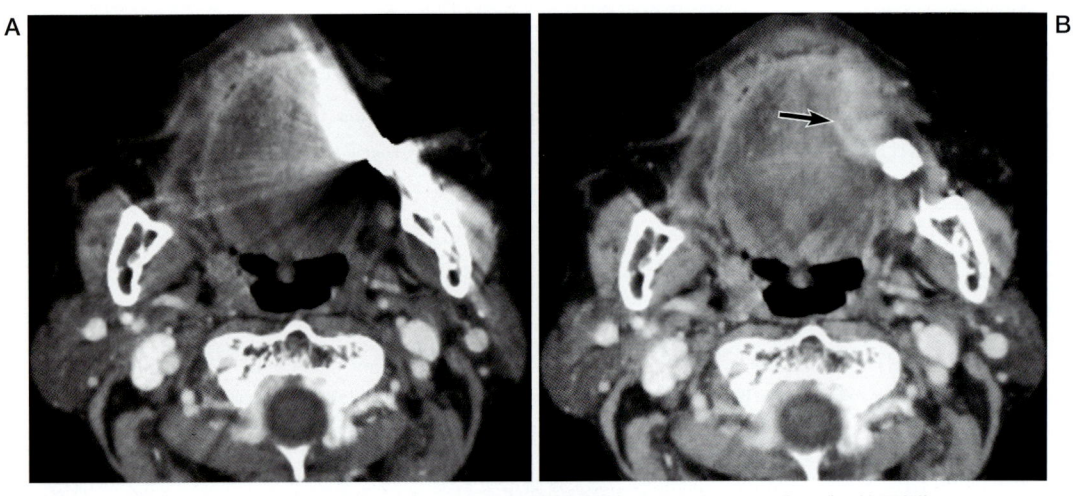

図1-4 金属アーチファクト低減アルゴリズムの効果(東芝社 SEMAR アルゴリズム使用例)
造影CT　A：SEMAR処理前画像，B：SEMAR処理後　SEMAR処理前画像(A)では金属アーチファクトにより病変が描出されていないが，SEMAR処理後(B)では，左舌縁の腫瘍が明瞭に確認できる．

　CTの基本的な原理と撮影法について概説した．CTは先端科学技術が集結した進歩の激しい装置であり，今後さらなる新技術の登場と臨床適用の拡大が予想される．CTは被曝を伴う検査であり，常に新しい知識の理解に努め，最適な方法で臨床応用していくことが重要である．

1.2 CBCT

a. CBCTとCTの差異

CTは前述のように，1）生体の横断（軸位断）像が得られることと，2）単純X線撮影では分離できない軟組織の構造を観察できる点で画期的な診断装置である．一方，歯科の一般的な画像診断では骨の微細な構造を観察することを目的としている．骨は軟組織と違って，X線の吸収率が高く，X線コントラストが高いことから，単純X線写真でも観察が可能である．このことから，歯科用のCBCT（cone-beam computed tomography：コーンビームCT）[19〜21]では，軟組織よりも硬組織の微細な構造を観察するために最適化するように設計されている．

具体的には，CBCTはCTに比較して，センサーの受光素子の1つのセルの大きさは0.2 mm程度と，CTの約半分の大きさである．また，CTと異なりCBCTのセンサーの前面に散乱線を除去する蜂巣状のフィルターが設置されていないのも特徴のひとつである．このフィルターを設置することで，低コントラストの軟組織の濃度分解能を上昇させることが可能となるが，一方で，センサーの感度を低下させてしまう．歯科用CTでは，1）コントラストの高い骨を観察対象としているために濃度分解能を上昇させる必要のないことと，2）より低被曝を実現するためにこのフィルターは設置されていない．さらに，高い解像力を得るために，前述のように受光素子の大きさが小さいことから，このフィルターを物理的に設置するのが困難であることも，その理由のひとつである．

また，歯科用CTで小照射野を使用する場合，投影している被写体すべての情報が得られないことから，正確なCT値を計算することが数学的に困難であった．

このようなCTとCBCTの基本的な構造の差から，表1-1に示すように両者の性能の差が生じてくるので，これらの特徴を理解し，診断目的に応じて両者を適切に選択すべきである．

b. CBCTの原理

CBCTは図1-5に示すように，X線管球と2次元のX線センサー（flat panel detector：FPD）が対向して設置され，FOV（filed of view）の中心を回転する．回転角は180°〜360°で，撮影時間は7〜30秒程度である．その間に256〜512枚程度の投影データを収集し，コンピュータで，この投影データから円柱状の領域の3次元データを再構成する．そして，この円柱状の領域から任意の断層面を切り出していく．FOVはコーンビームの大きさによって決定され，機種によって，直径4〜17 cm程度まで，高さは4〜20 cm程度までが選択が可能である（図1-6）．

図1-7と図1-8に実際の歯科用のCBCTの外観を示す．図1-7は専用機で，図1-8はCBCTの機能を従来のパノラマ装置に搭載したいわゆる"複合機"である．

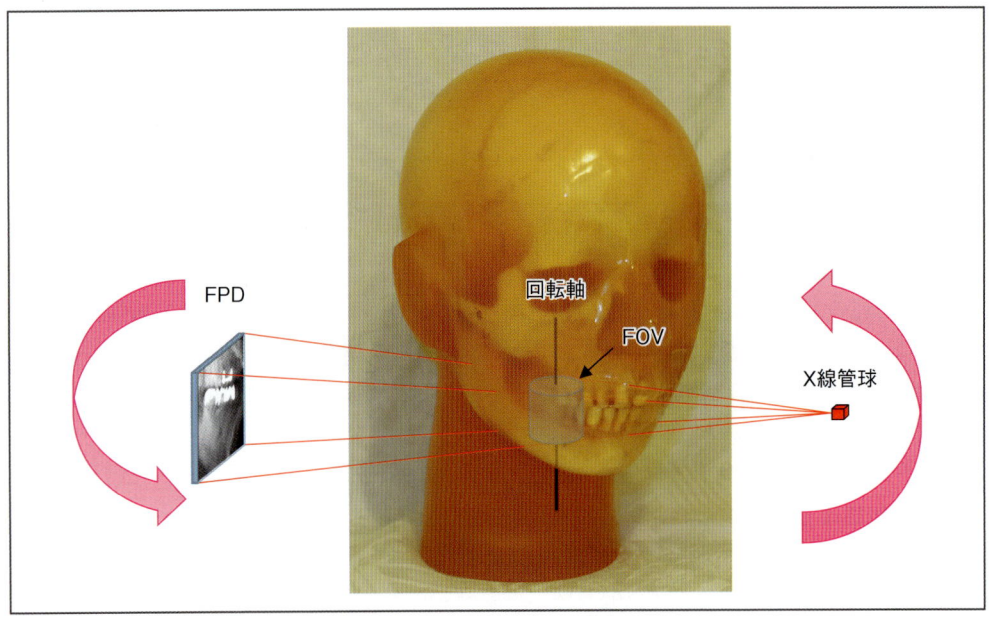

図 1-5　CBCT の原理図
X 線管球と 2 次元センサー（FPD）が対向して，FOV に相当する領域に X 線を照射しながら，180° または 360° 回転し，その投影データを FPD で収集する．256〜512 枚の投影データが収集され，コンピュータで 3 次元データが再構成される．

表 1-1　MDCT と CBCT の比較とその特徴

	MDCT	CBCT	CBCT の特徴
主な観察対象	硬組織および軟組織	硬組織	硬組織を中心とする高コントラストの被写体を対象
X 線センサーのピクセルサイズ	約 0.4 mm	約 0.2 mm	大きさが MDCT の半分
散乱線除去用のフィルター	あり	なし	散乱線の影響を受ける
撮影範囲（FOV）の選択	頭部全体または顎骨	頭部全体から歯など局所まで選択可	症例に合わせて，できるだけ小さい FOV を選択する．
CT 値の安定性	安定	誤差が大きい	散乱線の影響を受けやすく，FOV が小さい場合は投影データが一部に限られ，正確に CT 値を計算することが困難
被曝線量	大きい（1800 μSv）．骨に最適化した場合は 180 μSv でも撮像可能	撮影条件により被曝が大きくなる 1000〜10 μSv	機種や撮影条件で大きく異なるので留意が必要（条件によっては CBCT のほうが高い被曝線量になる場合もあり）
空間分解能	0.4 mm 程度	0.2〜0.4 mm	機種や撮影条件によって空間分解能が異なるので留意が必要
濃度分解能	高い	低い	濃度分解能が低く，CT 値が安定しないので軟組織内部の構造を観察するのは困難

1．顎・口腔領域での基本的な CT，CBCT，MRI の原理および撮像法　11

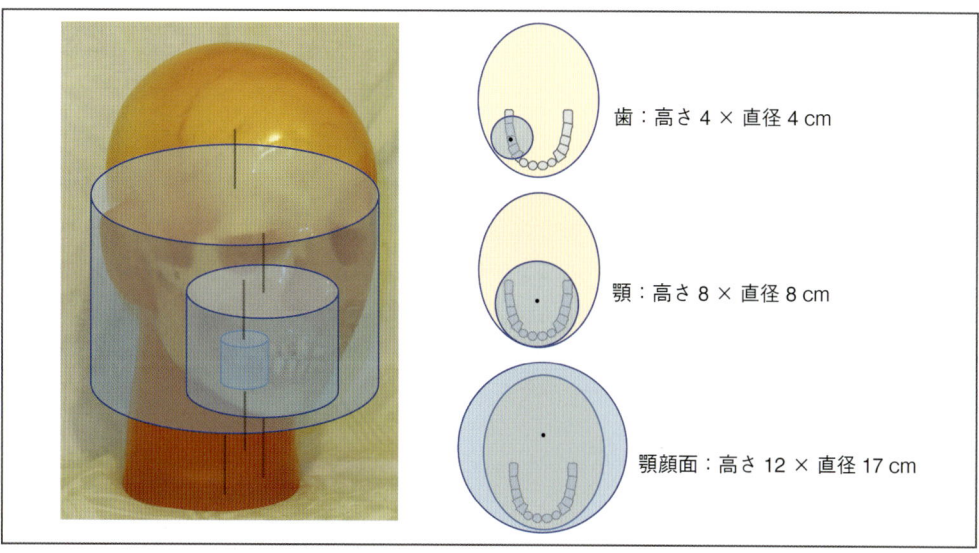

図 1-6　CBCT の field of view（FOV）
CBCT は診断の目的に応じて，顎顔面，歯列，歯を対象とした FOV を選択することが可能である．根尖病巣の診断など局所の場合は，高さ 4 cm×直径 4 cm の小照射野を選択することで，被曝線量を下げることが可能である．

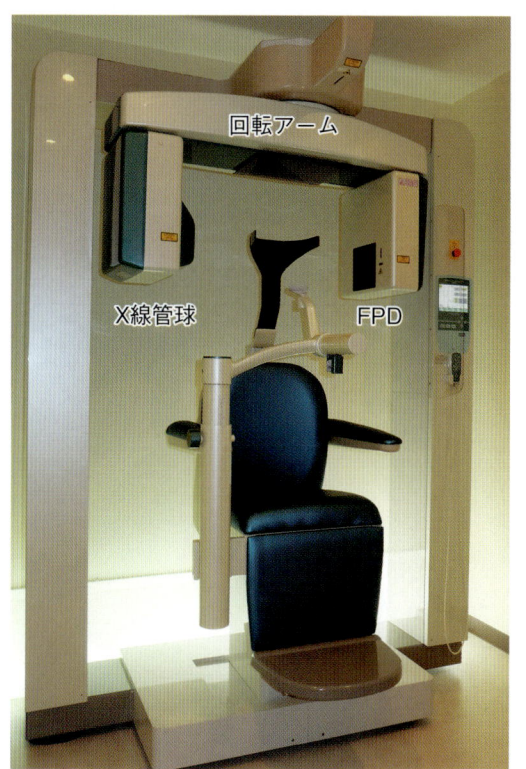

図 1-7　歯科用 CT（CBCT）
2001 年に発売を開始した 3DX multi image micro CT（モリタ製作所）シリーズの model F8．4, 6, 8 cm の FOV が選択可能で，線量低減機構 Dose Reduction を搭載する．

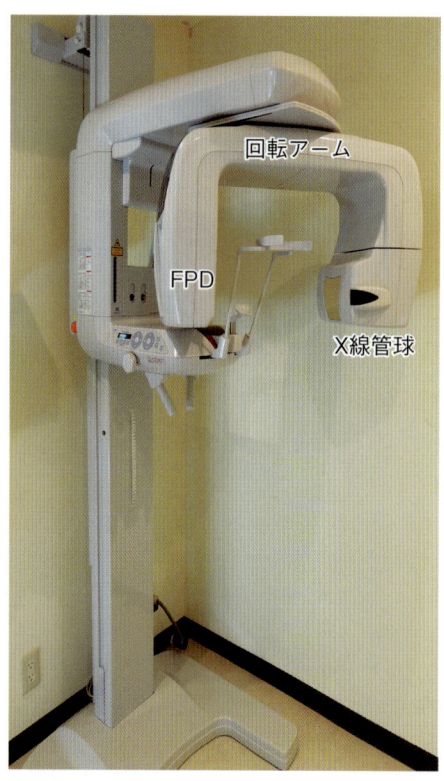

図 1-8　歯科用 CT とパノラマ X 線撮影装置の複合機
2011 に発売された Veraviewepocs 3Df（モリタ製作所）．線量低減機構 Dose Reduction，歯列弓型の FOV やパノラマスカウトを搭載する．

c. CBCT の撮影方法

1) パノラマスカウトの応用

　CBCT の撮影は，FOV の中心を示すレーザービームを使用して位置付けをするのが基本である(図 1-9)．しかし，小照射の場合，撮影部位の照準が難しく，位置付けによる撮影が失敗し，再撮影を実施することは患者の被曝線量を上昇させるので，それを防ぐ必要があった．

　そこで，パノラマスカウトとよばれる"パノラマ X 線写真を使用した位置付け機構"が一部の機種で提供されている．これを使用することで，術者はパノラマ X 線写真で観察したい部位をコンピュータの画面上でクリックするだけで，装置に内蔵されているモーターによって自動的に照準が行われる．図 1-10 に 1 例を示す．

2) 顎関節

　図 1-11 に示すように，顎関節の下顎頭の外側極と内側極を結ぶラインを基準に，それぞれ横断(軸位断)，冠状断(前額断)，矢状断を観察する．特に，冠状断方向は下顎頭の頂縁部の皮質骨の形態変化を早期に診断することが可能である．

3) 歯列弓型の FOV

　従来，CBCT の FOV は円柱か球状であったが，最近では歯列弓の形態にあった FOV が開発されている．これは，撮影中に照射域を変化させて，歯列弓のみに X 線を照射することで実現している．1 例を図 1-12 に示す．これによって，従来法に比較し，20％の被曝線量の低減が可能となった．

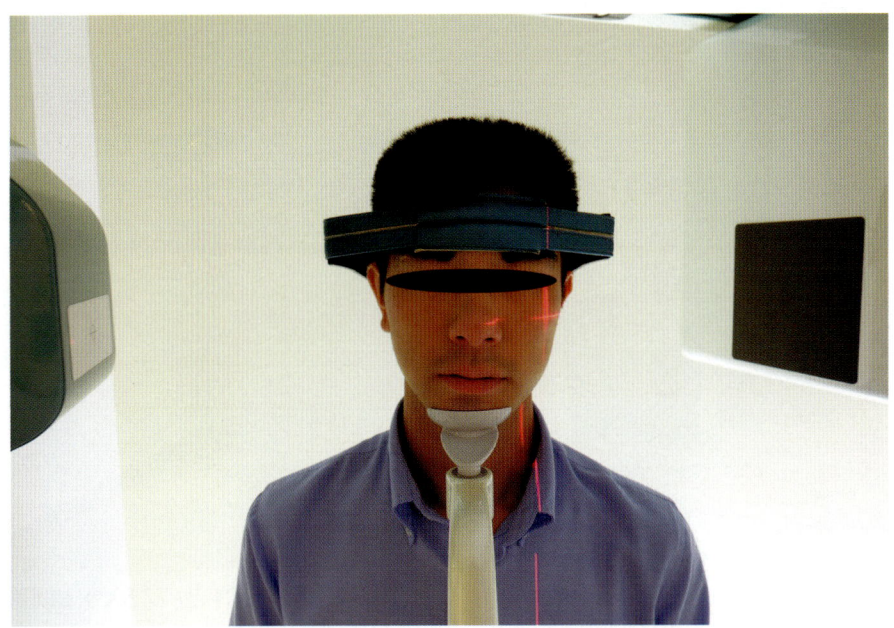

図 1-9　撮影領域の位置付け
　一般に正面・側方・水平の 3 方向からのレーザービームで撮影位置を照準するが，撮影領域の小さい FOV を選択した場合，正確に位置付けすることが困難な場合がある．

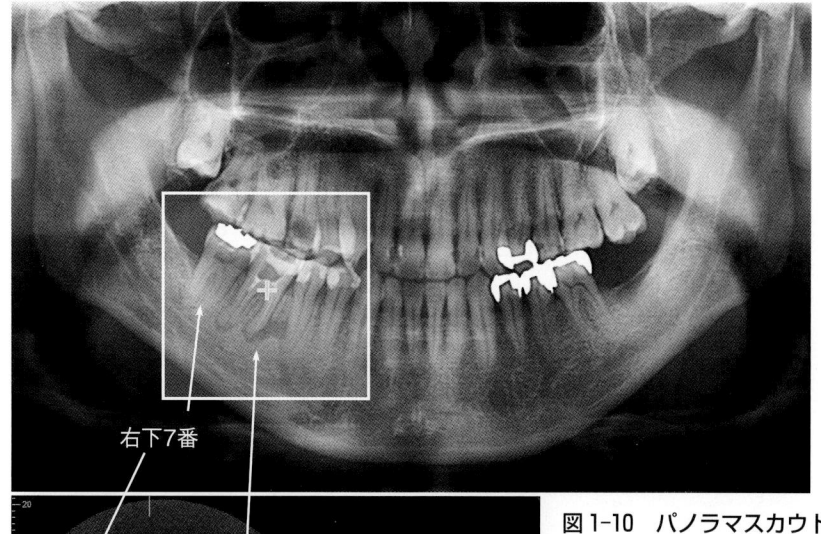

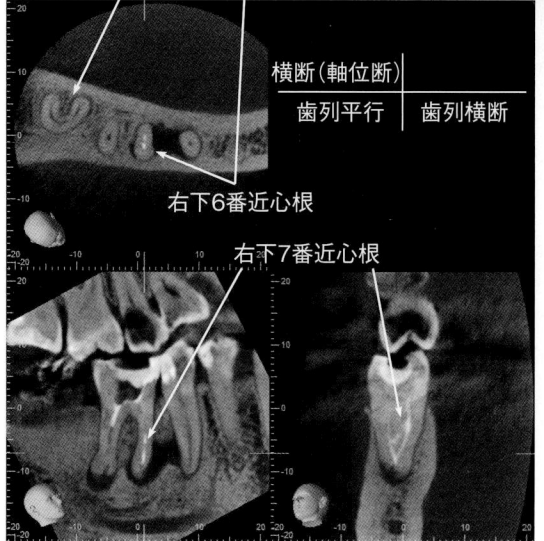

図1-10 パノラマスカウト
撮影したい部位をパノラマX線写真上でクリックすると，その位置情報が撮影装置に伝達され，位置付けが自動的に行われる．パノラマでは右下7番は2根と観察されるが，横断（軸位断）層では樋状根であった．右下6番近心根周囲の骨欠損の広がりも3次元的に理解できる．

4）被曝線量の低減

　被曝線量の低減は，診断目的を達成できる範囲で，できるだけ少なくなるように撮影条件を設定する必要がある．FOVを小さくすると，ほぼ比例して被曝線量が小さくなるので，診断目的が達成される範囲で最小限のFOVを選択すべきである．

　また，高い解像力を必要としない場合は，ボクセル（voxel）の大きさを0.125 mmから0.25 mmと大きくし，管電流を半分にすることで被曝線量を半減することができる．たとえば，小児の正中過剰歯の位置の同定を目的とする場合などは，この方法が有効である．BOX 1-2を参照されたい．

　被写体の厚さによって，X線の照射量を最適化するDR（Dose Reduction®，モリタ製作所）を使用することによっても40％の被曝線量の低減が可能となる．

　頭部全体をCBCTで撮影する場合は，症例によっては医科用のCT（MDCT）のほうが有用な場合もあるので，CBCTは慎重に適応すべきである．特に，外科矯正が必要な症例では，隣接する軟組織の診断も必要となることから，医科用のCTが推奨される．

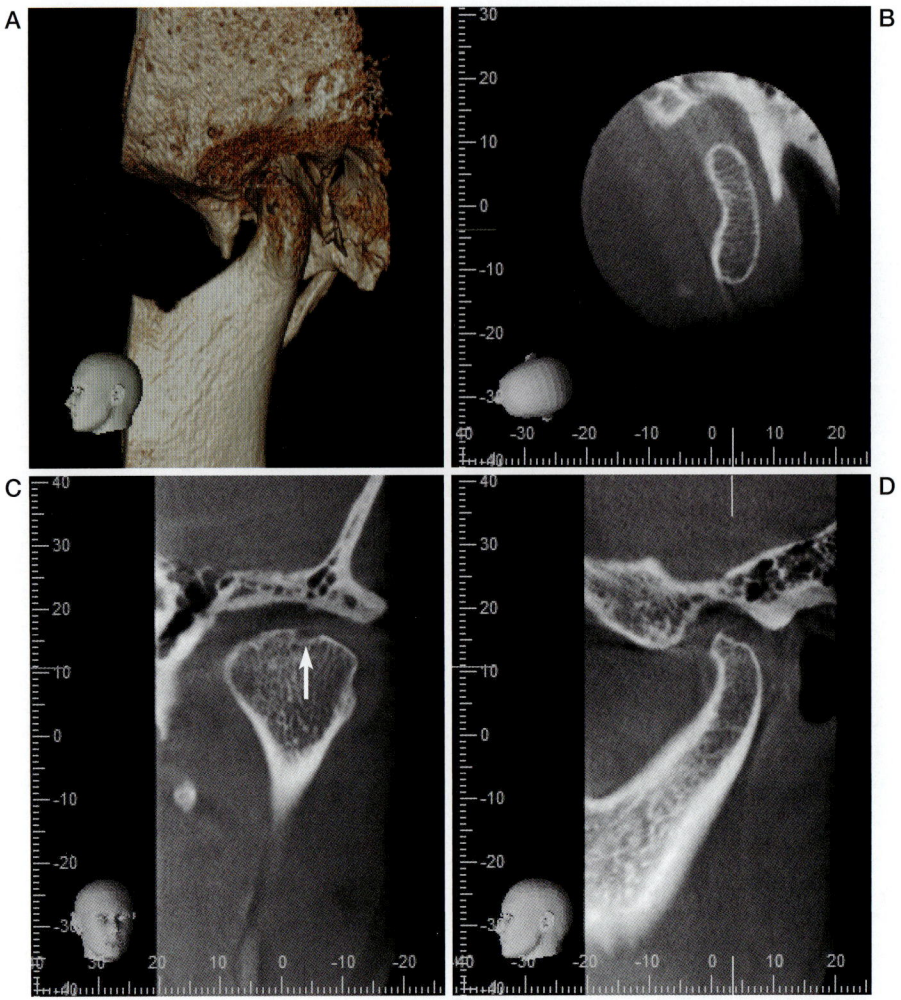

図1-11 顎関節
CBCT A：3D画像（側面），B：横断（軸位断）像，C：冠状断像，D：矢状断像 3方向からの詳細な顎関節の形態を観察することが可能．特に冠状断方向で，下顎頭の皮質骨の微細な変化が観察される（→）

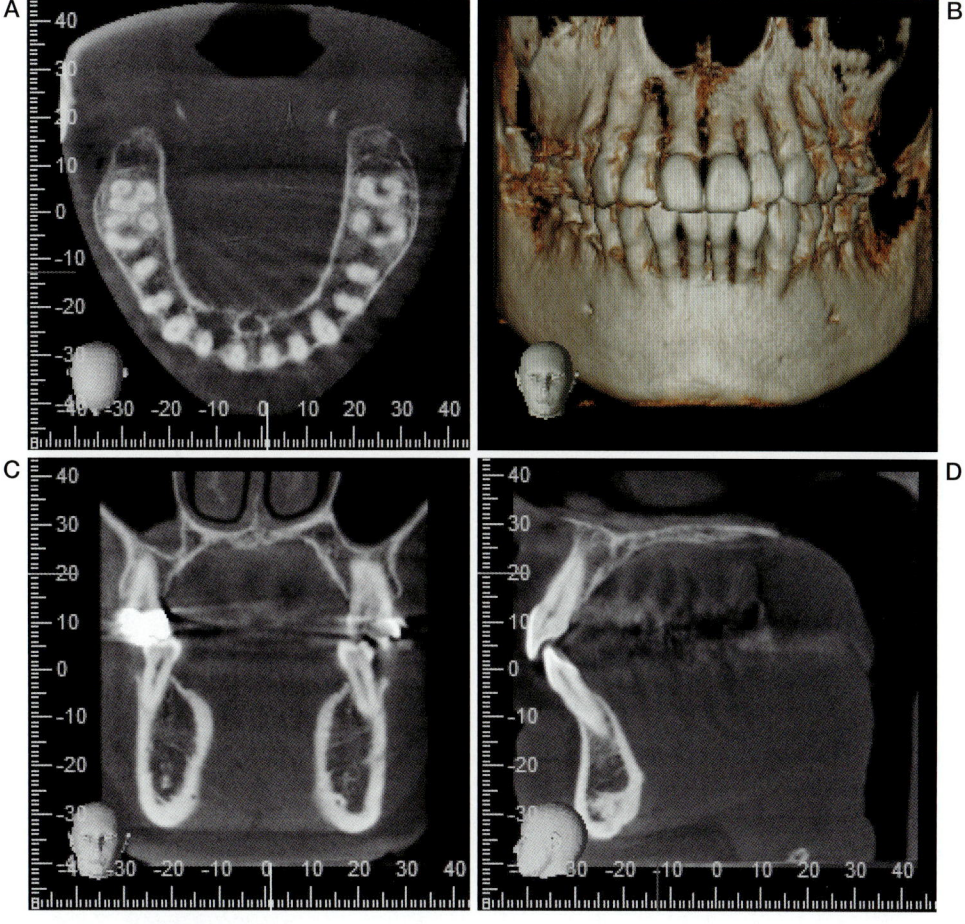

図 1-12 歯列弓型の FOV
CBCT　A：歯列弓を示す横断像，B：3D 画像，C：冠状断像，D：矢状断像　歯列弓領域のみに X 線を照射することで，被曝線量を 20％低減した．さらに，Dose Reduction と組み合わせることで，被曝線量を半減することが可能である．

Box 1-2　被曝線量の低減

1） 診断目的に応じて，できるだけ小さい FOV を選択する．被曝線量は高さと幅を掛けた面積に比例する．
　　4×4 cm は 8×8 cm の約 1/4 の被曝線量.
　3DXF8（モリタ製作所 90 kV，5 mA，17 秒）の実効線量の 1 例
　　4×4 cm 下顎臼歯　　46 μSv
　　8×8 cm 全顎撮影　　174 μSv

2） 診断目的の応じて，ボクセルを大きくしてノイズを低減させたぶんで撮影条件を調整し，被曝線量を下げる．
　　小児の撮影や大照射野ではボクセルを 0.125 mm から 0.25 mm にし，管電流を半分にすることで，被曝線量を半分にすることが可能.
　3DXF8（モリタ製作所 90 kV，17 秒，4×4 cm，下顎臼歯部）の実効線量の 1 例
　　ボクセル　0.125 mm　5 mA　46 μSv
　　ボクセル　0.25 mm　　3 mA　27 μSv

1.3 MRI

　MRIは組織コントラストに優れ，病変の性状や広がりの評価，悪性腫瘍では原発巣の評価と頸部リンパ節転移の診断に有用である．しかし，顎・口腔領域では歯充填物やインプラントからの金属や空気などによるアーチファクトのほか，呼吸や嚥下など動きによるアーチファクトも受けるため，MRI検査が困難な場合も少なくなく，適切なシーケンスの選択が重要になってくる．

a. 代表的な撮像法

　頭頸部用コイルを用いて，眼窩から舌骨までを十分に含む横断像と冠状断像が撮像の基本となる．T1，T2強調横断像，冠状断像，拡散強調画像を撮像する．炎症の進展範囲の評価や，膿瘍の形成や腫瘍が疑われる場合では造影検査を行い，造影T1強調横断像，冠状断像のほか，必要に応じて矢状断像を追加する．脂肪抑制T2強調像や脂肪抑制併用造影T1強調像は，病変やその増強効果を良好に描出し，脂肪抑制法の追加が有用なことがある．顎・口腔領域の撮像シーケンス例を表1-2に示す．

b. MRIアーチファクト

　顎・口腔領域のおもなMRIアーチファクトには，磁化率アーチファクトと体動アーチファクトがある．磁化率アーチファクトとは，磁性体の周囲や磁化率の大きく異なる物質の境界での局所的な磁場の乱れによる位相分散に伴う信号低下と，傾斜磁場の直線性が失われることによる位相のずれで，画像上に信号欠損と高信号が生じることをいう[22]．頭頸部領域では，歯充填物やインプラントからの金属や空気などによる磁化率アーチファクトが大部分を占める．このアーチファクトによる影響は撮像法によって異なり，スピンエコー（spin echo：SE）法よりもグラジエントエコー（gradient recalled echo：GRE）法が影響を強く受ける[23]（図1-13）．顎・口腔領域では，特に脂肪抑制画像や拡散強調画像で磁化率アーチファクトは問題となる．脂肪抑制法（表1-3）のなかで，chemical saturationは磁場不均一の影響を受けやすく，脂肪抑制不良やムラが生じやすい．STIR（short TI inversion recovery）は磁場の不均一性に強い（図1-14）が，脂肪特異性や信号雑音比（signal-to-noise ratio，S/N）が低いなどの欠点がある[23]．近年，利用されてきている3 point Dixon法を用いた水・脂肪分離画像（iterative decomposition of water/fat using echo asymmetry and least-squares estimation：IDEALなど）は磁場不均一の影響を受けにくく，広範囲かつ均一な脂肪抑制が可能で，かつ水画像と脂肪画像を同時に取得可能である[23]（図1-15）．

　頭頸部領域では呼吸や嚥下，体動など動きによるアーチファクトがしばしば認められ，これによる画質低下は顎・口腔領域のMRI検査を困難にする原因となっている．MRIで位置情報を得るために用いられる位相エンコードは，傾斜磁場をかけることで各ボクセル間にプ

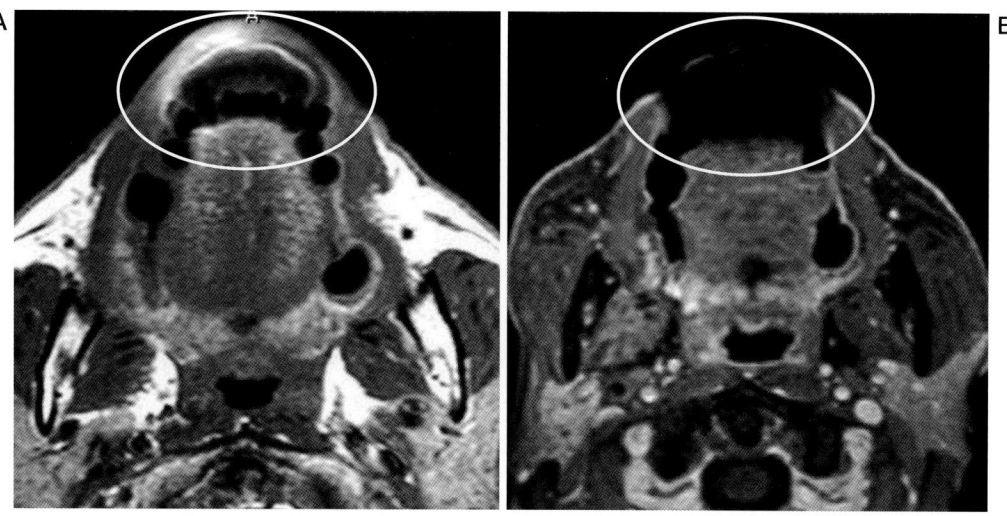

図 1-13　60 歳台男性　磁化率アーチファクト(金属)
A：SE 法 T1 強調像，B：GRE 法脂肪抑制造影 T1 強調像　義歯の金属による磁化率アーチファクト(楕円で囲った部分)は，SE 法(A)より GRE 法(B)で強く認められる．

表 1-2　顎・口腔領域の MRI 撮像シーケンス例

撮像法	シーケンス	TR/TE(ms)	スライス厚	
T1 強調横断像	TSE 法	500〜600/10〜15	5 mm 以下	
T2 強調横断像	TSE 法	4000〜5000/80〜90	5 mm 以下	必要に応じて脂肪抑制を併用
T2 強調冠状断像	TSE 法	4000〜5000/80〜90	5 mm 以下	
拡散強調画像	EPI 法	8000/60	5 mm 以下	DWIBS(STIR)
脂肪抑制造影 T1 強調像	3D GRE 法 TSE 法	4.2/1.8 500〜600/10〜15	0.9 mm 5 mm 以下	アーチファクトが強い場合は SE 法

TSE：turbo spin echo, EPI：echo planar imaging, GRE：gradient recalled echo, DWIBS：diffusion weighted whole body imaging with background body signal suppression

表 1-3　脂肪抑制法の種類

脂肪抑制法	原理	シーケンス名
選択的脂肪抑制法	水と脂肪の周波数差を利用	Chemical saturation, Fat Sat, SPECIAL, SPIR(SPAIR)
非選択的脂肪抑制法	水と脂肪の緩和時間の差を利用	STIR
選択的水励起法	水と脂肪の位相分散の差を利用	Water Excitation
水・脂肪信号相殺法	水と脂肪の位相分散の差を利用	Dixon, IDEAL/FLEX

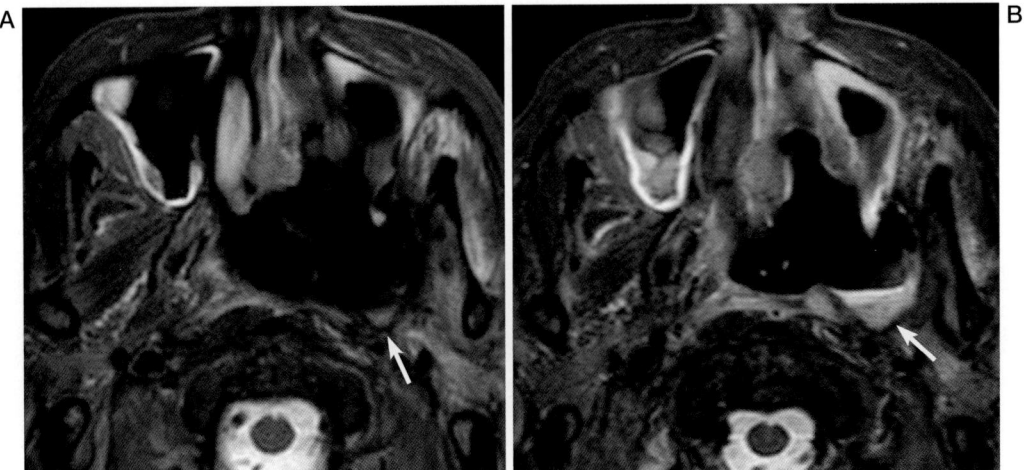

図 1-14　50 歳台男性　磁化率アーチファクト（空気）
A：chemical saturation を用いた脂肪抑制 T2 強調像，B：STIR 法　上顎癌術後．空気による磁化率アーチファクトのため，chemical saturation を用いた脂肪抑制 T2 強調像（A）では，術後欠損部左側の液体貯留が不明瞭になっている（→）．

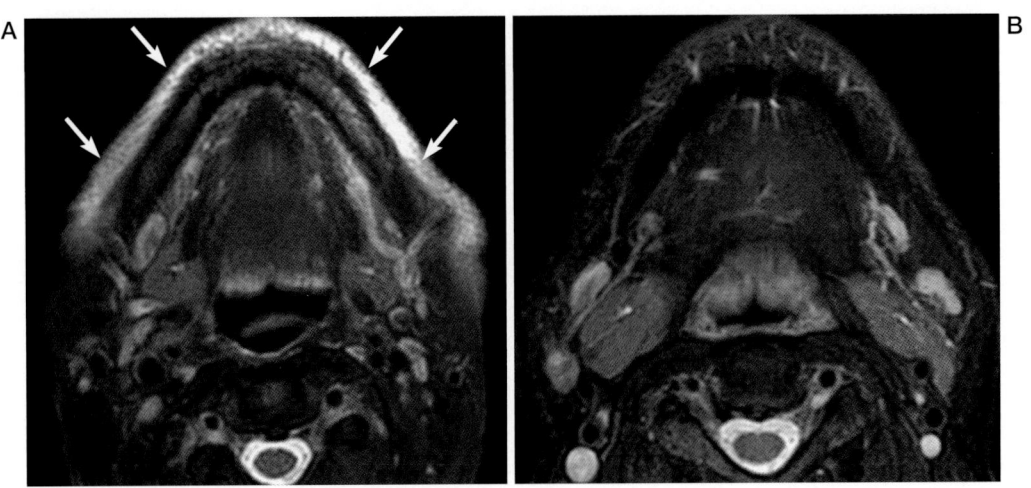

図 1-15　60 歳台男性　脂肪抑制画像　磁化率アーチファクト
A：chemical saturation を用いた脂肪抑制 T2 強調像，B：Dixon 法を用いた脂肪抑制 T2 強調像
chemical saturation を用いた脂肪抑制 T2 強調像（A）では，空気による磁化率アーチファクトのため，下顎部の皮下脂肪組織の脂肪抑制が不良である（→）．Dixon 法を用いた脂肪抑制 T2 強調像（B）では脂肪抑制が良好である．

図1-16　70歳台男性　体動アーチファクト
造影T1強調像　嚥下や呼吸による不規則な動きによるアーチファクトを認め，評価が困難である．位相エンコード方向にアーチファクトが発生している．

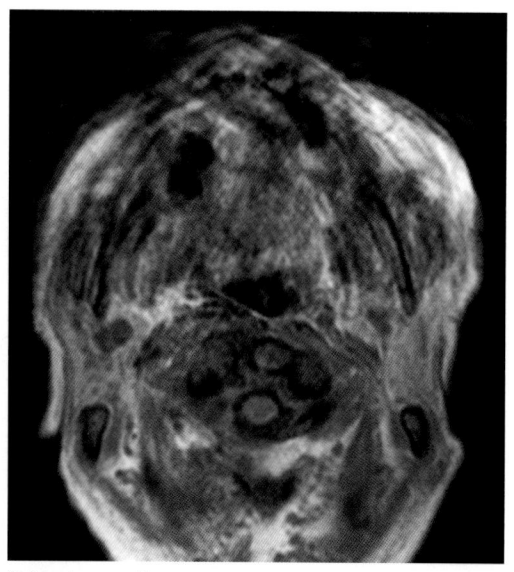

位相エンコード ⟶

ロトンの位相差をつけることにより行われる．この時に動きのある部分のプロトンは，位相エンコードステップごとに与えられる位相ずれの規則性が失われる．不規則な動きでは，ランダムな位相シフトによって信号が分散し，ノイズ様のアーチファクトが発生するが，アーチファクトは動きの方向に関係なく，位相エンコード方向に出現する[22]（図1-16）．体動アーチファクトの対策としては，撮像時間の短いシーケンスを選択することや体動補正シーケンス（PROPELLERやJET，MultiVaneなど）を用いることがあげられる．

c. 3T MRIと1.5T MRIの比較

高磁場MRIでは，高いS/Nを得ることができ，正常構造や病変をより明瞭に描出することができる．また，S/Nの向上は撮像時間の短縮にもつながる．一方，高磁場MRIでは磁化率効果は増強し，高周波（RF）磁場は不均一となり，磁化率アーチファクトの影響を強く受けてしまう欠点がある[22,23]．

d. 拡散強調画像

拡散強調画像（diffusion weighted imaging：DWI）は水分子のランダムな拡散運動（ブラウン運動）を画像化したものである．組織は大きく分けて細胞とその間の細胞間隙の2つに分けられ，拡散コントラストを決定するのはおもに細胞間隙にある水分子の動きである．MRIのボクセルサイズは計測しようとする動きの大きさに比べ非常に大きいため，毛細血管の血流に代表される灌流などもボクセル内のランダムな動きとされ，水分子の動きとひとまとめとして「拡散」として扱われる．そのためMRIでは，拡散係数に「見かけの」をつけた「見かけの拡散係数（apparent diffusion coefficient：ADC）」が拡散の指標として広く用いられている[24]．

悪性腫瘍では細胞数が増加あるいは細胞の大きさが増大して細胞間隙が狭小化し，そこに

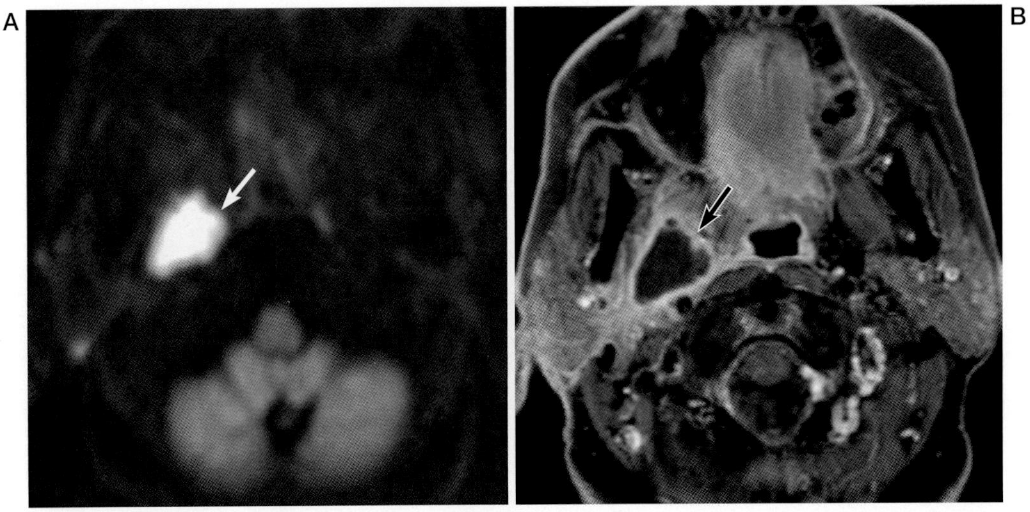

図1-17 60歳台男性 膿瘍
A：拡散強調画像（b＝1000 s/mm^2），B：脂肪抑制造影T1強調像　右耳下腺深葉腫瘍術後．腫瘍摘出術部のdead spaceに拡散強調画像で高信号を示す液体貯留を認める（A, →）．造影後（B）では，辺縁に増強効果がみられ（→），膿瘍の所見と考える．

ある水分子の動きが抑制されて，拡散が低下する．頭頸部領域の拡散強調画像では，細胞密度による拡散能の違いを利用し，腫瘍の良悪性の鑑別や，再発腫瘍や化学・放射線治療後の残存腫瘍と正常治療後変化の鑑別，リンパ節の良悪性の診断に有用であると報告されている[25,26]．一般的に悪性腫瘍は良性腫瘍と比較し，ADC値の低下を認める．また，再発腫瘍は細胞密度が高いため，ADC値は低下する．一方，放射線治療後の浮腫や炎症性変化では，ADC値の低下は認めない[25〜27]．

ほかに拡散抑制が認められる状態には，膿瘍や類表皮嚢胞（epidermoid cyst）などの粘稠な液体および出血などがあり，これらの診断にも拡散強調画像は有用である（図1-17）．

顎・口腔領域のMRIにおいて，代表的な撮像法，よく遭遇する磁化率アーチファクトや動きによるアーチファクトとそれらの対策，そして拡散強調画像について概説した．適切なシーケンスの選択は，正確でよりよい画像診断につながり，とても重要であると考える．

文 献

1) Rubin GD：Computed tomography：revolutionizing the practice of medicine for 40 years. Radiology 2014；273(2S)：S45-S74.
2) Flohr TG, Schaller S, Stierstorfer K, et al：Multi-detector row CT systems and image-reconstruction techniques 1. Radiology 2005；235：756-773.
3) Webb WR, Müller NL, Naidich DP：Technical aspects of high-resolution CT. In：High-resolution CT of the lung, 4th ed. Philadelphia：Lippincott Williams & Wilkins, 2009：1-41.
4) 菊元力也：胸部CT：誰でもわかる技術学．高橋雅士監・編：新胸部画像診断の勘ドコロ，メディカルビュー社，2014：88-101.
5) Bae KT, Whiting BR：Basic principles of computed tomography physics and technical considerations：computed body tomography with MRI correlation, 4th ed. Philadelphia：Lippincot Williams and Wilkins, 2006：1-28.
6) Mayo JR, Webb W, Gould R, et al：High-resolution CT of the lungs：an optimal approach. Radiology 1987；163：507-510.
7) Nakata H, Kimoto T, Nakayama T, et al：Diffuse peripheral lung disease：evaluation by high-resolution computed tomography. Radiology 1985；157：181-185.
8) Geyer LL, Schoepf UJ, Meinel FG, et al：State of the art：Iterative CT reconstruction techniques. Radiology 2015；276：339-357.
9) Hu H：Multi-slice helical CT：scan and reconstruction. Medical Physics 1999；26：5-18.
10) Saavedra-Abril JA, Balhen-Martin C, Zaragoza-Velasco K, et al：Dental multisection CT for the placement of oral implants：technique and applications 1. RadioGraphics 2010；30：1975-1991.
11) Johnson TR, Krauss B, Sedlmair M, et al：Material differentiation by dual energy CT：initial experience. Eur Radiol 2007；17：1510-1517.
12) Flohr TG, McCollough CH, Bruder H, et al：First performance evaluation of a dual-source CT (DSCT) system. Eur Radiol 2006；16：256-268.
13) Vogl TJ, Schulz B, Bauer RW：Dual-energy CT applications in head and neck imaging. AJR Am J Roentgenol 2012；199(5 Suppl)：S34-39.
14) Kuno H, Onaya H, Iwata R, et al：Evaluation of cartilage invasion by laryngeal and hypopharyngeal squamous cell carcinoma with dual-energy CT. Radiology 2012；265：488-496.
15) Ginat DT, Mayich M, Daftari-Besheli L, Gupta R：Clinical applications of dual-energy CT in head and neck imaging. Eur Arch Otorhinolaryngol 2014.
16) Funama Y, Taguchi K, Utsunomiya D, et al：A newly-developed metal artifact reduction algorithm improves the visibility of oral cavity lesions on 320-MDCT volume scans. Phys Med 2015；31：66-71.
17) Hirata K, Utsunomiya D, Oda S, et al：Added value of a single-energy projection-based metal-artifact reduction algorithm for the computed tomography evaluation of oral cavity cancers. Jpn J Radiol 2015. [Epub 19 Agust 2015]
18) Pessis E, Campagna R, Sverzut J-M, et al：Virtual monochromatic spectral imaging with fast kilovoltage switching：reduction of metal artifacts at CT. RadioGraphics 2013；33：573-583.
19) 豊福不可依，田中武昌，神田重信：I.I.＋TV系を用いたX線CTによる歯・顎骨の3次元再構成．Med Imag Tech 1987；5：335-343.
20) Mozzo P, Procccacci A, Tacconi, A, et al：A new volumetric CT machine for dental imaging based on the cone-beam technique：preliminary results. Eur Radiol 1998；8：1558-1564.
21) Arai Y, Tammisalo E, Iwai K, et al：Development of a compact computed tomographic apparatus for dental use. Dentomaxillofac Radiol 1999；28：245-248.
22) 小林邦典，濱田健司，似鳥俊明：種々のアーチファクト発生メカニズムとその解消法 A．生体からのアーチファクト．画像診断 2012；32：28-40.
23) 小玉隆男：3T MRIとMDCT．豊田圭子編：まるわかり頭頸部領域の画像診断．秀潤社，2015：866-869.
24) 青木茂樹：基礎編 拡散入門．青木茂樹，阿部 修・編：これでわかる拡散MRI．秀潤社 2015：12-15.
25) Vandecaveye V, De Keyzer F, Nuyts S, et al：Detection of head and neck squamous cell carcinoma with diffusion weighted MRI after (chemo)radiotherapy：correlation between radiologic and histopathologic findings. Int J Radiat Oncol Biol Phys 2007；67：960-971.

26) Vandecaveye V, De Keyzer F, Dirix P, et al：Applications of diffusion-weighted magnetic resonance imaging in head and neck squamous cell carcinoma. Neuroradiology 2010；52：773-784.
27) de Bree R, van der Putten L, Brouwer J, et al：Detection of locoregional recurrent head and neck cancer after（chemo）radiotherapy using modern imaging. Oral Oncol 2009；45：386.

Part II

各部位の正常解剖と疾患

CT and MRI of
the Jaw and
Oral Cavity

2. 歯および歯周組織

歯や歯周組織は視診や触診により評価が可能であると考えられがちであるが，その主体は硬組織であり，画像による評価が最も早期から応用された部位である．1895年のRöntgenによるX線の発見の翌年には，ドイツと米国で歯のX線写真が臨床応用されている[1]．歯や歯周組織の画像評価には口内法X線写真や歯科用パノラマX線写真が頻用され，歯科臨床にはきわめて有効である．特に，歯の萌出状態や萌出不全の原因評価においては歯科用パノラマX線写真の果たす役割は大きい．そのため，本章ではこの2つの画像を中心に提示する．

一方，歯科用コーンビームCT（CBCT）が開発され，歯や歯周組織が口内法撮影に近い画質で描出できるようになった．全身用CTも検出器の多列（multidetector：MD）化に伴い，20年前の画像と比べて飛躍的に改善された．口腔・顎・顔面領域では歯性感染が高頻度に発症し，軟組織に波及するためMRIによる評価が必要となる症例もある．腫瘍性病変としては，特に歯肉癌への注意が必要で，歯周炎との鑑別が難しいこともある．歯肉癌の評価にはCTやMRI，場合によっては^{18}F-fluorodeoxyglucose（FDG）-positron emission tomography（PET）も臨床応用される．本章では，歯や歯周組織について，医師や歯科医師が理解しておくべき正常解剖や画像検査法を概説した後，代表的疾患の画像を解説する．

2.1 正常解剖

a. 歯の解剖

ヒトの歯数は正常であれば，乳歯が20本，永久歯は32本である（図2-1，BOX 2-1）．永久歯の32本の中にはいわゆる親知らず（智歯）が4本含まれており，萌出しないものや先天的に欠損しているものも多い．歯の形態はその機能に適応するため，前歯は噛み切りやすいシャベル型，臼歯は磨り潰しやすい形態になっている．歯数が多く，名称が複雑になるため

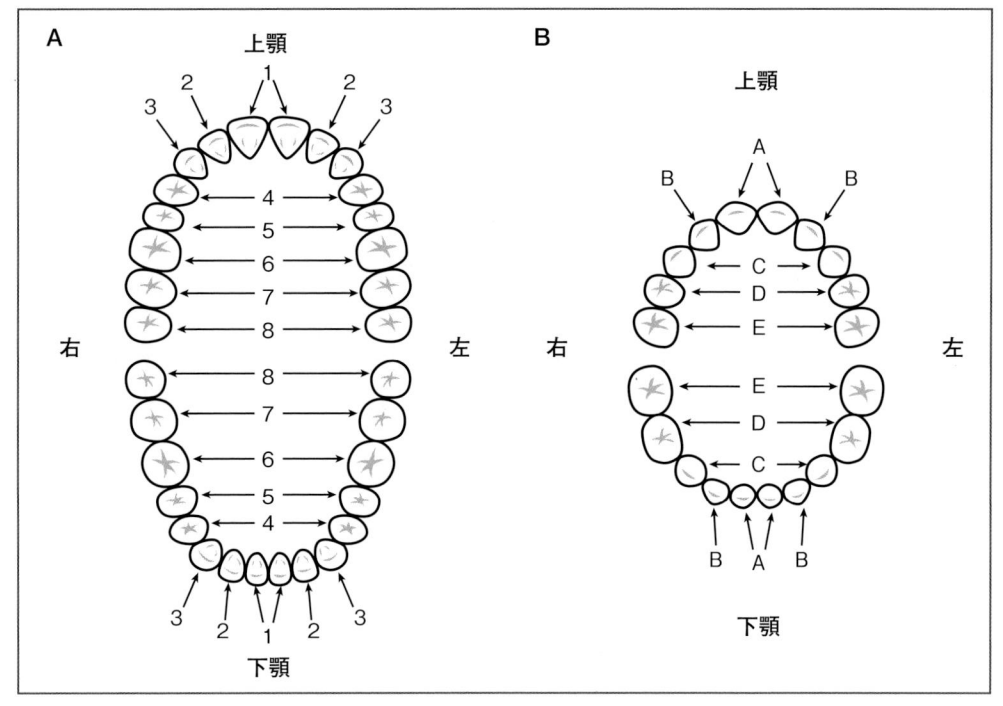

図 2-1 永久歯列と乳歯列の配列と名称
永久歯(**A**)では1から8,乳歯(**B**)ではAからEを用いる.

> **Box 2-1 歯および歯周組織の解剖**
>
> ・永久歯の歯数は32本.
> ・乳歯の歯数は20本.
> ・永久歯列は前からの存在順に1から8.
> ・乳歯はAからE.
>
> ・歯周組織は歯肉,歯根膜,歯槽骨,セメント質で構成される.
> ・歯と歯槽骨は歯根膜によって関節を形成する.
> ・歯根膜腔の正常の厚みは0.25 mm.
> ・歯槽硬線は歯周組織への病変波及を判断するうえで大切である.

歯には番号をつけて呼称することが多い(図2-1).永久歯は1から8を用いる.呼称は前からの存在順に,上顎の右側にある一番前の歯を上顎右側1,前から5番目にあるものを上顎右側5とよぶ.したがって,下顎の左側にある親知らず(智歯)は下顎左側8となる.乳歯ではAからEを用いる.

歯の基本構造は歯種による相違はない.基本的に歯冠の最表層を被覆するエナメル質,それより内側で大部分を構成している象牙質,中心部に軟組織である歯髄を認める(図2-2).

歯根の最表層は厚さにして0.1~0.5 mm程度のセメント質に覆われ,その内部は象牙質と歯髄よりできている.エナメル質は人体中で最も硬く,ハイドロキシアパタイトを中心とし

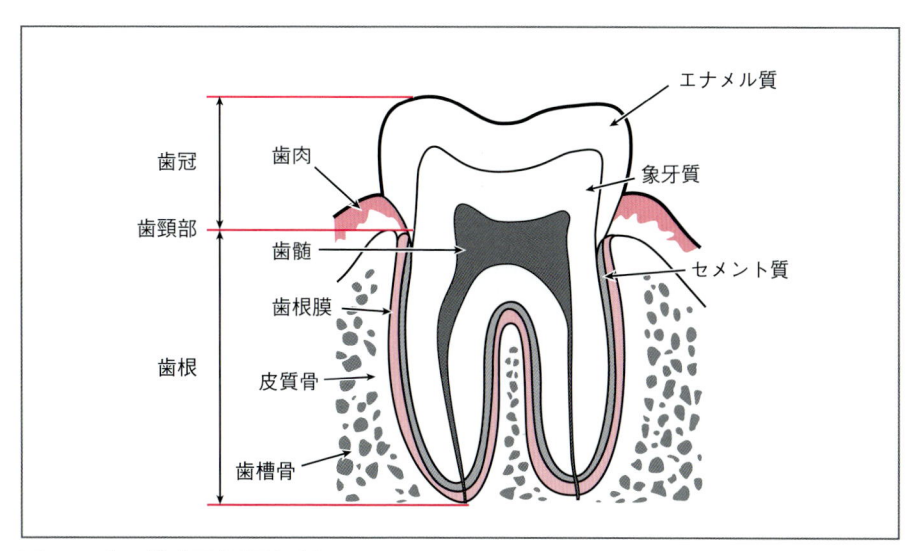

図 2-2 歯の模式図（下顎臼歯）

た無機質が約 96％を占めている．そのため，X 線不透過性がきわめて強い．象牙質は 70％程度，セメント質は約 65％の無機質から構成されている．X 線不透過性であるが，その程度はエナメル質より低い．したがって，エナメル質と象牙質間およびエナメル質とセメント質間では不透過性の差異がある（図 2-3）．ただし，象牙質とセメント質間では差異を認めない．歯髄は軟組織であり，歯に栄養を供給する脈管が発達している．同時に内部には象牙芽細胞や歯髄細胞が認められる．歯髄には神経が走行し，感覚受容器が認められる[2]．齲蝕が進行すると歯痛を感じるのは，感染による歯髄の炎症を受けた感覚器が痛みの信号を中枢へ伝えるためである．

歯髄は軟組織であるため，X 線透過性を示す．したがって，歯の X 線画像は外形に一致した不透過像で，中心部は透過像を示す（図 2-3）．この透過像部分を歯髄腔とよぶ．歯科用 CBCT や MDCT でも，口内法 X 線写真と同様，エナメル質と象牙質は明確に区別可能で，内部にある歯髄腔もはっきり確認できる（図 2-3）．ただし，象牙質とセメント質は区別できない．MRI で歯を描出すると歯髄以外は無信号となる．それは象牙質やセメント質でも水分が 15％程度，エナメル質に至ってはわずか 2％程度しか含まれていないためである．一方，歯髄は軟組織であり，ほぼ水分と考えられるため T2 強調像で高信号，T1 強調像で低信号となる（図 2-4）．

歯の形態はその存在位置によって大きく変わる．代表的な前歯（上顎右側 1），小臼歯（上顎左側 4）と大臼歯（下顎左側 6）の形を示す（図 2-5）．現在は CT データを volume rendering 法により 3 次元表示することで，容易にしかも正確に描画することができる．

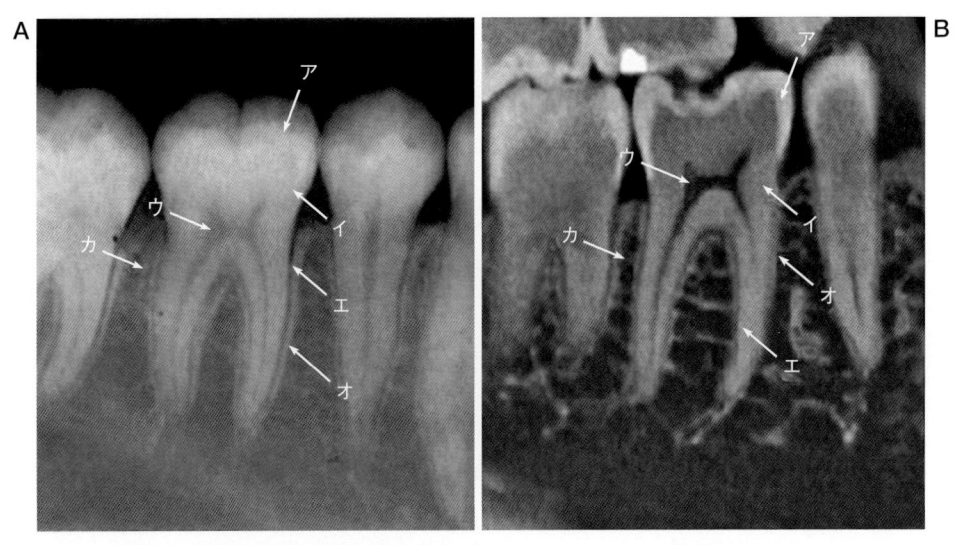

図2-3 歯および歯周組織（下顎右側大臼歯部）
A：口内法X線写真，B：歯科用CBCT　ア：エナメル質，イ：象牙質，ウ：歯髄腔，エ：歯根膜腔，オ：歯槽硬線，カ：歯槽骨．

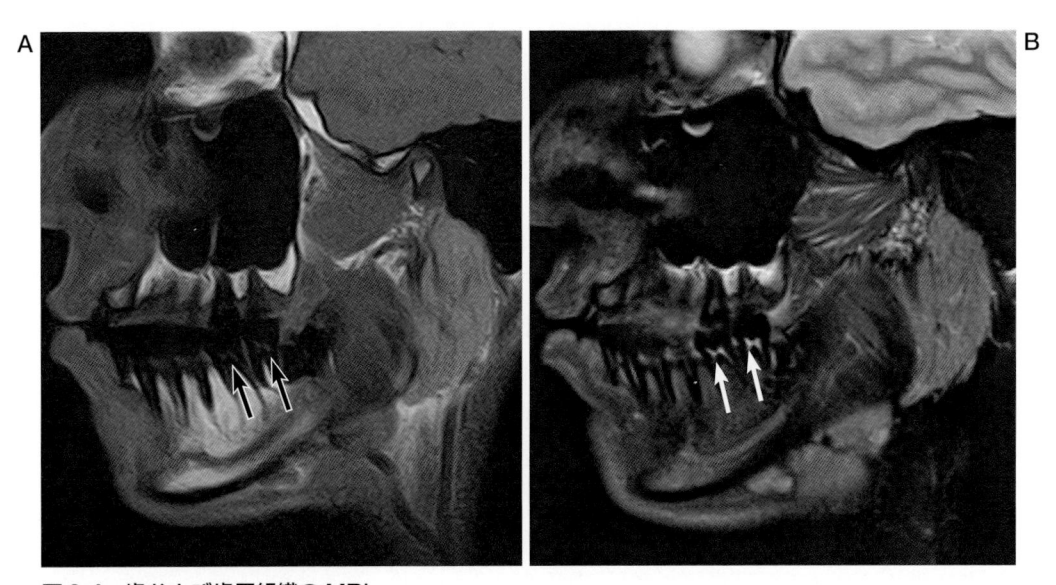

図2-4 歯および歯周組織のMRI
A：T1強調矢状断像（下顎臼歯レベル），B：T2強調矢状断像（下顎臼歯レベル）　歯，歯槽骨および下顎骨が認められる．歯髄（→）はT2強調像にて高信号を呈している．

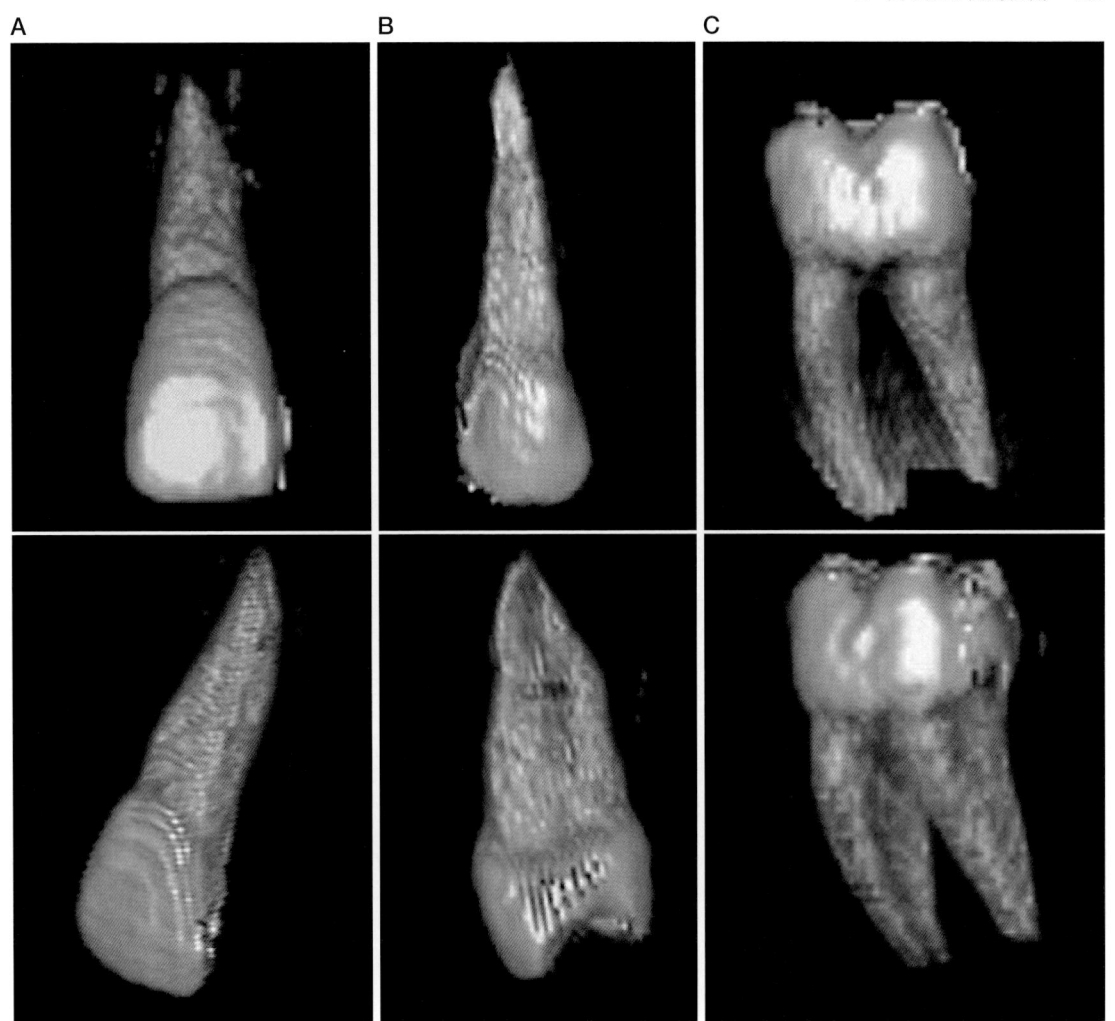

図2-5 MDCTデータをvolume rendering法により3次元表示した画像
上段：正面像，下段：回転像　A：上顎右側1，B：上顎左側4，C：下顎左側6

b. 歯周組織の解剖

　歯は歯周組織に支えられ，その機能を発揮している．この場合の歯周組織とは歯肉，歯根膜，歯槽骨を指す（図2-2参照，BOX 2-1）．発生学的に歯のセメント質は歯周組織に加えられる．歯肉は，歯槽骨を覆う粘膜および粘膜下組織よりなっており，薄い軟組織である．周囲の頰部，口蓋，口腔底組織に移行する．同部には粘膜下組織に小唾液腺を有する領域もある．

　歯の大部分は歯根膜線維を介して歯槽骨に植立されている（図2-2, 3参照）．歯根膜線維が歯の形態に沿って存在しているため，歯と歯槽骨との間には0.25〜0.4 mm程度の一定の幅をもつX線透過性の線状像が描出される．この線状像を歯根膜腔とよび，歯根周囲の画像診断を行う際に非常に重要な構造である．歯根膜腔が0.5 mm以上の幅に拡がると，歯と歯周組織のどちらかに発症した病変が広がっていることを示す．

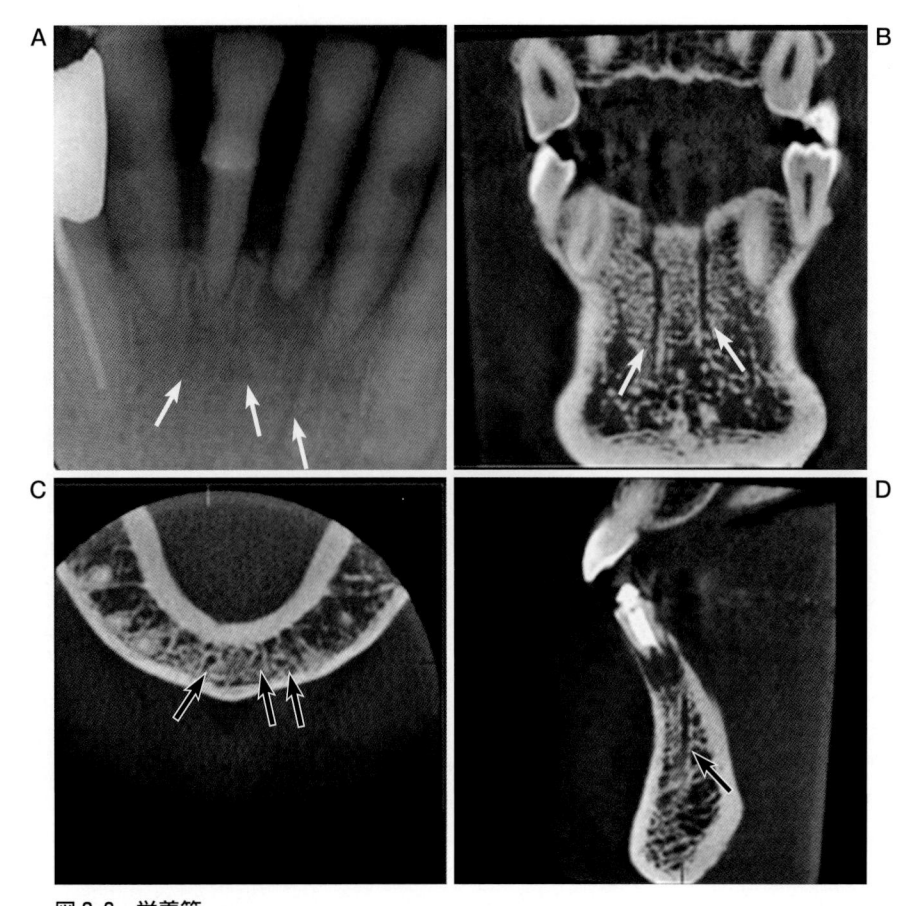

図 2-6　栄養管
A：口内法 X 線写真，B〜D：歯科用 CBCT（[B：冠状断像，C：横断（軸位断）像]，D：矢状断像）　下顎前歯部の周囲歯槽骨に栄養管（→）が観察できる．歯槽骨には軽度の慢性硬化性骨髄炎が認められる．なお，A と B〜D は同一の症例ではない．

　歯槽骨が歯の表面と接している部分には，厚みにして 0.3 mm 程度の石灰化度の高い緻密骨が認められる（図 2-2, 3）．X 線画像上は同部が強い不透過性の線状像として描出されるため白線や歯槽硬線とよばれる．歯周組織の画像診断を行う際に歯槽硬線の有無は非常に重要である．歯槽硬線が消失すれば，病変が歯周組織に広がっていることを示す．

　歯肉と接している領域を含め，顎骨の周囲は石灰化度の高い皮質骨に取り囲まれている（図 2-2, 3）．一方，その内部の大半は海綿骨であり，骨梁と骨髄組織より構成されている．そのため，X 線画像上は骨梁構造が不透過像として描出される（図 2-3）．骨梁構造は骨に加わる力に対応するような構造を示している．一般的に，上顎骨の骨梁構造は 2 次元画像にて網目状，下顎骨は平行状と表現される．また，骨梁の中を神経や脈管束が貫通している構造を一般的呼称として栄養管という．X 線画像上，管状の透過像として描出される（図 2-6）．栄養管が発達してよく観察される領域は，下顎の前歯部周囲である．特に，慢性炎症により骨硬化が強い領域では目立ちやすい（図 2-6）．

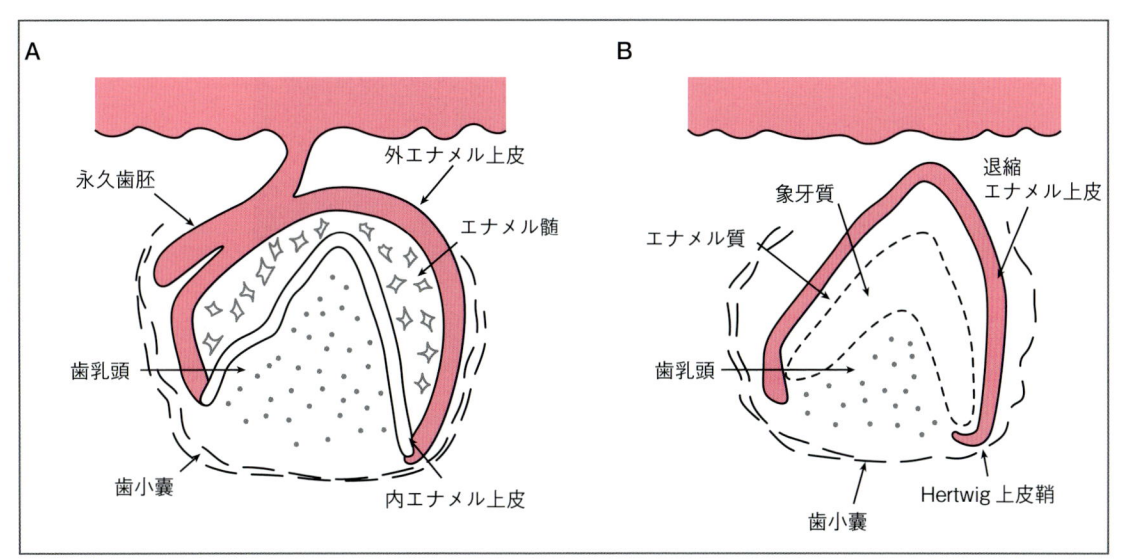

図2-7 歯の発生を説明する模式図
A：鐘状前期，B：鐘状後期

c. 歯の発生

　歯は胎生6週半頃，歯列の予定域に口腔上皮の落ち込みという形で歯堤がつくられることから発生する（図2-7）．歯堤は形態の変化に伴いエナメル器（エナメル質の原基）とよばれ，その内部には外胚葉系の間葉細胞が分化して歯乳頭（象牙質の原基）が形成される．その後，エナメル器と歯乳頭を一緒にして歯胚とよび，歯小嚢と表現される結合組織鞘に包まれる．これが歯の原基である．この状態は内部に石灰化を認めない類円形のX線透過像として画像上で確認され，歯嚢とよばれる（図2-8，BOX 2-2）．

　その後，歯乳頭内の細胞が象牙芽細胞に分化して象牙質が形成され，それに続いてエナメル器より分化したエナメル芽細胞がエナメル質を作成する．エナメル器の縁（へり）に当たる部分はHertwig上皮鞘とよばれ，歯根が形成される領域である．この状態になると歯嚢の内部には歯の形態と類似した構造物が認められる（図2-8）．歯冠表層はエナメル質に被覆され，それ以外の部分は象牙質より構成されている（図2-8）．内部には歯髄腔が認められ，歯根は形成途上である（図2-8）．

　セメント質はエナメル質や象牙質よりずっと遅れて形成され，歯小嚢から分化した細胞（セメント芽細胞）により歯根の表面につくられる．セメント質以外の歯小嚢の細胞は線維芽細胞となり歯根膜を形成する．歯の原基に関連する組織は歯が萌出する前に大部分は消失してしまうが，一部は骨芽細胞となり歯槽骨を歯冠表面に歯小皮として，また歯根周囲にMalassezの上皮遺残として残存する．Malassezの上皮遺残は顎骨嚢胞として最も頻度の高い歯根嚢胞の上皮成分と考えられている．

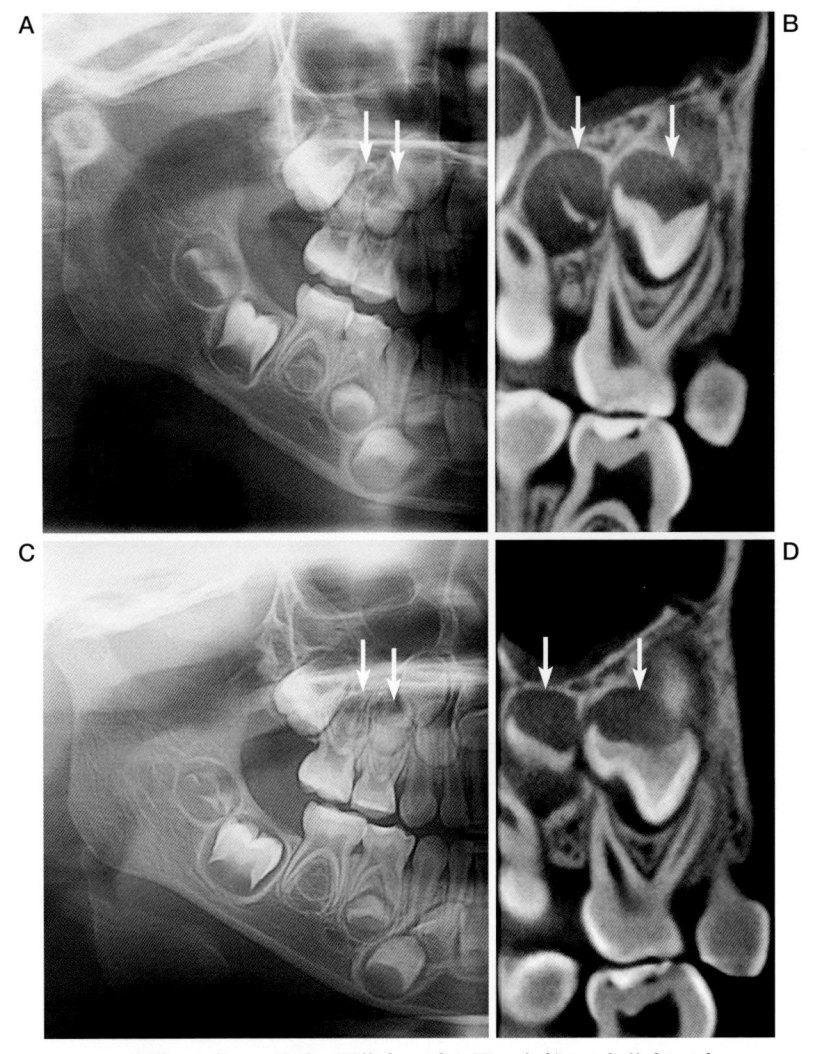

図 2-8 歯嚢 4歳3か月時の画像(A, B)と同一患者の1年後(C, D)
A, C：歯科用パノラマX線写真，B, D：歯科用CBCT 上顎右側4と5の歯嚢(→)が年齢とともに変化している．4歳3か月時の画像(A, B)と比較すると1年後の画像(C, D)では，歯の石灰化の程度が進行している．

Box 2-2 歯の発生と萌出

- 石灰化が始まる前の歯の原基は歯嚢とよばれ，類円形のX線透過像である．
- 歯嚢は歯質の形成により内部に石灰化物を有する．
- 歯嚢の正常の厚みは3mm．
- 歯の萌出時期はおおよそ決まっている．
- 歯の萌出路は導帯管である．
- 歯の萌出遅延の際には歯科用パノラマX線検査が有効である．

d. 歯の萌出 (BOX 2-2)

　ヒトの歯は生後8か月頃に下顎A(乳中切歯)が萌出してから，約2歳6か月の時点で上顎Eが生えることで乳歯列が完成する(図2-1参照，表2-1)．その後，乳歯は脱落し，後継永久歯が萌出する．そのため，永久歯は乳歯より歯槽頂部から離れて形成され，しばらくの間，その部分に留まった後，萌出する．永久歯の萌出には，しばらく滞在しておく場所から歯槽頂部までの道標となるべき構造がみられる．この構造は導帯管とよばれ，歯嚢から歯槽頂部までの骨内を貫通する線維性結合組織である．そのため，X線画像上，線状の透過像として描出されるはずである．しかし，2次元画像では皮質骨の存在と管の径より実際はほとんど確認できない[3](図2-9 A, E)．歯科用CBCTやMDCTなどの3次元画像では，その存在および走行が正確に確認できる[3](図2-9 B〜D, F)．上・下顎前歯部では乳歯列の口蓋側に開孔する6つの類円形の骨消失領域として認められる(図2-9 B)．上顎1の導帯管は切端に近接する歯嚢から連続して，歯槽頂部まで骨内を走行する管状の骨消失像として描出される(図2-9 C, D)．臼歯部でも，歯冠表面に近接する歯嚢から歯槽頂部まで連続する管状構造物として確認される(図2-9 F)．この導帯管に沿って歯は萌出することから，歯の萌出障害を考えるうえで大切である．さらに，最近の研究では，導帯管から歯牙腫や腺腫様歯原性腫瘍が発生する可能性が確認され，歯原性腫瘍の発生母地としても注目が集まってきている[4,5]．

　永久歯の萌出に関してはその道標に加えて，時期もおおよそ決まっている(表2-1)．俗称で「6歳臼歯」とよばれる上下顎の6がおおよそ6歳で萌出し，上顎7が11〜13歳で萌出して永久歯列はいったん完成する．ただし，「親知らず」はその後，個人差があり20歳くらいまでに萌出する．歯種ごとに萌出時期は決まっており，この時期より早く萌出するものを早期萌出，遅くなる場合を萌出遅延という．早期萌出では画像の評価は不要なことが多く，場合によって歯根の形成状態を把握するために使用される程度である．一方，萌出遅延の場合は存

表 2-1　歯の形成時期および萌出年齢

	歯の名前		歯胚の形成	石灰化の開始	上顎の歯の萌出時期	下顎の歯の萌出時期
乳歯	乳中切歯	A	胎生5週	胎生18週	10か月	8か月
	乳側切歯	B	胎生6週	胎生19週	1歳	11か月
	乳犬歯	C	胎生7週	胎生20週	1歳7か月	1歳6か月
	第1乳臼歯	D	胎生8週	胎生21週	1歳4か月	1歳5か月
	第2乳臼歯	E	胎生9週	胎生23週	2歳6か月	2歳3か月
永久歯	中切歯	1	胎生5か月	生後4か月	7〜8歳	6〜7歳
	側切歯	2	胎生5か月	生後4か月	8〜9歳	7〜8歳
	犬歯	3	胎生6か月	生後4か月	9〜11歳	9〜11歳
	第1小臼歯	4	出生直後	1歳8か月	9〜11歳	9〜11歳
	第2小臼歯	5	生後8か月	2歳4か月	10〜12歳	10〜12歳
	第1大臼歯	6	胎生4か月	出生直後	6〜7歳	6〜7歳
	第2大臼歯	7	生後7か月	2歳11か月	11〜13歳	12〜14歳
	第3大臼歯	8	4歳	7〜10歳	思春期以降	思春期以降

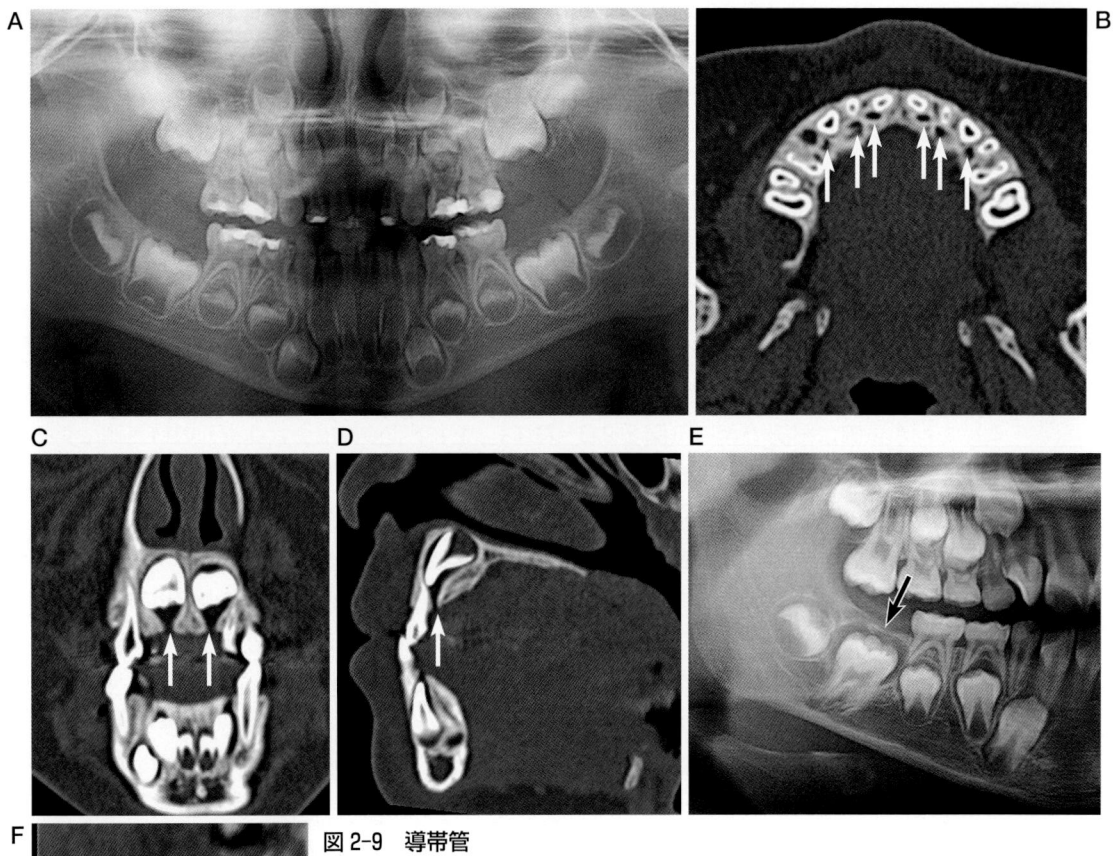

図 2-9 導帯管
A, E：歯科用パノラマ X 線写真（A：前歯部ターゲット，E：臼歯部ターゲット），B～D：MDCT（B：横断像，C：冠状断像，D：矢状断像，F：cross sectional 像）　パノラマ X 線写真（A, E）では，上顎前歯部および下顎右側 6 の導帯管は確認できない（E, →）．MDCT の横断像（B）では，上顎乳前歯の口蓋側に楕円形の骨消失領域として認められる（→）．冠状断，矢状断像（C, D）では，上顎 1 の歯嚢と連続する管状骨消失領域として確認できる（→）．cross sectional 像（F）では下顎右側 6 の歯嚢と連続する管状骨消失領域として確認できる（→）．

在の有無を含めその原因を判断するために画像検査が必要となることが多い．萌出遅延の原因としては，先行乳歯の晩期残存，歯肉や骨の肥厚，位置の異常，腫瘍の存在，場合によっては鎖骨頭蓋異形成症を代表例とする系統疾患も考えられる．歯の萌出位置は，おおよそ決まっている．しかし，それとは異なる部分に萌出した場合は他歯の萌出遅延の原因となったり，他の歯を吸収したりするため速やかな処置が必要となる．位置異常が生じやすい部位は，「八重歯」としてなじみの深い上顎 3，上・下顎 8 および下顎 5 があげられる．

2.2 検査法

　歯や歯周組織の画像検査の基本は，口内法X線検査と歯科用パノラマX線検査である．この両画像により，多くの疾患を評価することができる．ただし，両画像とも3次元のものを2次元表示するため構造物が重なって描出される．その問題点を解消するために開発されたものが歯科用CBCTである．歯性感染の軟組織への波及を評価するためにMDCTやMRIが応用されることもある．さらには，歯肉癌の浸潤やリンパ節転移を判断するために[18]F-FDG-PET/CTも保険適用されている．それぞれの画像検査法について概説する(BOX 2-3)．

a. 口内法X線検査

　口内法X線検査は，歯および歯周組織に，検出器もしくはフィルムをできるだけ密着させて行う撮影である(図2-3 A参照)．口内法X線検査には専用の撮影装置が用いられ，管電圧は約70 kV，感電流は約10 mAで一定である．そのため，撮影する歯種によってX線の曝射時間を変える．撮影に要する曝射時間は検出器やフィルムによっても異なるが，0.01～0.05秒程度である．撮影には増感紙を用いないため，医療画像上，最も鮮鋭度が高い．したがって，歯および歯周組織をきわめて詳細に描出することができる．撮影領域はだいたい歯の3～4本程度であり，前歯部，小臼歯部および大臼歯部によってフィルムの設定やX線の入射角度を変える必要がある．そのため，撮影に際し，ある程度の経験を要する．被曝量としては撮影部位によっても変化するがおおよそ0.01～0.04 mSv程度である．

b. 歯科用パノラマX線検査

　歯科用パノラマX線検査は，上・下顎骨を1枚の画像として総覧的に描出することができる(図2-10)．上・下顎歯列弓や顎骨に断層域が設定されているため，全体の歯と顎骨内の病変を評価するうえできわめて有効である．ただし，その鮮鋭度は口内法X線画像には遠く及ばない．齲蝕の進行や歯周病による骨消失の程度を詳細に評価する際には，口内法X線検査を選択するべきである．撮影には専用装置を用い，撮影時間は10～20秒である．被曝量とし

Box 2-3　歯および歯周組織の画像検査

・口内法X線写真は，歯と歯周組織を詳細に評価できる．
・歯や顎骨を総覧的に評価するには，歯科用パノラマX線写真が有効である．
・歯科用CBCTは，埋伏歯の存在位置を立体的に評価できる．
・MDCTやMRIは，歯周組織の炎症や歯肉癌の評価に有効である．
・[18]F-FDG-PET/CT画像では，[18]F-FDGは舌下腺や扁桃組織だけではなく，口輪筋や内舌筋に集積する．

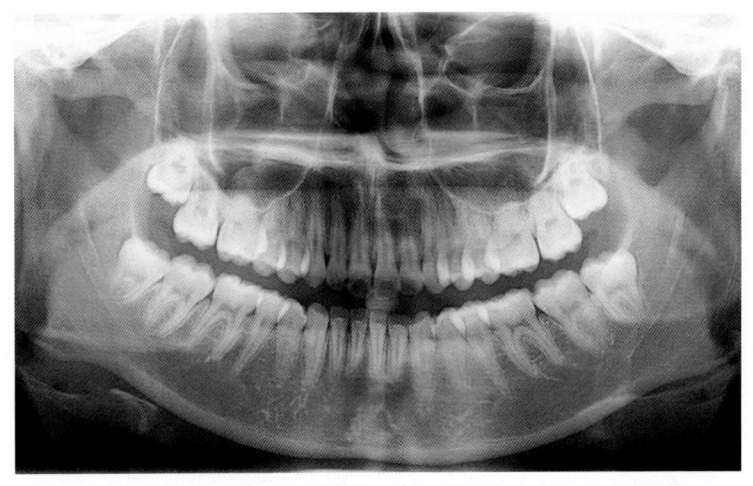

図 2-10　歯および歯周組織の正常像を表す歯科用パノラマX線写真

てはおおよそ 0.05 mSv 程度である．

c. 歯科用 cone-beam CT（CBCT）

　歯科用 CBCT は，歯および歯周組織の詳細な3次元画像を描画することを目的に製作された装置である（図 2-3 B 参照）．そのため，歯科用 CBCT の撮影対象は歯や歯周組織に関連する各種疾患である．齲蝕による硬組織の脱灰程度や歯周炎による歯槽骨の消失程度を3次元的に描画するうえで最適である．また，小児の正中過剰埋伏歯の評価にも非常に有効である．その理由は全身用 CT 装置と比較して解像度が高く，被曝量が低いという長所をもつからである．被曝量としては，4×4 cm 程度の領域を撮影するには 0.05 mSv 程度である．ただし，撮影領域が顔面全体に及んだ場合には 0.8 mSv 程度となり，全身用 CT の 1〜2 mSv に近づくことを忘れてはならない．

　また，歯科用 CBCT の大きな欠点は軟組織の描出能が低いことである．炎症の軟組織への波及や歯肉癌の存在を描出することは難しい．また，歯科用 CBCT は口内法 X 線写真と同様，コントラスト画像である．装置は歯科用パノラマ断層撮影装置を改良して作製しているため，管電圧や管電流も歯科用パノラマ X 線撮影とほぼ同様である．

d. 多列検出器型 CT（MDCT）

　MDCT（multidetector-row CT）は，歯科用 CBCT 同様，歯および歯周組織の詳細な3次元画像を描画することが可能である（図 2-5 参照）．そのために，基本的撮影はできるだけスライス厚やピッチを小さくして行う必要がある．同時に，歯科用金属によるアーチファクトの影響を少なくするために咬合平面と平行になるよう頭位を設定し，ヘリカル撮影する．それにより多断面再構成法（multiplanar reconstruction：MPR）にてさまざまな断層面で解像度の高い画像を表示し，volume rendering（VR）法を応用することで立体表示できる．撮影領域は一般的に上顎骨あるいは/および下顎骨全体を含むようにする．

さらに，口腔粘膜やその周囲組織に波及した変化（たとえば歯性感染の波及や歯肉癌の浸潤など）を評価する場合には，造影 CT 検査を施行することも多い．ヨード造影剤を経静脈性に投与し，CT 撮影を行う．口腔領域を含む頸部の軟組織に最も適切な造影効果を示すタイミングを各施設の装置に併せて予め決定しておく必要がある．

e. MRI

MRI はコントラスト分解能が CT よりも優れており，歯および歯周組織の中で歯肉を含んだ周囲軟組織の評価に有用である（図 2-4 参照）．具体的には，造影 CT の検査対象疾患と同様，歯性感染の波及や歯肉癌の浸潤が考えられる．加えて，歯槽骨内の炎症性変化（骨髄炎）が CT で描出できない場合にも有効である．ただし，空間分解能は CT より劣るため歯および歯周組織のように微細な領域を評価するには限界がある．空間分解能を向上させるためには，高磁場の装置が有利である．

また，口腔領域は空気や金属アーチファクトの影響が強いため，スピンエコー（spin echo：SE）法を基本とした撮像法を選択するほうがよい．下顎骨や舌は motion artifact を引き起こしやすいため，できるだけ短時間撮像となるよう工夫する．基本的撮像は脂肪抑制の高速スピンエコー（fast spin echo：FSE）T2 強調像，FSE T1 強調像および造影 FSE T1 強調像の横断像である．脂肪抑制法には磁化率アーチファクトの影響を受けにくい short TI inversion recovery（STIR）法が効果的である[6]．基本撮像に加え，拡散強調画像や ADC（apparent diffusion coefficient：見かけの拡散係数）マップが腫瘍の性質や膿瘍形成の有無を判断する目的で追加されることが多い[7~9]．

f. positron emission tomography（PET）および PET/CT

^{18}F-fluorodeoxy glucose（FDG）を用いた PET および PET/CT は，口腔癌の浸潤領域やリンパ節転移の有無が他の画像検査では判断できない場合に，保険適用されている（図 2-11）．したがって，歯や歯周組織の病変に関して応用されるのは，歯肉癌の歯槽骨への浸潤とリンパ節転移の有無を判断する場合である．

口腔領域には注意するべきピットフォールが多数存在する[10]．具体的には，口蓋扁桃，舌扁桃などの扁桃組織や舌下腺に ^{18}F-FDG が強く集積する．特に，舌下腺は口腔底の前方に正中を挟んで両側に存在しているため，^{18}F-FDG の集積も V 字型を呈すると表現される[11]．また，口輪筋や内舌筋の前方部にも ^{18}F-FDG の集積を示す[12]．原因は撮像時，口唇を閉じることによる緊張と舌の動きと推測されている．さらに，歯肉や顎骨には ^{18}F-FDG の集積がランダムに多数認められる．その原因は辺縁性歯周炎や根尖性歯周炎が強い領域に ^{18}F-FDG が集積していることである[13]．しかし，齲蝕には ^{18}F-FDG は集積しないことも確認されている[13]．PET 画像は空間分解能が低いため，集積する位置を正確に評価することが難しい．そのため，CT とハイブリッド（PET/CT）することで集積している部位の正確な位置が判断できる．現在では，PET/MR も発売され，おもに研究分野に応用されている．

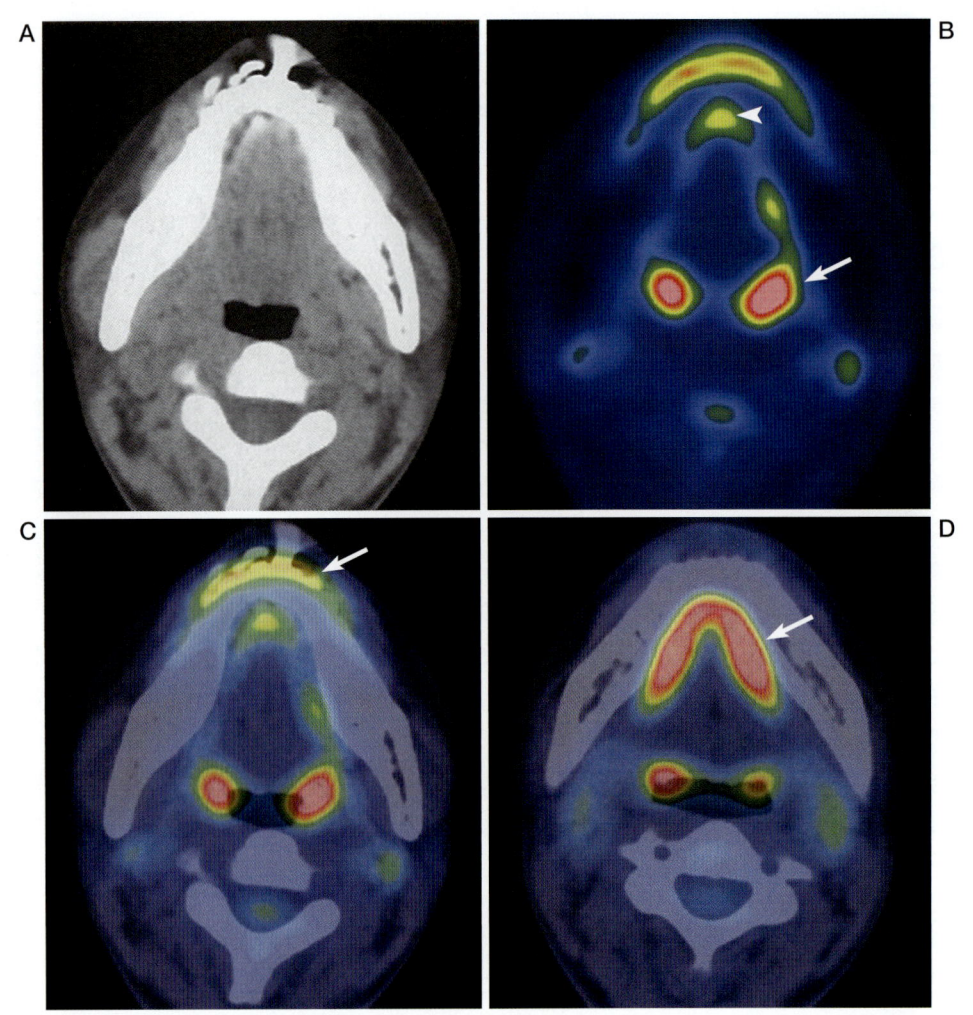

図2-11 歯および歯周組織領域のPETおよびPET/CT
A：CT，B：¹⁸F-FDG-PET，C：CTと¹⁸F-FDG-PETの融合画像（PET/CT），D：PET/CT（Cより下方レベル） 健常者において口蓋扁桃（B，→），内舌筋（B，▶），口輪筋（C，→）および舌下腺（D，→）には¹⁸F-FDGの集積を示す．

2.3 代表的疾患の画像診断 (BOX 2-4, 5)

a. 齲　蝕（歯髄炎を含む）

齲蝕（うしょく）は俗称で「虫歯」ともよばれ，口腔常在菌（おもに S. mutans 菌）による感染症である．英語名は"dental caries"であるが，歯科医師間では単に"caries"とよぶことが多い．そのため，脊椎や肋骨が感染により侵食された際に表現する"caries"と勘違いしないよう注意する必要がある．感染により歯質の硬組織部分が脱灰されるため，歯の着色および陥凹部として発見されることが多い．歯痛の主原因である歯髄炎は，感染が歯質から歯髄組織まで広がることにより生じる．したがって，齲蝕処置はおもに感染している歯質（場合によっては歯髄も）を除去し，充塡物で補うことである．

齲蝕の画像は，感染により脱灰された領域がX線透過性を増すことで確認できる（図 2-12）．おもに，歯質の透過性が亢進している領域が齲蝕であり，歯科用 CBCT や MDCT では低吸収域もしくは歯質の消失領域として認められる（図 2-12 C, D）．

齲蝕に対する治療法の選択やその難易度を予測するために，齲蝕と歯髄腔との近接度，歯髄腔，歯根形態および歯周組織の状態を評価する必要がある（図 2-12）．歯髄が感染している場合には，歯質の脱灰が歯髄腔に近接していることが多い（図 2-12）．視診ではほんのわずかな着色であっても，歯質内では脱灰が顕著に拡大している場合もある．また，根管充塡剤を塡塞するうえでその形態を正確に把握しておく必要がある．場合によっては複雑な根管形態を示すこともある（図 2-13）．歯根や根管の評価に際しては，口内法X線写真や歯科用パノラマX線写真よりも歯科用 CBCT や MDCT のほうが有効であることが多い（図 2-13）．齲蝕は感染症であるが歯周組織へ炎症が波及しない限り ^{18}F-FDG の集積は認めない（図 2-14）[10, 13]．

単純X線写真にて齲蝕を診断する場合，false positive の原因となるものに歯頸部バーンアウトとマッハ効果があげられる[1, 14]．歯頸部バーンアウトとは，前歯部では帯状，臼歯部ではくさび状の透過像を示す状態である（図 2-15）．歯の歯頸部とそれより上下組織のX線透過度が顕著に異なることが原因である．マッハ効果は，エナメル質と象牙質との境界で正常な象牙質を透過像として感じる現象である（図 2-16）．原因は，明部と暗部の接触により，明部の明るさと暗部の暗さが増強される目の錯覚である．エナメル質の部分を不透過な厚紙で覆い隠すことにより，象牙質内の透過性が消失することで確認できる．透過性を示していた部分が消失すればマッハ効果であり，残存すれば齲蝕である．

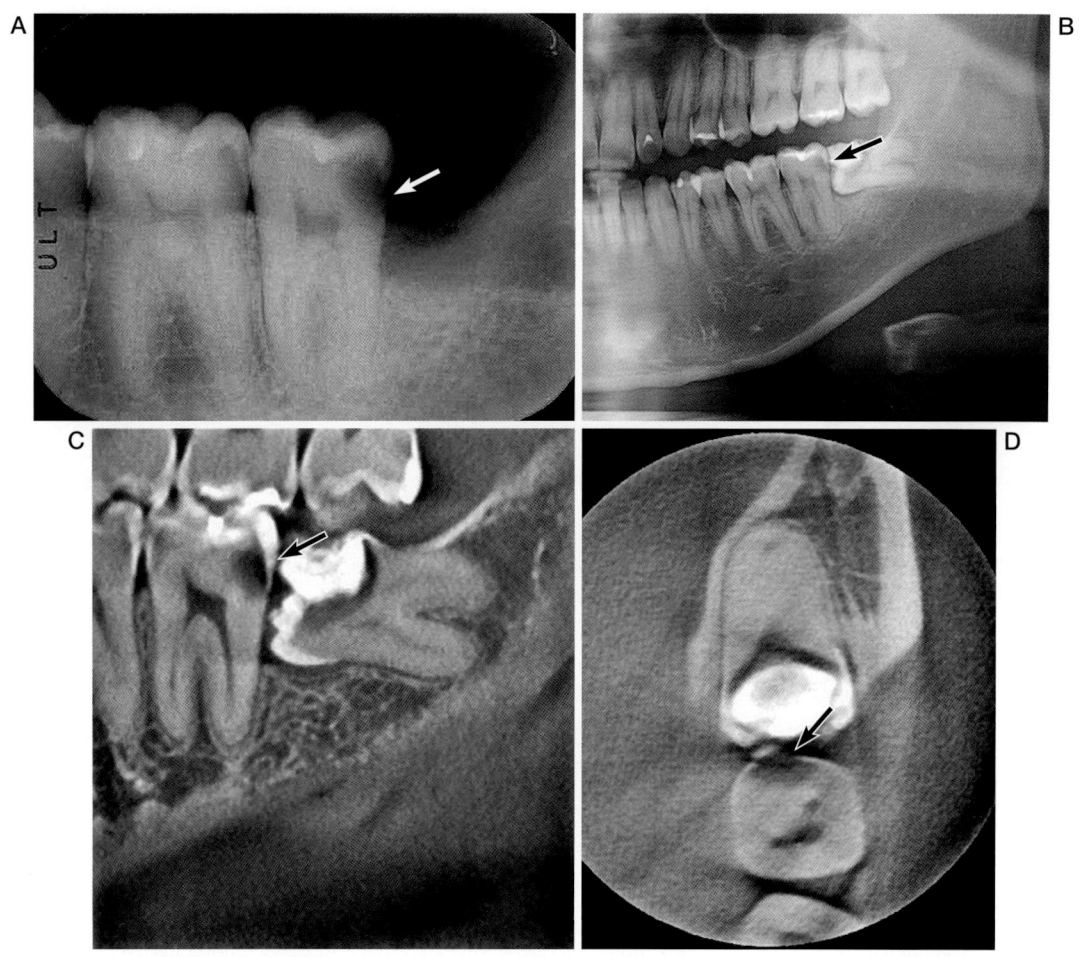

図 2-12　20歳台女性　齲歯
A：口内法 X 線写真，B：歯科用パノラマ X 線写真，C, D：歯科用 CBCT（C：パノラマ断層像，D：横断像）　口内法 X 線写真（A）とパノラマ X 線写真（B）では齲蝕を透過像として確認できる（→）．CBCT（C, D）では齲蝕の広がりを 3 次元的に評価することができる（→）．齲蝕は歯髄腔に近接している．なお，A の撮影時期は抜歯後であり，B〜D とは異なる．

b. 根尖性歯周炎と辺縁性歯周炎

　根尖性歯周炎も辺縁性歯周炎も歯周組織に広がった炎症である．ただし，感染経路の違いにより，治療のアプローチが異なる．そのため，歯科領域では歯周組織の炎症を上記 2 つに分けて考える．根尖性歯周炎は，歯周組織への感染が歯を介して広がることにより惹起された炎症を示す．そのため，原因となる歯の歯髄は感染している．基本的に歯髄は壊死もしくは除去されていることが多い．根尖性歯周炎の診断を行ううえで画像より歯髄の生死を判断することが重要となる．一方，辺縁性歯周炎は歯周組織への感染が口腔から直接広がり，炎症が惹起した状態を指す．俗称でいわれる「歯周病」は辺縁性歯周炎のことである．

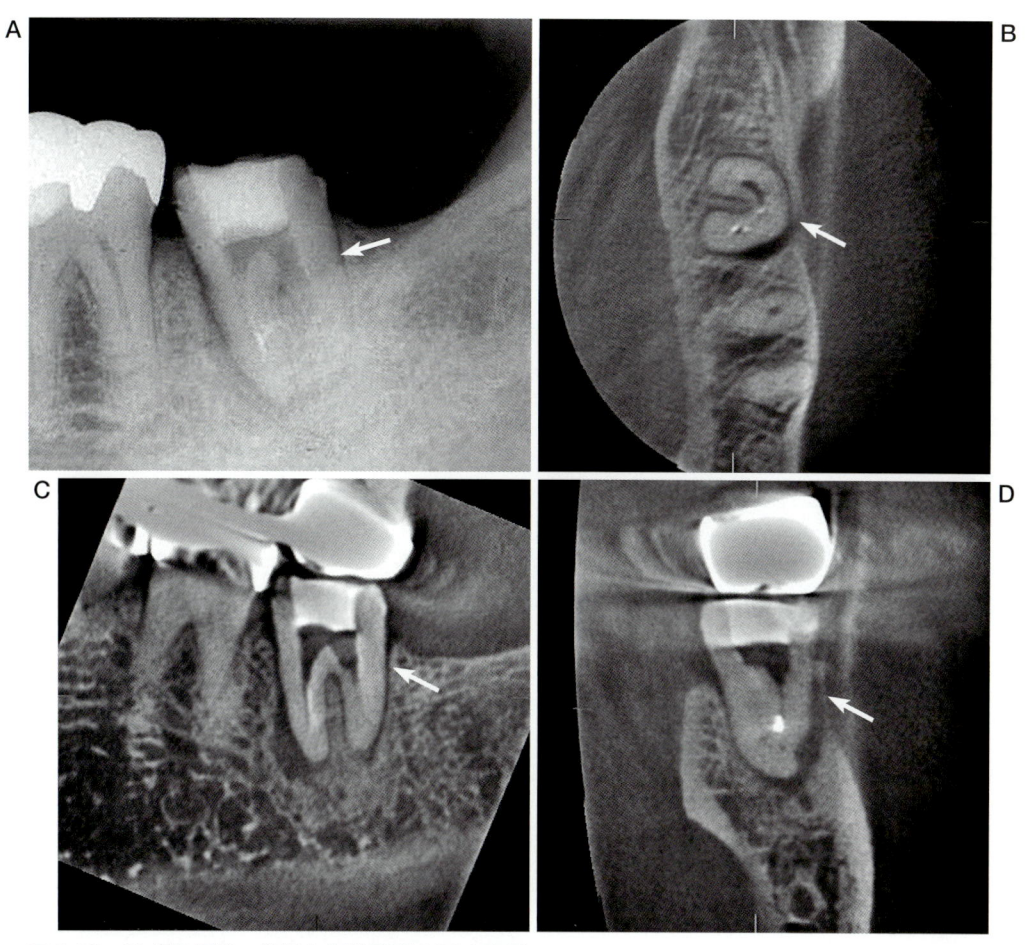

図2-13 20歳台男性 複雑な根管形態を示す症例
A：口内法X線写真，B〜D：歯科用CBCT（B：横断像，C：パノラマ断層像，D：cross sectional像） 口内法X線写真（A）では，下顎左側7は2根管にみえる（→）．CBCT（B〜D）では，根管が1つで，樋状根を示すことがわかる（→）．

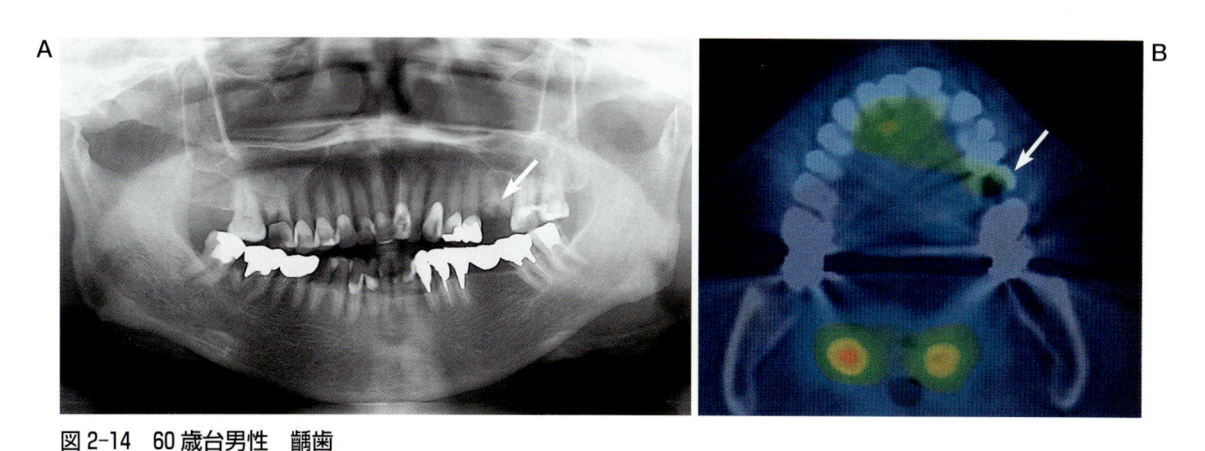

図2-14 60歳台男性 齲歯
A：歯科用パノラマX線写真，B：^{18}F-FDG-PET/CT パノラマX線写真（A）で上顎左側6の歯冠は齲蝕により崩壊している（→）．ただし，PET/CT（B）では同部に^{18}F-FDGの集積を認めない（→）．

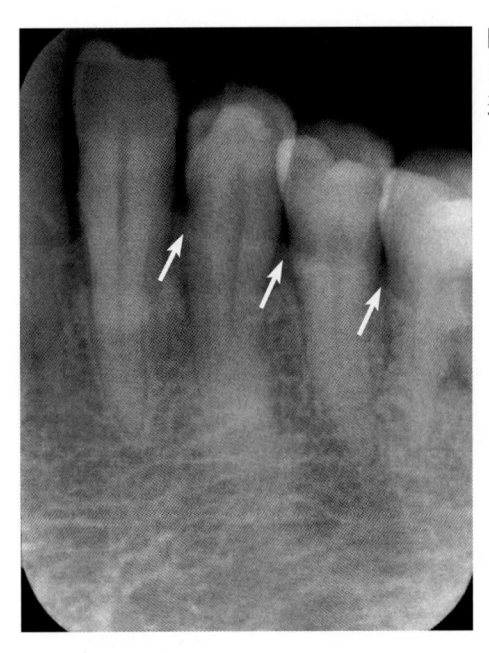

図2-15 50歳台男性 歯頸部バーンアウト
口内法X線写真 下顎左側3，4，5，6の歯頸部に透過像を認める（→）．

Box 2-4　歯および歯周組織の疾患の画像診断

- 齲蝕は脱灰された領域のX線透過性の亢進により判断できる．
- 齲蝕に^{18}F-FDGは集積しない．
- ^{18}F-FDG-PET/CT画像は根尖性歯周炎や辺縁性歯周炎に集積する．
- 歯周病と糖尿病および低体重児出産との関係に注目が集まっている．
- 過剰歯の発症頻度は約3％で，欠如歯は10％程度である．
- 癒合歯は歯髄が1つであり，癒着歯は歯髄が独立している．
- 歯内歯は西洋なし様の形態をもつ歯様構造物が歯の内部に認められる．
- 中心結節は歯冠表面の突起状構造物内に歯様組織が認められる．
- エナメル質形成不全の環境的要因の代表はTurner歯である．
- 遺伝性エナメル質形成不全は10,000人に1名程度である．
- 象牙質形成不全では歯髄腔や根管腔がほぼ消失する．

Box 2-5　歯の傾斜・偏位，内部吸収・外部吸収，第二象牙質，象牙粒

- 歯の傾斜や偏位は，智歯で生じやすい．
- 歯の内部吸収は，歯髄腔や根管を中心に内部から歯質が消失する状態である．
- 歯の外部吸収は，歯の表面から歯質深部に歯質の消失が広がる状態である．
- 第二象牙質は，生来の象牙質に新たな象牙質が添加された状態で，歯髄細胞に対する何らかの刺激が原因である．
- 象牙粒は，80％の歯にみられるが，画像上検出できるものは15％程度である．
- セメント質肥大は，局所刺激や全身疾患により歯根下方のセメント質に添加が生じた状態である．

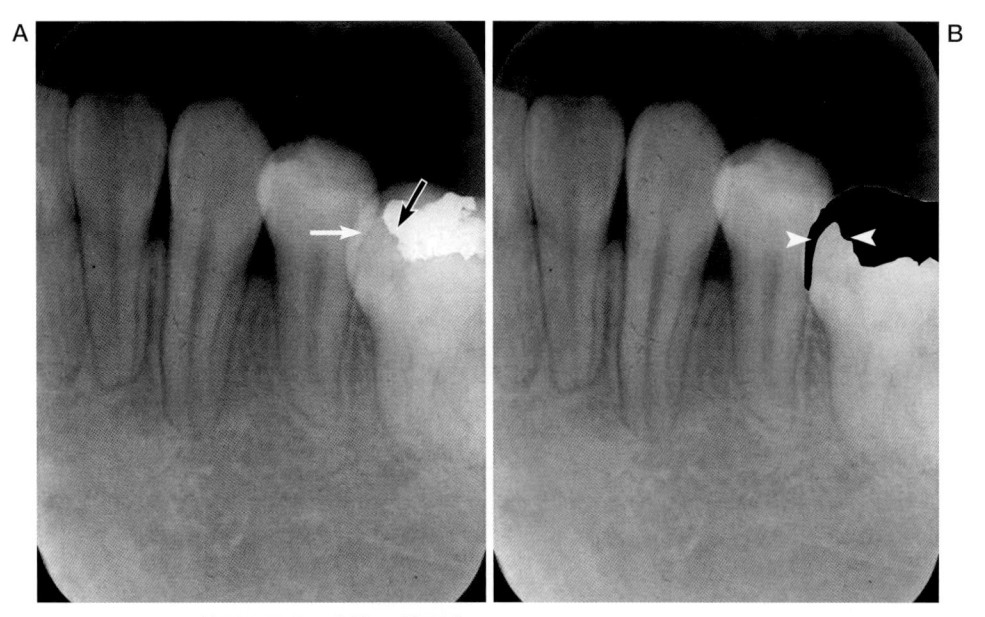

図 2-16 マッハ効果を示す口内法 X 線写真
A ではエナメル質，歯の修復金属部分と象牙質との境界で象牙質が透過性を示している（→）．一方，B のようにエナメル質や金属の部分を覆い隠すことで象牙質内の透過性が消失している（▶）．

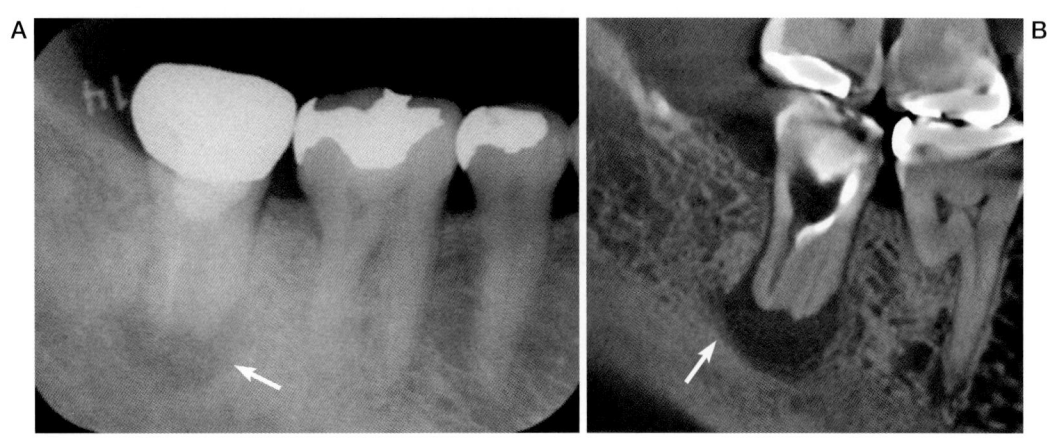

図 2-17 50 歳台女性　歯根嚢胞
A：口内法 X 線写真，B：歯科用 CBCT　口内法 X 線写真（A）では下顎右側 7 の根尖部に歯根膜腔の拡大とそれに連続する類円形の透過像を認める（→）．境界は明瞭で辺縁はスムーズである．CBCT（B）では，骨消失領域と歯根膜腔との連続性が明確である（→）．腫瘤の長径は約 10 mm である．

1）根尖性歯周炎　apical periodontitis

　根尖性歯周炎は，歯髄の化膿性炎症や歯髄除去後の感染に起因する．画像上は歯質内に歯髄まで近接する齲蝕や歯髄腔内の充塡物が存在することが条件となる．さらに，感染の歯外への波及を示す歯根膜腔の拡大が認められる（図 2-17）．歯根膜腔の厚みが 0.5 mm 以上で拡大と判断する．臨床上，顕著な歯痛と歯が浮いたような感じを訴えるが，画像上は歯根膜腔の拡大以外ほとんど異常はない．次第に慢性化してくると，歯根膜腔の拡大に連続する骨消

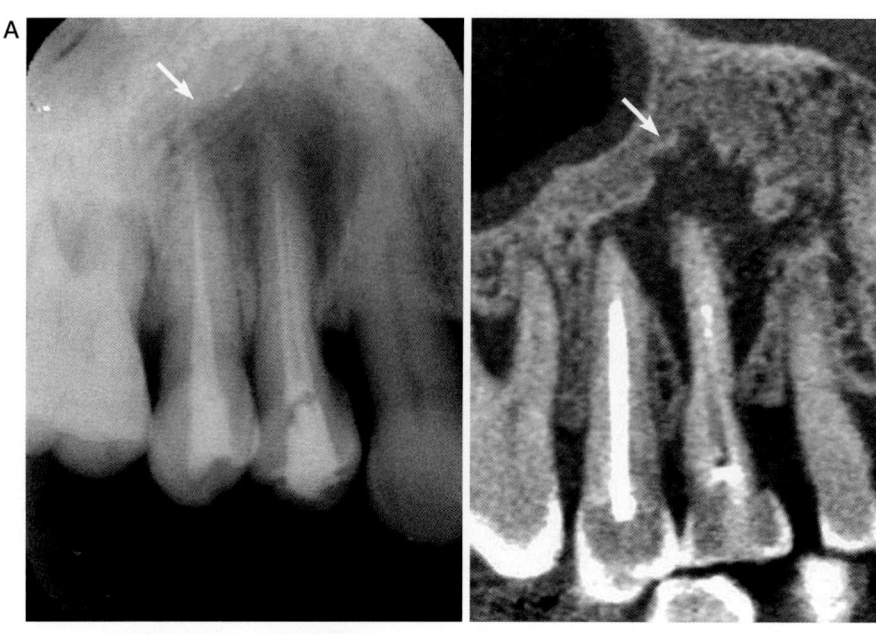

図2-18　60歳台男性　歯根端膿瘍
A：口内法X線写真，B：歯科用CBCT　口内法X線写真(A)では，上顎右側4の根尖部に歯根膜腔の拡大とそれに連続する透過像を認める(→)．また，周囲歯槽骨にはびまん性に広がる不透過性の亢進を認める．CBCT(B)では骨消失領域は不整形で，境界は不明瞭，辺縁形態はスムーズ性を欠いている(→)．また，周囲の歯槽骨にはびまん性に広がる硬化性変化を認める．

失領域が認められる．そのため，口内法X線写真では歯根膜腔の拡大とそれに連続するX線透過像として，歯科用CBCTでは低吸収域として認められる(図2-17)．骨消失領域の形態が類円で，長径が8mm以内であれば歯根肉芽腫，8mmを超えれば歯根嚢胞を疑う(図2-17)．歯根肉芽腫では，骨消失領域が小さいためCT値を計測することが不可能なことが多い．一方，歯根嚢胞では概ね20～40HU程度の値をとる．骨消失領域の形態がはっきりしない場合，歯根端膿瘍を考える(図2-18)．歯根端膿瘍もCT値は30～40HU程度である．歯根肉芽腫，歯根嚢胞および歯根端膿瘍をまとめて慢性根尖性歯周炎とよぶ．

　さらに，これらの病態では病変周囲に骨硬化性変化を示すことが多い．口内法X線写真では病変周囲のX線不透過性変化として，歯科用CBCTでは高吸収域として認められる(図2-19)．慢性硬化性骨髄炎の状態である．この状態が下顎管周囲に広がると顎骨の硬化性変化とコントラストが強まり，下顎管が明瞭化する(図2-19)．^{18}F-FDGを用いたPET画像では，根尖性歯周炎の程度に応じた集積を示す(図2-20)[13]．したがって，根尖性歯周炎を数多く有する患者では^{18}F-FDGの集積を多数認めるため，口腔癌の浸潤の診断には注意が必要である．具体的には，歯科用パノラマX線写真，CTおよびMRIを参照し，炎症性変化を示す領域を確認したうえで読影に臨むことが大切である．根尖性歯周炎の画像と類似した所見を呈するものはいくつか存在するが，特に注意するもののひとつに初期の骨性異形成症があげられる．この病態は他項で詳述するが，画像所見として歯根膜腔に近接した類円形の骨消失領域が多発する．病変が成熟化すると内部に石灰化を認めるため判断可能となる(図2-21)．鑑

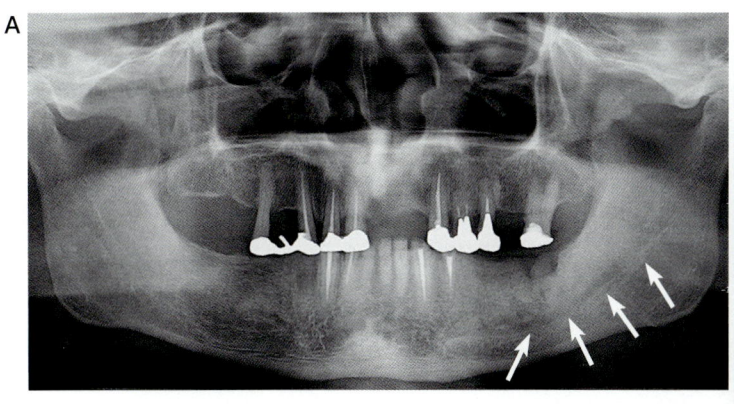

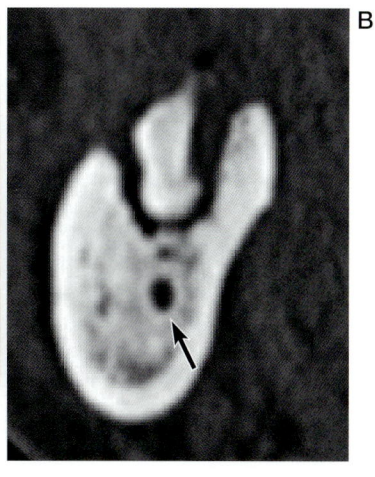

図 2-19　60 歳台男性　慢性硬化性骨髄炎
A：歯科用パノラマ X 線写真，B：MDCT cross sectional 像　パノラマ X 線写真（A）では下顎左側臼歯部全域に不透過性の亢進を認める．下顎管が明瞭化している（→）．MDCT cross sectional 像（B）では歯の周囲顎骨は硬化性変化を示し，同時に下顎管が明瞭化している（→）．歯と下顎管との関係を正確に評価できる．

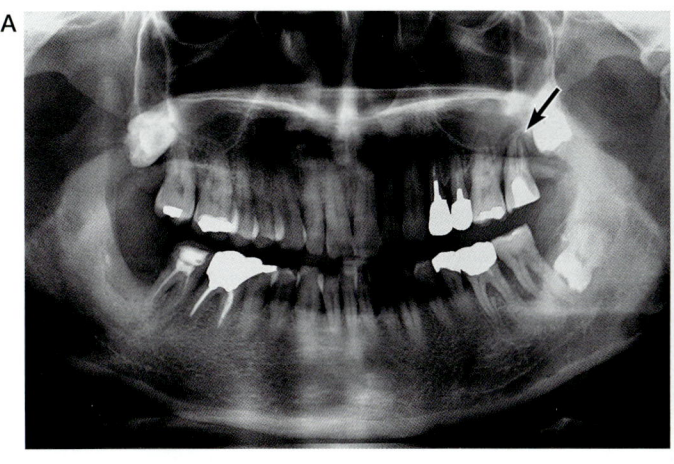

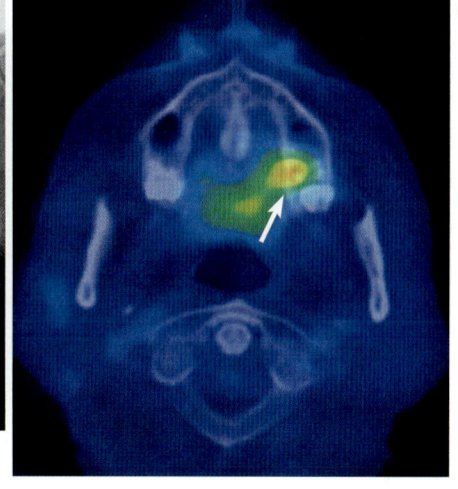

図 2-20　60 歳台男性　根尖性歯周炎
A：歯科用パノラマ X 線写真，B：^{18}F-FDG-PET/CT　パノラマ X 線写真（A）では上顎左側 7 の根尖部に歯根膜腔の拡大とそれに連続する透過像を認める（→）．PET/CT（B）では A における透過像を示す部に ^{18}F-FDG の高集積を認める（→）．

別には，存在する歯の歯髄が感染していないことと病変の多発性があげられる．また，病変と歯根膜腔との連続性を認めないことも重要である（図 2-21）．

2）辺縁性歯周炎　marginal periodontitis

　辺縁性歯周炎は，歯と歯肉の隙より歯根膜や歯槽骨に感染していくことが原因で発症する．成人の 60％以上が罹患している感染症である．糖尿病や肥満と並んで厚生労働省が対策

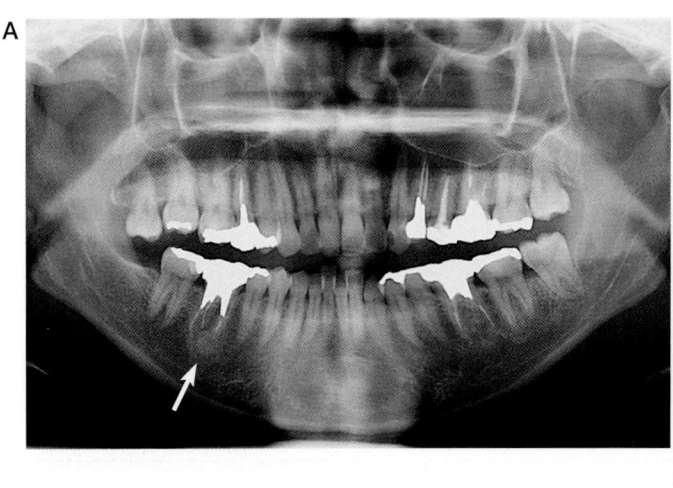

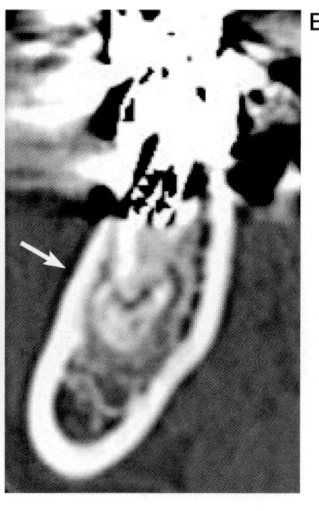

図 2-21　30 歳台女性　骨性異形成症
A：歯科用パノラマ X 線写真，B：MDCT cross sectional 像　パノラマ X 線写真(A)では下顎右側 6 の根尖部に一層の透過帯で囲まれた不透過像を認める(→)．MDCT cross sectional 像(B)では，歯根膜腔が明瞭に保たれていることがわかる(→)．

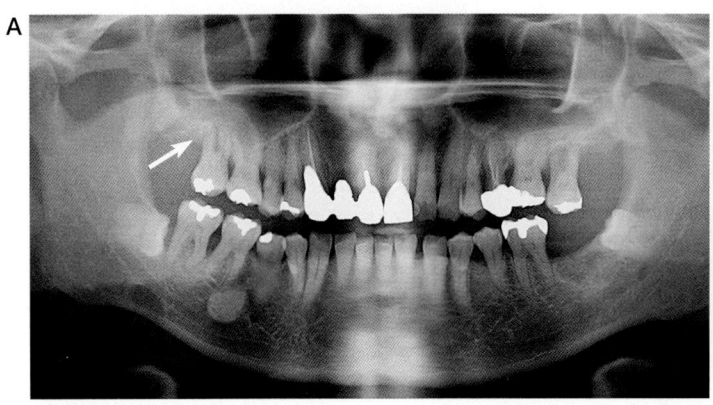

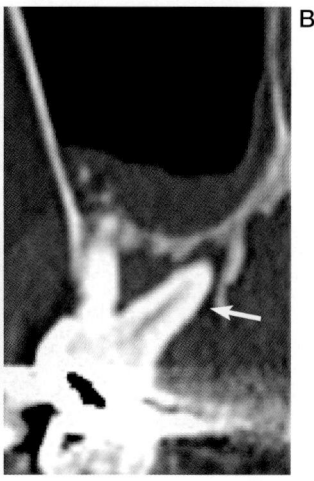

図 2-22　50 歳台男性　辺縁性歯周炎(水平的骨吸収)
A：歯科用パノラマ X 線写真，B：MDCT cross sectional 像　パノラマ X 線写真(A)では上顎右側 7 の歯根尖レベルまで歯槽骨の消失を認める(→)．MDCT cross sectional 像(B)では歯槽骨の消失状態を 3 次元的に確認できる(→)．

を指定する国民病のひとつである．画像上は歯質および歯髄の感染とは無関係に歯根膜の拡大や頂部歯槽骨の消失が生じる．その際，根尖性歯周炎との画像上の差異は歯質に明らかな異常を示さないことである(図 2-22)．同時に，歯槽骨の消失は骨内からではなく，歯槽頂部から生じる(図 2-22)．辺縁性歯周炎は，一般的に上・下顎骨全体に広がっていくことが多い．それぞれの歯周囲の頂部歯槽骨から深部にかけて全体的に消失する．この状態を水平吸収という(図 2-22)．一方，食物残渣が停滞しやすい部位や強い咬合性干渉を示す歯の周囲歯

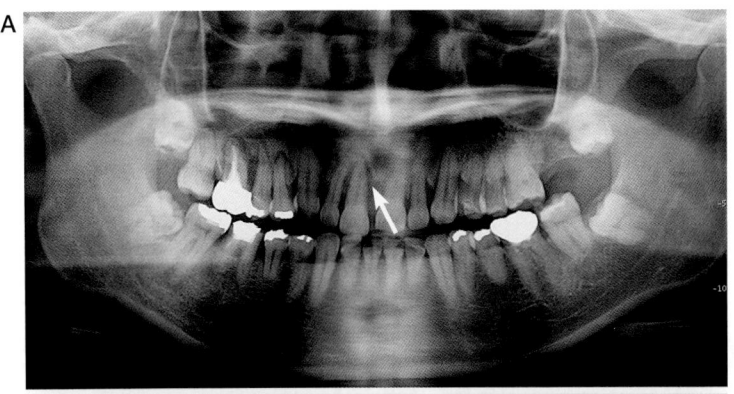

図 2-23 40歳台男性 辺縁性歯周炎（垂直的骨吸収）
A：パノラマX線写真，B, C：MDCT（B：冠状断像，C：矢状断像）　パノラマX線写真(A)では上顎右側1の歯根周囲に顕著な骨消失を認める(→). MDCT(B, C)では，骨消失が上顎右側1を取り囲むように広がっていることがわかる(B, →). 同部に近接する唇側皮質骨は消失している(C, →).

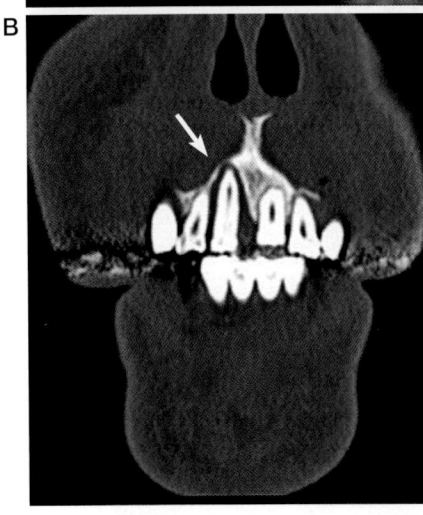

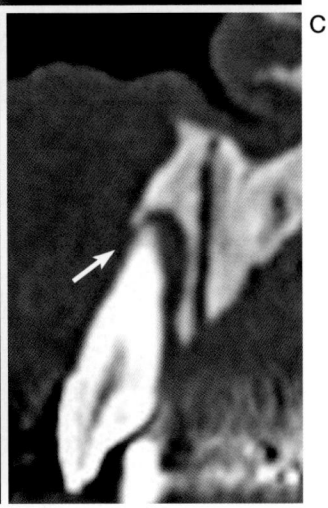

槽骨が顕著に消失する場合もある(図2-23). この状態を水平吸収に対して，垂直吸収とよんでいる.

　辺縁性歯周炎が歯槽骨に広がるとびまん性に高吸収域を示す. 慢性硬化性骨髄炎による変化である. この変化により，同部に存在する栄養管が明瞭化することがしばしば観察される. 特に，下顎前歯部ではよくみられる(図2-6参照). このような骨消失を評価するのは口内法X線写真が有効である. しかし歯科用CBCTを用いることで，骨の消失状態を立体的に評価することが可能である(図2-23). また，歯周炎に続発して周囲軟組織や間隙に炎症が拡大することもある. その際には，MDCTやMRIにより炎症の広がりや膿瘍形成を評価する. ^{18}F-FDGを用いたPET画像では，根尖性歯周炎で記載したように，その程度に応じた集積を示す(図2-24)[13]. 口腔癌の患者は高齢であることが多く，大部分は辺縁性歯周炎を有する患者である. そのため，^{18}F-FDGを用いたPET診断には注意が必要である(図2-24).

　辺縁性歯周炎では，点状のX線不透過物や高吸収性構造物が歯質表面に複数付着していることが多い(図2-25). これが歯石で，歯面に付着したプラークが石灰化したものである.

　最近の研究から，糖尿病や低体重児出産は辺縁性歯周炎と関連する可能性があることが示されている[15, 16]. 糖尿病と歯周病との関係には糖尿病の一増悪因子が歯周病であり，逆に歯周病の一原因が糖尿病である可能性が示されている. 糖尿病による免疫力の低下，結合組織や血管の脆弱化および創傷治癒効果の遅延により歯周病が惹起される. そのため，糖尿病の

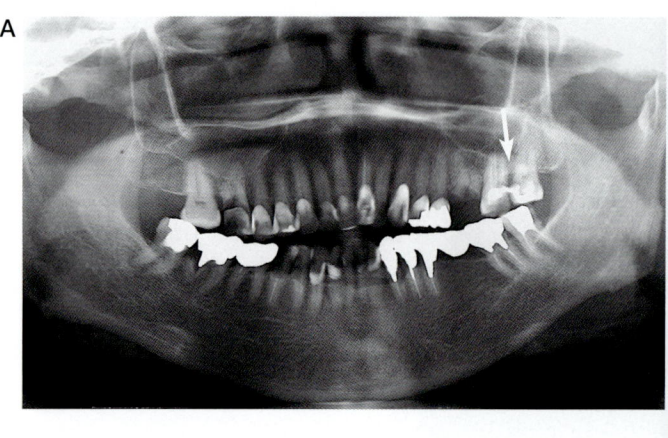

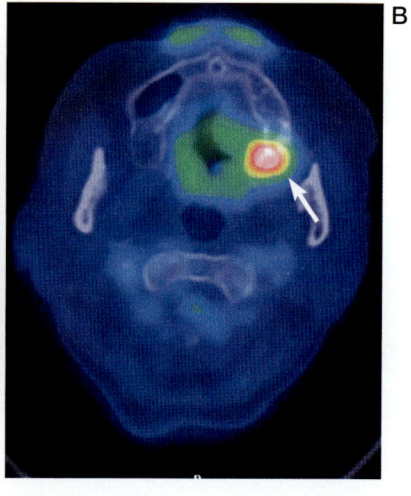

図 2-24　70歳台女性　辺縁性歯周炎
A：歯科用パノラマX線写真，B：^{18}F-FDG-PET/CT　パノラマX線写真(A)では上顎左側7, 8の歯間歯槽骨に骨消失を認める(→)．PET/CT(B)では同部に^{18}F-FDGの高集積を認める(→)．

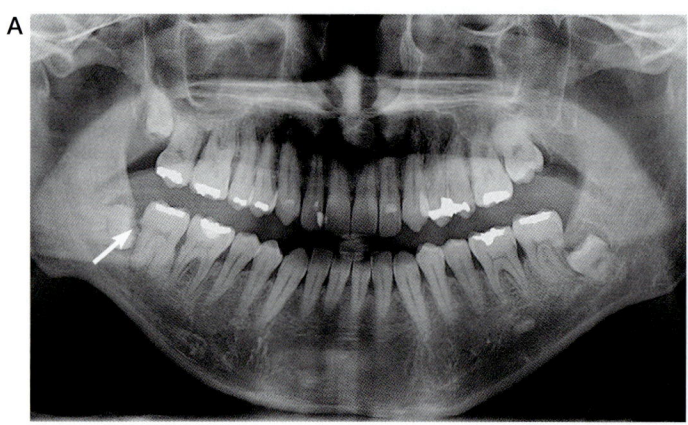

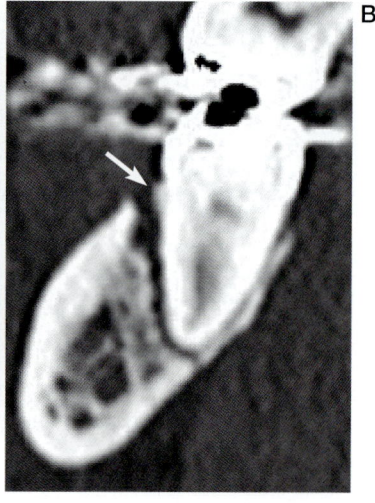

図 2-25　40歳台男性　歯石
A：歯科用パノラマX線写真，B：MDCT cross sectional 像　パノラマX線写真(A)では下顎右側7に付着する点状のX線不透過像を認める(→)．MDCT cross sectional 像(B)では頬側歯槽骨の骨消失と歯質に連続する点状の石灰化物を認める(→)．

コントロールに加えて歯周病の治療を適切に行うことで，糖尿病の治療効果が向上すると考えられている．また，低体重児出産と妊娠中の歯周病との間にも関連性が認められている[16]．妊娠中は歯周病になりやすく，それにより早産による低体重児出産のリスクが上昇するという，こちらも負のスパイラルが考えられている．そのため，産婦人科と歯科が連携を図り，妊娠中には歯科医院で定期的にメンテナンスを行い，歯周病の抑制を図る必要がある．

c. 歯冠周囲炎　pericoronitis

　歯冠周囲炎とは，歯の部分的な萌出が感染の原因となり，歯肉，歯根膜および歯槽骨に炎症が惹起された状態である．ほとんどは下顎智歯に生じる．下顎智歯の歯冠周囲炎はその周囲歯槽骨のみではなく，隣接する下顎7(第2大臼歯)および周囲軟組織に広がることも多い．周囲軟組織に広がった場合，開口障害の原因となることもある．軽度な下顎智歯の歯冠周囲炎の画像では，歯嚢周囲に半月様の骨消失領域を認め，その周囲には骨硬化像を有する(図2-26)．顕著な腫脹や開口障害がある場合には，MDCTやMRIにて周囲軟組織への炎症波及の程度を評価する必要がある(図2-27)．

d. 歯数の異常

　歯数の異常としては「過剰」と「欠如」とがある．

　過剰歯は歯胚の形成過程で過形成や分裂が生じ，歯数が増加した状態である．発症頻度は永久歯で3%程度，乳歯ではまれである．家族性であることも多い．もちろん，全体として歯の総数が正常(永久歯：32本，乳歯：20本)でも過剰と欠如が混在する症例もある．発生部位としては上顎正中部に多く認められる．それ以外では上顎大臼歯部，下顎小臼歯部にもみられる．ほとんどは歯の萌出不全や位置異常のため行われた画像検査によって検出される．画像上，形態は隣在歯と類似するが，若干小さく，円錐形を示すことが多い(図2-28)．正常の歯が揃っており，過剰な歯様構造物があれば判断できる．ただし，歯科用パノラマX線写真や口内法X線写真では過剰歯と正常の歯が重なることが多く，過剰咬頭，過剰結節，癒着歯などとの鑑別に苦慮することもある．また，顕著な奇形の場合には複雑型歯牙腫と鑑別診断が難しいこともある．その場合は歯科用CBCTにより評価することで，歯の形態を立体的に再現することが有効となる(図2-28 C)．さらに，隣在歯や正常構造物との空間的位置関係を正確に判断できるため，抜歯処置を行う際にきわめて有効である．過剰歯は先天的な系統疾患と関連性を示すものが多い．鎖骨頭蓋異形成症，Gardner症候群，口・顔面・指症候群およびHallermann-Streiff症候群などでは多数の過剰歯を有する場合がある．

　歯の欠如は，何らかの原因で歯胚形成が生じない結果，1歯もしくは数歯に欠損が生じた状態である．原因としては遺伝的要因も関与するが，環境要因も重要である．智歯の先天性欠如は10%程度である．乳歯にもみられるが，過剰歯同様，その頻度は少ない．好発部位は上・下顎智歯，上・下顎小臼歯および上顎側切歯である．時期が過ぎても歯の萌出がない場合，画像上で歯の欠如を確認する．特に，上・下顎を総覧的に描出できる歯科用パノラマX線写真によって確認すべきである(図2-29)．歯の欠如は1歯のみにみられることもあるが，複数歯が関与していることも多いため，全顎的な評価が必要である．外胚葉異形成症や軟骨外胚葉性異形成症などの先天性疾患では多数歯に欠如がみられ，まったく歯の生えない無歯症も存在する．

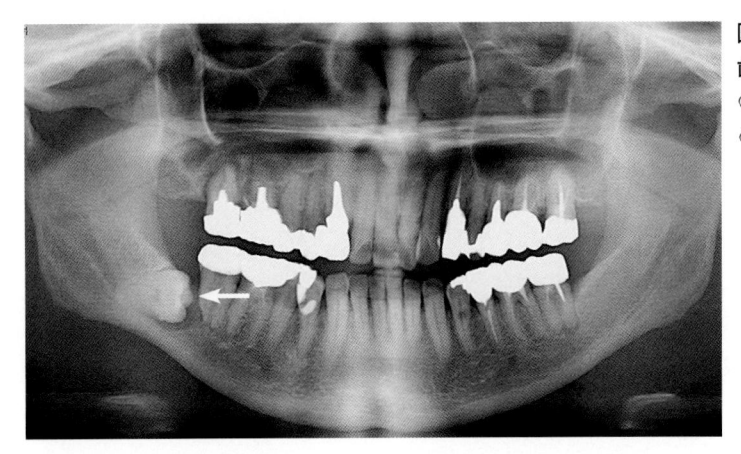

図 2-26　50 歳台女性　歯冠周囲炎
歯科用パノラマ X 線写真　下顎右側 8 の歯冠周囲に半月様の骨消失領域を認め（→），その周囲に骨硬化像を認める．

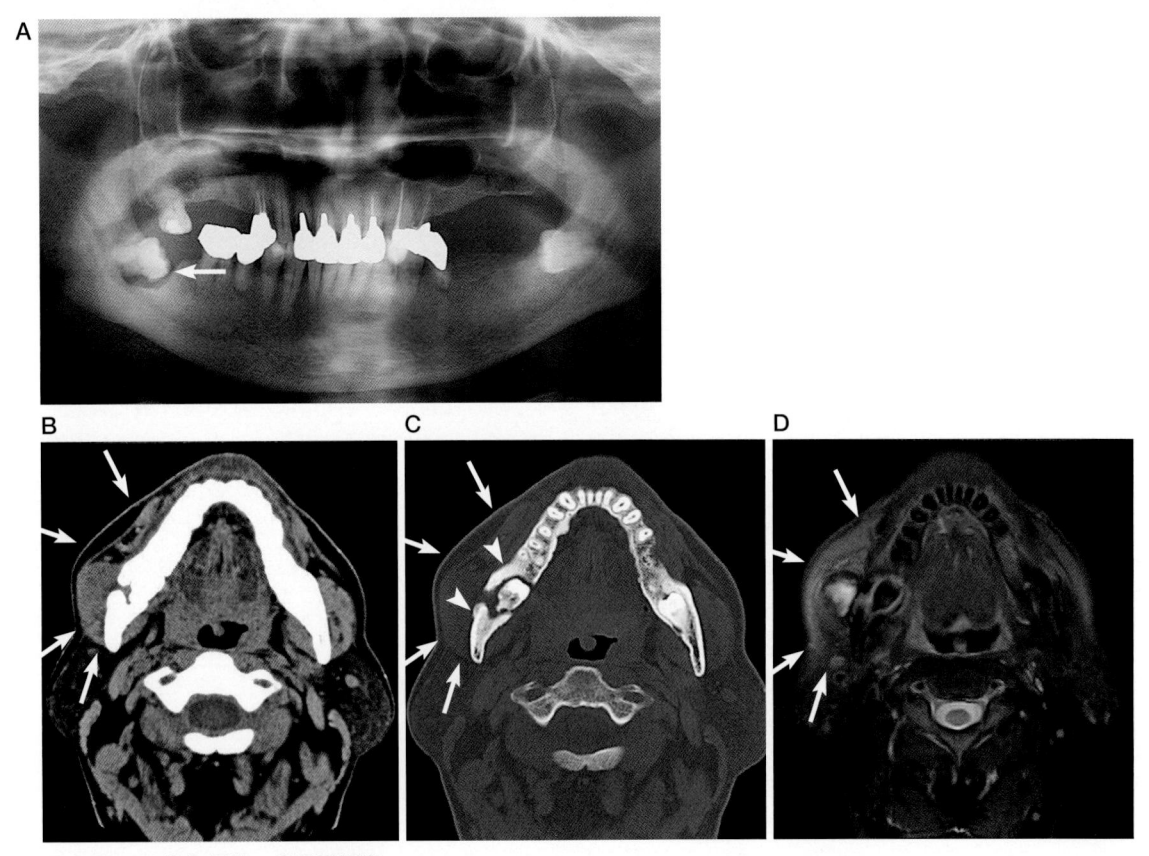

図 2-27　60 歳台男性　歯冠周囲炎
A：歯科用パノラマ X 線写真，B, C：MDCT（B：軟組織条件，C：骨条件），D：STIR 像　パノラマ X 線写真（A）では下顎右側 8 の歯冠周囲に半月様の骨消失領域を認め（→），その周囲に骨硬化像を認める．軟組織条件の MDCT（B）では下顎右側 8 の頬側軟組織は腫脹，不明瞭化および脂肪混濁（炎症性変化）を認める（→）．骨条件の MDCT（C）では下顎右側 8 の歯冠周囲の骨欠損とその周囲顎骨のびまん性の高吸収域を認める（▶）．頬側皮質骨は消失しており，B で示した頬側軟組織への炎症波及の原因である（→）．MRI, STIR 像（D）では B と同様，下顎右側 8 の頬側軟組織に炎症性変化を認める（→）．

2. 歯および歯周組織　51

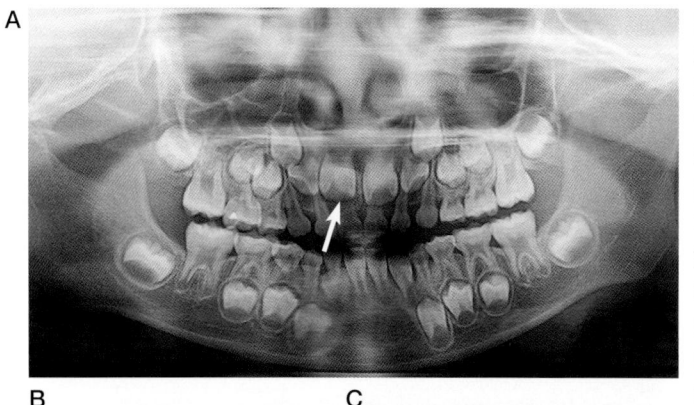

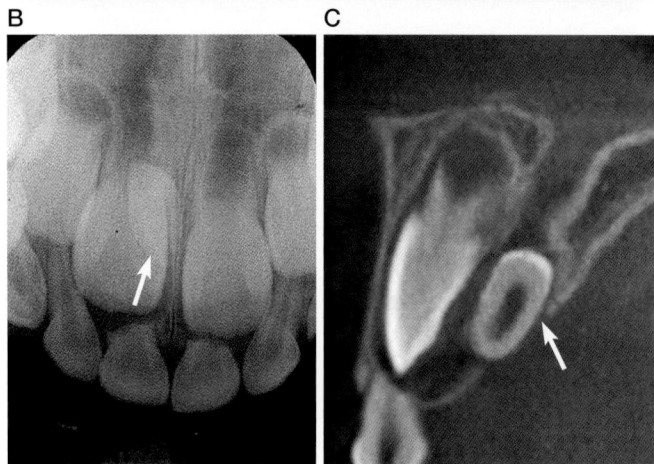

図2-28　6歳女児　正中過剰埋伏歯
A：歯科用パノラマX線写真，B：口内法X線写真，C：歯科用CBCT矢状断像　パノラマX線写真(**A**)では上顎右側1の歯冠部に不透過像を認める(→)．ただし，上顎右側1の歯冠と重なっており，その形態は不明確である．口内法X線写真(**B**)では上顎右側1の歯冠部に不透過像を認める(→)．ただし，上顎右側1の歯冠と重なっており，その形態および上顎右側1の歯冠との位置関係は不明確である．CBCT矢状断像(**C**)では上顎右側1の歯冠口蓋側に逆生の正中過剰埋伏歯を認める(→)．切歯管との接触を認める．

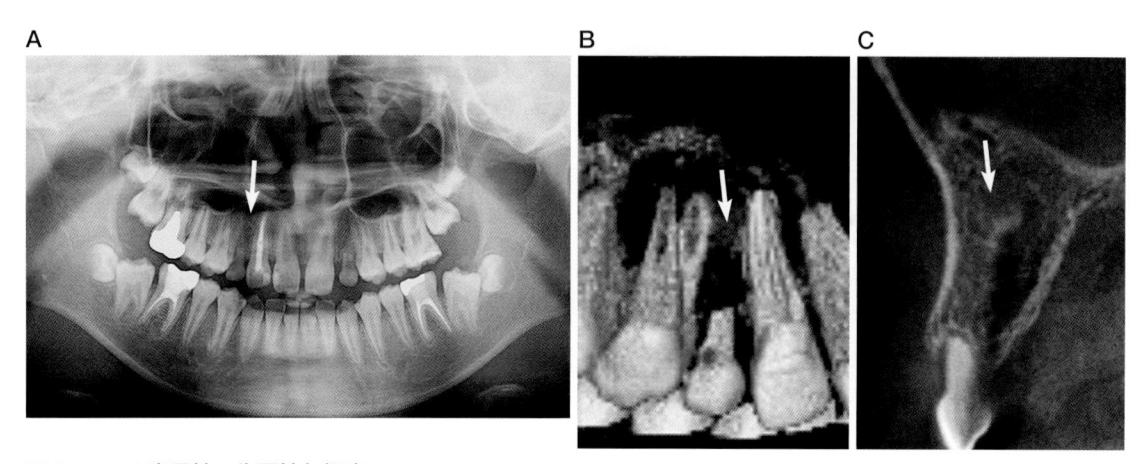

図2-29　13歳男性　先天性欠損歯
A：パノラマX線写真，B, C：歯科用CBCT(B：3D画像，C：cross sectional像)　パノラマX線写真では，上顎右側Cの歯根尖部に本来存在するべき上顎右側3の歯胚が認められない(→)．CBCT(**B, C**)では，上顎右側3の歯胚は欠損している(→)．なお，上顎左側2と3も欠損している．

e. 歯の形態異常

1) 巨大歯と矮小歯

　巨大歯は歯種ごとの平均的な大きさよりも非常に大きい場合であり，矮小歯は小さい場合をいう．病的意義はないため，厳密なものではなく曖昧な定義である．ただし，歯の大小は叢生に関与する．叢生の原因が上・下顎骨の成長異常により惹起されているのか，歯の大小も関与しているのかにより治療法が異なってくる．基本的には視診により判断できるが，乳歯列の時点で永久歯歯列の大きさを予測する場合は，画像における計測を必要とすることもある．巨大歯は上顎中切歯，矮小歯は上顎側切歯や智歯に好発である．

2) 癒合歯，双生歯および癒着歯

　癒合歯は隣接する歯胚が石灰化する前に融合し，1本の歯として形成されたものである．したがって，歯冠や歯根は2本分みられるが，歯髄は1つであることが特徴となる(図2-30)．発症頻度は，1～3％程度であり，乳歯に多い[17]．男女比はほぼ等しい．好発部位は乳前歯および乳犬歯で，おもに下顎である．実際はAとBおよびBとCの癒合歯が多い．家族性にみられることもある．次に述べる癒着歯とは画像上，歯髄腔の融合を確認することで鑑別できる．

　双生歯は1つの歯胚が部分的に分裂したことにより，2つの歯が融合しているようにみえる状態である．癒合歯と同じで歯髄腔は1つである．巨大歯のようにみえることも多い．発症頻度は，0.1～1％程度である[17]．

　癒着歯は隣接している2つ以上の歯がセメント質で結合している状態である．歯根のみがセメント質で結合している場合を別に記載している報告もあるが，同一のものと考え差し支えない．発症頻度は経験的に癒合歯よりかなり低い印象をもつ．癒着歯は隣接している歯の間隙不全や外傷などが原因で結合したものであるため，個々の歯髄は独立している．したがって，画像上で歯髄腔の融合を認めない2歯以上の結合として観察される(図2-31)．

3) タウロドント　taurodontism

　タウロドントは長胴歯ともよばれ，セメント・エナメル移行部から歯根尖までの長さに占める歯髄腔の大きさに特徴がある．歯髄腔が長く，根管は短い．ただし，歯冠の大きさや形態は正常である．発症頻度は0.5％程度であり，永久歯のほうが若干多い[18]．Klinefelter症候群，エナメル質形成不全，Ellis-van Creveld症およびDown症などの先天性疾患では発症率が高いといわれている[19,20]．画像の特徴としては，顕著に長い歯髄腔と短小化した根管である(図32)．歯冠形態は正常であるためタウロドントの診断には画像検査が必要である．

4) 歯内歯と中心結節

　歯内歯は，歯の石灰化が生じる前に，歯冠表面が歯の内部に陥入した結果生じた発育障害である．顕著な陥入の場合，歯の中に歯があるようにみえるため歯内歯とよばれる．視診で注意深く観察すれば深い盲孔を認める場合もあるが，判断不可能であることも多い．そのため，感染による歯の異常により画像検査で発見されることが多い．もちろん，他の部位の画像検査で偶然発見されることも多い．発症頻度は0.01～0.1％程度であり，好発部位は上顎側

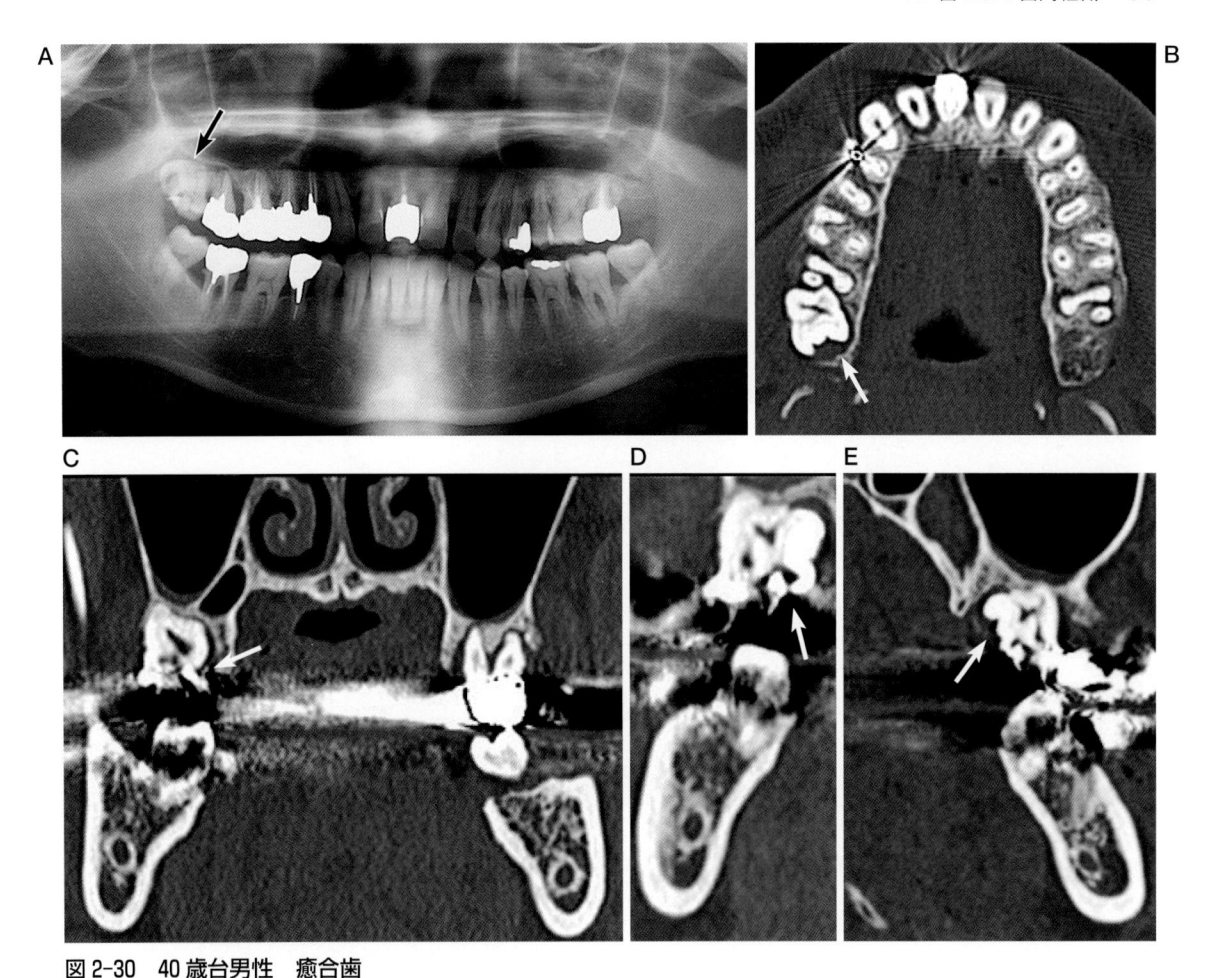

図 2-30　40 歳台男性　癒合歯
A：歯科用パノラマ X 線写真，B〜E：MDCT（B：横断像，C：冠状断像，D：cross sectional 像，E：矢状断像）
パノラマ X 線写真（A）では，上顎右側 8 の歯冠は奇形を示している（→）．歯髄腔の透過像は複雑な形態である．
MDCT（B〜E）では，上顎右側 8 は 2 つの歯の癒合がわかる（→）．歯髄腔が 1 つであることも確認できる．

切歯である[21]．画像所見は西洋なし様の形態をもつエナメル質と象牙質の陥凹，その内部に歯髄腔をもつ構造物を歯の内部に認める（図 2-33）．口内法 X 線写真や歯科用パノラマ X 線写真では西洋なし様構造物が歯冠および歯髄腔と重なっている．歯科用 CBCT では歯が歯の内部に陥入している状態を観察できる（図 2-33）．陥入が顕著な場合，西洋なし様構造物が歯根レベルまで広がっていることもある．

　中心結節は，歯内歯とは対照的に歯冠表面が外側に凸状に突出した状態である．そのため，視診で容易に観察できることが多い．臨床上問題となるのは，外側に突起している部分が力学的に弱いため，破折しやすく歯髄感染の原因となることである．そのため，齲蝕がないにもかかわらず歯性感染が惹起され，根尖性歯周炎が発症する．中心結節を認めた場合，同部周囲をレジンなどで補強する処置を施すなどの対応をすることも多い．発症頻度は 1% 程度で，下顎小臼歯に多い[22]．画像所見は歯冠に連続して凸様に突起する歯様構造物で，内部に歯髄腔を認める．

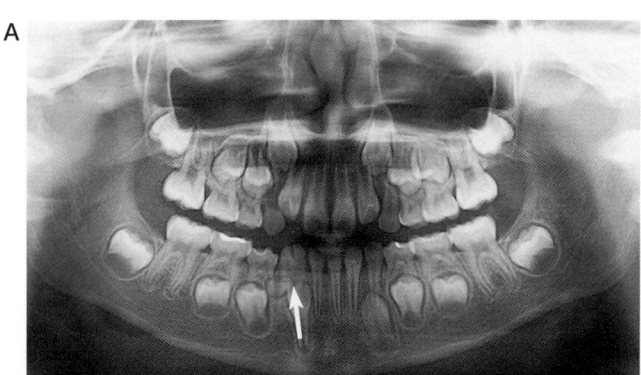

図2-31　7歳女児　癒着歯
A：歯科用パノラマX線写真，B，C：歯科用CBCT（B：横断像，C：パノラマ断層像）　パノラマX線写真（A）では，下顎右側BとCが表層で連続している（→）．CBCT（B，C）では下顎右側BとCの表層での連続性を確認できる（→）．個々の歯髄腔は独立している．

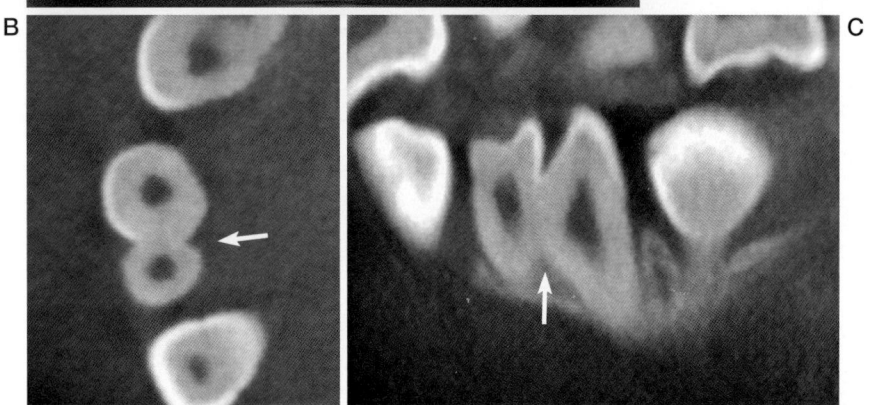

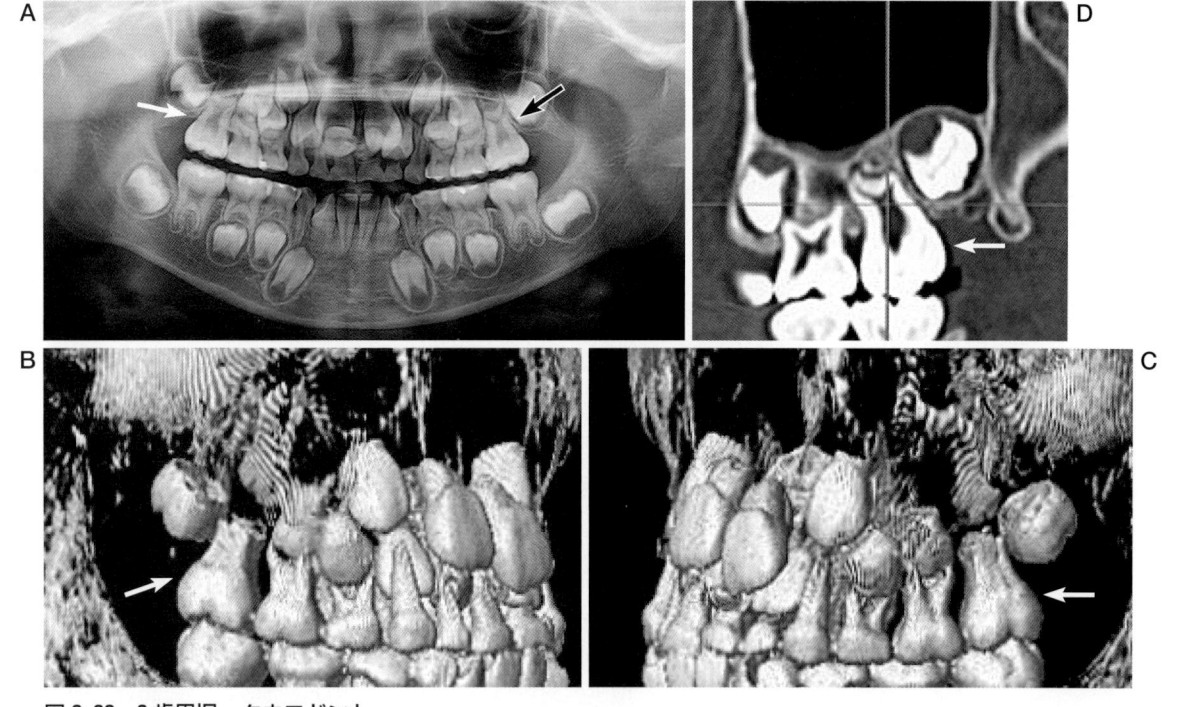

図2-32　8歳男児　タウロドント
A：歯科用パノラマX線写真，B～D：MDCT（B：右側の3D像，C：左側の3D像，D：パノラマ断層像）　パノラマX線写真（A）では上顎両側6の歯髄腔は上下に長く，根は短い（→）．MDCTの3D像（B，C）では上顎両側6は上下に長く（→），根が短いことが3次元的にわかる．パノラマ断層像（D）では，上顎左側6の歯髄腔は上下に長く，根が短い（→）．

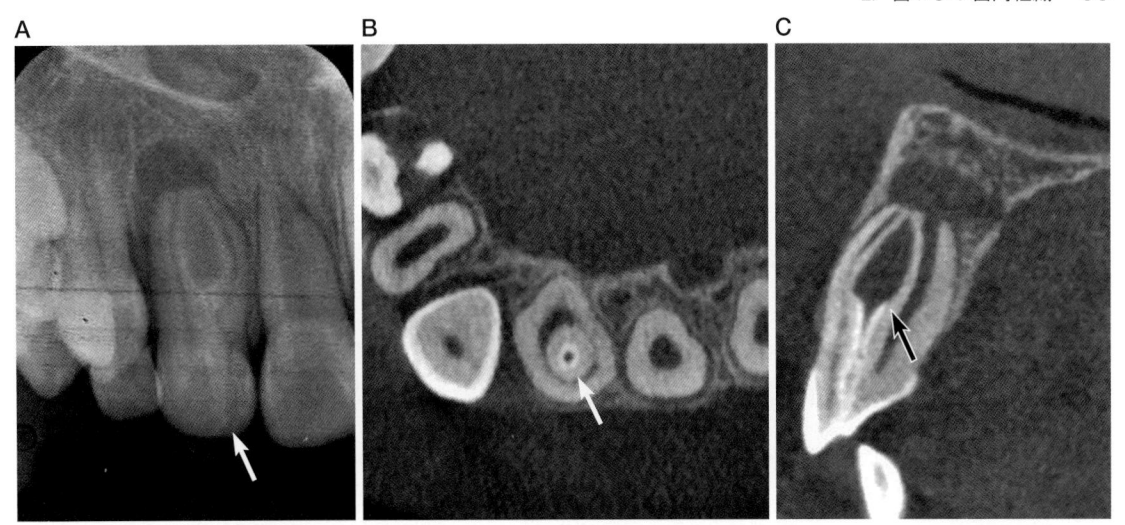

図 2-33　9 歳女児　歯内歯
A：歯科用パノラマ X 線写真，B, C：歯科用 CBCT（B：横断像，C：矢状断像）　パノラマ X 線写真（A）では上顎右側 2 の内部に歯様構造物の陥入を認める（→）．CBCT 横断像（B）では，貫入したエナメル質と象牙質が明瞭に描出されている（→）．矢状断像（C）では，貫入が歯髄に連続していることがわかる（→）．

5）歯冠や歯根の異常

　歯冠形態の異常は数多くみられ，中心結節も歯冠の異常のひとつである．それ以外にも代表的なものとして切歯結節，犬歯結節，介在結節，カラベリー（carabelli）結節，プロトスタイリッド，臼後結節および臼旁結節などがある．これらは視診で確認できるため画像上の意義はほとんどない．

　一方，歯根の異常は視診で確認することはできないため，画像における評価が必要となる．歯髄腔や根管内に薬剤を貼付することや充塡材を塡塞するなどの必要があるため形態異常を知っておくことは重要である．具体的には歯根の長さ，形態および数に異常がみられることがある．長い歯根をもつ歯種として，上・下顎犬歯に注意する必要がある．短小傾向を示す代表はタウロドントや象牙質異形成症である．また，矯正歯科治療も多数歯にわたり歯根の短小化を生じる原因として注意が必要である．形態異常としては顕著な弯曲に注意する必要がある（図 2-34）．近心根と遠心根の頬側が融合した桶状根も，根管治療を行ううえで注意が必要である（図 2-35）．歯根数の異常はどの歯種にも生じると考えられるが，おもに下顎の犬歯，小臼歯および大臼歯に過剰なものがみられることが多い．

6）エナメル質形成不全

　エナメル質形成不全とは，何らかの原因で歯質内におけるエナメル質の量および質に障害が生じることである．その原因は環境的なものと遺伝的なものとに分類される．環境的なものにはエナメル質を形成する時期の栄養障害，熱性疾患および局所的感染があげられる．1 歯もしくは数歯，場合によっては広い範囲に形成不全が生じる．エナメル質だけではなく象牙質にも影響することが多い．エナメル質形成不全の歯種により原因発生の時期を推定することも可能である．

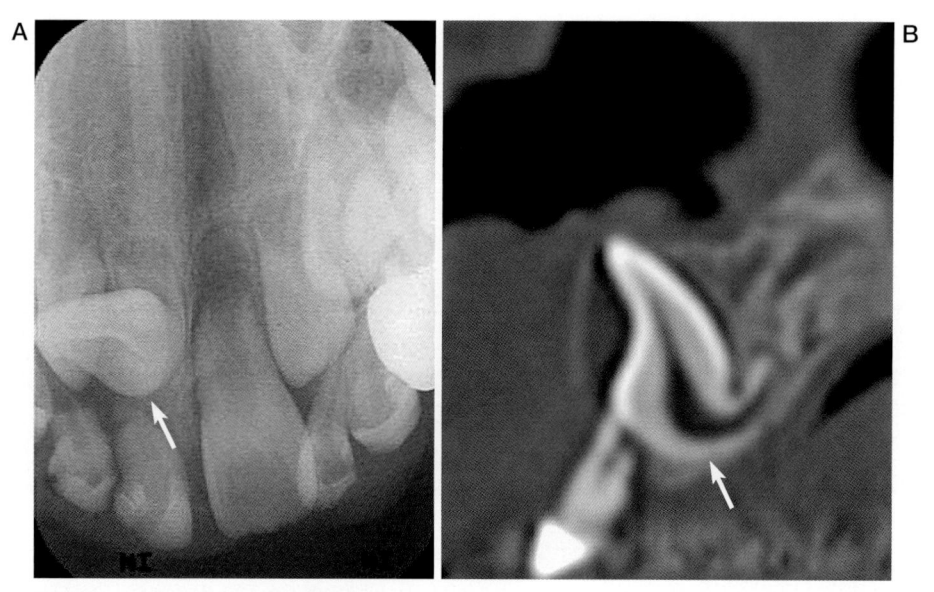

図 2-34　7 歳女児　顕著な歯根弯曲
A：口内法 X 線写真，B：歯科用 CBCT 矢状断像　口内法 X 線写真（A）では，上顎右側 1 が逆性に埋伏している（→）．ただし，形成途中の歯根は順性である．CBCT（B）では歯頸部で顕著に弯曲していることが明確である（→）．

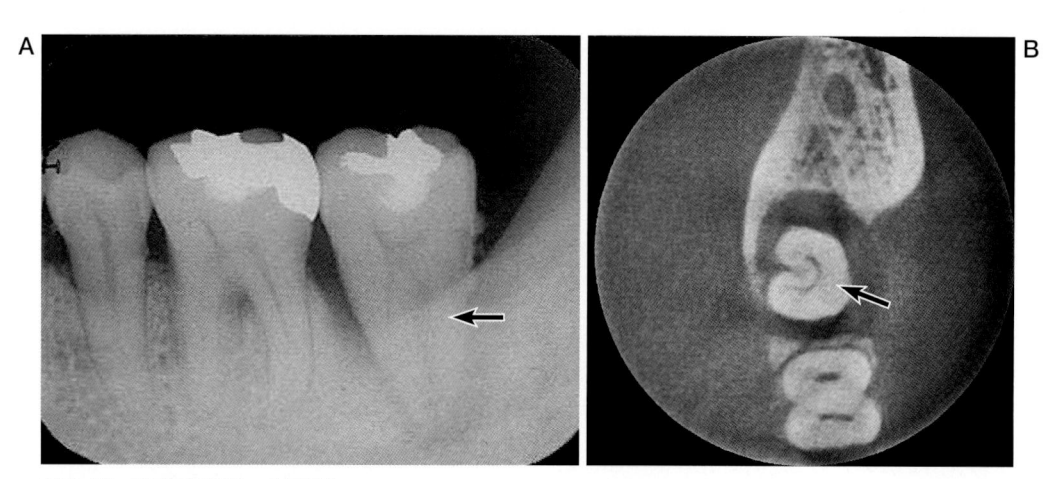

図 2-35　60 歳台男性　桶状根
A：口内法 X 線写真，B：歯科用 CBCT 横断像　口内法 X 線写真（A）では，下顎左側 7 の根管は 2 本あるようにみえる（→）．CBCT（B）では，同歯根および歯髄腔は樋状であることがわかる（→）．周囲歯槽骨は消失している．

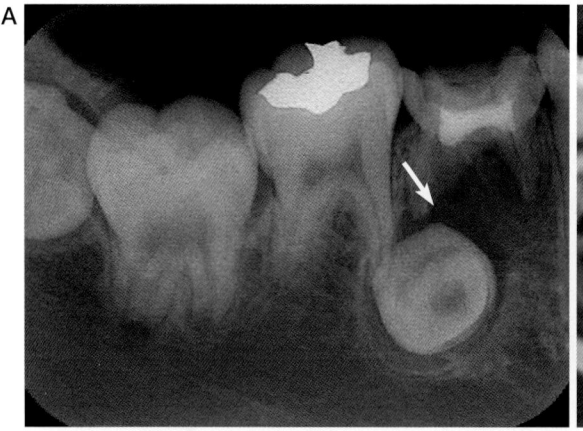

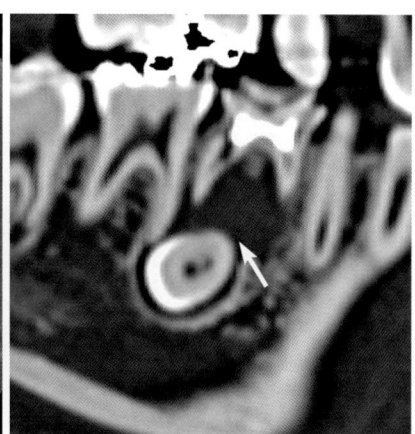

図2-36 11歳女児 乳歯の炎症と後継永久歯の歯嚢
A：口内法X線写真，B，C：MDCT（B：パノラマ断層像，C：cross sectional像） 口内法X線写真（A）では，下顎右側Eの歯根と下顎右側5の位置関係を診断することは難しい（→）．MDCT（B，C）では下顎右側Eの歯根は残存し，根尖性歯周炎を発症していることがわかる（→）．また，その病巣は下顎右側5の歯嚢に連続していることがわかる（→）．

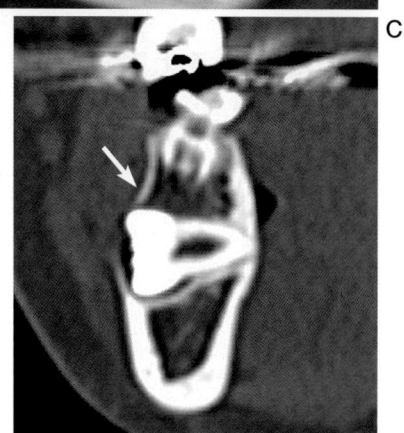

環境的因子の代表例としてTurner歯があげられる．これは先行乳歯の炎症により，後継永久歯のエナメル質や象牙質が欠損や形成不全を発症した状態である．画像により，先行乳歯の炎症と後継永久歯の歯嚢との関係を評価することで，後継永久歯の異常を防ぐことができる（図2-36）．遺伝性エナメル質形成不全は約8000～14,000人に1名程度のまれなものであるが，全体の歯にエナメル質の形成異常が生じる[23]．エナメリンやアメロゲニン遺伝子が変異することにより引き起こされる．画像上では多数歯にわたるエナメル質の欠損，溝や孔の形成などが認められる．

7）象牙質形成不全

象牙質形成不全は，何らかの原因で象牙質形成が障害され，その量および質に異常が生じた病態である．エナメル質形成不全と同様，環境的および遺伝的な原因により引き起こされる．環境的要因によるものは，局所感染や放射線照射などによりエナメル質や象牙質の低形成や歯髄腔内の石灰化がみられる．遺伝的なものでは，遺伝性象牙質形成不全と象牙質異形成症があげられる[24,25]．遺伝性象牙質形成不全では歯髄および根管がほとんど消失する[24]．家族性骨形成不全症に併発するものとしないものとがある．象牙質異形成症では歯髄腔が狭小化し，同時に歯根が顕著に短小化するものや歯髄腔の大部分に後述する象牙粒を有するものがみられる[25]．

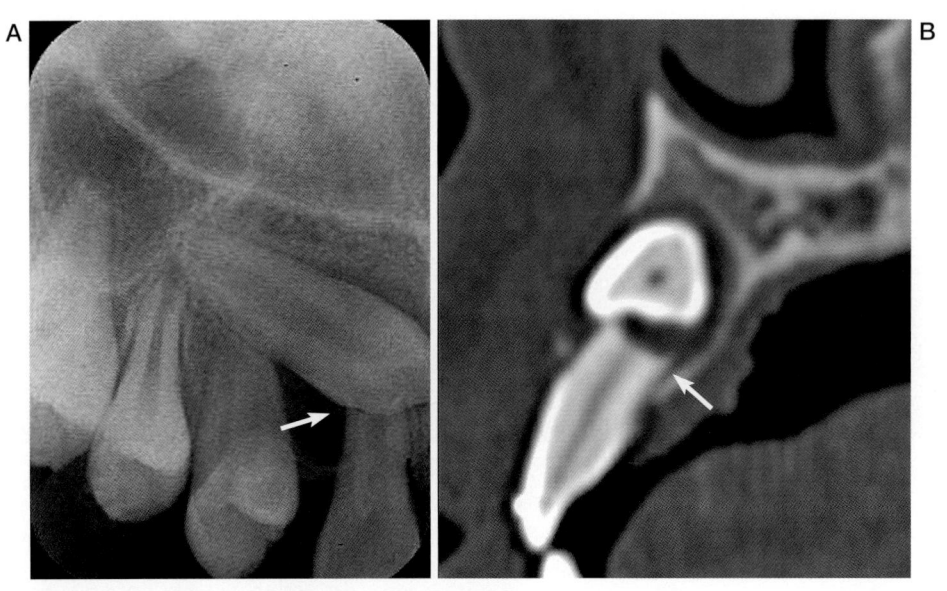

図 2-37 13歳女性　歯の偏位による歯の外部吸収
A：口内法 X 線写真，B：MDCT cross sectional 像　口内法 X 線写真（A）では，上顎右側 3 は水平に埋伏している．上顎右側 2 の歯根は 3 の歯冠に重なっているため，根の消失は判断できない（→）．MDCT（B）では，偏位した上顎右側 3 の歯冠と近接した 2 の歯根吸収が明瞭に観察できる（→）．

f. 歯の傾斜や偏位

　傾斜は萌出している歯の隣接歯が欠損することで歯が傾くことである．特に，近心傾斜が生じやすく，その傾向は臼歯部で強い．ただし，視診で評価できるため，画像検査は不要なことが多い．偏位とは歯が萌出前に別の位置に移動し，萌出部位が変化した状態である．偏位歯は埋伏することも多く，画像検査で萌出位置を正確に評価し，治療法を選択する必要がある．偏位を伴い埋伏しやすい歯種として，上・下顎智歯と上顎犬歯があげられる．歯の萌出部位が偏位することにより隣接歯の根を外部吸収することもある．その場合は，特に歯科用 CBCT を用いて歯根の消失の有無を詳細に評価する必要がある（図 2-37）．

g. 歯の内部吸収と外部吸収

　内部吸収は歯の内面から歯質の消失が進行する状態である．正確な機序は不明である．外傷や歯髄の慢性炎症後の修復機転により血管豊富な肉芽組織がつくられ，その多核細胞により象牙質が吸収されると考えられている[26]．したがって，歯髄腔や根管からの吸収が進み，歯質外への穿孔が近づくと血管豊富な肉芽組織がピンクスポットを示す．内部吸収は乳歯でも生じるが，永久歯のほうが高頻度である．画像上では，歯髄腔や根管を中心としてその周囲に象牙質の消失領域が広がる．口内法 X 線写真では歯髄腔や根管を中心とした楕円形の X 線透過像として認められる（図 2-38 A）．歯科用 CBCT では歯髄腔および根管と連続する象

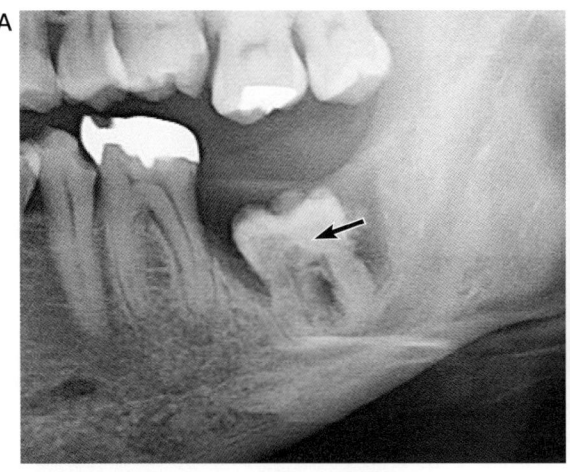

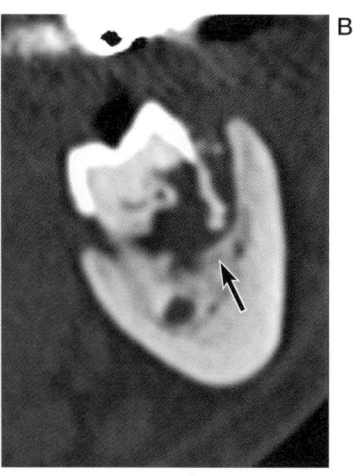

図 2-38 40 歳台男性 歯根の内部吸収
A：歯科用パノラマ X 線写真，B：MDCT cross sectional 像　パノラマ X 線写真(**A**)では，下顎左側 7 の象牙質に一部透過像が認められる(→)．MDCT(**B**)では，同歯根内部の吸収が明瞭に観察できる(→)．

牙質消失領域として確認できる(図 2-38 B)．歯科用 CBCT では診断に苦慮することは少ないが，口内法 X 線写真では齲蝕と鑑別が必要な場合がある．また，外部吸収が顕著であり，歯質から歯髄腔や根管を穿孔した症例では，外部吸収と内部吸収を鑑別することが困難であることも多い．

外部吸収は歯の表面から歯質深部に消失が広がる状態である．原因としては局所的なものとして炎症，腫瘍，矯正力および埋伏歯などが，全身的な疾患としては副甲状腺機能低下症，甲状腺機能亢進症，Turner 症候群，Paget 病などがあげられる[26]．外部吸収は内部吸収より生じやすい．根尖性歯周炎の原因歯や腫瘍と近接する歯の歯根に消失を認める．良性腫瘍による歯根の消失はナイフエッジ状を呈することが多い(図 2-39)．一方，悪性病変による歯根の消失部はスパイク状と表現され，歯根の形態を残し，消失面には凹凸がある．再植を行った歯の歯根や埋伏歯に隣接する歯の歯根が消失することもある．矯正治療を施された歯の歯根が全体的に消失することも多い(図 2-40)．

h. 第二象牙質(修復象牙質)

第二象牙質は，歯髄に対する刺激により象牙芽細胞が活性化し，いったんでき上がった生来の象牙質に新たな象牙質が添加される状態を示す．したがって，歯髄の縁に沿って新たな象牙質が形成される．原因としては加齢，外傷，齲蝕，咬耗，摩耗，侵蝕，歯冠修復などがあげられる．画像上では歯髄腔の辺縁に象牙質が添加される．加齢に伴う変化では，歯髄腔および根管が正常の形態を有したまま縮小する(図 2-41)．顕著な場合は，歯髄腔が消失してしまうこともある．齲蝕により形成された第二象牙質は，近接している歯髄腔に象牙質が添加され形態が変化する．髄角部分が消失することもある．

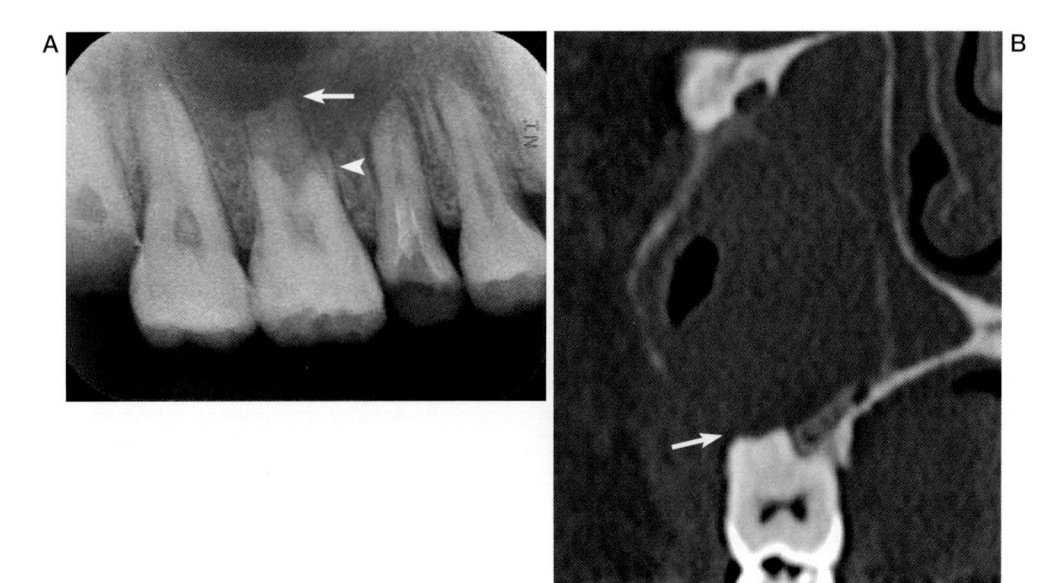

図2-39　20歳台女性　エナメル上皮腫による歯根の外部吸収
A：口内法X線写真，B：MDCT冠状断像　口内法X線写真(A)では，上顎右側7の口蓋根にナイフエッジ状の歯根吸収を認める(→)．頰側根も短小化している(▶)．MDCT(B)では口蓋根だけではなく，頰側根もナイフエッジ状の吸収を呈していることが観察できる(→)．

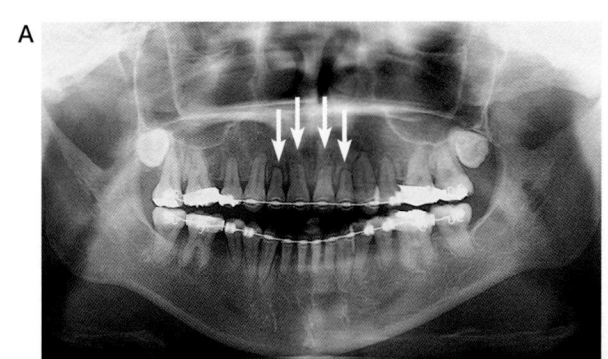

図2-40　20歳台女性　矯正歯科治療による歯根の外部吸収
A：口内法X線写真，B：MDCT(B：矢状断像，C：3D画像)　口内法X線写真(A)では全顎的に歯根が短小化している．特に上顎前歯部で顕著である(→)．MDCT矢状断像(B)では，上顎右側1の歯根が約1/2程度まで消失していることがわかる(→)．3D画像(C)では，歯根の吸収およびその形態を3次元的に評価できる(→)．

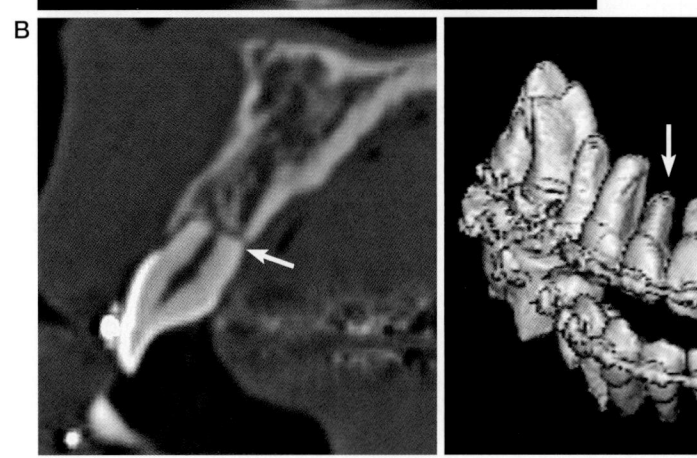

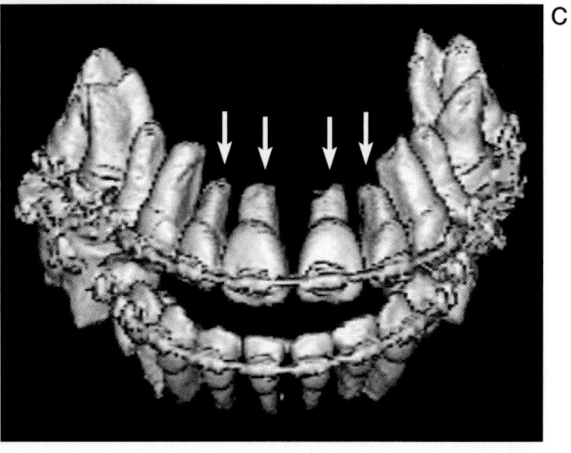

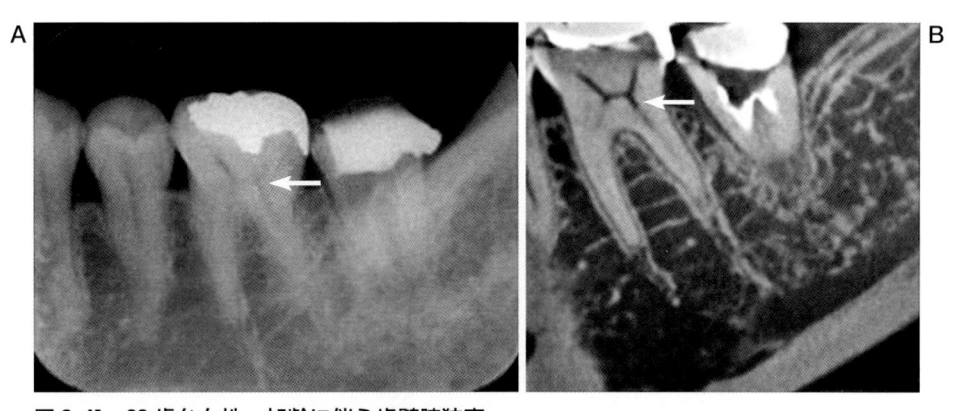

図2-41 60歳台女性　加齢に伴う歯髄腔狭窄
A：口内法X線写真，B：歯科用CBCTパノラマ像　口内法X線写真(A)では，下顎左側6の歯髄腔は狭窄している(→)．CBCT(B)では歯髄腔の狭窄が3次元的に評価できる(→)．

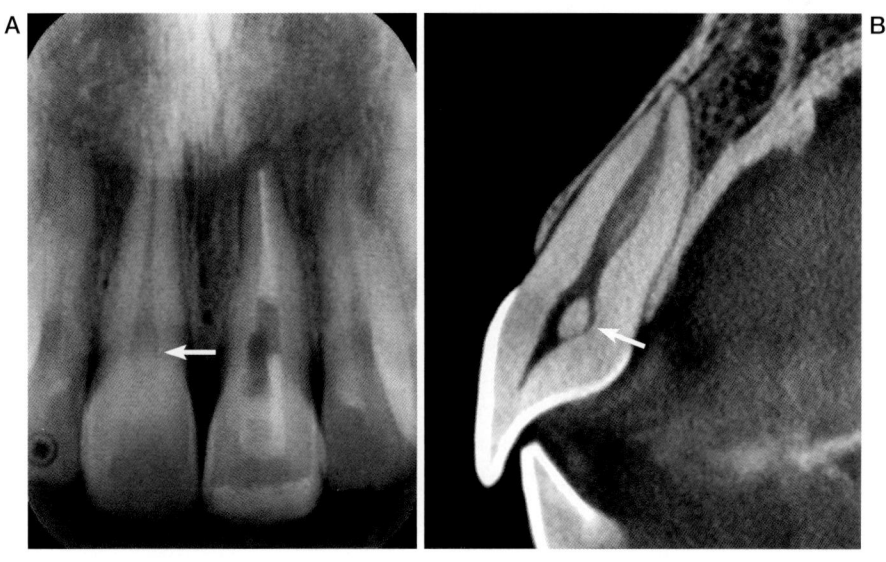

図2-42 30歳台女性　象牙粒
A：口内法X線写真，B：歯科用CBCT矢状断像　口内法X線写真(A)では，上顎右側1の歯髄腔に石灰化物を認める(→)．CBCT(B)では石灰化物が歯髄腔内に存在し，その形態が楕円形である(→)．また，象牙質と同程度のX線吸収を呈することがわかる．

i. 象牙粒（歯髄結石）

　象牙粒は歯髄結石ともよばれ，歯髄や根管内に発生した石灰化物のことである．加齢に伴い発症頻度が上昇する．顕微鏡的には約80％の歯にみられ，そのうち15％程度がX線画像上検出できる[27]．象牙粒の画像は，歯髄腔および根管内に粒状の石灰化物として認められる（図2-42）．ただし，まれに歯髄腔の形態に沿ってびまん性に石灰化物が存在する症例もみられる（図2-43）．鑑別が必要なものとして，エナメル真珠や歯根分岐部の異常形態があげられる．

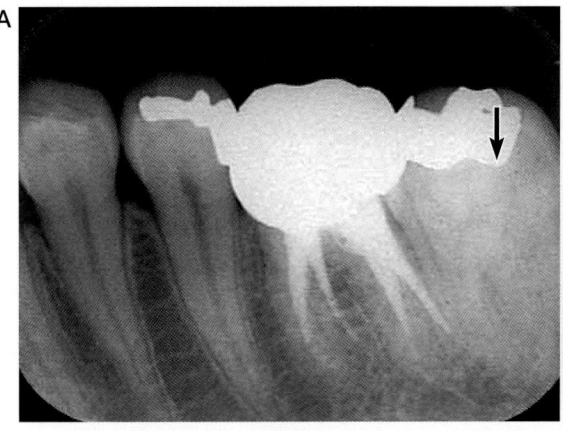

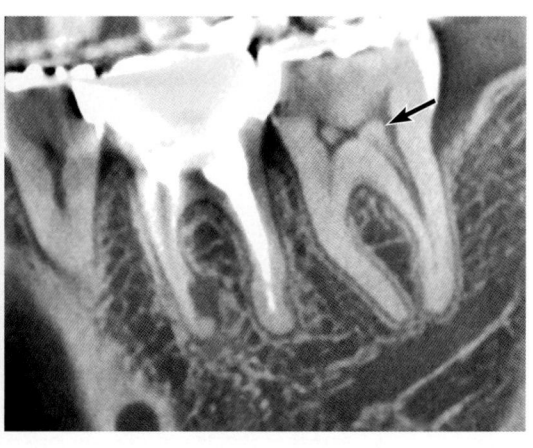

図 2-43　30 歳台女性　歯髄腔の形態に沿った象牙粒
A：口内法 X 線写真，B：歯科用 CBCT パノラマ像　口内法 X 線写真(A)では，下顎左側 7 の歯髄腔はきわめて不明瞭である(→)．CBCT(B)では，歯髄腔の形態に沿う形態の象牙粒が存在することがわかる(→)．

j. セメント質肥大

　セメント質肥大は歯根下方 1/3 に第二セメント質の過度な沈着が生じた状態である．おもな原因として対合歯の喪失，慢性根尖性歯周炎，過度な咬合圧などがあげられる．Paget 病，巨人症，末端肥大症などの全身疾患でも一症状としてみられる[28]．もちろん，原因不明な場合も多い．上顎より下顎歯に，歯種としては小臼歯に多い．画像上，歯根は全体的に丸みを帯びた肥厚を示すが，歯根膜腔や歯槽硬線は肥大してない部分と同様である(図 2-44)．セメント肥厚部の石灰化度は原生セメント質や象牙質と同程度の場合も多い(図 2-44)．ただし，肥大部のセメント質が原生のものより低石灰化度の場合もあり，画像上，不透過性が低い(図 2-45)．

k. 咬耗症，摩耗症，侵蝕症

　咬耗症は生理的咬合，摩耗症は歯磨きのような機械的外力，および侵蝕症は化学物質により歯質が消失した状態である．したがって，基本的に視診で確認することが可能である．ただし，第二象牙質の形成による歯髄腔や根管の狭小の程度は判断できない．画像検査を行うことで歯髄腔や根管の狭小化を把握し，歯質欠損部と歯髄腔との距離を正確に評価することができる．画像上は歯の実質欠損と歯髄腔および根管の狭窄が特徴である(図 2-46)．

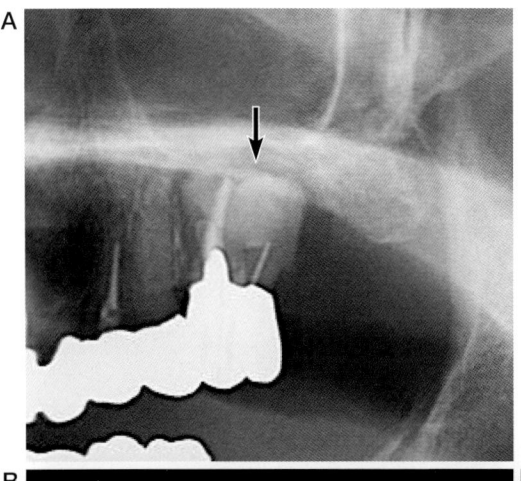

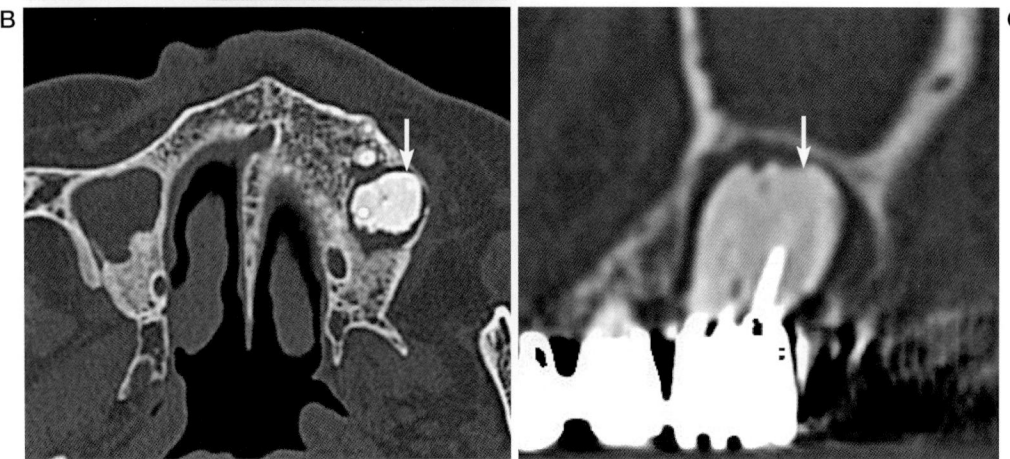

図2-44　80歳台女性　原生セメント質と同程度の石灰化度をもつセメント質肥大
A：歯科用パノラマX線写真，B, C：MDCT（B：横断像，C：cross sectional像）　パノラマX線写真（A）では上顎左側6の歯根膜腔が拡大し，歯根は肥大している（→）．MDCT横断像（B）では，原生セメント質と同程度の石灰化度を有することがわかる（→）．cross sectional像（C）では，肥大した歯根の形態が3次元的に観察できる（→）．

最後に

　歯や歯周組織は口腔に特異的な構造であるが，その異常を的確に診断できることが医師や歯科医師に求められている．これら組織は視診や触診が容易であるが主体は硬組織であり，X線を用いた画像による評価を避けられない．この章では，歯と歯周組織に対する画像検査法を示し，各種画像の正常解剖像を理解してもらうとともに，その後，歯や歯周組織に生じる代表的な各種疾患の画像を供覧しながら解説した．

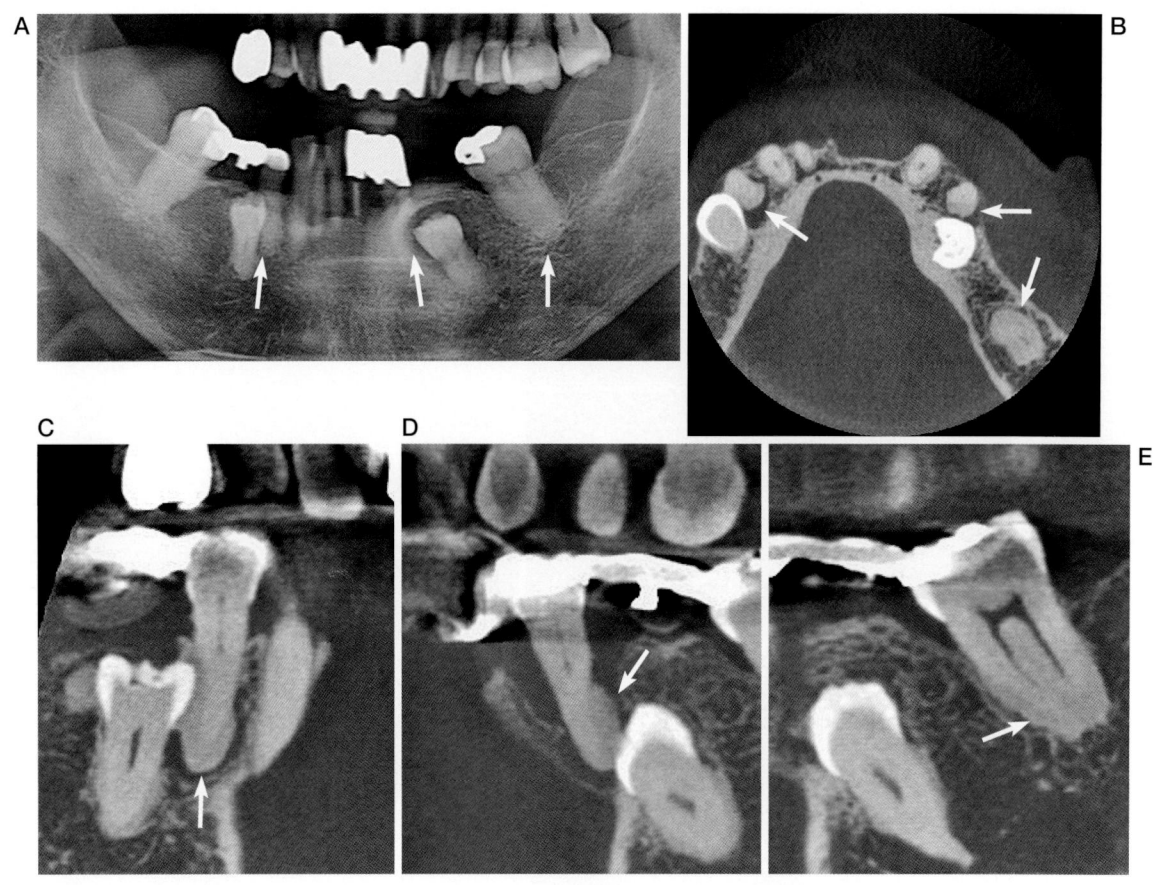

図 2-45　80 歳台女性　原生セメント質より低い石灰化度をもつセメント質肥大
A：歯科用パノラマ X 線写真，B：歯科用 CBCT（B：横断像，C〜E：パノラマ断層像）　パノラマ X 線写真（A）では，セメント質肥大ははっきりしない（→）．CBCT（B〜E）ではセメント質肥大が確認でき，その石灰化度は原生セメント質よりもわずかに低いことがわかる（→）．

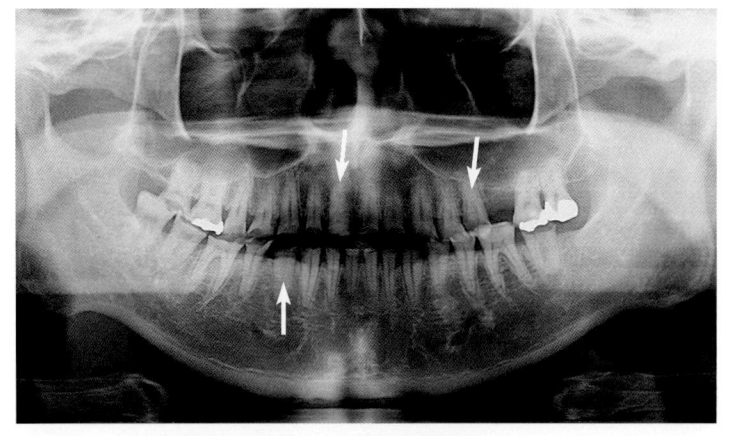

図 2-46　40 歳台男性　咬耗による歯の実質欠損
歯科用パノラマ X 線写真　全歯にわたり顕著な歯冠歯質の消失を認める．一部の歯では根管の狭窄も認められる（→）．

文　献

1) 岡野友宏, 小林　馨, 有地栄一郎・編：歯科放射線学 第5版. 医歯薬出版, 2013；7-8.
2) Antonio Nanci・編著/川崎賢三・監訳：Ten Cate 口腔組織学 原著第6版. 医歯薬出版, 2006；180-221.
3) Nishida I, Oda M, Tanaka T, et al：Detection and imaging characteristics of the gubernaculums tract in children on cone beam and multi-detector CT. Oral Surg Oral Med Oral Pathol Oral Radiol 2015；120：e109-117.
4) Oda M, Miyamoto I, Nishida I, et al：A spatial association between odontomas and the gubernaculum tracts. Oral Surg Oral Med Oral Pathol Oral Radiol 2016；121：91-95.
5) Ide F, Mishima K, Kikuchi K, et al：Development and growth of adenomatoid odontogenic tumor related to formation and eruption of teeth. Head and Neck Pathol 2011；5：123-132.
6) Morimoto Y, Tanaka T, Kito S, et al：Instability of background fat intensity suppression using fat-saturated(FS) MR imaging techniques according to region and reconstruction procedure in patients with oral cancer. Oral Oncol 2004；40：332-340.
7) Kito S, Morimoto Y, Tanaka T, et al：Utility of diffusion-weighted images using fast asymmetric spin-echo sequences for detection of abscess formation in the head and neck region. Oral Surg Oral Med Oral Pathol Oral Radiol Endod 2006；101：233-240.
8) Sumi M, Van Cauteren M, Sumi T, et al：Salivary gland tumors：use of intravoxel incoherent motion MR imaging for assessment of diffusion and perfusion for the differentiation of benign from malignant tumors. Radiology 2012；263：770-777.
9) Ichikawa Y, Sumi M, Sasaki M, et al：Efficacy of diffusion-weighted imaging for the differentiation between lymphomas and carcinomas of the nasopharynx and oropharynx：correlations of apparent diffusion coefficients and histologic features. AJNR Am J Neuroradiol 2012；33：761-766.
10) Kito S, Koga H, Oda M, et al：The important pitfalls in the diagnosis of cancer in the oral cavity using ^{18}F-FDG-PET/CT. In：Horizons in Cancer Research, Chapter 6, Nova Science Publishers, 2015：85-96.
11) Bogsrud TV, Lowe VJ：Normal findings and pitfalls in whole-body PET imaging with F-18 FDG. Applied Radiology online 2006；35：16-30
12) Kito S, Koga H, Kodama M, et al：Variety and complexity of ^{18}F-FDG accumulations in oral cavity of patients with oral cancers. Dentomaxillofac Radiol 2013；42：20130014.
13) Kito S, Koga H, Kodama M, et al：Reflection of ^{18}F-FDG accumulation in the evaluation of the extent of periapical or periodontal inflammation. Oral Surg Oral Med Oral Pathol Oral Radiol 2012；114：e62-69.
14) 佐野　司, 倉林　亨・編：補綴臨床別冊 基本 臨床画像診断：読影の基本を知り各種疾患を読む. 医歯薬出版, 2013：101-103.
15) Bascones-Martínez A, González-Febles J, Sanz-Esporrín J：Diabetes and periodontal disease：review of the literature. Am J Dent 2014；27：63-67.
16) Zi MY, Longo PL, Bueno-Silva B, et al：Mechanisms involved in the association between periodontitis and complications in pregnancy. Front Public Health 2015；29：290.
17) 新谷誠康：乳歯の癒合歯が後継永久歯に与える影響. 日歯医師会誌 2013；65：1432-1442.
18) 内田啓一, 馬瀬直通, 長内　剛, 和田卓郎：Fused teeth, Taurodont teeth のX線写真. 松本歯学 1996；22：83-84.
19) White SC, Pharoah MJ：Oral radiology：principles and interpretation. 4th ed, St Louis：Mosby, 2003：339-340.
20) Langlais RP, Langland OE, Nortje CJ：Diagnostic imaging of the jaws. Baltimore：Williams & Wilkins, 1995：123-124.
21) 小平裕恵, 本強矢直子, 藤橋あすか・他：下顎第二小臼歯にみられた歯内歯の歯内療法. 小児歯誌 2008；46：360-366.
22) 久保周平, 関口　浩, 米津卓郎・他：少子社会における小児期の校区健康管理：2080は小児から, 7. 混合歯列後期における口腔健康管理(II). 歯科学報 2001；101：1155-1164.
23) 新谷誠康：歯科医師の身近な先天異常―エナメル質の形成障害. J Health Care Dent 2010；12：18-24.
24) 国吉祐子, 大橋淳子, 佐藤昌史・他：姉弟にみられた乳歯の象牙質形成不全症について. 小児歯誌 2000；38：666-673.

25) 副島嘉男, 谷口邦久, 久芳陽一・他：象牙質異形成症(dentine dysplasia)2症例についての臨床的観察. 小児歯誌 1993；31：110-120.
26) 北村和夫：歯根外部吸収と歯根内部吸収：その原因・メカニズムと診断, 治療, 予防法. 日本歯科評論 2013；73：59-80.
27) 水野 純, 野々村栄二, 岡本 誠・他：多数の永久歯の埋伏と象牙粒の多発を伴うエナメル質形成不全症の1症例. 小児歯誌 1976；14：233-240.
28) Jeddy N, Radhika T, Krithika C, et al：Localized multiple cemental excrescences：a rare presentation of hypercementosis. J Clin Diagn Res 2014；8：ZD16-17.

3. 上顎骨

3.1 上顎骨の解剖 （図3-1〜3）

a. 上顎骨の構造[1]

　上顎骨は顔面の中央部を占める左右一対の骨であり，上顎骨体と同骨体から上下外内方に伸びる4つの突起（前頭突起，歯槽突起，頬骨突起，口蓋突起）によって構成されている．

　上顎骨体は，逆ピラミッド型の上顎洞とそれを取り囲む薄い骨壁よりなり，上面（眼窩面），前面，後面（側頭下面），内側面（鼻腔面）が区別できる．上顎骨体上面は，眼窩下壁の大部分を形成する．前面は，眼窩，鼻腔，歯槽部の間に広がる平面であり，後面とは頬骨下稜によって境される．後面は，その後縁において蝶形骨翼状突起や口蓋骨垂直板とともに翼口蓋窩の形成に寄与する．また，その上縁は下眼窩裂の前縁をなす．内側面は，鼻腔の外側壁を構成する．内側面のほぼ中央には上顎洞裂孔とよばれる骨欠損が存在する．上顎洞裂孔は上顎骨単独で見た場合は大きな裂孔であるが，鼻腔側より，後部を口蓋骨垂直版，上部を篩骨，下部を下鼻甲介によって覆われるため，半月裂孔とよばれる前後に細長い裂孔として残存する．内側面の前上端部では，涙骨と合して鼻涙管が形成される．

　上顎骨体の上方には前頭突起があり，その上縁は前頭骨と合している．外方には頬骨突起が突出しており，頬骨と結合する．上顎骨体の下方は歯槽突起（歯槽骨）に移行し，これは反対側の同突起と合して馬蹄形の歯槽弓を形成する．口蓋突起は上顎骨体の内側面下方から水平方向に伸びる突起であり，反対側の同突起と合して硬口蓋の前方2/3を形成する．なお，硬口蓋の後方1/3は口蓋骨水平板によって形成される．左右の上顎骨口蓋突起の境界は正中口蓋縫合，また口蓋突起と口蓋骨水平板との境界は横口蓋縫合である．口蓋突起の前縁は，梨状口下縁で前鼻棘を形成する．

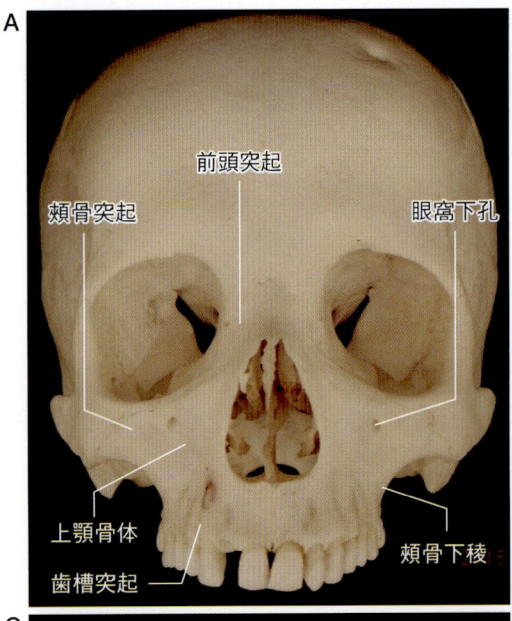

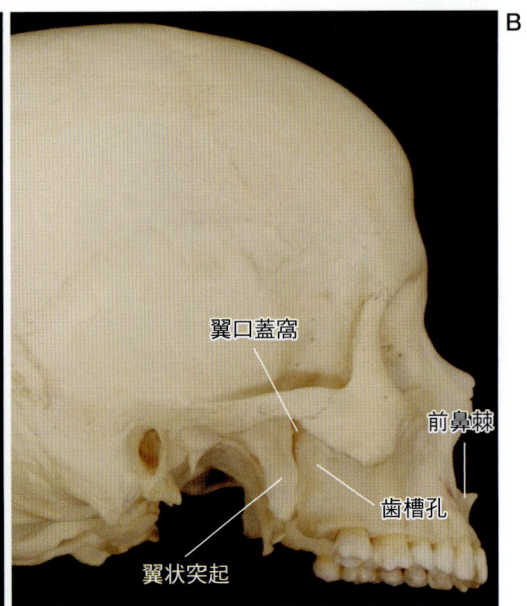

図 3-1　上顎骨の構造
A：正面，B：側面，C：下面

▶図 3-2　CT（骨条件）による上顎骨の正常解剖
A〜F：横断像（8 mm 間隔で表示），G：冠状断像，H：矢状断像
AC：歯槽管，ANS：前鼻棘，AP：歯槽突起，EB：篩骨胞，EI：篩骨漏斗，FR：正円孔，GPC：大口蓋管，HP：硬口蓋，HS：半月裂孔，IC：切歯管，IM：下鼻道，INC：下鼻甲介，IOC：眼窩下管，IOFi：下眼窩裂，IOFo：眼窩下孔，LPC：小口蓋管，MM：中鼻道，MNC：中鼻甲介，MO：上顎洞自然口（孔），MS：上顎洞，NC：鼻涙管，NS：鼻中隔，O：眼窩，PES：後篩骨洞，PGP：翼状突起，PPF：翼口蓋窩，SP：軟口蓋，SPF：蝶口蓋孔，SS：蝶形骨洞，UP：鈎状突起，ZP：頬骨突起

3. 上顎骨　69

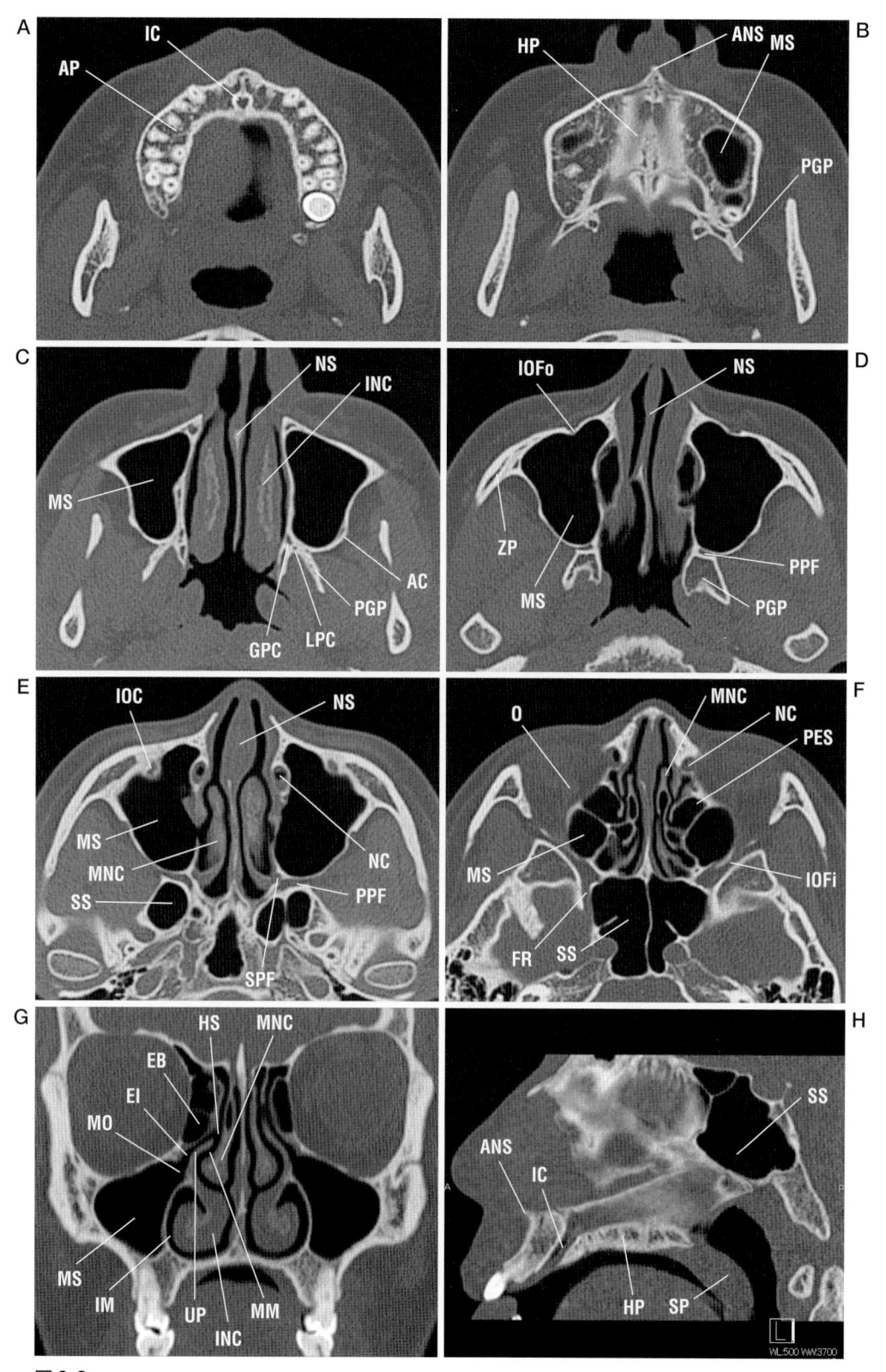

図 3-2

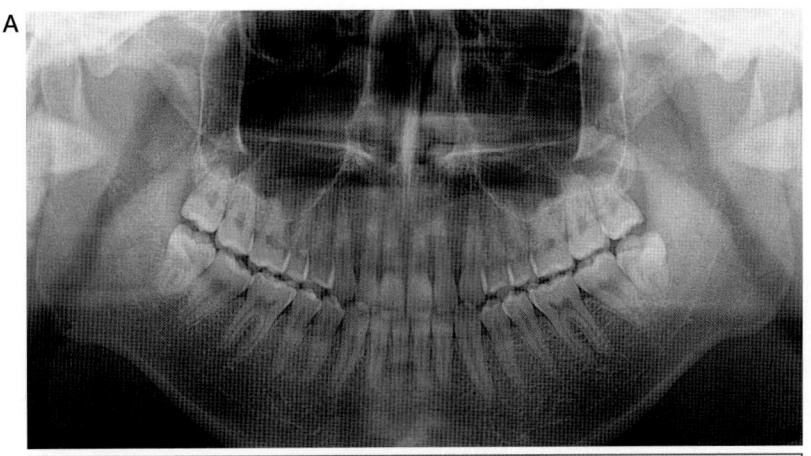

図3-3 パノラマX線写真による正常解剖
A：パノラマX線写真．
B：解剖名を表示したシェーマ

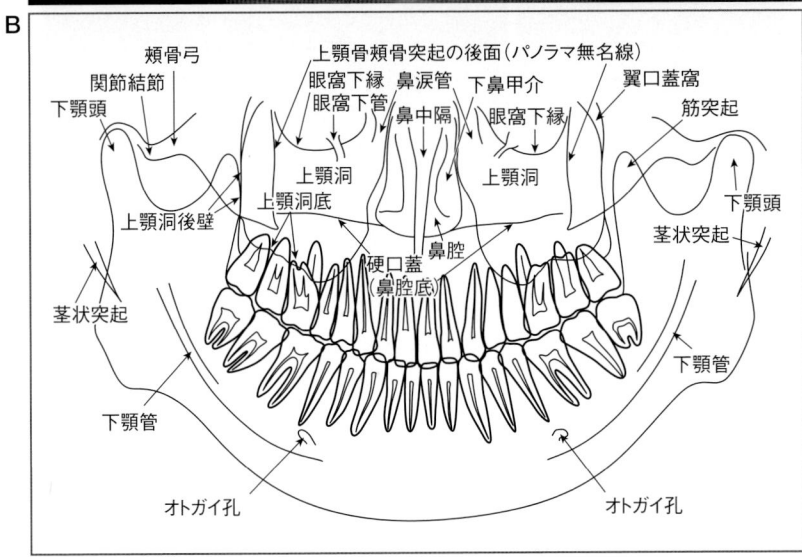

b. 上顎洞

　上顎洞は上顎骨体の内部を占める大きな空洞である．上顎洞を囲む骨壁は通常1〜2 mm程度の厚みであり，前壁が最も厚く，内側壁が最も薄い．上顎洞の大きさには個人差があり，特に下方への進展は個人差が大きい．進展が著明な場合には上顎臼歯部の歯槽頂付近まで達したり，前方に進展して側切歯の根尖まで及ぶこともある（図3-4）．また，同一人でもしばしば左右差を認める．上顎洞には隔壁構造を認めることがあるが，通常は部分的であり，隔壁によって上顎洞が完全に分割されることはまれである．
　上顎洞の排液路となる上顎洞自然口（孔）は内側壁の上方に位置し，洞内の分泌物は，篩骨漏斗から半月裂孔を経て中鼻道に排出される．

c. 神経および血管の通路

　上顎骨の内部，または上顎骨と他の骨とが合した部位に，神経や血管の通路となる管，孔，

図3-4 上顎洞のバリエーション
A,B:パノラマX線写真　Aでは上顎洞の発達が著明であり，下方では臼歯根尖を含み，近心側では側切歯付近まで及んでいる．右上顎洞には隔壁構造(A，→)も認められる．Bでは上顎洞の下方への進展は乏しい．

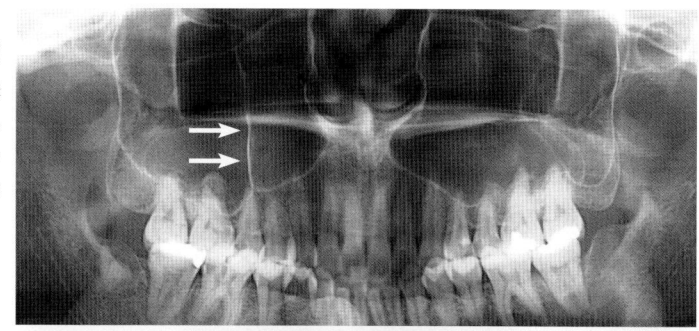

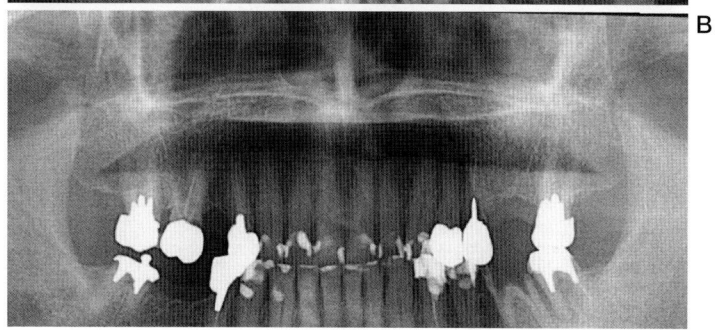

窩が存在している．おもなものを以下に記載した(図3-2, 3参照)．

1) 眼窩下管（図3-2 E）

眼窩下神経および同名の動静脈の通路であり，眼窩下壁の中央で上顎骨内に入り，眼窩下縁の5〜10 mm下方の眼窩下孔（図3-1 A，図3-2 D）に開口する．

2) 切歯管（図3-2 A, H）

鼻口蓋神経および同名の動静脈の通路であり，鼻腔と口腔をつなぐ．上方は口蓋突起上面（鼻腔側）の前縁付近にある左右一対の小孔であり，骨内で1つの管に合流して同下面（口腔側）の切歯窩に開口する．

3) 歯槽管（図3-2 C）

上顎洞の骨壁中を走行する小骨管であり，上顎の歯や歯周組織に分布する神経や血管の通路となる．前，中，後の3つに区分される．前歯槽管と中歯槽管はそれぞれ上顎神経の枝である前上歯槽枝と中上歯槽枝の通路であり，眼窩下溝・眼窩下管より起こり，上壁および前壁中を下方に向かって走行する．また，後歯槽管は後上歯槽枝の通路であり，上顎骨体後面にある歯槽孔（図3-1 B）から生じ，後壁中を走行する．これらの歯槽管を通る神経は，歯根の上方で合して上歯槽神経叢を形成した後，上顎の歯の歯髄や歯肉，歯根膜に分布する．なお，歯槽管は完全な管ではなく，上顎洞骨壁内面の溝としてみられる場合もある．

4) 大口蓋管・小口蓋管（図3-2 C）

それぞれ同名の神経および血管の通路である．大口蓋管は，上顎骨体内側面の後下方部にある大口蓋溝と口蓋骨垂直板の同名の溝とで形成される管であり，上方は翼口蓋窩（図3-1 B，

図3-2 D, E), 下方は硬口蓋後端外側縁付近にある大口蓋孔(図3-1 C)に開く. 小口蓋管は, 大口蓋管の途中から分かれて下降し, 大口蓋孔のやや後方に位置する小口蓋孔(図3-1 C)に開く.

5) 翼口蓋窩(図3-1 B, 図3-2 D, E)

上顎骨体の後方で, 蝶形骨翼状突起との間にある縦に長い裂目であり, 前壁は上顎骨体, 後壁は翼状突起(図3-1 B, 図3-2 D), 内側壁は口蓋骨垂直板, 上壁は蝶形骨体からなる. 翼口蓋窩は上顎神経および顎動脈の終末部が分枝する窩であり, 近傍の各部位との交通路を有している. すなわち, 翼口蓋窩の外方は側頭下窩, 内方は蝶口蓋孔(図3-2 E)を介して鼻腔と交通している. さらに前方では下眼窩裂(図3-2 F)を介して眼窩, 後方では翼突管を介して頭蓋底, 上方では正円孔(図3-2 F)を介して頭蓋内, 下方では大口蓋管および小口蓋管を介して口腔と交通している.

3.2 画像検査法

上顎疾患の初期診断のために利用される画像検査としては, 口内法X線撮影, パノラマX線撮影, 頭部の単純X線撮影(後前方向撮影法, Waters撮影法)などがある.

口内法X線写真は解像度に優れており, 歯周組織の微細な変化や歯根尖と上顎洞底との関係を評価しやすいが, 観察範囲が小さいため, その適応は限定される. パノラマX線写真は, 上顎洞を含め上顎骨の全体像を表示できるため, 歯性病巣や顎骨病変と上顎洞との関係を知るうえで特に有用性が高い. 診断に際しては, 上顎洞内部のX線不透過性の亢進や, 上顎洞およびその近傍における骨破壊の有無に注目して読影を行うことが基本である. Waters像は, 上顎洞のX線不透過性, 上顎洞外側壁(頬骨下稜)や眼窩下縁の骨破壊を評価するうえでパノラマX線写真を上回る診断能を有する. ただし, 上顎洞底部の所見は得られない.

これらの単純X線写真による初期診断の後, 病変の進展範囲の評価や鑑別診断のために, CTやMRIが選択される. 軟組織の診断を必要としない症例では, CBCT(cone-beam CT, コーンビームCT)も利用される. 上顎骨歯槽部を含むCT撮影では, MDCT(multidetector-row CT, マルチスライスCT)であれば, スライス厚は少なくとも2 mmを超えるべきではない[2]. また, 口腔内の金属補綴物や充填物によるアーチファクトの影響を低減するためには, 撮影の基準面はOM線やReid基準線よりも鼻聴道線〔Camper, (カンペル)平面〕に平行とすることが推奨される. 画像再構成では, 軟組織表示と骨表示画像の両方を得ることが基本であり, さらに冠状断や矢状断のMPR(multiplanar reconstruction)像を作成し, 多方向から観察することが望ましい. MRIは軟組織の分解能に優れており, 腫瘍性病変や浸潤性副鼻腔炎などが疑われる場合には特に有用性が高い. スライス厚は5 mm以下とし, 横断像と冠状断像の撮像を行う. 撮像法は, 横断像のT1強調像, T2強調像, 脂肪抑制T2強調像, 冠状断像のT1強調像と脂肪抑制T2強調像が基本となる. 腫瘍と囊胞との鑑別, あるいは腫瘍の充実成分と壊死や血腫, 滲出液とを区別するためには, 造影検査を追加する必要がある.

3.3 代表的疾患の画像診断

a. 上顎歯槽部・口蓋部に生じる疾患

1) 形態の異常
① **唇顎口蓋裂** cleft lip, alveolus and palate

　顔面突起の癒合不全によって生じる先天性疾患であり，日本での出生率は約0.2%である．遺伝的因子と胎生期の環境因子との複雑な相互作用による多因子疾患と考えられている．裂隙の部位により，口唇裂，顎裂，口蓋裂に分けられるが，これらが合併して生じることも多い．特に顎裂は単独で存在することは少なく，多くは口唇裂や口蓋裂と合併して存在する．

　外科的処置としては，一般に生後6か月頃までに口唇形成術が行われ，口蓋裂に対しては，言語を獲得する1〜2歳の時期に口蓋形成術が行われる．さらに顎裂を有する患者では，上顎骨歯槽堤の連続性を得るために，8〜11歳頃の時期に顎裂部への骨移植術が行われる．その後は本格的な矯正歯科治療が開始されるが，治療に際しては骨切りによる外科的矯正手術が必要となることが多い．唇顎口蓋裂患者では，上顎骨前方発育不全(上顎骨劣成長)が多くみられ，そのような症例に対してはLe Fort I 型骨切り術による上顎骨前方移動術や骨延長術が適用される．

　CTやCBCTは，上顎骨骨欠損の範囲や永久歯の萌出方向を立体的に描出できるため，顎裂部骨移植術の術前術後の診断や歯科矯正治療の治療計画のために有用である(図3-5)．

② **口蓋隆起(外骨症)** palatal torus (exostosis)

　外骨症は，反応性あるいは発育異常によって生じる非腫瘍性の限局性骨過形成であり，上下顎骨のいずれにも認められる．口蓋正中部に生じる外骨症は口蓋隆起とよばれ，顎骨の外骨症のなかでは最も多くみられる(図3-6)．一般に30歳以上の成人にみられ，小児にみられることは少ない．性別では女性に多い[3]．臨床的には正常粘膜によって覆われる硬口蓋正中部の骨様硬の腫瘤として認められ，形態は紡錘状，分葉状，キノコ状など多様である．発育は緩慢で無症状のため，基本的に治療は不要であるが，義歯装着に際して邪魔になる場合は外科的切除が行われる．

　CTやCBCTでは，口蓋隆起の内部は正常な海綿骨構造を示し，辺縁部は種々の厚さの皮質骨で囲まれていることが多いが，ほぼ全体が緻密骨からなるものもある．鑑別を要する疾患として骨腫があげられるが，その特徴的な臨床所見と経過から，鑑別診断が問題となることは少ない．

2) 骨髄炎，骨壊死　osteomyelitis, osteonecrosis

　顎骨骨髄炎はおもに歯性感染によって生じるが，上顎骨は骨髄が少なく，またこれを取り囲む皮質骨も菲薄であるため，顎骨内の炎症は皮質骨を容易に穿破する．このため上顎骨では，下顎骨にみられるような定型的な骨髄炎が生じることは少ない．

　近年，ビスホスホネート製剤(BP製剤)を投与されている癌患者や骨粗鬆症患者が，抜歯

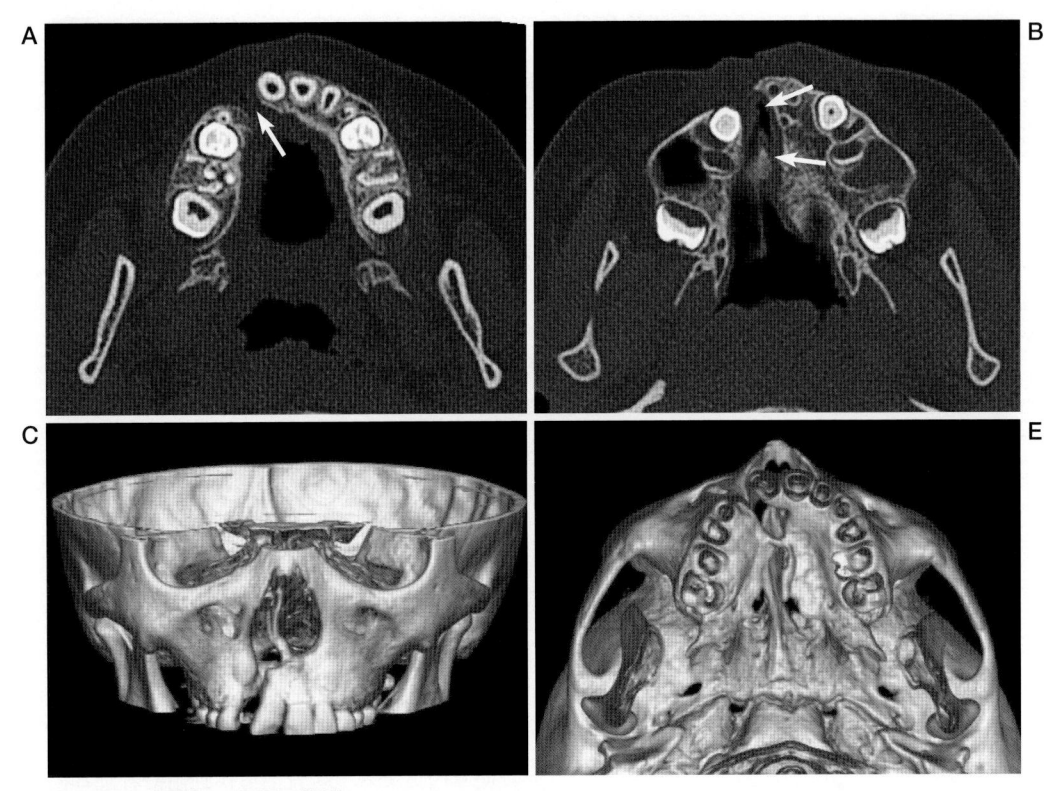

図 3-5　8 歳男児　唇顎口蓋裂
A, B：CT（骨条件），C, D：CT 3D 表示　右上顎骨歯槽突起から硬口蓋にかけて骨欠損を認める（→）．CT や CBCT は，顎裂部骨移植術の術前術後の診断や歯科矯正治療の治療計画のために有用である．

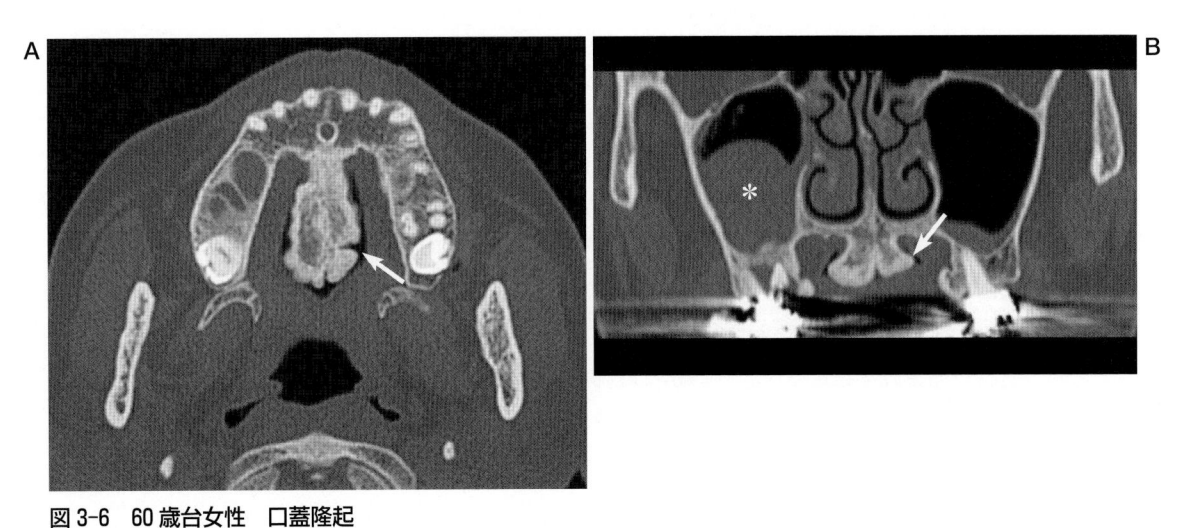

図 3-6　60 歳台女性　口蓋隆起
CT（骨条件）　A：横断像，B：冠状断像　口蓋正中部に分葉状形態の口蓋隆起を認める（→）．内部は正常な海綿骨構造を呈している．右上顎洞にはドーム状の軟部腫瘤影を示す貯留囊胞（*）を認める．

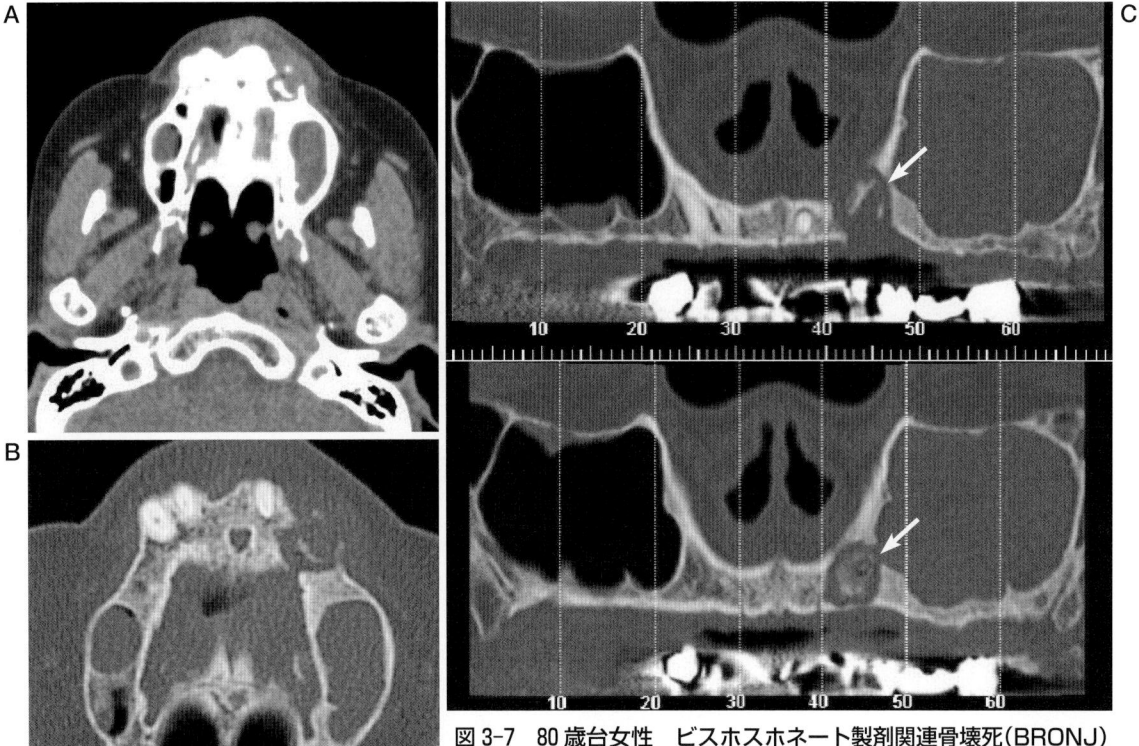

図3-7　80歳台女性　ビスホスホネート製剤関連骨壊死（BRONJ）
A, B：CT（A：軟組織条件，B：骨条件），C：dental CT再構築画像
ビスホスホネート系薬剤の経静脈投与を受けている患者であり，左上顎小臼歯抜歯後に持続する骨露出が生じ，BRONJと診断された．CTでは左上顎歯槽骨に腐骨の形成を認め（C，→），周囲には骨硬化がみられる．BRONJの画像所見は非特異的であり，画像所見のみから慢性骨髄炎や放射線骨髄炎と鑑別することは難しい．

などの侵襲的歯科処置を受けた後に顎骨壊死（bisphosphonate-related osteonecrosis of the jaw：BRONJ）を生じることが多数報告されている．発生部位としては，下顎骨大臼歯部に最も多く，上顎骨の発生は下顎骨よりも少ない．BRONJにみられる画像所見として，顎骨の骨硬化や骨吸収，骨膜反応，腐骨の形成，歯根膜腔の拡大や歯槽硬線の肥厚などが報告されている[4,5]．しかし，これらの所見のほとんどは非特異的であり，画像所見をもとに放射線骨髄炎や腐骨を伴う慢性骨髄炎と鑑別することは困難である（図3-7）．

3）囊胞と良性腫瘍
① 鼻口蓋管囊胞（切歯管囊胞）　nasopalatine duct cyst（incisive canal cyst）

　胎生期の鼻口蓋管の遺残上皮から発生する非歯原性囊胞であり，上顎骨正中部の切歯管の内部に生じる．男女比は3：1で男性に多く，30〜50歳台に好発する[6]．おもな臨床症状は無痛性の腫脹であり，腫脹はまず上顎正中部の口蓋側，特に口蓋乳頭の直後方に出現することが多い．囊胞が増大すると，唇側にも腫脹がみられるようになる．他の症状としては，まれではあるが，切歯管の中を通る鼻口蓋神経の圧迫により，口蓋粘膜の痺れや熱感が生じる場合もある．なお以前には，上顎骨正中部には胎生期の顔面突起癒合部に取り込まれた上皮由

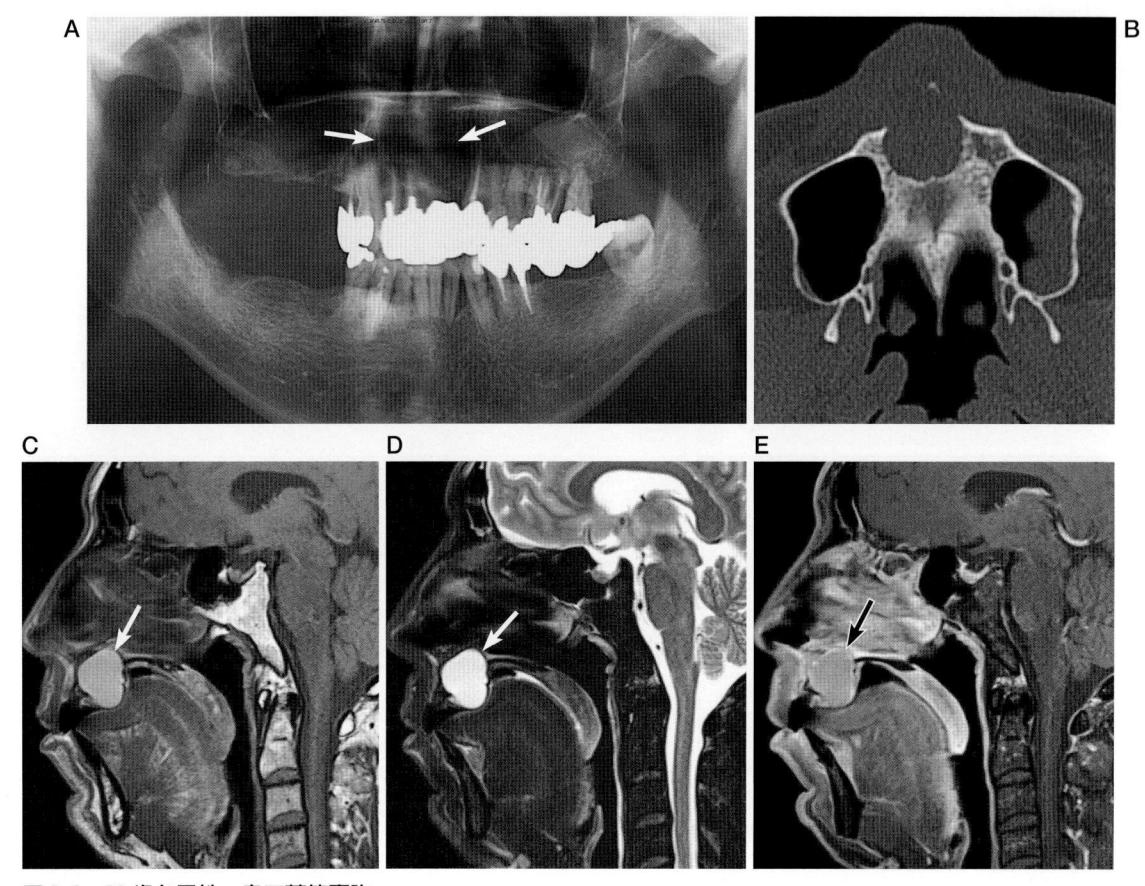

図 3-8　60 歳台男性　鼻口蓋管囊胞
A：パノラマ X 線写真，B：CT（骨条件），C：T1 強調矢状断像，D：脂肪抑制 T2 強調矢状断像，E：脂肪抑制造影 T1 強調矢状断像　パノラマ X 線写真(A)では，上顎骨正中部に境界明瞭な X 線透過像が認められる(→). MRI では，腫瘤(→)は内部均一であり，T1 強調像(C)では中等度信号，T2 強調像(D)では著明な高信号を示し，造影後(E)は辺縁部のみ増強されている．腫瘤は上方では鼻腔，下方では口腔内に突出している．

来の囊胞も生じるとされ，正中口蓋囊胞の名称で記載されていたが，現在ではその発生は否定されている．

　パノラマ X 線写真では，上顎骨正中部の境界明瞭な X 線透過像として認められる．X 線透過像が歯と離れている場合は診断は比較的容易であるが，上顎切歯失活歯の根尖を含む場合は歯根囊胞との鑑別が問題となる．また切歯管の大きさには個人差があり，X 線写真上で大きな切歯管と鼻口蓋管囊胞との鑑別が困難な場合があるが，大まかには X 線透過像が 1 cm を超える場合は病的と判断される．囊胞が小さい場合には，CT や CBCT の矢状断像によって囊胞による切歯管の拡大像が認められ，切歯管の中に生じた病変であることが示唆される．増大すると切歯管の構造は不明となり，上方では鼻腔に進展する．CT や MRI では内部均一な腫瘤として認められ，一般に CT では低吸収，MRI では T1 強調像で中等度〜やや高信号，T2 強調像で著明な高信号を呈する．囊胞壁に相当する辺縁部を除いて，造影剤による増強効果は認められない(図 3-8)．

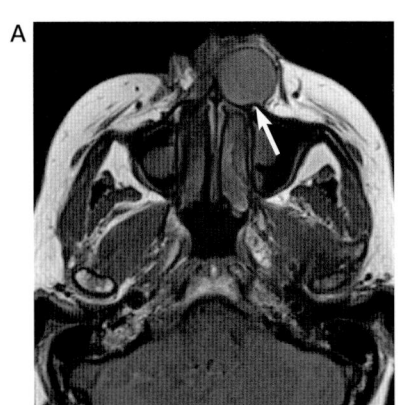

図3-9 30歳台女性 鼻歯槽囊胞
A：T1強調像，B：T1強調矢状断像，C：脂肪抑制T2強調矢状断像，D：脂肪抑制造影T1強調矢状断像　左鼻翼基部に境界明瞭な腫瘤があり，上顎骨歯槽突起および上顎洞前壁に接している．MRIでは腫瘤(→)は内部均一であり，T1強調像(A, B)では中等度信号，T2強調像(C)では著明な高信号を示し，造影後(D)は囊胞壁に相当する辺縁部のみ増強されている．

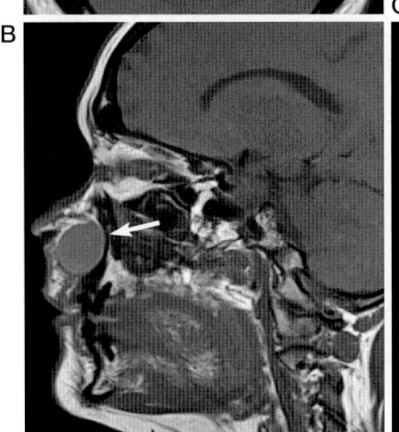

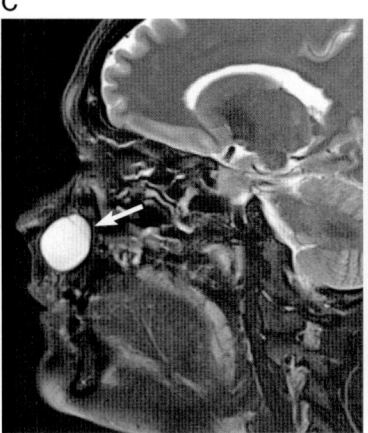

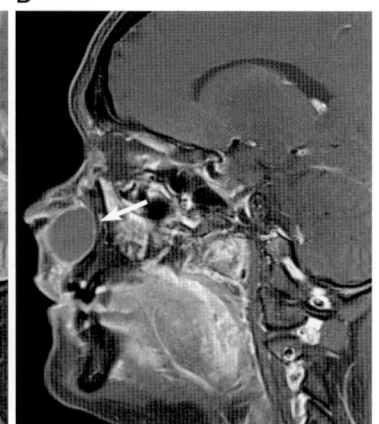

② 鼻歯槽囊胞　nasoalveolar cyst

　鼻翼基部の軟組織内に発生し，上顎歯槽骨に接してみられる非歯原性囊胞であり，鼻唇囊胞ともよばれる．鼻口蓋管囊胞とは異なり，上顎骨内部に生じる囊胞ではない．発生原因は明らかではなく，球状突起と外側鼻突起あるいは上顎突起の癒合部への上皮陥入による顔裂性囊胞であるとする説や，鼻涙管原基に由来する遺残上皮から生じるとする説などがある．男女比は1：3で女性に多く，好発年齢は20〜50歳台である[6]．臨床症状は，鼻翼基部から上唇上方部にかけての腫脹であり，増大すると鼻唇溝の消失や鼻前庭の膨隆が認められる．ほとんどは片側性であるが，両側性に生じる場合もある．

　鼻歯槽囊胞は軟組織に生じる疾患であり，単純X線写真では描出されない．CT, MRIでは上顎歯槽突起および上顎洞前壁の前方に接する境界明瞭で内部均一な腫瘤として認められる(図3-9)．囊胞が大きい場合には，上顎骨の圧迫吸収がみられることもある．腫瘤は一般にCTでは低吸収，MRIではT1強調像で中等度〜やや高信号，T2強調像で著明な高信号を呈する．辺縁部を除いて，造影剤による増強効果は認められない．感染を伴う鼻歯槽囊胞は，歯性感染により生じた膿瘍との鑑別が問題となる．そのような症例では，病変と近接する歯における歯性病巣の有無をまず確認する必要がある．

③ 歯原性囊胞，良性腫瘍と上顎洞との関係

　上顎骨に生じる歯原性囊胞としては，失活歯の根尖に生じる歯根囊胞と，腔内に埋伏歯の歯冠を含む含歯性囊胞の2つが代表的である．また歯原性のおもな良性腫瘍としては，エナ

Box 3-1	上顎骨に多くみられるおもな良性腫瘍（腫瘍類似疾患を含む）
組織型	好発部位
・腺腫様歯原性腫瘍	上顎骨＞下顎骨（上顎前歯部，特に犬歯部に好発）
・歯牙腫（集合型）	上顎骨＞下顎骨（上顎前歯部に好発）
・線維性異形成症	上顎骨＞下顎骨
・乳児の黒色性神経外胚葉性腫瘍	上顎骨＞下顎骨（上顎前歯部に好発）

メル上皮腫，角化嚢胞性歯原性腫瘍，歯牙腫，骨形成線維腫などがあげられる．上顎骨に生じるこれら腫瘍性病変の特徴的画像所見は，基本的に下顎骨に生じるそれらと同様であり，詳細は次章「下顎骨」を参照していただきたい．なお，顎骨の歯原性嚢胞や良性腫瘍のほとんどは下顎骨に多くみられ，上顎骨のほうに多くみられるものは少ない（BOX 3-1）．

上顎骨に生じた歯原性嚢胞や良性腫瘍の診断においては，鑑別診断に加えて，病変と上顎洞との関係に関する診断が重要である．上顎歯槽部に生じるこれらの病変は，増大するにつれて上顎洞底を挙上しながら上方に進展する．そのため画像上では，腫瘍の周囲が薄い骨壁，すなわちリモデリングにより挙上された上顎洞底によって取り囲まれたような所見を示す．この所見はパノラマX線写真でも観察可能であるが，CTではさらに明瞭であり，"double wall sign"とよばれる[7]．同所見は，病変が上顎骨歯槽部に発生したことを証明する所見であり，上顎洞に発生した病変との鑑別のために有用である（図3-10, 11）．

なお，このようなリモデリングを伴う上顎洞底の挙上は，良性疾患だけでなく，上顎骨歯槽部に発生する悪性腫瘍でも認められる．

4）上顎歯槽部・口蓋部に生じる悪性腫瘍
① 歯原性癌腫　odontogenic carcinomas

歯原性上皮に由来し，顎骨中心性に生じる癌腫を歯原性癌腫とよぶ．まれな悪性腫瘍であり，病理組織学的には，悪性エナメル上皮腫，エナメル上皮癌，原発性骨内扁平上皮癌，明細胞性歯原性癌，幻影細胞性歯原性癌が含まれる．

ⅰ）悪性エナメル上皮腫　malignant ameloblastoma

組織学的所見は良性のエナメル上皮腫と同様であるが，転移のみられるものであり，頸部リンパ節への転移のほか，血行性に肺，胸膜，骨などへの転移がみられる．画像上でも良性のエナメル上皮腫と同様の所見を示し，悪性腫瘍の可能性を指摘することは困難である．

ⅱ）エナメル上皮癌　ameloblastic carcinoma

組織学的にエナメル上皮腫の基本構造を有するが，悪性の組織像を伴うものであり，悪性エナメル上皮腫とは区別される．はじめから悪性腫瘍として生じたものは原発型エナメル上皮癌，良性のエナメル上皮腫が悪性転化したものは続発型エナメル上皮癌とよばれる．過去の報告例によれば，続発型は下顎骨に多いが，原発型は上顎骨に多い[8]．続発型と比較して，原発型のほうが術後の再発は少なく，予後は良好とされている．組織学的悪性度はさまざまであり，悪性度の高いものではエナメル上皮腫の基本構造はほとんど失われている．画像所

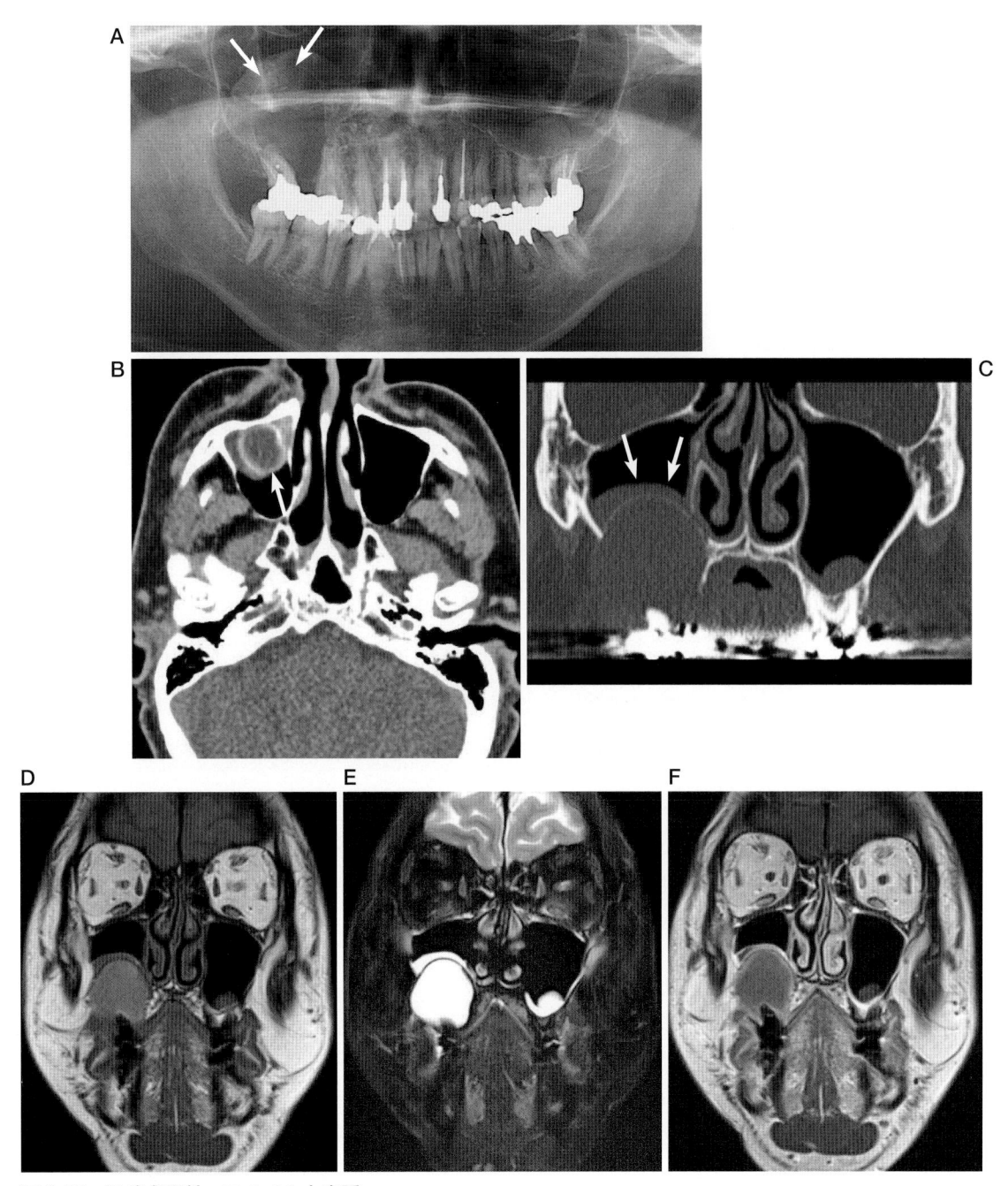

図3-10 40歳台男性　エナメル上皮腫

A：パノラマX線写真，B：CT（軟組織条件），C：CT冠状断像（骨条件），D：T1強調冠状断像，E：脂肪抑制T2強調冠状断像，F：造影T1強調冠状断像　パノラマX線写真（A）では，右上顎骨に腫瘤性病変が認められる．病変は，前方部では蜂巣状所見を呈するが，後方大臼歯部では均一なX線透過像を示し，上顎洞底を挙上している（→）．この所見はCT（B, C）でより明瞭に観察される（→）．MRI冠状断像では，腫瘤の後方部はT1強調像（D）では均一な中等度信号，T2強調像（E）では著明な高信号を示している．造影後（F）は辺縁部のみ増強されており，内部は液体成分であることが診断できる．

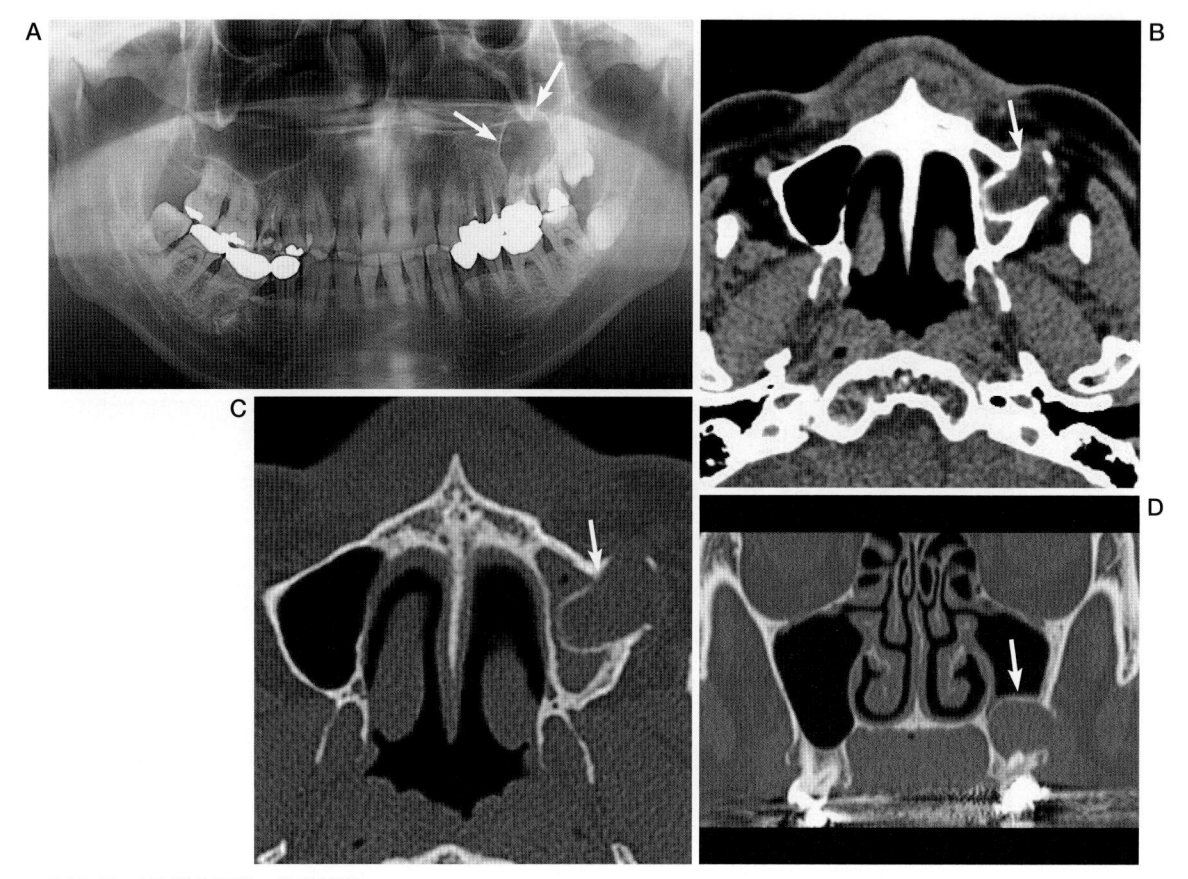

図 3-11　50 歳台男性　歯根嚢胞
A：パノラマ X 線写真，B, C：CT（B：軟組織条件，C：骨条件），D：CT 冠状断像（骨条件）　パノラマ X 線写真（A）では，左上顎骨大臼歯根尖部に歯根嚢胞と一致する X 線透過像がみられ，上顎洞底を挙上している（→）．CT（B〜D）では低吸収の腫瘤として認められ，上顎洞底の挙上とともに，頬側への膨隆も認められる（→）．

見も組織学的所見を反映し，良性腫瘍に類似したものから，境界不明瞭で広範な皮質骨の破壊を示すものまで多様である（図 3-12）．組織学的悪性度は，臨床動態や予後とも密接に関連する．

iii）原発性骨内扁平上皮癌　primary intraosseous squamous cell carcinoma

　原発性骨内扁平上皮癌は，充実型，角化嚢胞性歯原性腫瘍由来，歯原性嚢胞由来の 3 つに分類されている．充実型は歯原性上皮遺残に由来する顎骨中心性癌であり，後二者はそれぞれ顎骨内に存在していた角化嚢胞性歯原性腫瘍や歯原性嚢胞の上皮層から生じる．確定診断のためには，病理組織学的に被覆口腔粘膜上皮との連続性のないことを証明する必要がある．年齢層は 30〜70 歳台と広範囲であり，女性よりも男性に多い．歯槽部のどの部位にも生じるが，上顎下顎比は，充実型では 1：7，歯原性嚢胞由来型では 1：4 であり，下顎骨と比較して上顎骨には少ない[9]．

　画像所見は充実型では境界不明瞭で浸潤性の所見を示すものが多いが，角化嚢胞性歯原性腫瘍や歯原性嚢胞から生じたものでは，良性腫瘍性病変の所見が残存し，内部に嚢胞成分を伴っているものが多くみられる（図 3-13）．Bodner らは嚢胞由来癌の約半数は単なる顎嚢胞

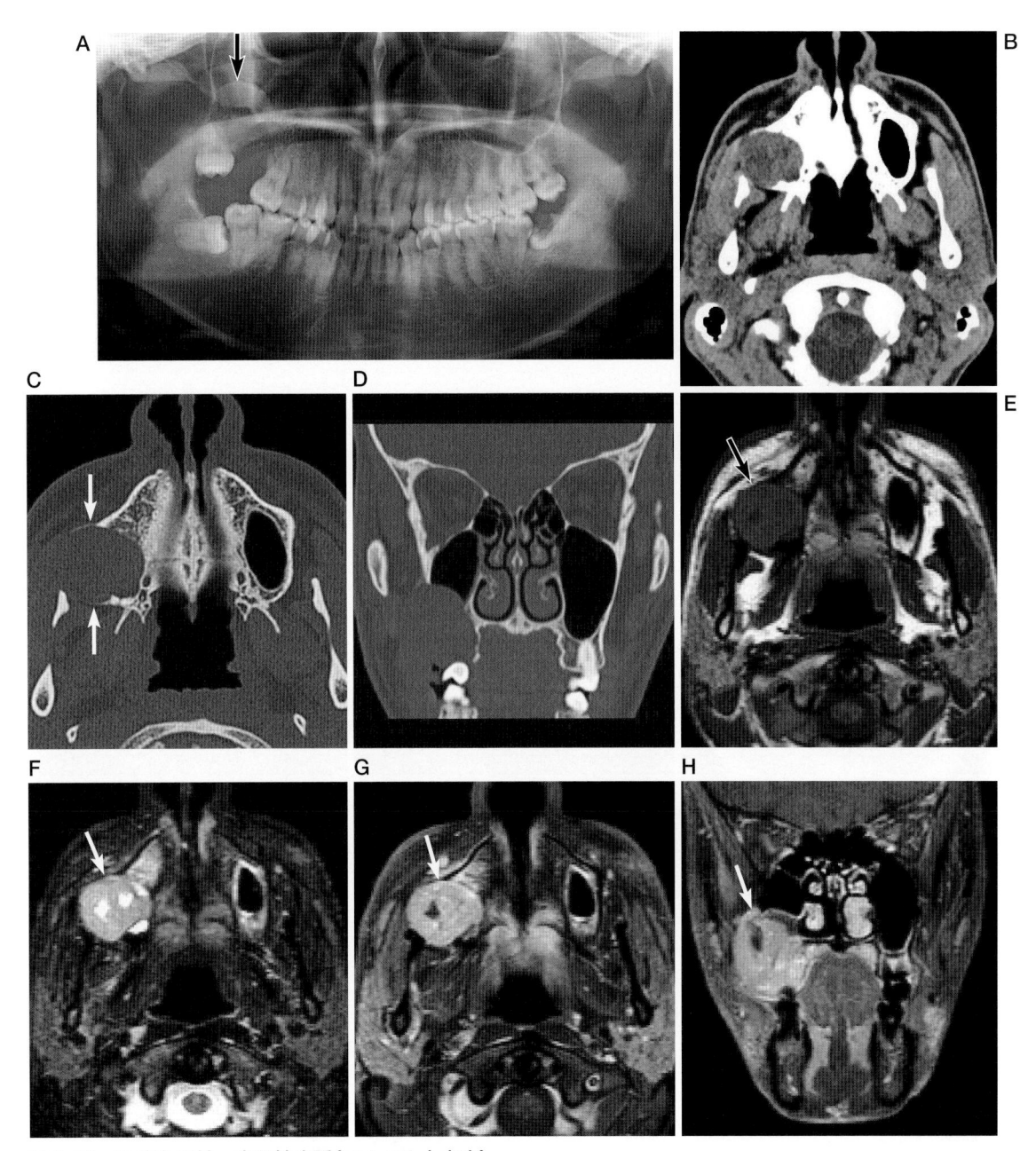

図 3-12 20 歳台男性　歯原性癌腫(エナメル上皮癌)
A：パノラマ X 線写真，B, C：CT(B：軟組織条件，C：骨条件)，D：CT 冠状断像(骨条件)，E：T1 強調像，F：脂肪抑制 T2 強調像，G：脂肪抑制造影 T1 強調像，H：脂肪抑制造影 T1 強調冠状断像　パノラマ X 線写真(A)では，右上顎骨大臼歯部に X 線透過像があり，智歯を後方に変位させている．上方では上顎洞底を挙上しているようにもみえるが，洞底線ははっきりとは確認できない(→)．CT では境界明瞭，辺縁おおむね平滑な腫瘤として認められ，周囲骨の膨張性変化もみられる(C, →)．MRI では，腫瘤(→)は T1 強調像(E)で中等度信号，T2 強調像(F)では不均一な高信号を示し，内部には液体成分と考えられる著明な高信号域を伴っている．造影後(G, H)は充実部のほぼ均一な増強効果を認める．

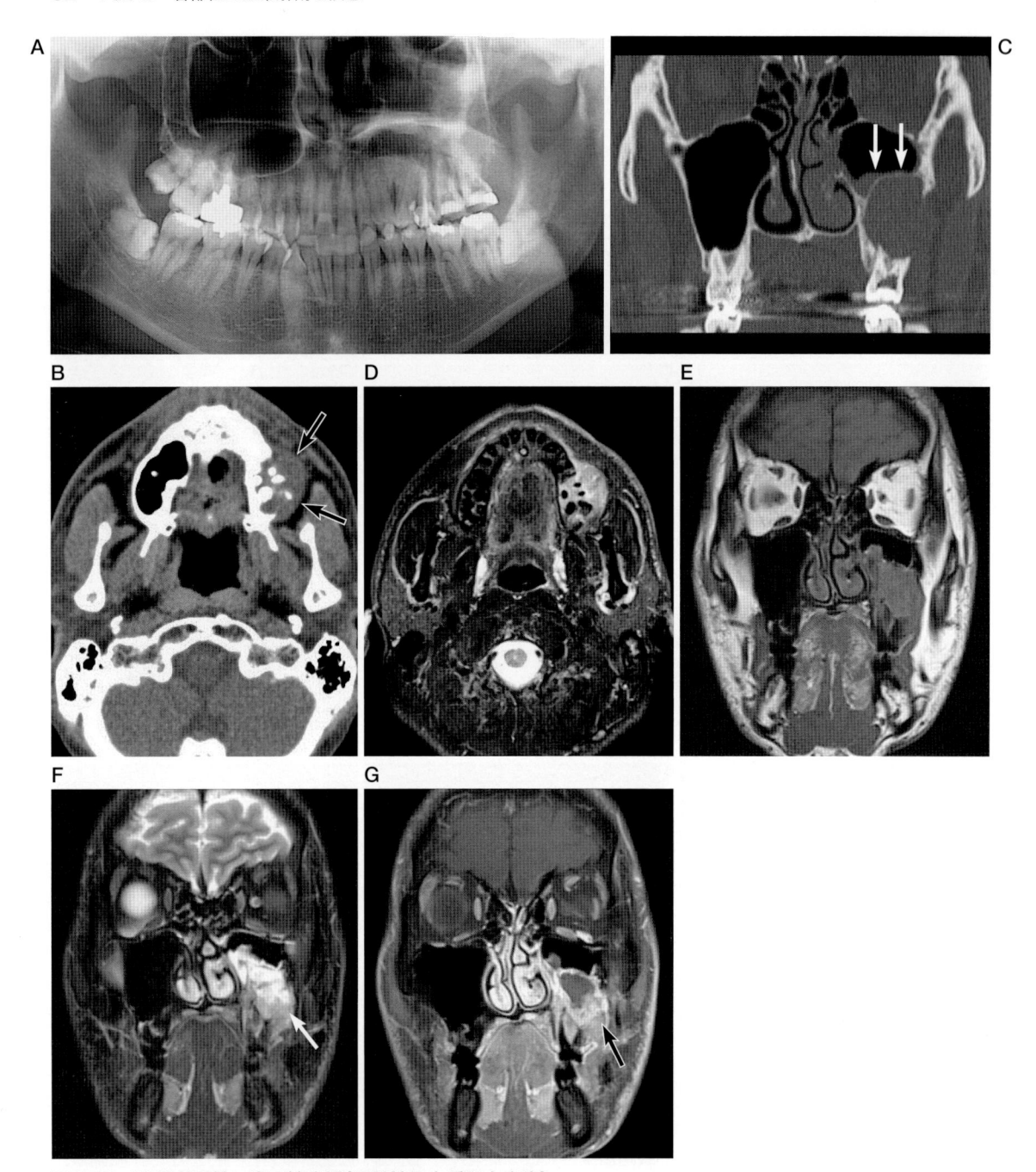

図 3-13　30 歳台男性　歯原性癌腫（原発性骨内扁平上皮癌）
A：パノラマ X 線写真，B：CT（軟組織条件），C：CT 冠状断像（骨条件），D：脂肪抑制 T2 強調像，E：T1 強調冠状断像，F：脂肪抑制 T2 強調冠状断像，G：脂肪抑制造影 T1 強調冠状断像　パノラマ X 線写真（A）では，左上顎洞底線が消失しているが，病変の輪郭は不明瞭である．CT（B,C）で，左上顎骨に大臼歯歯根を含む軟部腫瘤を認め（B，→），頰側に膨隆している．上方では上顎洞底を挙上しており（C，→），歯槽部由来の病変であることが診断できる．MRI では腫瘍の不均一な内部構造が描出されている．腫瘍の下半部は充実性であり，辺縁不整，T2 強調像（F）で中等度〜高信号を示し（→），造影後（G）は増強効果を認める（→）．腫瘍の上半部は囊胞性である．病理組織学的診断は原発性骨内扁平上皮癌であった．画像所見から歯原性囊胞由来の可能性が示唆される．

として摘出手術が行われ，病理診断によって初めて癌の診断が得られたと報告しており[10]，術前画像診断の重要性が一層強調される．

ⅳ）明細胞性歯原性癌　clear cell odontogenic carcinoma

豊富なグリコーゲン顆粒を有する明細胞の増殖を特徴とする腫瘍であり，以前は歯原性明細胞腫として良性腫瘍に分類されていたが，2005年のWHO分類[11]では歯原性癌腫として再分類された．まれな腫瘍であり報告例は少ないが，中年期の女性に多いとされている．細胞異型が明らかでないにもかかわらず切除後の再発が多く，リンパ節転移や肺転移も生じることが報告されている[12]．

ⅴ）幻影細胞性歯原性癌　ghost cell odontogenic carcinoma

組織学的に石灰化囊胞性歯原性腫瘍あるいは象牙質形成性幻影細胞腫の特徴を有する悪性腫瘍である．まれな腫瘍であり報告例は少ないが，中年期の男性に多いとされている．画像所見としては，石灰化囊胞性歯原性腫瘍と同様に内部に石灰化物を伴うが，腫瘍の境界は一部または全部が不明瞭であり，浸潤性の所見を呈することが多い[13]．

② 顎骨の肉腫

ⅰ）骨肉腫　osteosarcoma

腫瘍細胞が骨や類骨を形成する骨原発の悪性腫瘍であり，骨原発の悪性腫瘍のなかでは最も発生頻度が高い．顎骨の骨肉腫は，骨肉腫全体の約5～7％を占める．年齢層のピークは30～40歳台であり，男性にやや多くみられる．発生部位としては，下顎骨では下顎骨体部，上顎骨では歯槽堤に多く生じる．ほとんどは骨髄腔内に発生するが，骨表面（骨膜性）にも生じる．おもな臨床症状は腫脹と疼痛であり，歯の動揺や知覚麻痺などを伴うことが多い．

画像上，腫瘍の境界は不明瞭であり，パノラマX線写真では，完全なX線透過像を示すもの，X線透過像と不透過像の混在像を示すもの，ほぼX線不透過像を示すものに分けられる．骨肉腫の特徴的所見として，皮質骨を穿孔した腫瘍によって骨膜が刺激され，皮質骨と垂直または放射状に針状の新生骨を生じることが知られている．これはspicula（針状陰影）または"sunray appearance"（旭日状陰影）とよばれる所見であり，CTでより明瞭に観察される（図3-14）．MRIでの信号強度は，腫瘍内部の石灰化や骨化の程度に応じて異なる．軟組織部分はT2強調像で高信号を示し，強い増強効果を示す．一方で，密な石灰化は無信号領域として観察される．

ⅱ）軟骨肉腫　chondrosarcoma

腫瘍細胞が軟骨を形成する悪性腫瘍であり，骨肉腫と同様に，骨中心性または骨表面（骨膜性）に生じる．成年期以降に生じ，年齢層は40歳台に多い．下顎骨よりも上顎骨に多く，特に上顎正中歯槽部や鼻中隔に多くみられる．

軟骨肉腫の画像所見は組織学的悪性度によって異なり，境界明瞭な所見を示すものから，辺縁不整な浸潤性の所見を示すものまでさまざまである（図3-15）．悪性度の低い上顎病変は，鼻腔底や上顎洞底を挙上し，良性疾患と類似した所見を示す．腫瘍内部には軟骨の石灰化による石灰化物がしばしば認められる．MRIでは，T1強調像で低～中等度信号，T2強調像では高信号を示す．腫瘍内部の石灰化は，無信号領域として観察される．

ⅲ）ユーイング肉腫　Ewing sarcoma

おもに若年者の骨に生じる悪性度の高い腫瘍であり，組織学的には小円形細胞の密な増殖を特徴とする．好発年齢は5～30歳の若年者であり，特に10歳台に多くみられる．性別は女

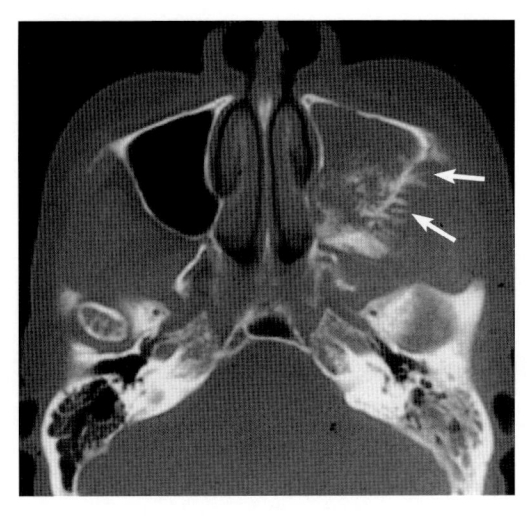

図 3-14　60 歳台女性　骨肉腫
CT（骨条件）　左上顎洞の骨壁には，骨壁とほぼ垂直に針状の新生骨増生像が生じている（→）．このような spicula または sunray appearance とよばれる骨膜反応は，骨肉腫に特徴的な画像所見である．

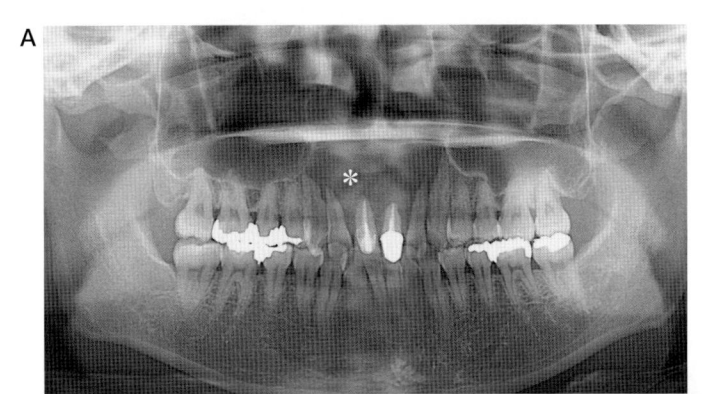

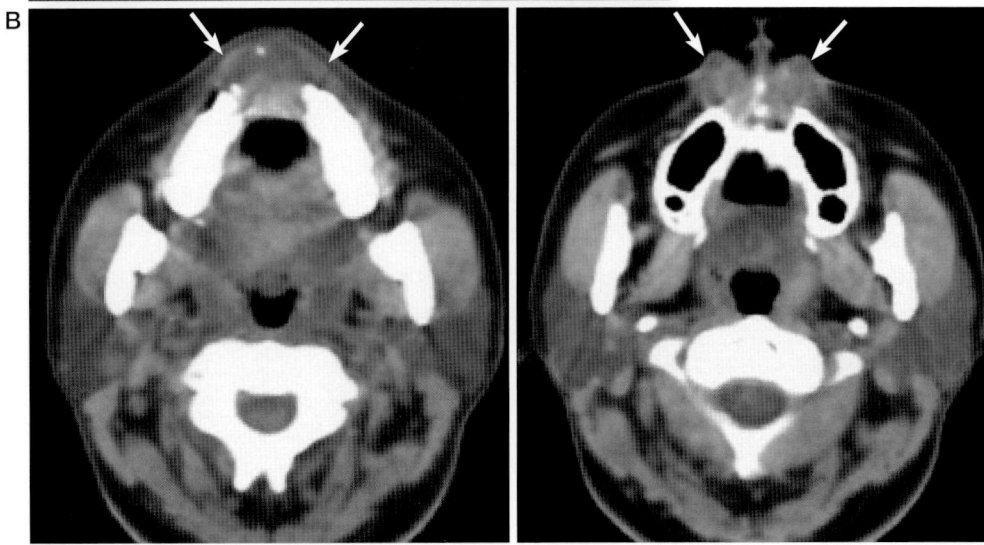

図 3-15　30 歳台女性　軟骨肉腫
A：パノラマ X 線写真，B, C：CT（軟組織条件）　パノラマ X 線写真（A）では，上顎骨正中部に広範な骨吸収を伴う病変（*）が認められ，これは CT（B, C）では周囲の軟組織に浸潤している（→）．上顎の軟骨肉腫は，上顎正中歯槽部や鼻中隔近傍に認めることが多い．

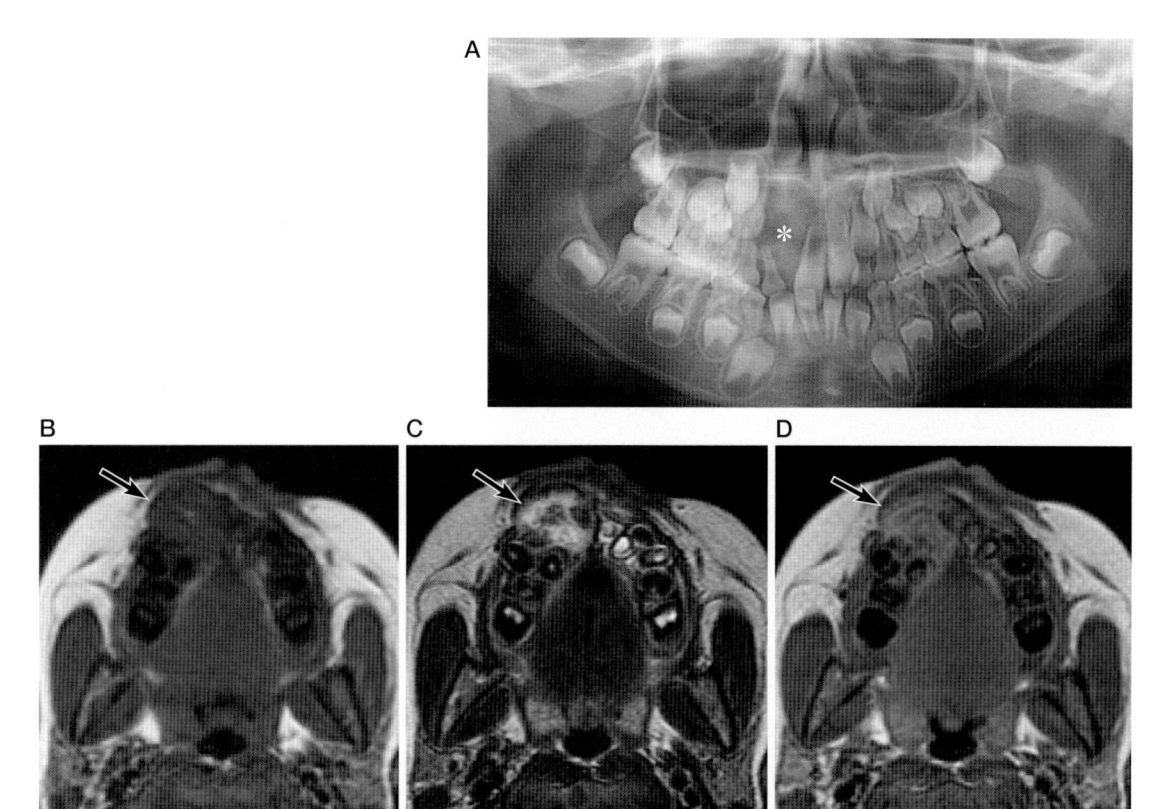

図3-16 8歳男児 ユーイング肉腫
A：パノラマX線写真，B：T1強調像，C：T2強調像，D：造影T1強調像　パノラマX線写真(A)では，右上顎骨前歯部にX線透過像(*)がみられ，歯や歯胚を移動させている．MRIでは，腫瘤(→)はT1強調像(B)で低〜中等度信号，T2強調像(C)ではやや不均一な高信号を示し，造影後(D)は増強効果を認める．

性よりも男性に多い．顎骨に生じることはまれであり，全体の1％程度とされている．

ユーイング肉腫は骨髄内に発生し，皮質骨を浸透性に破壊して周囲組織に浸潤する．sun-ray appearance（旭日状陰影）または"onion peel appearance"（タマネギの皮様陰影）とよばれる骨膜反応がみられる場合もある（図3-16）．

③ 転移性腫瘍　metastatic tumors

顎骨転移性腫瘍の原発部位としては乳腺が最も多く，全体の約20％を占める．ほかには肺，腎，副腎，骨，大腸，前立腺，肝，甲状腺などからの転移が多い[14]．下顎骨と比較すると上顎骨への転移は少ないが，上顎歯槽部・口蓋部のなかでは，硬口蓋前方に最も多くみられる．年齢は40〜60歳台に多い．おもな臨床症状は，顎骨の腫脹や膨隆，歯痛などである．

画像所見としては，多くは境界不明瞭な骨破壊像を示す．一方で前立腺癌や乳癌の転移では，腫瘍が周囲骨を刺激して骨形成を生じ，骨硬化像を示す場合がある．転移性腫瘍は，時には歯根膜腔や歯根尖部，未萌出歯の歯胚に生じて歯性疾患と類似した所見を呈することもあり，注意が必要である[15]．

④ 口腔粘膜由来の扁平上皮癌

顎骨原発ではないが，上顎骨歯槽部・口蓋部において最も多くみられる悪性腫瘍は，歯槽

粘膜や口蓋粘膜に由来する扁平上皮癌である．年齢層は50歳以上が大部分を占め，上顎歯肉に生じる症例では男女差はあまりない．好発部位としては臼歯部が80％以上を占める．臨床所見としては，早期には歯肉の発赤や白斑，顆粒状の変化などにとどまるが，進行に伴い，潰瘍や歯肉の膨隆，歯の動揺が生じ，疼痛や出血なども認めるようになる．上顎骨は下顎骨と比較して多孔性であり，腫瘍の浸潤をきたしやすい．そのため口腔粘膜に生じた扁平上皮癌は，速やかに上顎骨に浸潤し，進行すれば上方では上顎洞や鼻腔，後方では翼状突起や翼口蓋窩，側方では頬粘膜や頬筋に浸潤する．所属リンパ節への転移は，表在性や外向性の症例よりも内向性の発育様式を示すものに多く認める．

一般に口腔粘膜由来の扁平上皮癌の診断は視診・触診によって可能であり，画像診断のおもな目的は，その進展範囲や転移の有無を評価することである．病期の決定のためには，上顎骨や上顎洞，翼口蓋窩，周囲軟組織（頬筋や頬隙，咀嚼筋隙など）への進展の評価が重要であり，CTやMRIは必須である．腫瘍はMRIのT1強調像では低〜中等度信号，T2強調像では中等度〜高信号を示し，造影にて不均一な増強効果を示す（図3-17）．

⑤ 小唾液腺（口蓋腺）由来の悪性腫瘍

唾液腺腫瘍の9〜23％が小唾液腺由来であり，そのうちの約半数が口蓋に発生する．これらの多くは，口蓋腺が集中して存在する口蓋の後方外側部に生じる．口蓋原発唾液腺腫瘍のうちの42〜47％が悪性腫瘍であり，組織型としては腺様囊胞癌と粘表皮癌が多い[16]．

ⅰ）腺様囊胞癌　adenoid cystic carcinoma

50〜60歳台の中高年層に多い．臨床的には口蓋部の無痛性の腫瘤として認め，被覆粘膜に潰瘍形成を伴うことが多い．発育は緩徐であるが，神経など周囲組織への浸潤傾向は著明であり，進行例では疼痛や麻痺などの神経症状を示す．病理組織学的には，篩状型，管状型，充実型の3つのパターンが種々の割合で混在しており，充実型が30％を超えるものは悪性度が高く，予後不良である．

MRIのT2強調像では，細胞密度の低い篩状型，管状型部分の豊富な腫瘍は高信号を示し，細胞密度の高い充実性部分が豊富な腫瘍は低信号を示す．腫瘍が増大すると，囊胞変性や壊死などが混在し，内部は不均一となることが多い．

口蓋に生じた腺様囊胞癌は，大・小口蓋神経に沿った神経周囲進展（perineural spread）を生じやすく，大・小口蓋管から翼口蓋窩への進展をしばしば認める（図3-18, 19）．画像上で翼口蓋窩への腫瘍浸潤は，翼口蓋窩の拡大と同部の脂肪層の消失によって診断される．腫瘍は翼口蓋窩から下眼窩裂，さらに正円孔を介して頭蓋内にも進展する．

ⅱ）粘表皮癌　mucoepidermoid carcinoma

各年齢層に生じ，小児や若年者にも発生する．小児にみられる悪性唾液腺腫瘍のなかでは最も多い．組織学的には粘液産生細胞，扁平上皮様細胞および中間細胞からなり，組織学的悪性度は，低悪性型（高分化型），高悪性型（低分化型）と中間型に分類される．低悪性型の粘表皮癌は，粘液産生細胞と分化の明瞭な扁平上皮様細胞が主体で，囊胞や腺腔を伴う胞巣を形成して増殖する．一方，高悪性型では，細胞異型の明瞭な扁平上皮様細胞と中間細胞とが充実性胞巣を形成して増殖し，囊胞腔や腺腔には乏しい．

口蓋に限局する小さな粘表皮癌では，リモデリングを伴う膨張性骨変化のみを認めることが多く，良性腫瘍との鑑別は困難である（図3-20）．腫瘍が増大すると骨壁を破壊し，上顎洞や鼻腔へ進展する（図3-21）．MRI T2強調像では一般に低悪性型の粘表皮癌は粘液貯留の囊

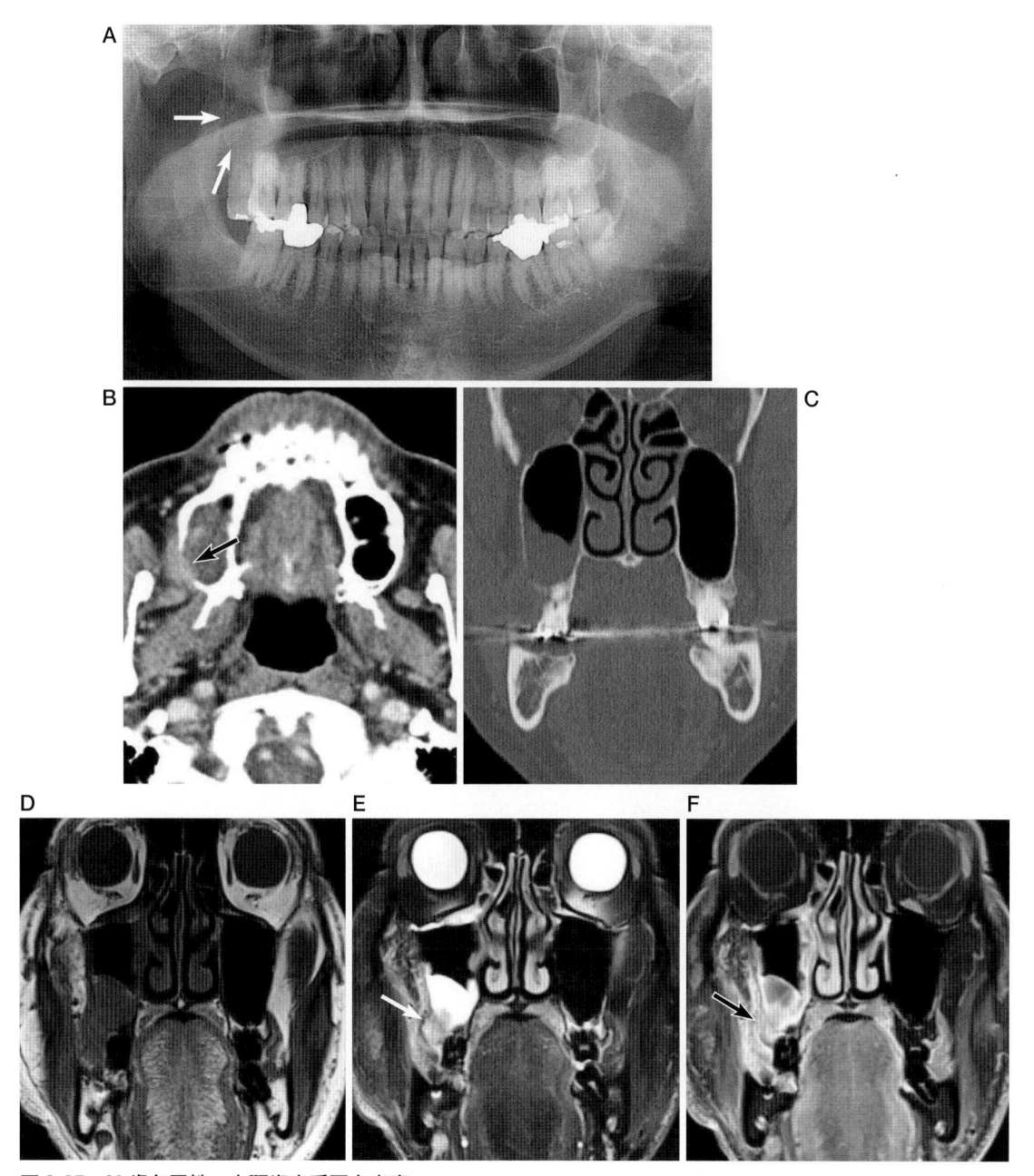

図 3-17　60 歳台男性　上顎歯肉扁平上皮癌
A：パノラマ X 線写真，B：造影 CT，C：CT 冠状断像（骨条件），D：T1 強調冠状断像，E：脂肪抑制 T2 強調冠状断像，F：脂肪抑制造影 T1 強調冠状断像　パノラマ X 線写真(A)では，右上顎智歯周囲の歯槽骨吸収像と上顎洞底～後壁の線の消失が認められる(→). CT(B,C)では右頬隙に進展する軟部腫瘤を認め，これは上顎洞骨壁を破壊して上顎洞内に一部浸潤している(B, →). 腫瘍は MRI の T2 強調像(E)で中等度～高信号を示し(→)，造影後(F)はやや不均一に増強されている(→). MRI では腫瘍と上顎洞内の液体貯留とを明瞭に区別することができる．

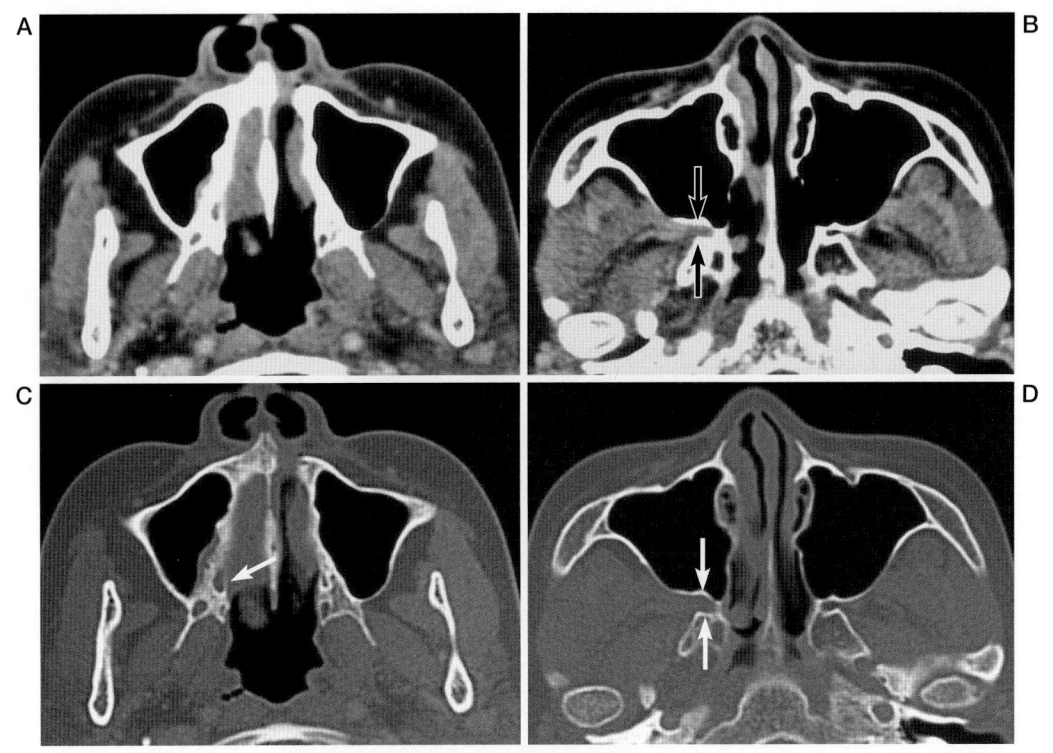

図 3-18　40歳台女性　小唾液腺(口蓋腺)由来の腺様嚢胞癌
A, B：造影 CT，C, D：CT(骨条件)　口蓋に生じた腺様嚢胞癌では，口蓋神経に沿った神経周囲進展，すなわち大口蓋管(C，→)または小口蓋管から翼口蓋窩への進展をしばしば認める．翼口蓋窩への腫瘍進展は，翼口蓋窩の拡大と同部の脂肪層の消失によって診断される(B, D，→)．

胞性部分を反映して高信号を示す．一方，高悪性型はその高い細胞密度を反映して低～中等度信号を示す．

b. 上顎洞に生じる疾患

1) 上顎洞炎　maxillary sinusitis
① 歯性上顎洞炎　odontogenic maxillary sinusitis

　歯性病巣に由来する上顎洞炎であり，上顎洞と交通または近接する上顎臼歯部の根尖性歯周炎，高度の辺縁性歯周炎，歯科治療による上顎洞穿孔や異物の迷入などが原因となる．通常，片側性に発生し，臨床症状としては鼻閉・鼻漏，歯肉頬移行部の腫脹や圧痛，患側の歯の打診痛，頬部の腫脹などがみられる．

　パノラマX線写真や単純X線Waters像では，上顎洞内部の粘膜肥厚や分泌液の貯留を反映して，患側上顎洞のX線不透過性亢進が認められる．急性炎症ではしばしば上顎洞の液面形成像が観察される．腫瘍や真菌性上顎洞炎と異なり，上顎洞骨壁の骨破壊を伴うことはない．歯性病巣の存在はおおむねパノラマX線写真によって診断可能であるが，小さな根尖部病変の存在や，病変と上顎洞との交通の有無は，CTまたはCBCTの冠状断像やdental CT

図3-19 50歳台女性 小唾液腺（口蓋腺）由来の腺様嚢胞癌
A〜C：造影CT，D：T1強調像，E：T2強調像，F：脂肪抑制T2強調冠状断像，G：脂肪抑制造影T1強調冠状断像　左口蓋に生じた腺様嚢胞癌（A，→）の進展により，翼口蓋窩は著明に拡大している（B，→），腫瘍は上顎洞や鼻腔，蝶形骨にも浸潤し，後方では外側翼突筋にも一部浸潤している（E，→）．腫瘍は内部に嚢胞形成を伴っている（C, G，▶）．

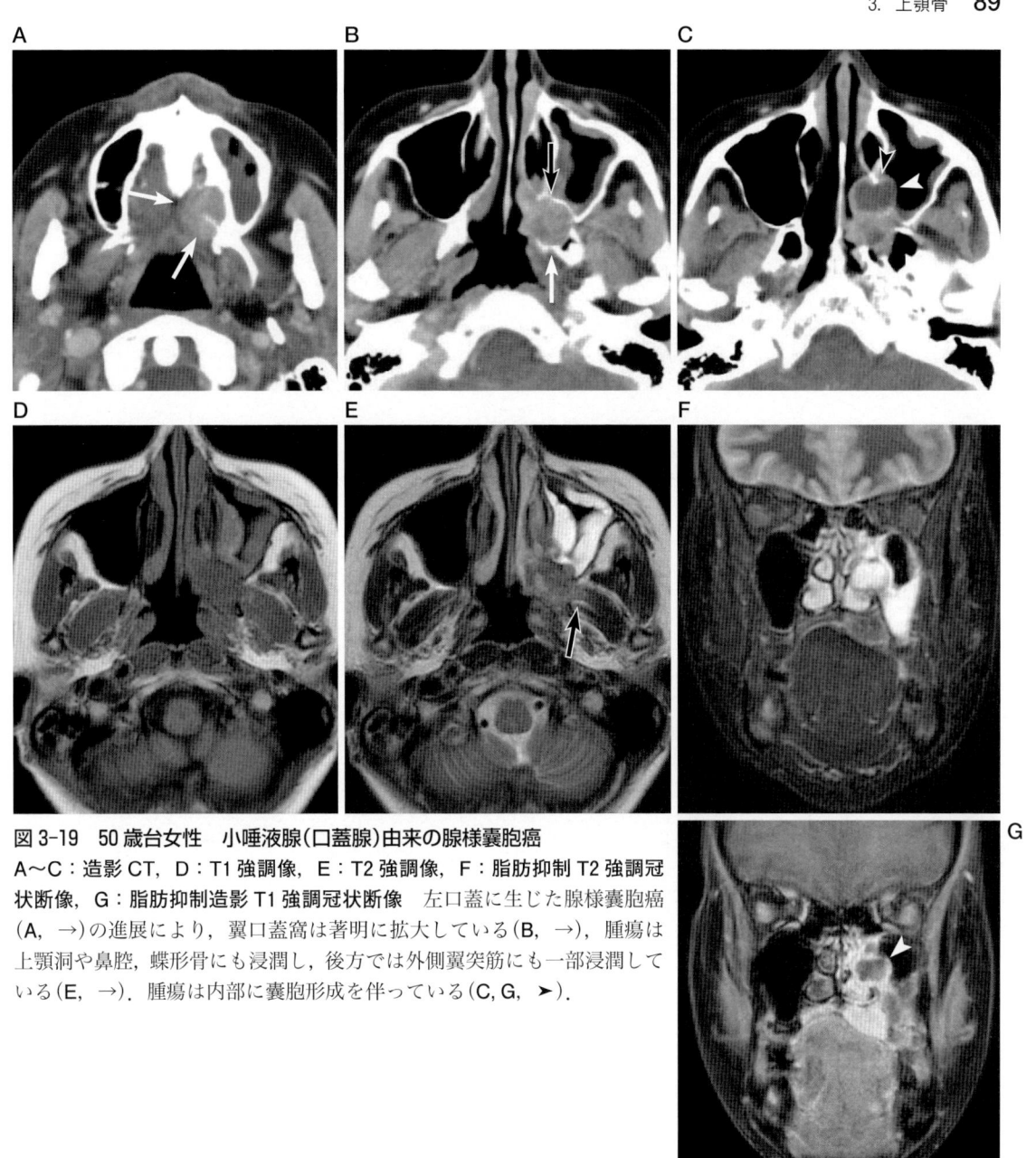

再構築画像によって初めて診断できることが多い（図3-22）．

② 真菌性上顎洞炎　fungal maxillary sinusitis

　真菌が原因となって生じる上顎洞炎であり，起炎真菌としてはアスペルギルスが最も多い．特徴的な臨床症状として，悪臭を伴う患側鼻孔からの膿性または粘性の鼻汁がみられる．
　真菌性上顎洞炎（鼻副鼻腔炎）は浸潤性と非浸潤性に分類され，さらに前者は急性と慢性，後者は菌球とアレルギー性に分類されている．臨床像や画像所見はタイプ毎に異なるが，それぞれが移行または合併して存在する場合もある．浸潤性では骨破壊や隣接する軟部組織へ

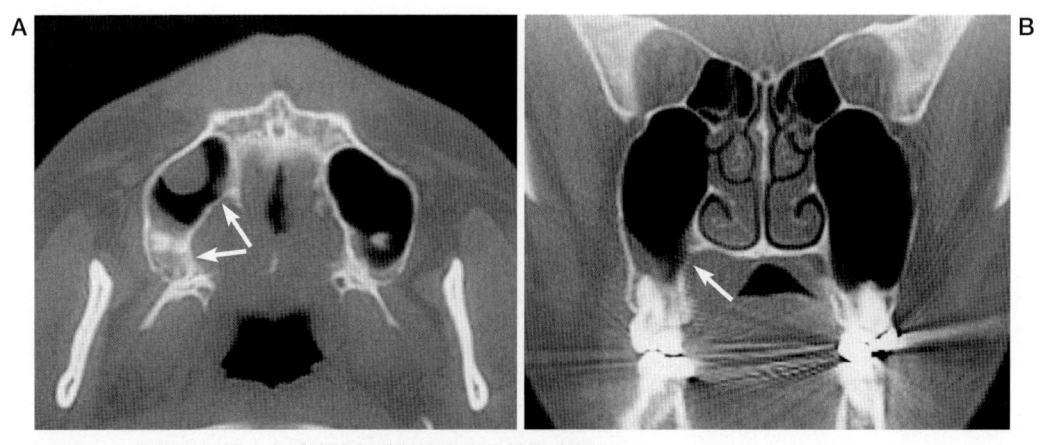

図 3-20　20 歳台男性　小唾液腺（口蓋腺）由来の粘表皮癌
CT（骨条件）　A：横断像，B：冠状断像　腫瘤は右口蓋に限局しており，リモデリングを伴う膨張性の骨変化を伴っている（→）．画像所見からは良性腫瘍との鑑別は困難である．

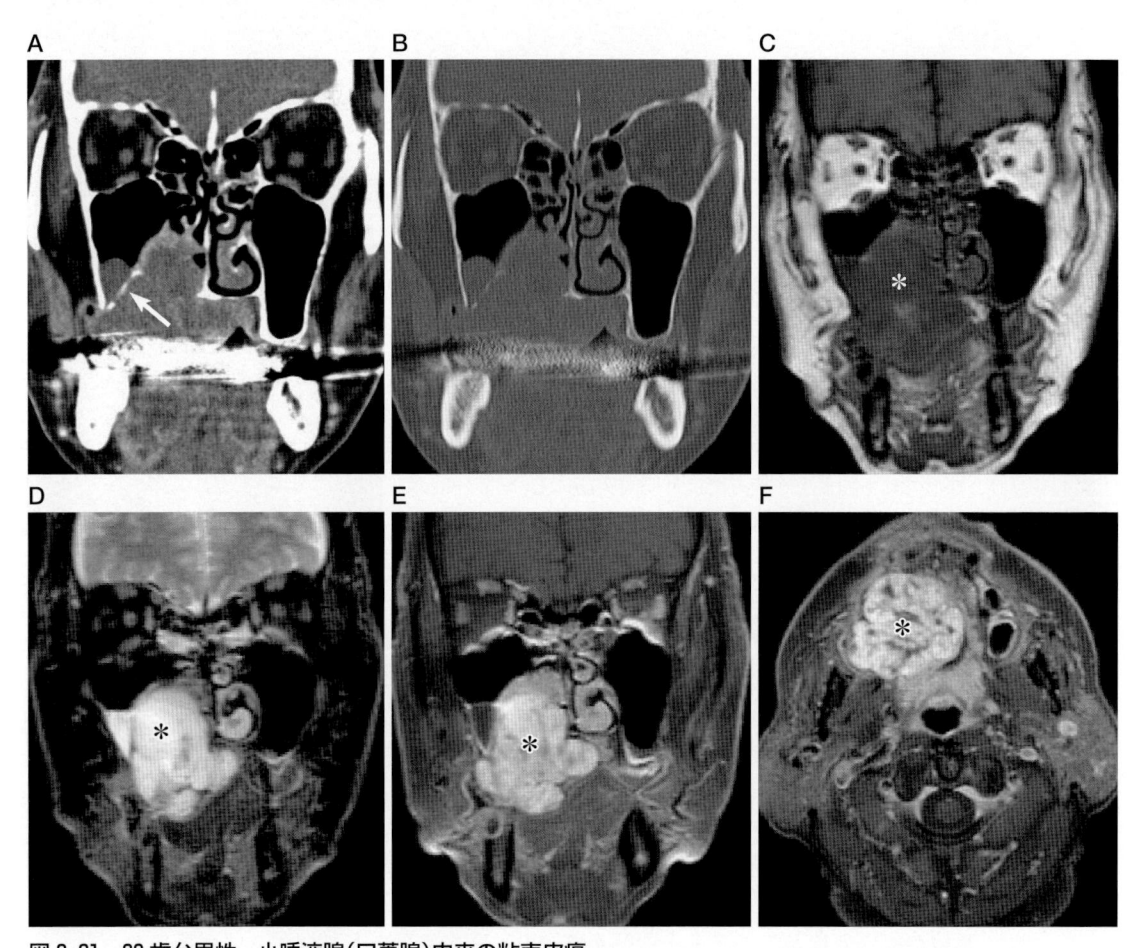

図 3-21　60 歳台男性　小唾液腺（口蓋腺）由来の粘表皮癌
A, B：CT 冠状断像（A：軟組織条件，B：骨条件），C：T1 強調冠状断像，D：脂肪抑制 T2 強調冠状断像，E：脂肪抑制造影 T1 強調冠状断像，F：脂肪抑制造影 T1 強調横断像　右口蓋から鼻腔，上顎洞に進展する腫瘤を認める．腫瘤による骨破壊は浸潤性骨破壊が主体であるが，上顎洞骨壁には膨張性の骨変化もわずかに認める（A, →）．腫瘍（*）は T1 強調像（C）では低～中等度信号，T2 強調像（D）では高信号を示し，造影後（E, F）はやや不均一に増強されている．

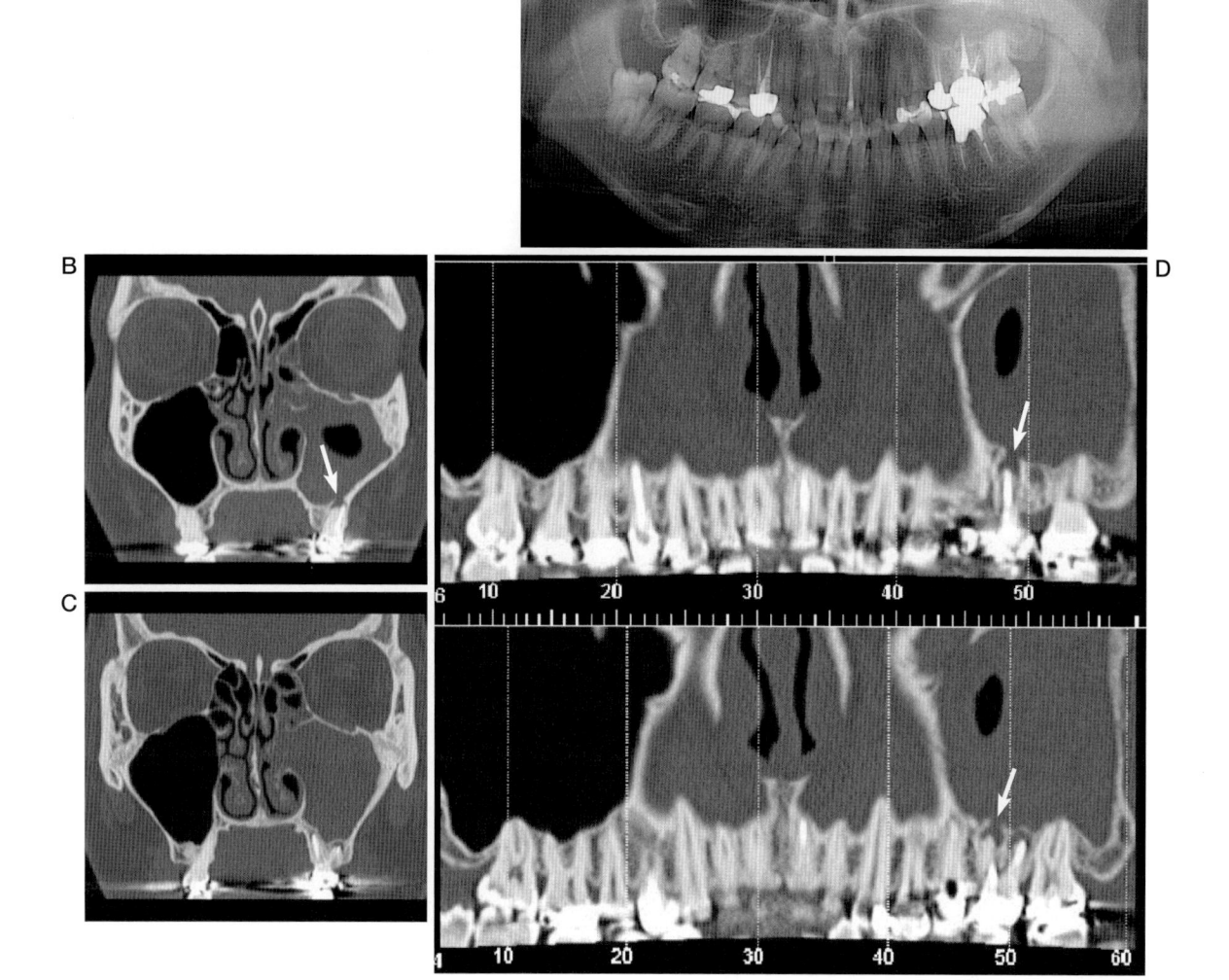

図3-22 30歳台女性 歯性上顎洞炎
A:パノラマX線写真,B, C:CT冠状断像(骨条件),D:dental CT再構築画像 パノラマX線写真(A)では,左上顎洞のX線不透過性亢進を認める(＊).上顎洞骨壁の骨破壊像はみられない.左上顎第2小臼歯と第1大臼歯は失活歯であるが,この写真では歯性病巣の存在ははっきりしない.CT(B, C)では,左上顎洞は炎症性と考えられる軟部腫瘤影によってほぼ占められており,これは中鼻道や前篩骨洞の一部にも進展している.左上顎第1大臼歯のすべての歯根尖に歯性病巣が認められ,それらのうち近心頬側根根尖の病巣は上顎洞と交通している(B, D,→).左上顎第1大臼歯を原因とする歯性上顎洞炎の所見である.

の浸潤が認められ,しばしば悪性腫瘍との鑑別が必要となる(図3-23).病変はCTでは淡い高吸収を呈し,真菌塊の石灰化に相当する高吸収域を伴う場合もある.またMRIのT2強調像では,特徴的な著明な低信号を呈する.これは濃縮されたタンパク成分や,真菌の代謝によって生じるマンガンや鉄イオンの存在によるものであり,真菌性上顎洞炎を疑う所見とされている[7,17,18](図3-24).

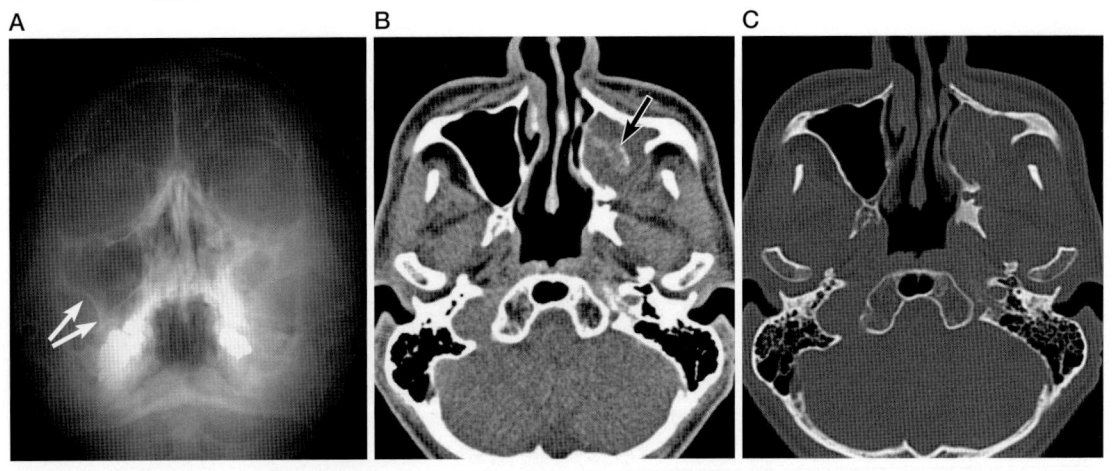

図 3-23　40 歳台男性　真菌性上顎洞炎
A：単純 X 線写真（Waters 像），B, C：CT（B：軟組織条件，C：骨条件）　Waters 像（A）では，左上顎洞の X 線不透過性が亢進しており，左側では頬骨下稜の線（右側：→）が一部消失している．CT（B, C）では左上顎洞は軟部腫瘤によって占められ，その内部には高吸収域が混在している（B，→）．腫瘤は上顎洞後壁を破壊し，隣接する脂肪層に進展している．残存する上顎洞骨壁や上顎骨頬骨突起，翼状突起には骨硬化を認める．

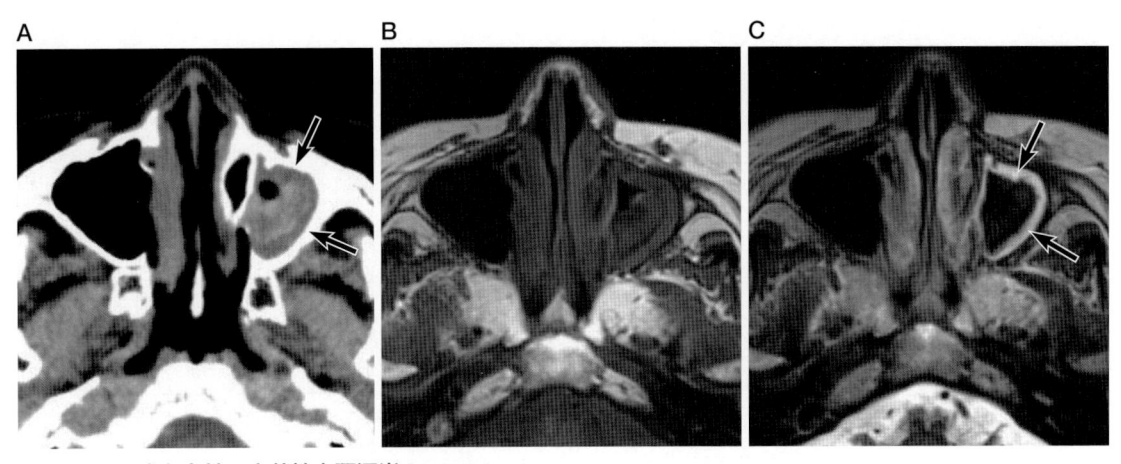

図 3-24　80 歳台女性　真菌性上顎洞炎
A：CT（軟組織条件），B：T1 強調像，C：T2 強調像　CT（A）では左上顎洞に軟部腫瘤が認められ，辺縁部を除き，淡い高吸収を示している（→）．MRI の T2 強調像（C）では左上顎洞は，辺縁部の炎症性粘膜肥厚を除き，著明な低信号を示している（→）．この低信号は濃縮されたタンパク成分や真菌の代謝によって生じるマンガンや鉄イオンの存在によるもので，真菌性上顎洞炎を疑う所見とされている．

2）嚢　胞

① 貯留嚢胞　retention cyst

　上顎洞粘膜の粘液腺の流出障害に起因する嚢胞であり，粘液貯留嚢胞ともよばれる．洞底部に生じることが多く，ほとんどの症例は臨床的に無症状であり，パノラマ X 線写真にて偶然に発見されることが多い．臨床症状のない貯留嚢胞は，基本的に治療の対象とはならない．
　典型像では，パノラマ X 線写真で，上顎洞底部のドーム状または半球状の X 線不透過像としてみられる（図 3-25）．上顎洞骨壁の変化を伴うことはなく，歯槽部に生じた歯原性嚢胞や腫瘍とは，上顎洞底の挙上所見がみられないことによって鑑別できる．大きさはさまざまで

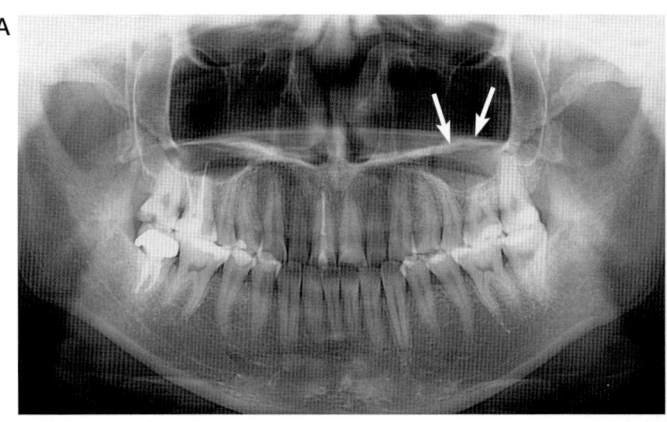

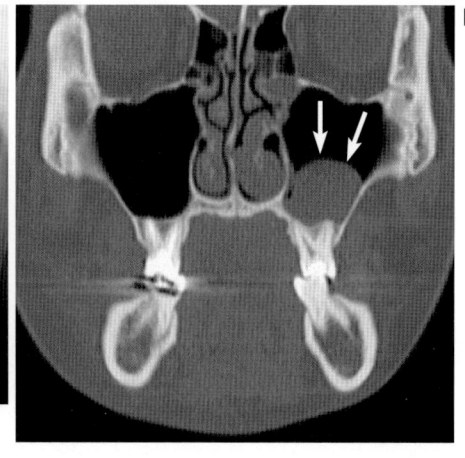

図 3-25　30 歳台男性　上顎洞貯留囊胞
A：パノラマ X 線写真，B：CT 冠状断像　パノラマ X 線写真(A)では，左上顎洞底部にドーム状の軟部腫瘤が認められる(→)．腫瘤の存在は CT(B)ではさらに明瞭である(→)．上顎洞骨壁の骨破壊像はみられない．貯留囊胞は上顎洞粘膜の粘液腺の流出障害によって生じる囊胞であり，基本的に治療の対象とはならない．歯槽部に生じた歯原性囊胞とは上顎洞底の挙上がみられないことによって容易に鑑別できる．

あるが，上顎洞に充満するほど増大することはほとんどない．CT では，内部均一な低吸収の腫瘤として認められる．MRI では，T1 強調像で低〜中等度の信号強度，T2 強調像では著明な高信号を呈する．

② 術後性上顎囊胞　postoperative maxillary cyst

慢性上顎洞炎に対する手術は，近年では上顎洞のドレナージと換気の改善を目的とした低侵襲の機能的内視鏡下副鼻腔手術(functional endoscopic sinus surgery：FESS)が主流となっているが，従来は Caldwell-Luc 法とよばれる上顎洞根治手術が広く行われていた．これは上顎歯肉頬移行部に横切開を加えて犬歯窩を開削し，この開窓部を介して上顎洞内粘膜をすべて除去したうえで，上顎洞と下鼻道との間に対孔を形成する方法である．同手術後の上顎骨の変形は著明であり，多くの場合，瘢痕化と骨添加によって上顎洞の内腔は縮小するか，あるいは完全に消失する(図 3-26)．

術後性上顎囊胞は，上顎洞根治手術後 10 年以上経過してから生じる囊胞であり，同手術の合併症のひとつである．洞内に残存した粘膜が瘢痕組織の中に埋入されて分泌液が貯留すること，手術部位に侵入した鼻粘膜が対孔の閉鎖のために孤立化して囊胞を生じることなどによる．おもな臨床症状は，上顎歯肉から歯肉頬移行部，頬部にかけての腫脹や違和感，咬合痛，鼻閉などである．上方に進展すれば眼球突出や複視などの眼症状も出現する．

術後性上顎囊胞は著明な術後変形を伴う上顎洞の中に生じるため，単純 X 線写真による診断はしばしば困難であり，CT や MRI が有用である．CT では辺縁平滑な単房性または多房性の囊胞性腫瘤として認められ，骨壁の膨張性変化や吸収がみられる(図 3-27)．MRI では T1 強調像で低〜中等度信号強度，T2 強調像で著明な高信号を示すものが多いが，内容液のタンパク濃度によって信号強度は変化する．

近年は Caldwell-Luc 法による上顎洞手術は減少しており，術後性上顎囊胞の発生も少なくなっている．

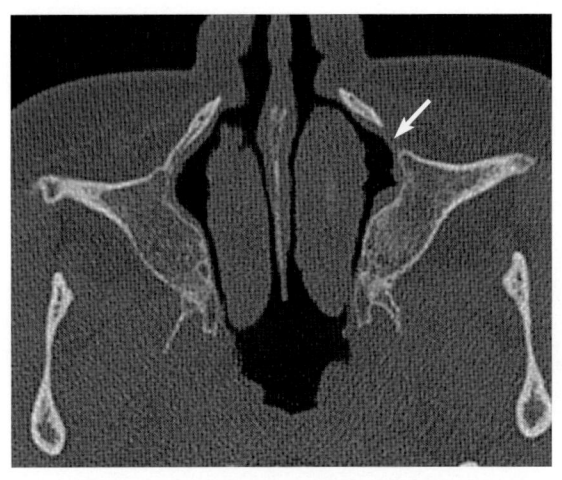

図 3-26　60歳台男性　両側上顎洞根治手術後の上顎洞の変形
CT（骨条件）　上顎洞根治手術（Caldwell-Luc 法）後の上顎洞の変形は著明であり，多くの場合，瘢痕化と骨添加によって上顎洞の内腔は著明に縮小するか，または完全に消失する．左上顎洞前壁には，開窓による骨欠損が残存している（→）．下鼻道の幅は拡大している．

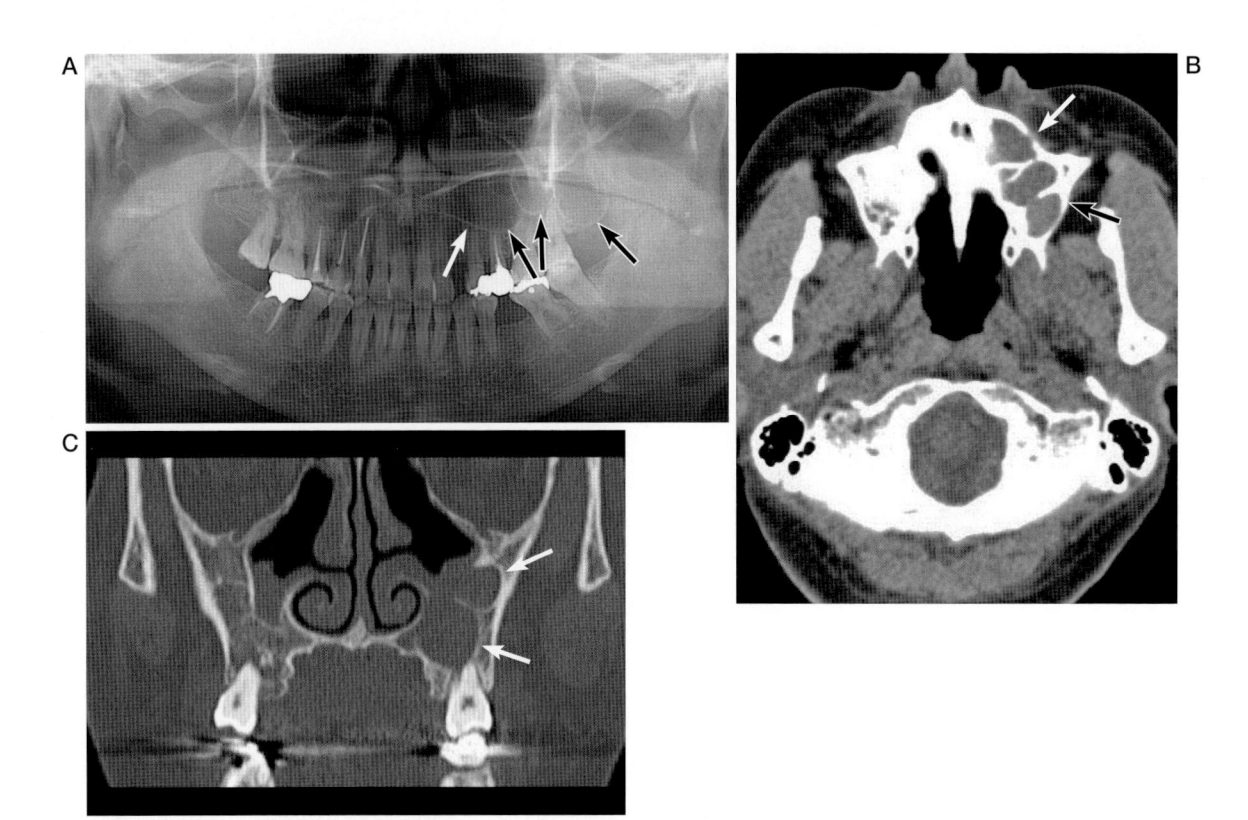

図 3-27　60歳台女性　術後性上顎嚢胞
A：パノラマ X 線写真，B：CT（軟組織条件），C：CT 冠状断像（骨条件）　患者は，約 25 年前に両側上顎洞根治手術（Caldwell-Luc 法）を受けていた．パノラマ X 線写真（**A**）では，左右ともに上顎洞の正常構造は消失している．左上顎骨には多房性の X 線透過像がみられるが（→），輪郭ははっきりしない．CT（**B,C**）では，左右上顎骨の術後変形がみられる．左上顎骨には，隔壁構造を伴う軟部腫瘤が認められ（→），上顎洞前壁および後壁の軽度膨隆を伴っている．

3) 良性腫瘍または腫瘍類似疾患
① 血瘤腫　organized hematoma

血瘤腫という名称は鼻副鼻腔に生じる易出血性良性腫瘤の総称であり，真の腫瘍ではない．年齢層は小児から高齢者まで幅広く，上顎洞に片側性に生じることが多い．臨床症状としては，反復する鼻出血が最も多い．病理組織学的には凝血塊や肉芽組織，器質化した血栓などがみられるが，腫瘍組織は認められない．血瘤腫の明らかな成因は不明であるが，上顎洞内に生じた血腫の吸収が妨げられて洞内にとどまり，そこに線維化や新生血管からの出血が生じて緩徐に増大していくと考えられている．

CTでは片側の上顎洞を占拠する軟部腫瘤として認められ，上顎洞骨壁の膨張性骨変化を伴う（図3-28）．MRIでは，繰り返す出血を反映して，T1強調像，T2強調像ともに不均一な信号強度を示す．すなわちT1強調像ではメトヘモグロビンの混在による高信号域が認められ，T2強調像ではヘモジデリンの沈着などによる低信号域がみられる[7,17〜19]．造影後は不均一な増強効果を示す．

4) 上顎洞に生じる悪性腫瘍
① 扁平上皮癌　squamous cell carcinoma

上顎洞癌の約90％は上顎洞粘膜に由来する扁平上皮癌である．好発年齢は50〜60歳であり，性別は女性よりも男性に多い．上顎洞は骨に囲まれているため，上顎洞癌の初期には症状が出現しにくい．しかし，進行とともに，その進展方向に応じてさまざまな臨床症状を呈するようになる．前方や外方進展では頬部の腫脹や知覚鈍麻，下方進展では歯痛や歯の動揺，歯槽部や口蓋部の腫脹がみられる．また，内方進展では種々の鼻症状や流涙，上方進展では眼窩内進展，眼球突出や複視，後方進展では翼突筋の浸潤による開口障害を生じる．頸部リンパ節への転移は，歯肉原発の扁平上皮癌より少ない．

画像診断においては，病期分類のために進展範囲の診断が最も重要である[20]（表3-1）．CTでは骨破壊を伴う軟部腫瘤として描出され，造影剤による増強効果を認める（図3-29）．腫瘍は上顎洞骨壁を浸潤性に破壊し，骨のリモデリングは通常みられない．MRIのT1強調像では低〜中等度信号強度，T2強調像では中等度〜高信号強度を示し，造影にて不均一な増強効果を示す（図3-30）．周囲軟組織への進展の評価や，上顎洞内の腫瘍と炎症性変化や貯留液とを区別するうえではMRIが優れている．

② 唾液腺由来の悪性腫瘍

副鼻腔には小唾液腺に類似した腺組織があり，同組織からは唾液腺腫瘍と相同の癌が発生しうる．鼻腔・副鼻腔腫瘍のWHO分類のなかには，唾液腺型癌（salivary-gland type carcinomas）として，腺様嚢胞癌，腺房細胞癌，粘表皮癌，上皮筋上皮癌，明細胞癌，筋上皮癌，多形腺腫由来癌腫，多形低悪性度腺癌の8つが記載されている[11]．これらを併せた発生頻度は，鼻腔副鼻腔悪性腫瘍の約10％を占める．

腺様嚢胞癌は，鼻腔副鼻腔に生じる唾液腺型癌の約35％を占め，その約半数は上顎洞に発生する[17,18]．上顎洞に生じる腺様嚢胞癌の臨床症状としては，口蓋や頬部の腫脹，鼻閉，鼻出血，疼痛，知覚異常，知覚麻痺，歯の動揺などがあり，神経症状は腫瘍の神経周囲進展に由来するものとされる．病理組織学的所見は，他の唾液腺組織に生じるものと同様である．

腺様嚢胞癌による上顎洞骨壁の骨破壊は，扁平上皮癌と異なり，リモデリングを伴う膨張

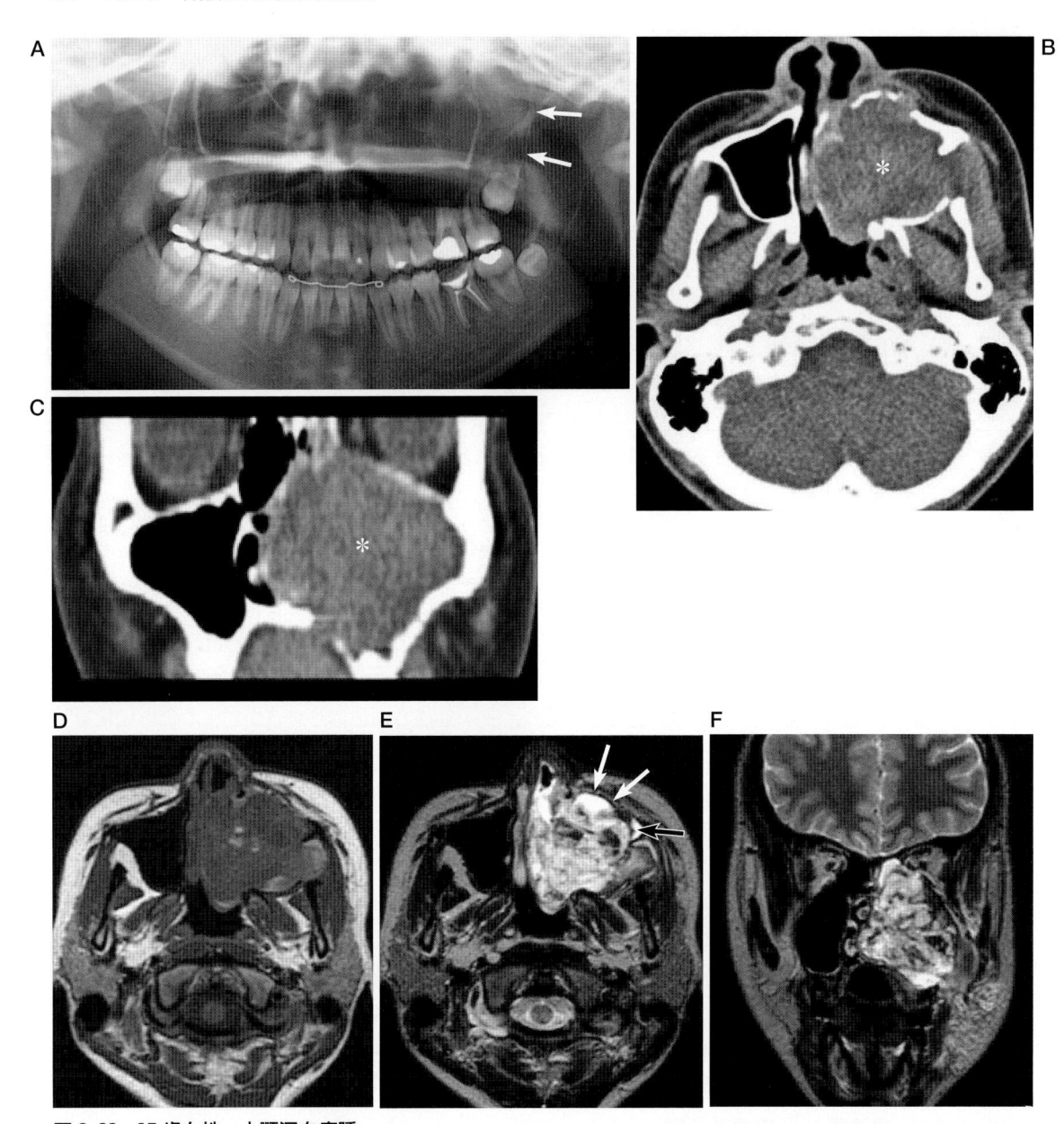

図 3-28　15 歳女性　上顎洞血瘤腫

A：パノラマ X 線写真，B：CT（軟組織条件），C：CT 冠状断像，D：T1 強調像，E：T2 強調像，F：T2 強調冠状断像　パノラマ X 線写真（A）では，左上顎洞の洞底線が不明瞭であり，また後壁に膨張性変化がみられることから（→），上顎洞に生じた拡張性病変の存在が疑われる．CT（B, C）では，左上顎洞および鼻腔を占拠する軟部腫瘤（＊）がみられ，著明な膨張性骨変化を伴っている．腫瘤は，MRI の T1 強調像（D）では中等度信号，T2 強調像（E, F）では高信号が主体であるが，繰り返す出血を反映して内部は不均一である．T2 強調像でみられる腫瘤周囲の低信号域は，腫瘤表面の線維性被膜を反映していると考えられる（E，→）．

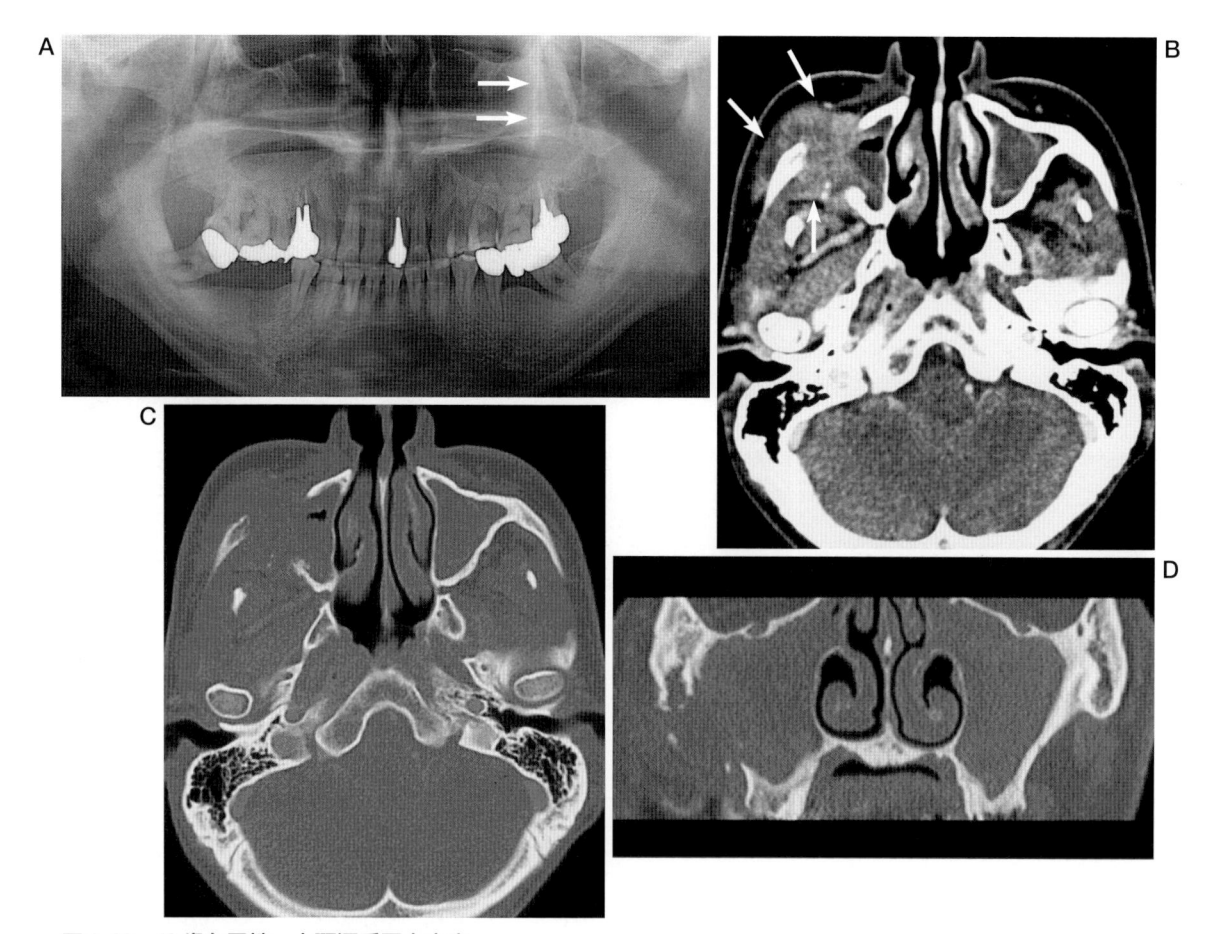

図 3-29　40 歳台男性　上顎洞扁平上皮癌
A：パノラマ X 線写真，B, C：CT（B：軟組織条件，C：骨条件），D：CT 冠状断像（骨条件）　パノラマ X 線写真（A）では，パノラマ無名線（左側：→）が右側にて消失しており，右上顎骨頰骨突起やその近傍の骨破壊が示唆される．CT（B〜D）では右上顎骨に腫瘍が認められる（B，→）．腫瘍は上顎洞骨壁や頰骨突起を浸潤性に破壊して，周囲の軟組織に浸潤している．右上顎洞には炎症所見が混在している．左上顎洞も炎症性と考えられる軟部腫瘤影によって占められている．

性の骨破壊が主体であることが多い（図 3-31）．また，腺様囊胞癌は神経周囲進展をとる頻度が高く，頭蓋内に及ぶことがある．神経管・孔の拡大や破壊，その内部あるいは下方での正常脂肪の消失は神経周囲進展を示す所見であり，頭蓋底の注意深い評価が重要である．

③ 悪性リンパ腫　malignant lymphoma

　副鼻腔の悪性リンパ腫は上顎洞に最も多く，次いで篩骨洞に多い．組織学的には B 細胞型リンパ腫が多い．好発年齢は 50〜60 歳であり，女性よりも男性に多い．

　悪性リンパ腫による上顎洞骨壁の骨破壊の形態はさまざまであるが，一般に腫瘍の進展範囲に比較して骨破壊は軽度であり，CT では浸透性の骨破壊が多くみられる[21,22]（図 3-32）．MRI では，T1 強調像，T2 強調像ともに中等度信号強度を示す．拡散強調画像では，悪性リンパ腫は，その高い細胞密度を反映した低い ADC 値を示し，これは扁平上皮癌との鑑別のために有用である[23]．

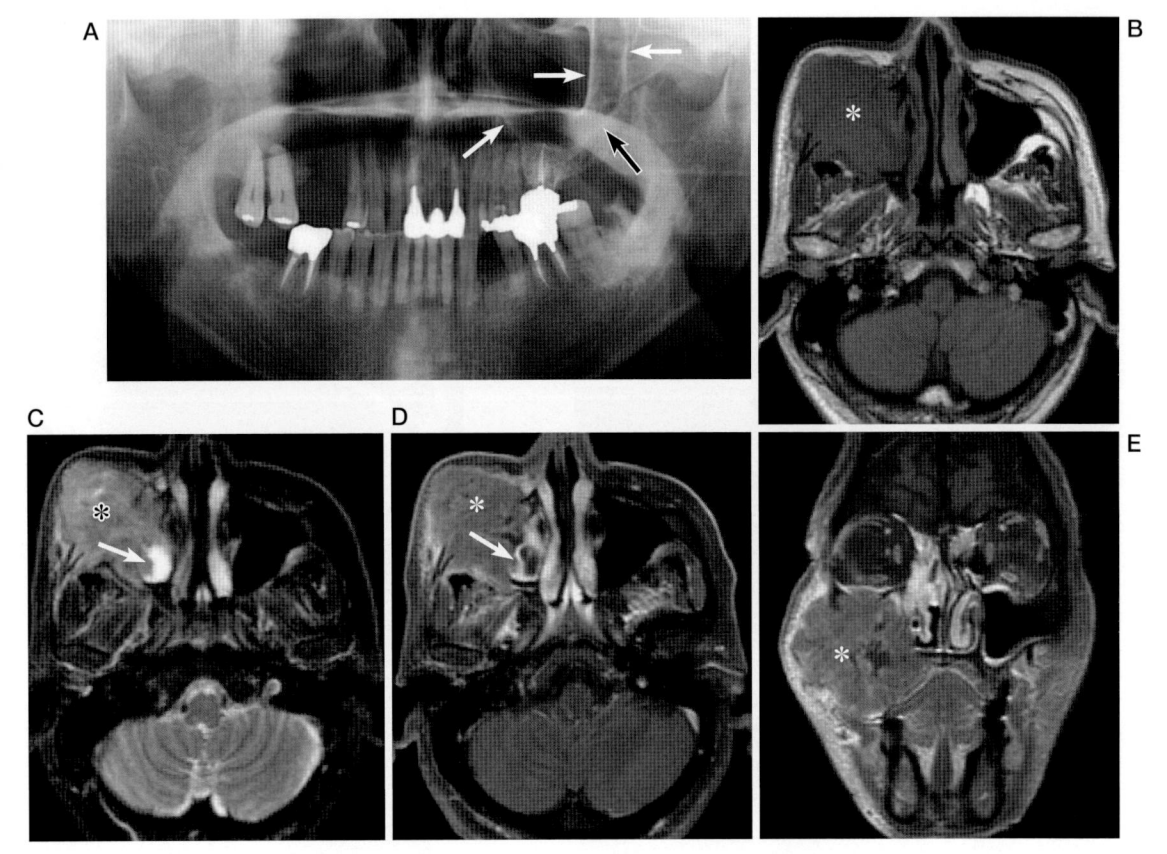

図 3-30　60 歳台男性　上顎洞扁平上皮癌
A：パノラマ X 線写真，B：T1 強調像，C：脂肪抑制 T2 強調像，D：脂肪抑制造影 T1 強調像，E：脂肪抑制造影 T1 強調冠状断像　パノラマ X 線写真(A)では，右上顎洞骨壁の線およびパノラマ無名線はほぼ完全に消失しており(左側：→)，広範な骨破壊を伴う腫瘍の存在が示唆される．MRI では，右上顎洞を占拠する腫瘍(＊)が認められる．これは上方では眼窩，下方では口腔，内方では鼻腔，外方，前方，後方では隣接する脂肪層に浸潤している．腫瘍は T1 強調像(B)では中等度信号，T2 強調像(C)では中等度〜高信号を示し，造影後(D, E)はやや不均一に増強されている．右上顎洞の後内方部には炎症性液体貯留を認め，腫瘍とは区別される(C, D，→)．

表 3-1　上顎洞癌の T 分類

T 分類	原発病変
TX	原発腫瘍の評価不可能
T0	原発腫瘍を認めない
T_{is}	上皮内癌
T1	上顎洞粘膜に限局する腫瘍，骨吸収または骨破壊を認めない
T2	骨吸収または骨破壊のある腫瘍，硬口蓋および/または中鼻道に進展する腫瘍を含むが，上顎洞後壁および翼状突起に進展する腫瘍を除く
T3	上顎洞後壁の骨，皮下組織，眼窩底または眼窩内側壁，翼突窩，篩骨洞のいずれかに浸潤する腫瘍
T4a	眼窩内容前部，頰部皮膚，翼状突起，側頭下窩，篩板，蝶形骨洞，前頭洞のいずれかに浸潤する腫瘍
T4b	眼窩尖端，硬膜，脳，中頭蓋窩，三叉神経第 2 枝以外の脳神経，上咽頭，斜台のいずれかに浸潤する腫瘍

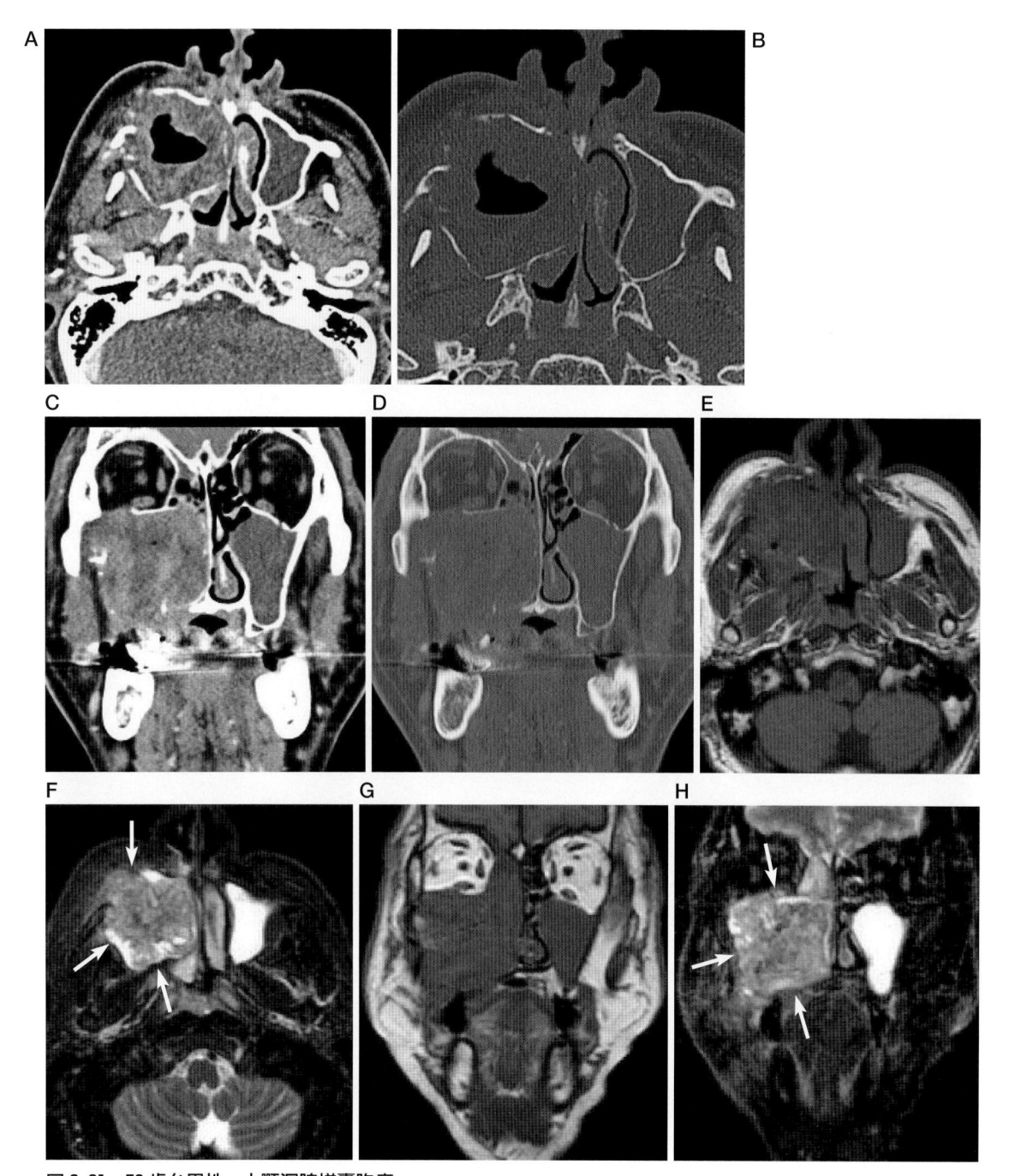

図 3-31 50歳台男性　上顎洞腺様嚢胞癌
A, B：CT（A：軟組織条件，B：骨条件），C, D：CT冠状断像（C：軟組織条件，D：骨条件），E：T1強調像，F：脂肪抑制T2強調像，G：T1強調冠状断像，H：脂肪抑制T2強調冠状断像　CT（A〜D）では右上顎洞と鼻腔を占拠する腫瘍を認める．腫瘍は上方では眼窩および前篩骨洞の一部，下方は口腔に進展している．扁平上皮癌と異なり，上顎洞骨壁の骨破壊は膨張性骨破壊が主体である．左上顎洞は炎症性軟部腫瘤影によって占められている．腫瘍は，MRIのT2強調像（F, H）では不均一な中等度信号を示す（→）．腫瘍の周囲には炎症所見と考えられる著明な高信号域が認められる．

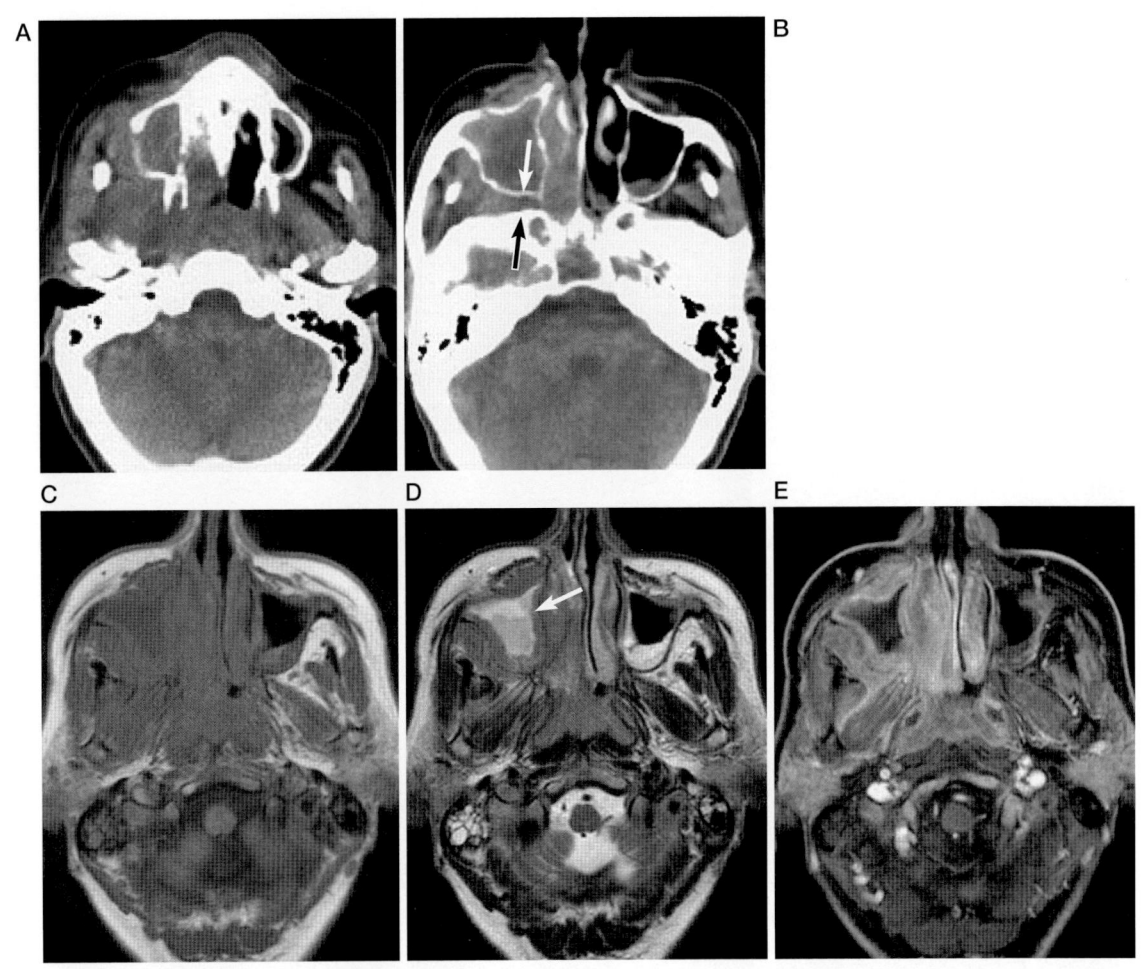

図 3-32　60 歳台男性　上顎洞悪性リンパ腫
A, B：CT（軟組織条件），C：T1 強調像，D：T2 強調像，E：脂肪抑制造影 T1 強調像　CT（A, B）では右上顎洞および隣接する脂肪層，咀嚼筋間隙，鼻腔，上咽頭に広がる腫瘍が認められる．腫瘍の進展程度に比較し，上顎洞骨壁の骨破壊は軽度であり，骨輪郭をおおむね保つ浸透性進展を示している．腫瘍は翼口蓋窩にも進展し，これを拡大している（B，→）．MRI では腫瘍は T1 強調像（C），T2 強調像（D）ともに中等度信号強度を示し，造影後（E）は増強効果を認める．右上顎洞内には，T2 強調像で不均一な高信号を示す液体貯留域を認める（D，→）．

最後に

　上顎骨に原発または進展する病変の画像所見を中心として解説した．画像診断の第一選択はパノラマ X 線写真をはじめとする単純 X 線写真であるが，複雑な解剖構造を有する上顎骨においては，投影画像による診断には限界がある．CT や MRI をはじめ多様な modality が利用できるようになった今日，各画像診断法の特徴と限界をよく理解し，これらを有効に併用した総合的な画像診断の重要性が強調される．

文 献

1) 上条雍彦：口腔解剖学 1．骨学．アナトーム社，1966：76-89.
2) 日本医学放射線学会，日本放射線科専門医会・医会編：画像診断ガイドライン 2013 年版．金原出版，2013：94-125.
3) Wood NK, Goaz PW, Goldman S：Solitary radiopacities not necessarily contacting teeth. In：Wood NK, Goaz PW(eds)：Differential diagnosis of oral lesions, 3rd ed. St Louis：CV Mosby, 1985：597-620.
4) Lee L：Inflammatory disease. In：White SC, Pharoah MJ(eds)：Oral radiology. principles and interpretation, 7th ed. St Louis：Elsevier, 2014：314-333.
5) 有地榮一郎，有地淑子：顎骨とその周囲の炎症．岡野友宏，小林 馨，有地榮一郎・編：歯科放射線学 第 5 版．医歯薬出版，2014：243-252.
6) Pharoah MJ：Cysts. In：White SC, Pharoah MJ(eds)：Oral radiology：principles and interpretation, 7th ed. St Louis：Elsevier, 2014：334-358.
7) 尾尻博也：頭頸部の臨床画像診断学 第 2 版．南江堂，2012：43-116.
8) Uzawa N, Suzuki M, Miura C, et al：Primary ameloblastic carcinoma of the maxilla：a case report and literature review. Oncol Lett 2015；9：459-467.
9) 森永正二郎，髙田 隆，長尾俊孝・編：頭頸部腫瘍 II．上気道・咽頭・口腔腫瘍と歯原性腫瘍．文光堂，2015：94-223.
10) Bodner L, Manor E, Shear M, et al：Primary intraosseous squamous cell carcinoma arising in an odontogenic cyst：a clinicopathologic analysis of 116 reported cases. J Oral Pathol Med 2011；40：733-738.
11) Barnes L, Eveson JW, Reichart P, et al：World Health Organization classification of tumors. pathology and genetics of head and neck tumors. IARC Press, Lyon, 2005.
12) Loyala AM, Cardoso SV, de Faria PR, et al：Clear cell odontogenic carcinoma：report of 7 new cases and systematic review of the current knowledge. Oral Surg Oral Med Oral Pathol Oral Radiol 2015；120：483-496.
13) Cheng Y, Long X, Li X, et al：Clinical and radiological features of odontogenic ghost cell carcinoma：review of the literature and report of four new cases. Dentomaxillofac Radiol 2004；33：152-157.
14) Hirshberg A, Shnaiderman-Shapiro A, Kaplan I, et al：Metastatic tumours to the oral cavity-pathogenesis and analysis of 673 cases. Oral Oncol 2008；44：743-752.
15) Pharoah MJ：Malignant diseases. In：White SC, Pharoah MJ(eds)：Oral radiology：principles and interpretation, 7th ed. St Louis：Elsevier, 2014：427-451.
16) Naville BW, Damm DD, Allen CM, et al：Salivary gland pathology. In：Naville BW, Damm DD, et al(eds)：Oral and maxillofacial pathology, 2nd ed. Philadelphia：WB Saunders, 2002：389-436.
17) 栗原宣子：鼻副鼻腔．尾尻博也，酒井 修・編：頭頸部の CT・MRI 第 2 版．メディカルサイエンスインターナショナル，2014：187-288.
18) 豊田圭子：鼻副鼻腔，上咽頭．興梠征典・編：放射線医学 頭頸部画像診断．金芳堂，2012：11-22.
19) Kim EY, Kim HJ, Chung SK, et al：Sinonasal organized hematoma：CT and MR imaging findings. AJNR Am J Neuroradiol 2008；29：1204-1208.
20) 日本頭頸部癌学会・編：頭頸部癌取扱い規約 第 5 版．金原出版，2012：4-50.
21) Yasumoto M, Taura S, Shibuya H, et al：Primary malignant lymphoma of the maxillary sinus：CT and MRI. Neuroradiology 2000；42：285-289.
22) Matsumoto S, Shibuya H, Tatera S, et al：Comparison of CT findings in non-Hodgkin lymphoma and squamous cell carcinoma of the maxillary sinus. Acta Radiol 1992；33：523-527.
23) Maeda M, Kato H, Sakuma H, et al：Usefulness of the apparent diffusion coefficient in line scan diffusion-weighted imaging for distinguishing between squamous cell carcinomas and malignant lymphomas of the head and neck. AJNR 2005；26：1186-1192.

4. 下顎骨

　顎骨は歯を植立し，その病変は歯原性，非歯原性を含め病理組織学的に多彩な成分で構成されている[1]．これら顎骨病変の画像診断は，従来から口内法，口外法による単純X線検査やパノラマX線検査が臨床で広く活用されてきた．しかしながら，近年これら顎骨病変にCTやMRIが広く用いられるようになり，病変の鑑別診断や進展範囲および治療効果判定に有効な画像検査となってきている[2〜7]．本章では，1) 下顎骨の解剖と加齢変化，2) 顎骨疾患への各画像検査法のポイントと正常像，3) CT，MRIを中心とした鑑別診断のデイシジョンツリー，4) CT，MRIを中心とした代表的な顎骨病変の特徴像，および5) 顎骨嚢胞，腫瘍の術後の読影ポイントについて述べる．

4.1　下顎骨の解剖と加齢変化

　顎骨は，上顎骨および下顎骨により構成され，最大の特徴は歯を植立していることで，200余個の全身諸骨のうち，解剖学的に特異な存在である[7]．
　下顎骨は下顎頭を除き，膜性骨化機転によって形成され，下顎骨の皮質骨は管状骨様にやや厚いのが特徴である．また，下顎骨は左右に顎関節を有し，可動性である．皮質骨の内部には骨梁が存在し，その内部には骨髄を有する．下顎骨は上顎骨と比べ，骨梁が密であり，下顎管に沿うように顎骨内部に血流を認め，皮質骨も厚いのが特徴である．

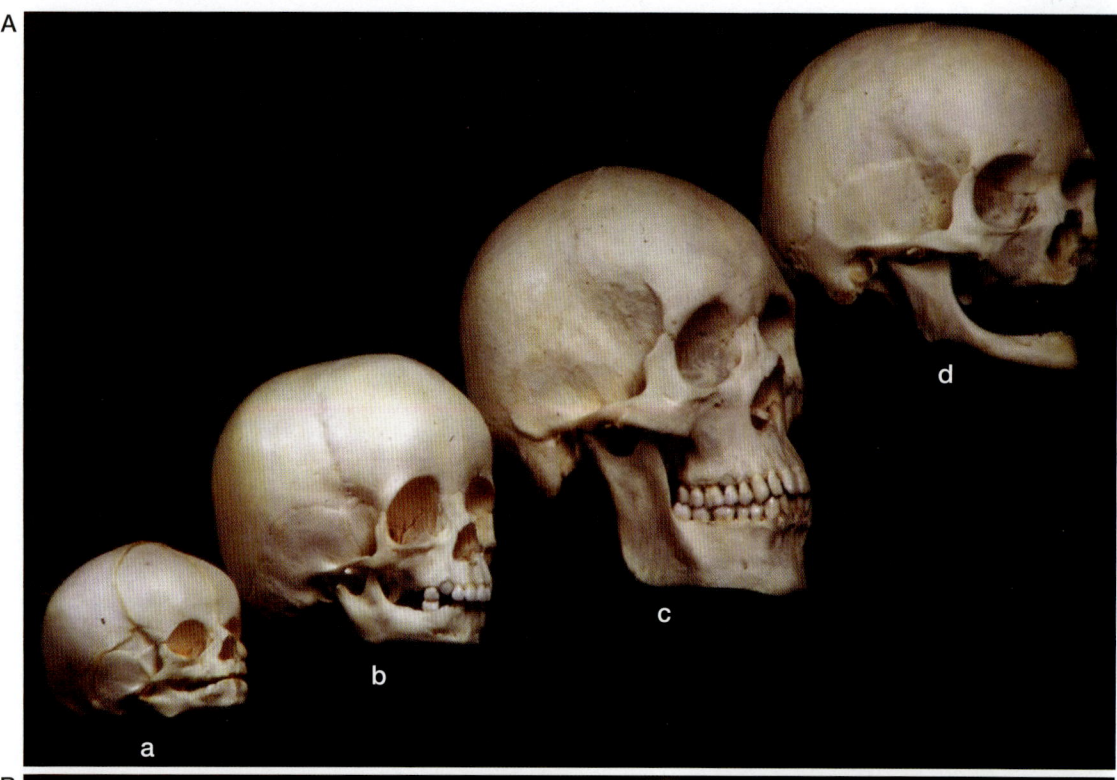

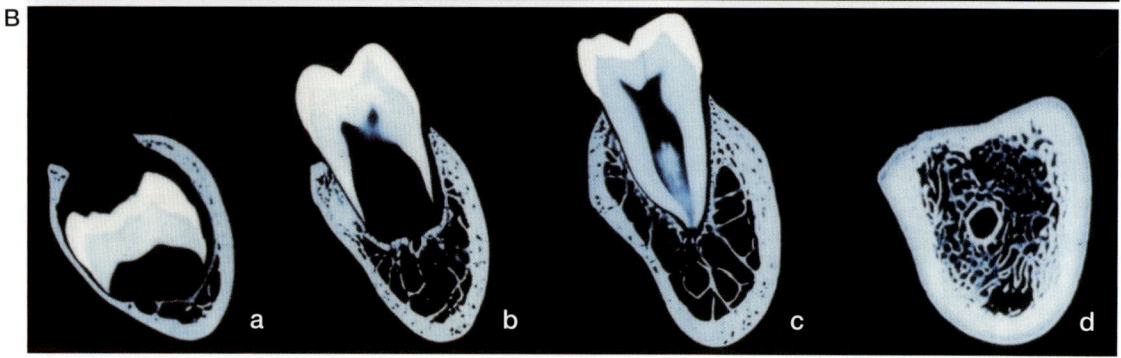

図4-1 顎顔面の加齢変化
A：歯の成長とともに顎骨の成長と退行性変化が形態変化(a→d)としてもみられる．B：歯の萌出とともに顎骨の骨径は太くなり(a→d)，歯の喪失とともに骨梁はまばらになり全体的に分布する．（文献9）より許可を得て転載）

a. 下顎骨の加齢変化

　顎骨では，加齢による形態やX線像の変化が顕著にみられる（図4-1）[8,9]．下顎骨は，歯の萌出に伴い骨梁が歯の周囲に集中し，加齢とともにさらに骨梁が太く，歯を支えるように発達する．しかし，歯の喪失とともに歯槽骨は喪失し，骨梁は細く変化し，顎骨全体にまばら

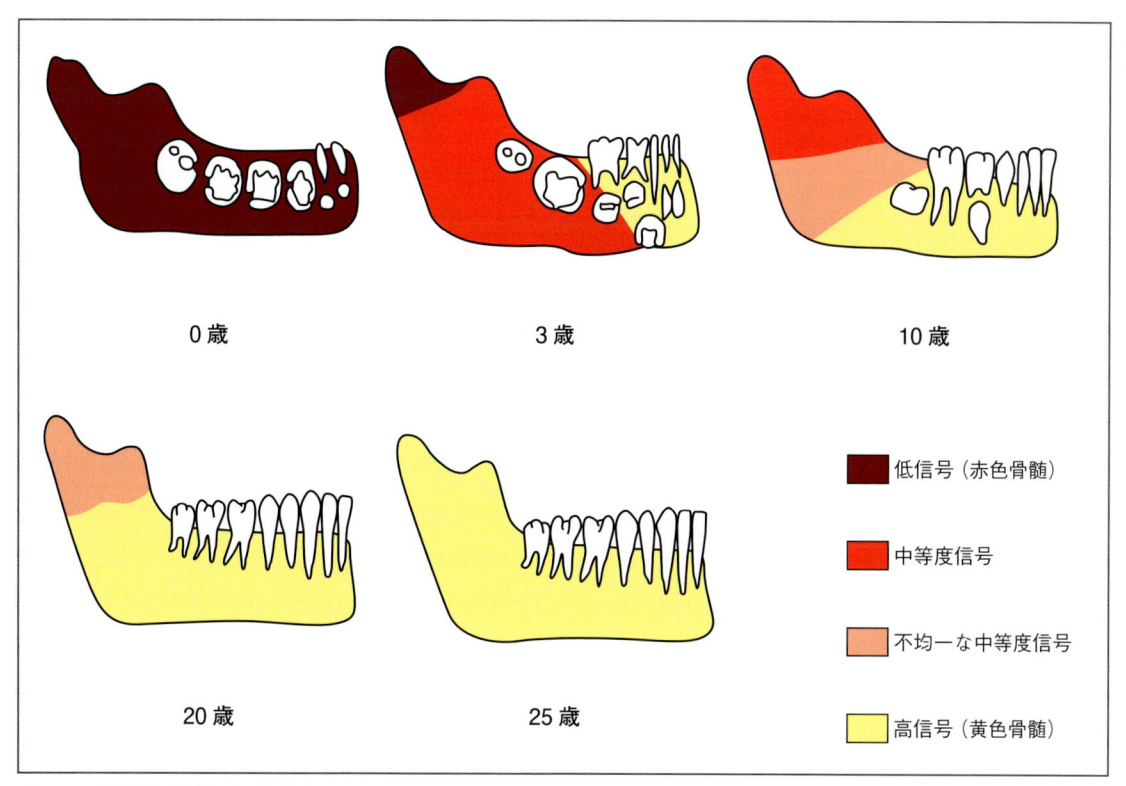

図 4-2　下顎骨骨髄の加齢変化
出生時の下顎骨骨髄はすべて赤色骨髄のため，T1 強調像で低信号を呈しているが，加齢とともに前歯部から臼歯部，下顎枝方向に黄色骨髄(脂肪髄)が増えていき，25 歳以上ではすべて黄色骨髄(脂肪髄)に置換する．よって成人の下顎骨の骨髄は T1，T2 強調像ともに高信号を呈する．下顎骨の正常な骨髄信号は年齢を考慮する必要がある．（文献 10）より改変）

に分布するように骨梁構造が大きく変化する．

　特に骨粗鬆症患者では，加齢とともに，顎骨の顕著な脂肪髄化と骨梁の細小化が進行し，骨梁が CT にて観察しにくくなる．下顎管の位置に特に注意をしなければならない．歯科インプラント治療の際にはこれらの加齢変化に注意して，下顎管 CT 像を観察する必要がある[9]（「8．口腔インプラントの画像診断」を参照）．

　また，下顎管の近心開口部となるオトガイ孔は，成人では第 2 小臼歯根尖近くに遠心方向にループ状に彎曲するが，小児の下顎骨は成長過程にあるため成人とは異なり，下顎管がループ状を呈さない[8]（図 4-4 の正常パノラマトレースのオトガイ孔部を参照）．

　下顎骨内部の骨梁間には比較的多くの骨髄が存在する．出生時の下顎骨骨髄はすべて造血能を有する赤色骨髄だが，加齢に伴い脂肪髄に置換し，25 歳以降では下顎骨の骨髄はほぼすべて黄色骨髄に置換される[10]．この骨髄の置換は MRI での信号強度や CT での濃度にも影響するため，下顎骨の画像診断時には下顎骨骨髄の正常な加齢性変化についてよく理解しておく必要がある（図 4-2）．

4.2 顎骨疾患への各画像検査法のポイントと正常像

a. 口内法およびパノラマX線検査のポイント

　口内法X線検査は，顎骨病変と歯の関係や，顎骨の小さな病変を観察するのに有効な単純X線検査のひとつである．パノラマX線検査は，1枚の写真で病変と歯の関係を顎骨の総覧像として得られる顎口腔検査特有の断層X線検査法のひとつである[11]．

　顎骨病変の画像診断は，従来からこれら口内法およびパノラマX線検査の画像所見をもとにしたものが多く報告されてきた．近年これらの検査法は急速にデジタル画像化が進んでいる[11]．CTやMRI検査に，口内法およびパノラマX線検査を追加することにより，特に歯原性病変で診断が容易になることがある．しかしながら，口内法は撮影範囲が小さく(通常3×4 cmのフィルム)，観察範囲が限定されること，パノラマX線検査は断層撮影であり種々の障害陰影が生じること，拡大像であり拡大率も部位により一定しないこと，病変の皮質骨の頰舌的な膨隆や破壊程度の診断が困難であることなど，必ずしも十分な検査法ではなく[11]，これらの欠点を十分に踏まえて読影する必要がある．

　口内法(下顎大臼歯部，図4-3)とパノラマX線写真の正常解剖(図4-4 A, B)を示す．

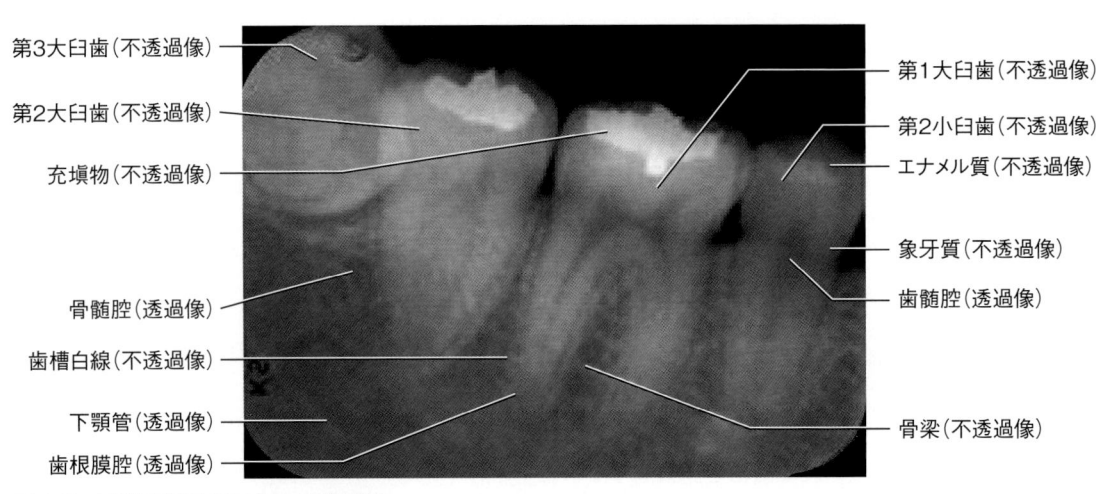

図4-3　正常下顎骨の口内法X線解剖
口内法X線写真　歯は歯根膜(正常の厚さ0.2 mm前後)を介して顎骨に植立している．エナメル質はヒトの組織で最も原子番号が高いものが集まり，ヒトの正常組織のなかで最もX線不透過性が強い．また，X線にて齲蝕(うしょく)は30〜50％以上脱灰が進行しないと検出できない．

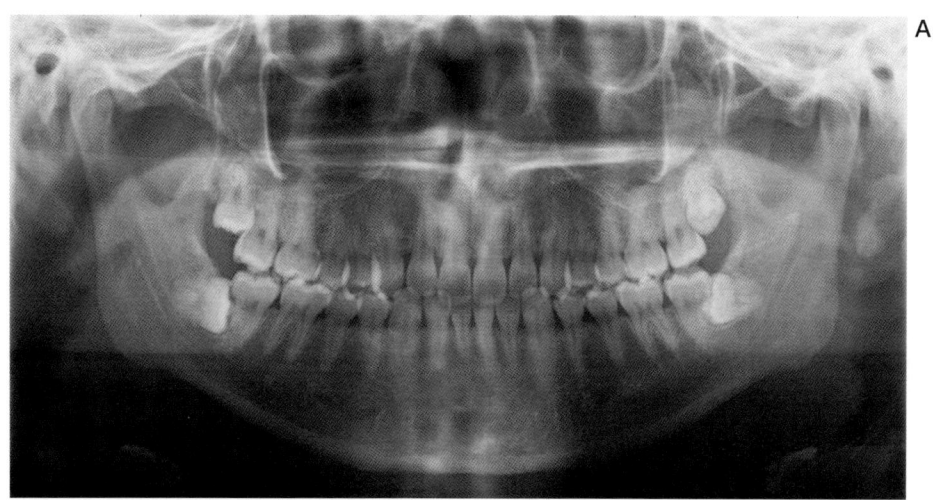

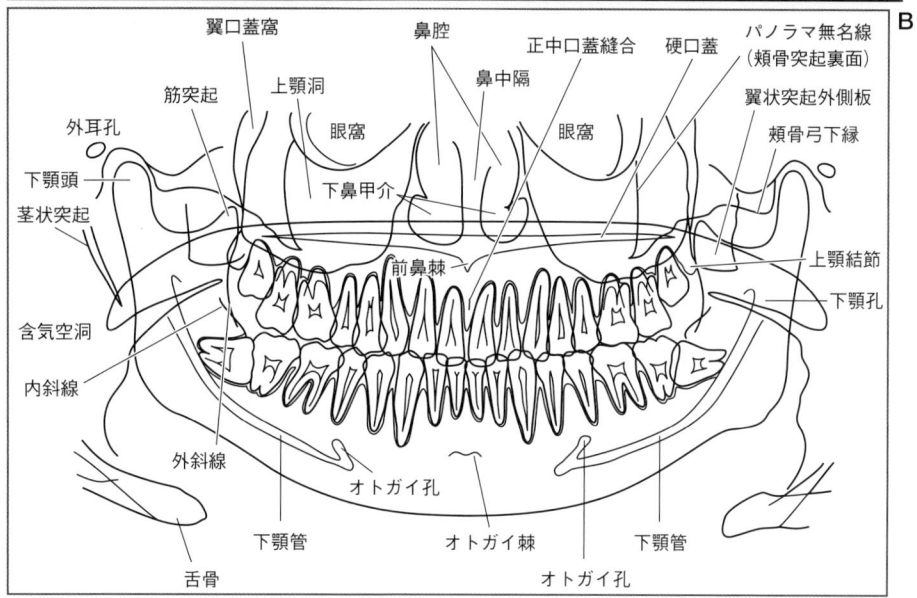

図4-4 正常下顎骨のパノラマX線解剖
A：パノラマX線写真，B：シェーマ

b. 顎骨のCT検査のポイントと正常像

　CTは，顎骨の骨吸収，骨硬化，頰舌的な膨隆，皮質骨の吸収や破壊および病変と下顎管との関係などの評価において有効な検査法である[7]．近年のMDCT（multidetector-row CT）やCBCT（cone-beam CT コーンビームCT）の普及により，高画質，高分解能の画像が容易に得られるようになった．顎骨病変は小さく，歯との関連性が重要なため，高分解能で撮影し，cross sectional（クロスカット）画像など，歯との関係が容易に観察できる再構成画像を作成し，軟組織表示と骨組織表示の2条件で観察することが望ましい．また，腫瘍の鑑別診断，病変の進展範囲，頸部リンパ節転移，および治療効果判定の診断には造影CT検査が推奨される（BOX 4-1）[7]．

> **Box 4-1** 顎骨病変の CT 検査時のポイント

1) 骨表示画像と軟組織表示画像を必ず用いる．
2) cross sectional（クロスカット）画像や再構成画像にて，顎骨と歯との関係を必ず観察する．
3) 金属アーチファクトを避けるため，咬合面に沿って撮影し，再構成画像を用いる．
4) 口腔癌の再発やリンパ節転移は造影 CT 検査を用いる．

顎骨の CT 撮影上の注意と再構成像

CT 撮影時には歯の金属修復物によるアーチファクトを極力避ける必要がある．近年の MDCT（マルチスライス CT）検査では咬合面に沿って，歯の金属修復物のアーチファクトが最も少なくなる断面で撮影し，再構成像を活用することが重要である．特に病変と根尖との関係は骨表示による顎骨の再構成像による縦断像（cross sectional 画像）で観察することが推奨されている[11]．

C. 顎骨の MRI 検査のポイントと正常像

MRI は，顎骨骨髄変化や嚢胞および腫瘍の鑑別診断，また悪性腫瘍の顎骨浸潤の診断および治療効果判定などに優れた検査法[12~15]である．また，近年では病変の検出や鑑別診断に脂肪抑制画像[16]や拡散強調画像[6]の有効性が報告されている．嚢胞と腫瘍の鑑別や腫瘍の進展範囲の診断には造影 MRI 検査が推奨される．一方，MRI では顎骨の石灰化物や皮質骨の描出が劣るため，これらの描出には X 線あるいは CT 検査を併用するべきである（BOX 4-2）．

1）顎骨の MRI 撮像上のポイント

病巣の大きさが小さいことから，効果的なコイル（多チャンネルのフェイズドアレイコイルや頭頸部用コイルなど）を用い，高分解能の画質を引き出す必要がある．スライス厚は症例に応じて決定する．病変が小さいため薄いスライスが理想であるが，S/N（信号雑音比）の低下を招かない 3~5 mm 程度にとどめることが望ましい．また脂肪抑制画像や拡散強調画像を併用し，質的診断や進展範囲の診断および治療効果判定などには造影 MRI 検査を行う[7]．

2）口腔内の金属アーチファクト

顎骨の MR 像に大きな影響を与える歯の金属修復物による金属アーチファクトは，すべての修復物から生じるものではない．アーチファクトは口腔内の歯の修復物のうち磁性体を含む金属修復物（Ni, Co, Fe など）によるものである．また，歯に充填された金属ばかりでなく，歯科治療時の切削バーからの金属粉の歯肉迷入によっても金属アーチファクトを生じる[17]．MRI では口腔内の金属からのアーチファクトは完全には避けられないが，金属アーチファクトは磁場方向に強く出現するため撮像方向を考慮する．また，金属アーチファクトが大きくなる撮像法（グラジエントエコー法など）を避けるなどの工夫が必要である．

Box 4-2　顎骨病変の MRI 検査時のポイント

1) 金属アーチファクトは磁場方向に強く出るので，撮像方向を考慮する．
2) 鑑別診断，進展範囲，治療効果判定には造影 MRI 検査を用いる．
3) 骨髄炎などの炎症の有無や進展範囲は脂肪抑制像を用いる．
4) 皮質骨の破壊や吸収の有無は CT 検査を併用する．

Box 4-3　顎骨疾患の画像検査の選択

最初に CT と MRI 検査のどちらを選択するか？
1) 囊胞と腫瘍の鑑別　　　　　MRI＞CT
2) 歯と病変の関係　　　　　　CT＞MRI
3) 顎骨への腫瘍浸潤　　　　　MRI≧CT
4) 顎骨骨髄異常の検査　　　　MRI＞CT
5) 皮質骨の破壊，吸収　　　　CT＞MRI
6) 軟組織への進展や炎症波及　MRI＞CT

※ MRI で腫瘍と囊胞の鑑別診断は 2 cm 以上の病変の大きさが望ましい．

(文献 4)より改変)

d. 顎骨疾患の画像検査において CT と MRI 検査のどちらを選択するか？

日常臨床において CT と MRI 検査のどちらを第一選択するかを BOX 4-3 に示す．両検査法の特徴を十分把握し，検査目的や疾患に応じた有効活用が推奨される[7,11]．

e. 顎骨の正常 CT 像および MR 像

正常顎骨の CT 像を図 4-5 に示す．歯および皮質骨は高吸収域を呈し，顎骨内部の骨梁は網状に認められる．顎骨骨髄は，成人では脂肪髄であるため表層脂肪に近い低吸収域を示す[7]．

正常顎骨の MR 像を図 4-6 に示す．MRI では歯および皮質骨は T1，T2 強調像ともに無信号域として認められる．成人では下顎骨の骨髄はほとんどが脂肪髄であるため，T1，T2 強調像ともに高信号を示す．血液疾患や骨髄疾患では正常脂肪髄の消失を認める．骨髄の評価では加齢に伴う骨髄の信号変化を含めた正常像を知っておく必要がある[8]（前出の「下顎骨の加齢変化について」の項を参照）．下顎骨内の下歯槽神経は T1 強調像で低信号，T2 強調像で中等度の信号を示す．

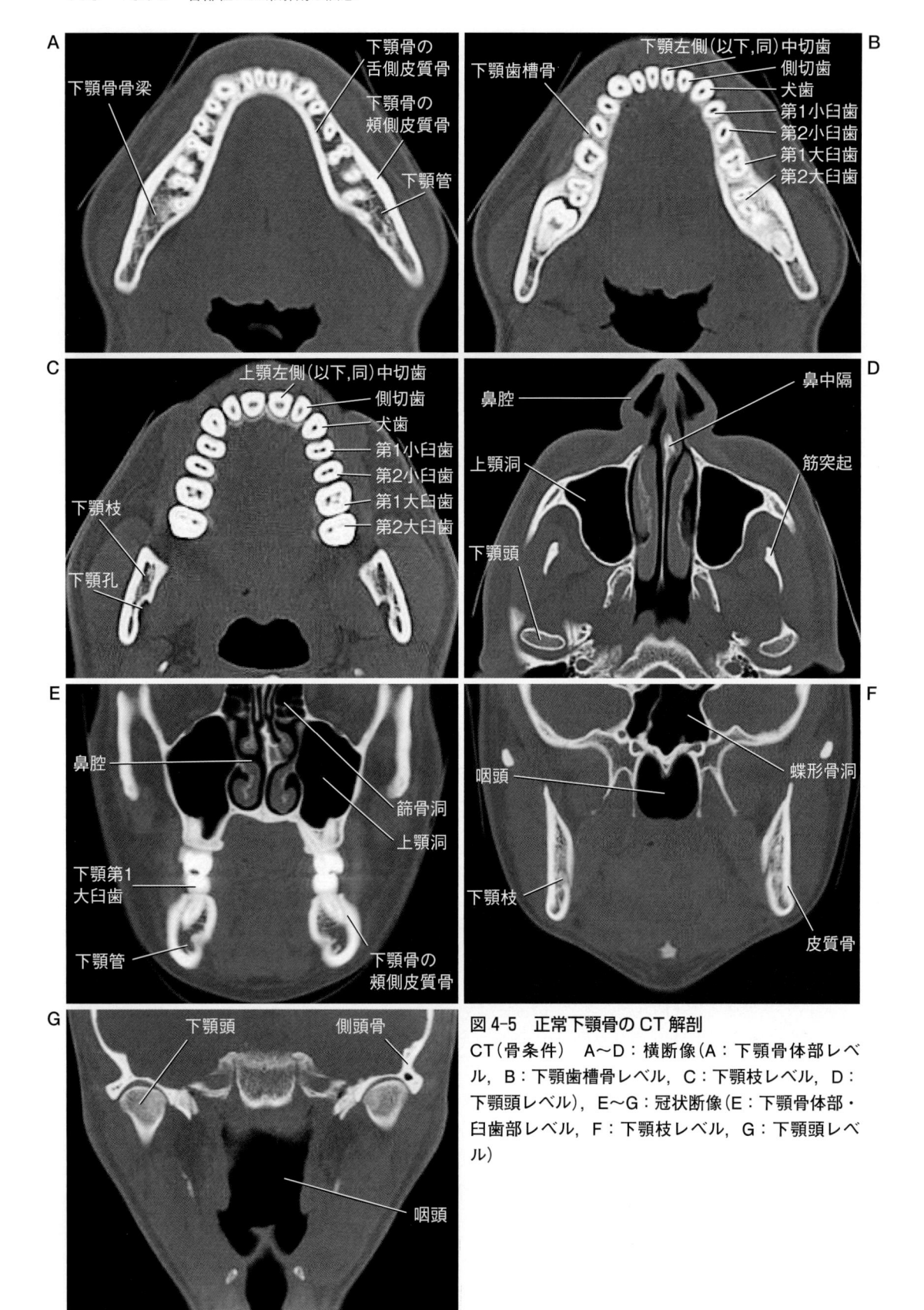

図 4-5　正常下顎骨の CT 解剖
CT（骨条件）　A〜D：横断像（A：下顎骨体部レベル，B：下顎歯槽骨レベル，C：下顎枝レベル，D：下顎頭レベル），E〜G：冠状断像（E：下顎骨体部・臼歯部レベル，F：下顎枝レベル，G：下顎頭レベル）

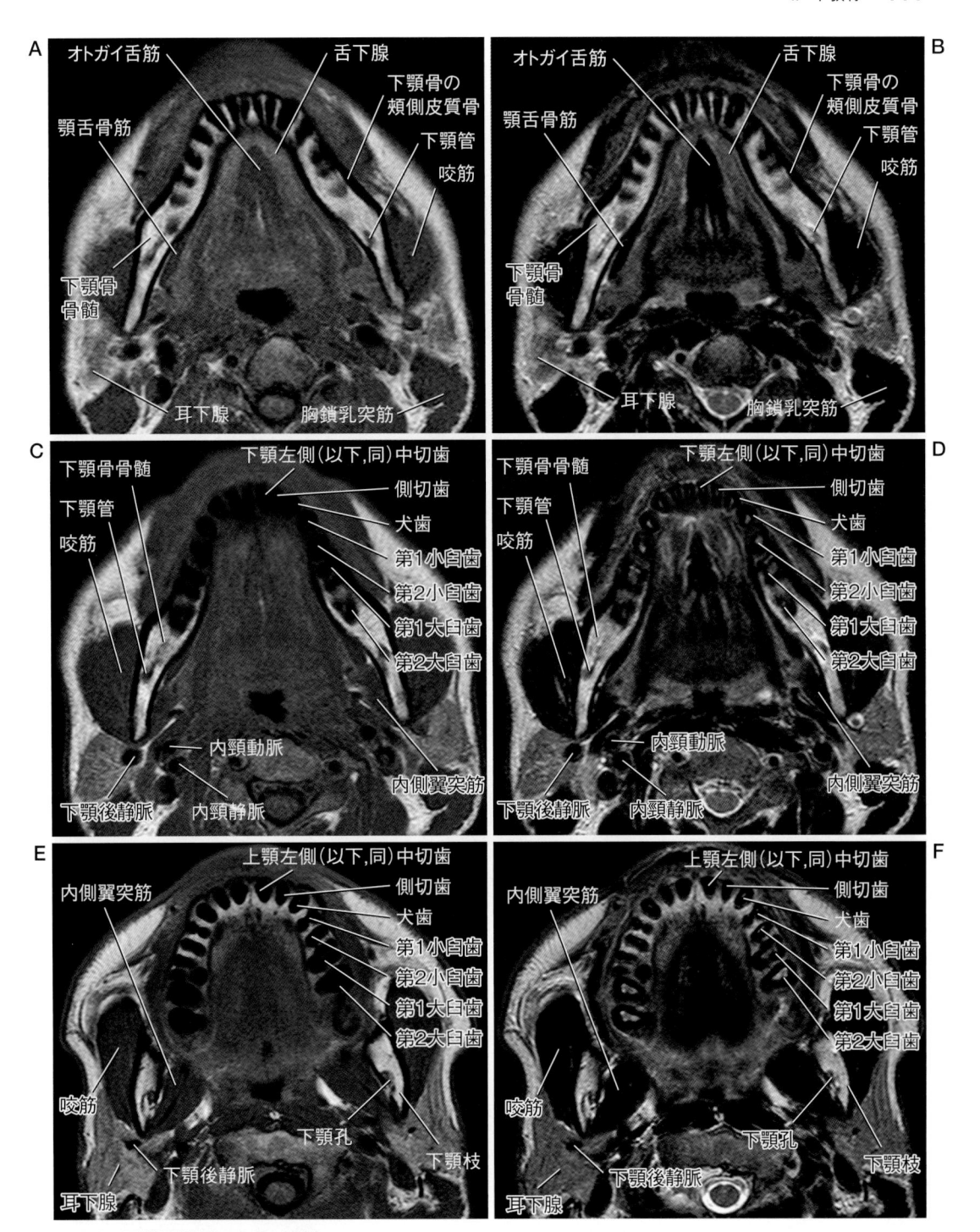

図 4-6 正常下顎骨の MRI 解剖
左側（A, C, E, G）：T1 強調横断像，右側（B, D, F, H）：T2 強調横断像　A, B：下顎骨体部レベル，C, D：下顎歯槽骨レベル，E, F：下顎枝レベル，G, H：下顎頭レベル
左側（I, K, M）：T1 強調冠状断像，右側（J, L, N）：T2 強調冠状断像　I, J：下顎骨体部（臼歯部）レベル，K, L：下顎枝レベル，M, N：下顎頭レベル

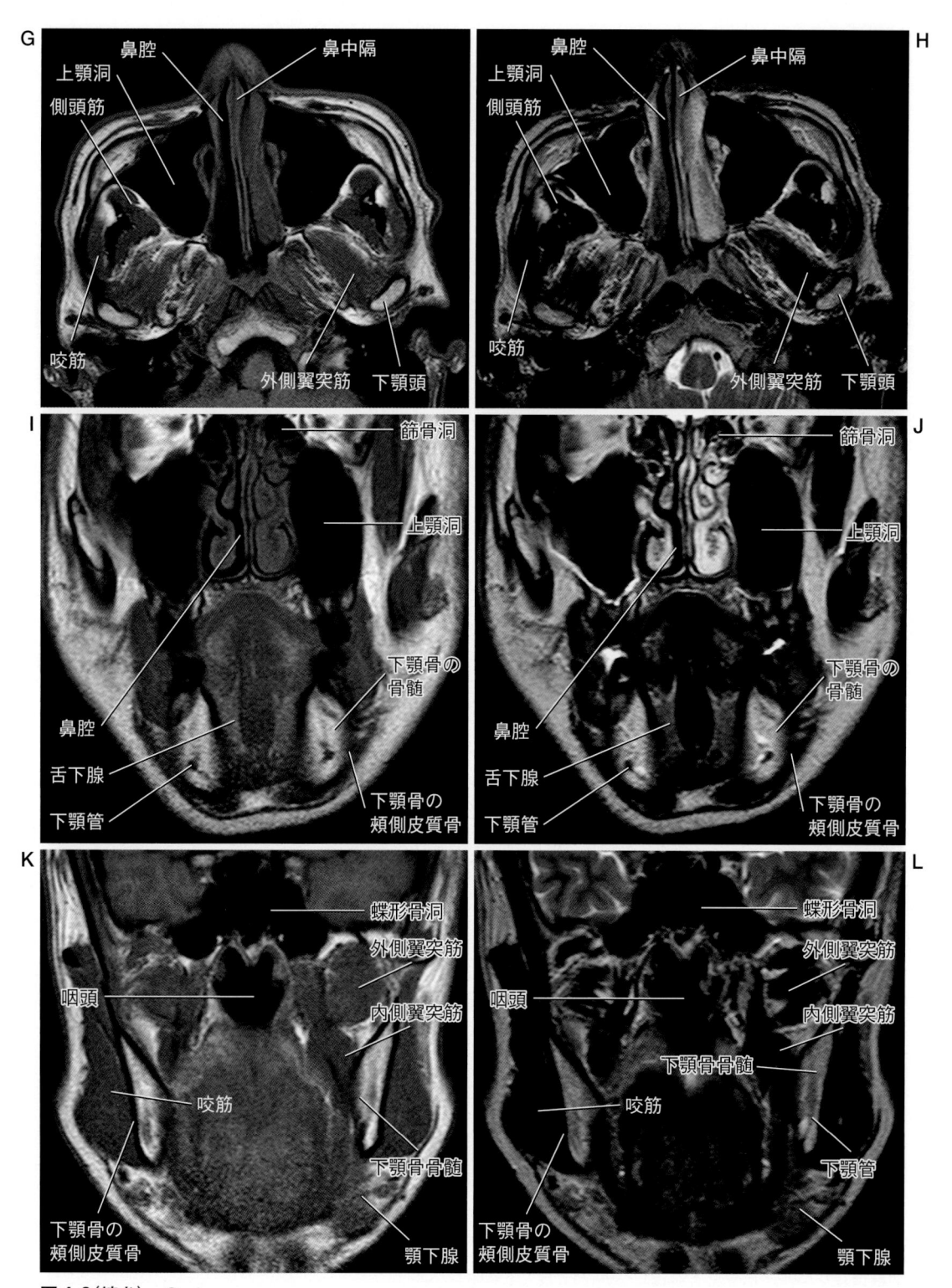

図 4-6(続き)　G〜L

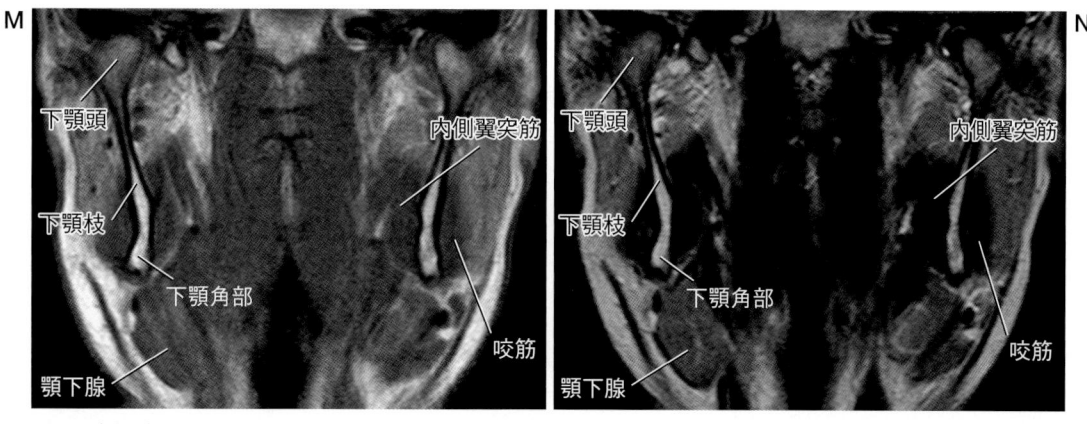

図4-6(続き) M, N

4.3 CT, MRI を中心とした鑑別診断のディシジョンツリー

　各種検査法よる顎骨病変の画像診断の進め方について述べる．
　最新の WHO による顎骨の歯原性腫瘍の病理分類(2005年)を,旧分類(1992年)と対比して示す(表4-1)[1])．また,囊胞の分類も示す(表4-2)．同病理分類に示されるように,顎骨病変は歯原性,非歯原性を含み,発生する病変は囊胞や腫瘍および炎症などと多岐にわたる．近年のコーンビーム CT の普及もあり,これら硬組織主体の病変の画像診断に CT 検査を用いる施設が多くを占めるようになってきた．CT,MRI を中心として効率的に鑑別診断を進めるためには,X 線での透過性および不透過性,およびそれにに対応する CT で低吸収域および高吸収域を示す病変を系統的に鑑別していくことが有効な方法である(図4-7)．
　すなわち,まず,1) CT で低吸収域を示す病変(X 線透過性病変),2) CT で高吸収域を示す病変(X 線不透過性病変),3) CT で低吸収域と高吸収域が混在する混合病変(X 線透過性病変と不透過性病変の混合性病変)の3種類に病変を分類し,次に病変の境界の状態,さらには歯との関連(図4-8)を考慮し,そして発生部位や皮質骨の状態などを評価していくことが,最も効率的な鑑別診断の進め方である(BOX 4-4 参照)[4,7,11]．
　本章では,1) CT で低吸収域を示す病変(X 線透過性病変),2) CT で高吸収域を示す病変(X 線不透過性病変),3) CT で低吸収域と高吸収域が混在する混合病変(X 線透過性病変と不透過性病変の混合性病変)の3種類に分類し,病変の概説を述べ,これらの代表的病変の特徴的な画像所見を CT,MRI を中心に述べる．

表 4-1　WHO による歯原性腫瘍分類（1992 年と 2005 の対比）

1992	2005
悪性腫瘍	
Odontogenic carcinomas	Odontogenic carcinomas（歯原性癌腫）
Malignant ameloblastoma	Ameloblastic carcinomas（エナメル上皮癌）
Primary intraosseous carcinoma	Primary intraosseous carcinoma（原発性骨内扁平上皮癌）
	Clear cell odontogenic carcinoma（明細胞性歯原性癌）
	Ghost cell odontogenic carcinoma（幻影細胞性歯原性癌）
Malignant variants of other odontogenic epithelial tumours	
Malignant changes in odontogenic cysts	
Odontogenic sarcomas	Odontogenic sarcomas（歯原性肉腫）
Ameloblastic fibrosarcoma（ameloblastic sarcoma）	Ameloblastic fibrosarcoma（エナメル上皮線維肉腫）
Ameloblastic fibrodentinosarcoma and ameloblastic fibro-odontosarcoma	Ameloblastic fibrodentino- and ameloblastic fibro-odontosarcoma（エナメル上皮線維象牙質及びエナメル上皮線維歯牙肉腫）
Odontogenic carcinosarcoma	
良性腫瘍	
Odontogenic epithelium without odontogenic ectomesenchyme	Odontogenic epithelium with mature fibrous stroma, without odontogenic ectomesenchyme（歯原性上皮からなり，成熟した線維間質を伴い，歯原性外胚葉性間葉組織を伴わない腫瘍）
Ameloblastoma	Ameloblastomas（エナメル上皮腫）
Squamous odontogenic tumour	Squamous odontogenic tumour（扁平上皮性歯原性腫瘍）
Calcifying epithelial odontogenic tumour（Pindborg tumour）	Calcifying epithelial odontogenic tumour（石灰化上皮性歯原性腫瘍）
Clear cell odontogenic tumour	
	Adenomatoid odontogenic tumour（腺腫様歯原性腫瘍）
	Keratocystic odontogenic tumour（角化嚢胞性歯原性腫瘍）
Odontogenic epithelium with odontogenic ectomesenchyme, with or without dental hard tissue formation	Odontogenic epithelium with odontogenic ectomesenchyme, with or without hard tissue formation（歯原性上皮と歯原性外胚葉性間葉からなり，硬組織形成を伴うあるいは伴わない腫瘍）
Ameloblastic fibroma	Ameloblastic fibroma/fibrodentinoma（エナメル上皮線維腫/線維象牙質腫）
Ameloblastic fibrodentinoma（dentinoma） and ameloblastic fibro-odontoma	Ameloblastic fibro-odontoma（エナメル上皮線維歯牙腫）
Complex odontoma	Odontoma, complex type（歯牙腫，複雑型）
Compound odontoma	Odontoma, compound type（歯牙腫，集合型）
Odontoameloblastoma	Odontoameloblastoma（歯牙エナメル上皮腫）
Adenomatoid odontogenic tumour	
Calcifying odontogenic cyst	Calcifying cystic odontogenic tumour（石灰化嚢胞性歯原性腫瘍）
	Dentinogenic ghost cell tumour（象牙質形成性幻影細胞腫）
Odontogenic ectomesenchyme with or without included odontogenic epithelium	Mesenchyme and/or odontogenic ectomesenchyme, with or without odontogenic epithelium（間葉および/または歯原性外胚葉性間葉，歯原性上皮を伴うあるいは伴わない腫瘍）
Odontogenic fibroma	Odontogenic fibroma（歯原性線維腫）
Odontogenic myxoma, myxofibroma	Odontogenic myxoma/myxofibroma（歯原性粘液腫/粘液線維腫）
Benign cementoblastoma（cementoblastoma, true cementoma）	Cementoblastoma（セメント芽細胞腫）

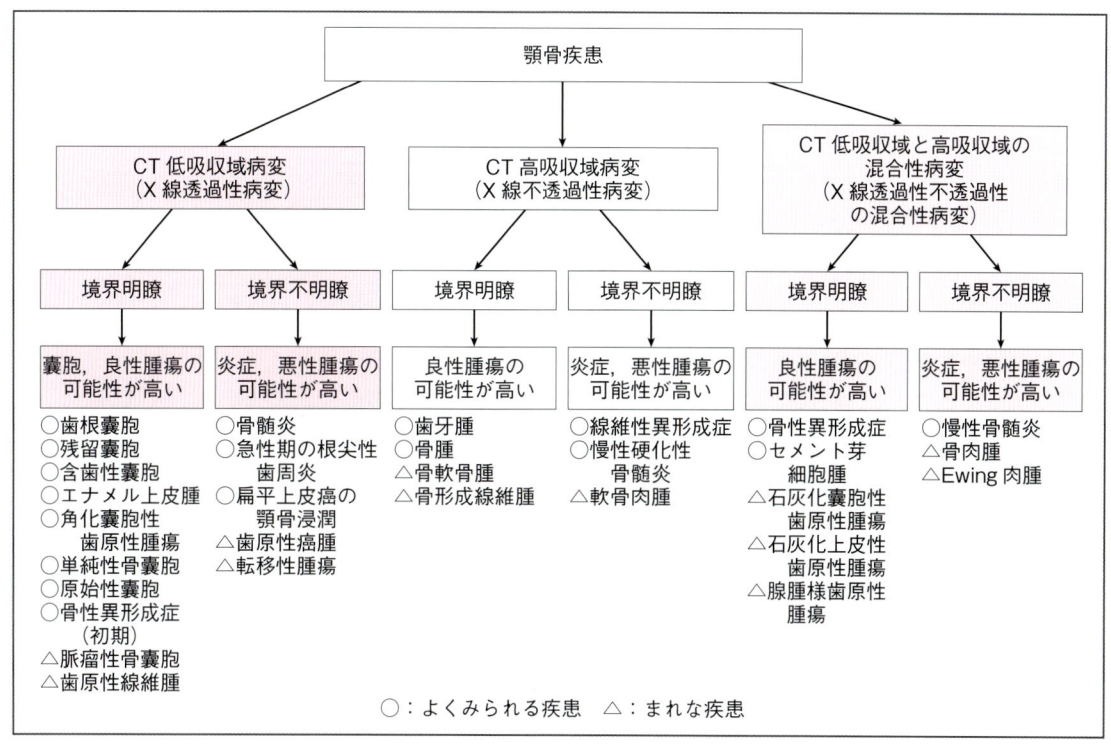

```
                           顎骨疾患
        ┌───────────────────┼───────────────────┐
   CT低吸収域病変         CT高吸収域病変        CT低吸収域と高吸収域の
   （X線透過性病変）      （X線不透過性病変）    混合性病変
                                               （X線透過性不透過性
                                                の混合性病変）
   ┌────┴────┐      ┌────┴────┐      ┌────┴────┐
 境界明瞭  境界不明瞭  境界明瞭  境界不明瞭  境界明瞭  境界不明瞭
```

境界明瞭	境界不明瞭	境界明瞭	境界不明瞭	境界明瞭	境界不明瞭
嚢胞，良性腫瘍の可能性が高い	炎症，悪性腫瘍の可能性が高い	良性腫瘍の可能性が高い	炎症，悪性腫瘍の可能性が高い	良性腫瘍の可能性が高い	炎症，悪性腫瘍の可能性が高い
○歯根嚢胞 ○残留嚢胞 ○含歯性嚢胞 ○エナメル上皮腫 ○角化嚢胞性歯原性腫瘍 ○単純性骨嚢胞 ○原始性嚢胞 ○骨性異形成症（初期） △脈瘤性骨嚢胞 △歯原性線維腫	○骨髄炎 ○急性期の根尖性歯周炎 ○扁平上皮癌の顎骨浸潤 △歯原性癌腫 △転移性腫瘍	○歯牙腫 ○骨腫 △骨軟骨腫 △骨形成線維腫	○線維性異形成症 ○慢性硬化性骨髄炎 △軟骨肉腫	○骨性異形成症 ○セメント芽細胞腫 △石灰化嚢胞性歯原性腫瘍 △石灰化上皮性歯原性腫瘍 △腺腫様歯原性腫瘍	○慢性骨髄炎 △骨肉腫 △Ewing肉腫

○：よくみられる疾患　△：まれな疾患

図4-7　顎骨疾患への鑑別診断のディシジョンツリー
CTまたはX線像による濃度またはX線透過性を観察し，次に病変の境界を見ることにより効率的に鑑別が可能となる．

Box 4-4　CTによる顎骨病変の鑑別診断の進め方

1) 低吸収域病変か？　高吸収域病変か？　低吸収域と高吸収域の混合性病変か？
2) 病変の境界は明瞭か？　不明瞭か？
3) 歯との関連は根尖部か？　歯冠部か？　歯と離れているか？（非歯原性の顎骨病変）
4) 病変の部位は？　多発か？

表4-2　顎骨の嚢胞分類（上皮性嚢胞が主である）

1) 発育性嚢胞	2) 炎症性嚢胞
乳児の歯肉嚢胞 原始性嚢胞 含歯性嚢胞 萌出嚢胞 側方性歯周嚢胞 成人の歯肉嚢胞 腺性歯原性嚢胞（唾液腺歯原性嚢胞） 鼻口蓋管嚢胞 鼻歯槽嚢胞	歯根嚢胞 根尖性および根側性嚢胞 残存性嚢胞 歯周嚢胞

4.4 CT, MRI を中心とした代表的な顎骨病変の特徴像

a. CT で低吸収域を示す病変 (X 線透過性病変)

　顎骨の X 線透過性病変は，X 線吸収の弱い組織成分あるいは硬組織の部分的消失により，顎骨が軟組織と置き換えられたためであり，おもに囊胞，慢性化膿性炎症および骨形成を伴わない腫瘍などによる．病変の境界が明瞭なときは病変が線維性結合組織膜で包まれ，緩徐に膨張性に発育，増大していることを示唆し，囊胞や良性腫瘍の可能性が高い．一方，病変の境界が不明瞭なときは急速に周囲骨組織を浸潤性に破壊，吸収していることを示唆し，炎症や悪性腫瘍の可能性が高い[11] (図 4-7).

　顎骨病変で最も頻度の高いものは，単房性もしくは多房性の X 線透過性の囊胞性病変である．特に，歯髄死に続発して起こる根尖病巣や歯根囊胞，歯冠部の歯囊 (dental follicle) から発生する歯原性囊胞や腫瘍など多様の病変がみられる (図 4-8)．しかし，これらの X 線透過性病変のなかには歯原性癌腫などの悪性病変も含まれ，鑑別には注意が必要である．歯原性腫瘍のなかで最も頻度の高いエナメル上皮腫と囊胞性疾患との鑑別は，従来の X 線検査では鑑別は困難だったが，MRI によりその鑑別が可能となった[12].

　局所の境界不明瞭な X 線透過性病変は，悪性腫瘍や骨髄炎に代表される炎症性疾患であることが多い (BOX 4-5)．しかしながら，囊胞性病変が感染により病変の境界が不明瞭となることもあるので鑑別には注意が必要である[11].

1) 歯根囊胞　radicular cyst　および残留囊胞　residual cyst

　歯根囊胞は炎症性囊胞に分類され (表 4-2)，歯髄死に続発する歯根膜の上皮遺残 (Malassez 上皮遺残) から発生する囊胞である (図 4-9)．歯科臨床上，最も頻度の高い囊胞であり，失活歯の当該歯根尖を含む単房性の X 線透過性病変である．皮質骨の吸収を伴うこともあるが，下顎の歯根囊胞の膨隆はまれである．MRI では失活歯の根尖を中心に内部に T1 強調像で低信号，T2 強調像で高信号を示す内容液を有する囊胞として認められ (図 4-9 C, D)，増強効果を伴う比較的均一な囊胞壁を認める[11]．囊胞壁が厚い症例では，撮像面によっては腫瘍と間違えることがあるため，多方向から観察する必要がある．治療は囊胞摘出である．また，歯だけ抜去し，根尖の囊胞を残存させ，その後に囊胞が増大したものを残留囊胞という (図 4-10)．治療は歯根囊胞と同様に摘出である．

2) 含歯性囊胞　dentigerous cyst

　含歯性囊胞は歯冠の形成終了後，歯冠部に存在する歯原性上皮に囊胞化が生じて発生する．特徴的画像所見は埋伏歯の歯冠を含む境界明瞭な単房性の X 線透過像である (図 4-11)．増大すると，エナメル上皮腫や角化囊胞性歯原性腫瘍との鑑別が困難なことが多い．MRI では T1 強調像で低信号，T2 強調像で著明な高信号を示し，その内容液の信号強度は均一なことが多く，また囊胞内に無信号の埋伏歯の歯冠が含まれる[11]．治療は囊胞摘出だが，囊胞が

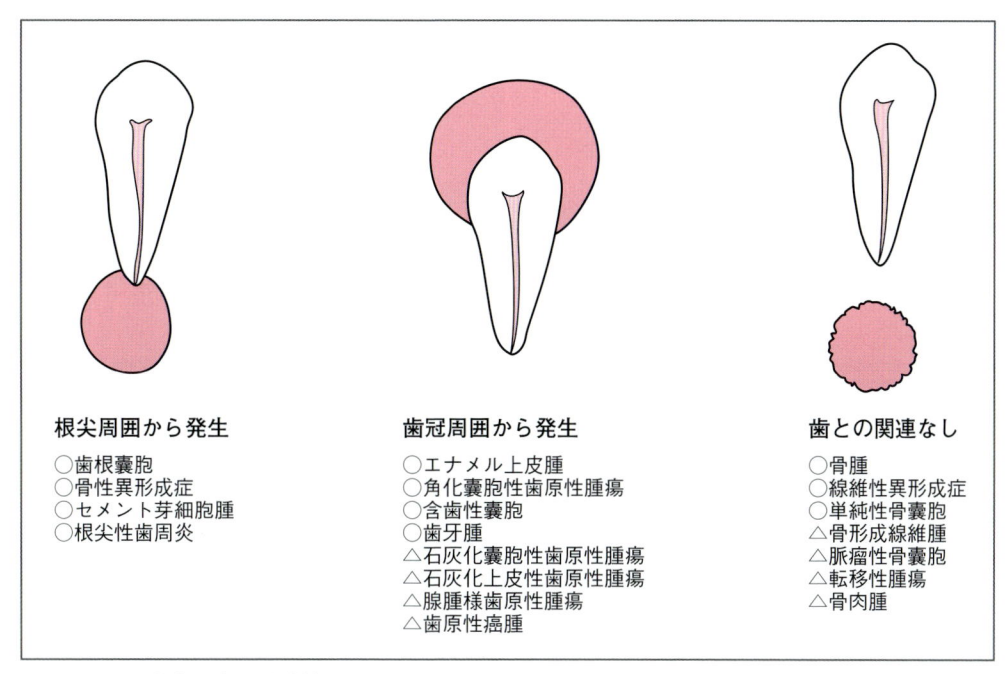

図 4-8 顎骨疾患と歯の関連性
歯の根尖から発生するか，歯冠から発生するか，または歯とは関連しないかにより，歯原性か非歯原性の疾患かを効率的に鑑別可能となる．(Kaneda T, Minami M, Curtin HD, et al：Systematic approach to imaging diagnosis of jaw lesions. In：Som PM, Curtin HD(eds)：Head and Neck imaging, 5 ed. St Louis：CV Mosby, 2011：1532-1537, より許可を得て転載)

根尖周囲から発生
○歯根囊胞
○骨性異形成症
○セメント芽細胞腫
○根尖性歯周炎

歯冠周囲から発生
○エナメル上皮腫
○角化囊胞性歯原性腫瘍
○含歯性囊胞
○歯牙腫
△石灰化囊胞性歯原性腫瘍
△石灰化上皮性歯原性腫瘍
△腺腫様歯原性腫瘍
△歯原性癌腫

歯との関連なし
○骨腫
○線維性異形成症
○単純性骨囊胞
△骨形成線維腫
△脈瘤性骨囊胞
△転移性腫瘍
△骨肉腫

Box 4-5　顎骨病変の低吸収域病変（X線透過性病変）

- 顎骨病変の圧倒的多数を占める．
- 境界明瞭な単房性または多房性病変は囊胞や良性腫瘍が多い．
- 境界不明瞭なX線透過性病変は炎症や悪性腫瘍が多い．

大きい場合には開窓術を行うこともある[7]．

3) エナメル上皮腫　ameloblastoma

顎骨の歯原性腫瘍で最も高頻度の腫瘍である．腫瘍実質が歯胚の上皮成分，特にエナメル器に類似し，しばしば大小の囊胞を形成することを特徴とする．下顎枝，下顎角部が好発部位である．単房または多房性(石鹸の泡状や蜂巣状)のX線像を呈し，皮質骨に円弧上の吸収はみられるが，破壊は伴わず，隣接歯の根尖の吸収(30～40％)を認めることが多い[11]．X線像で顎骨の囊胞性病変，特に原始性囊胞や角化囊胞性歯原性腫瘍との鑑別は困難である．MRIでは，内部にT1強調像で低信号，T2強調像で著明な高信号を示す，内容液を伴う不規則な厚みの囊胞壁を有する，単房もしくは多房性の囊胞性病変として描出され，囊胞壁の一部にT2強調像で低信号である乳頭状の突起形成や腫瘍塊が高頻度に描出される．造影によ

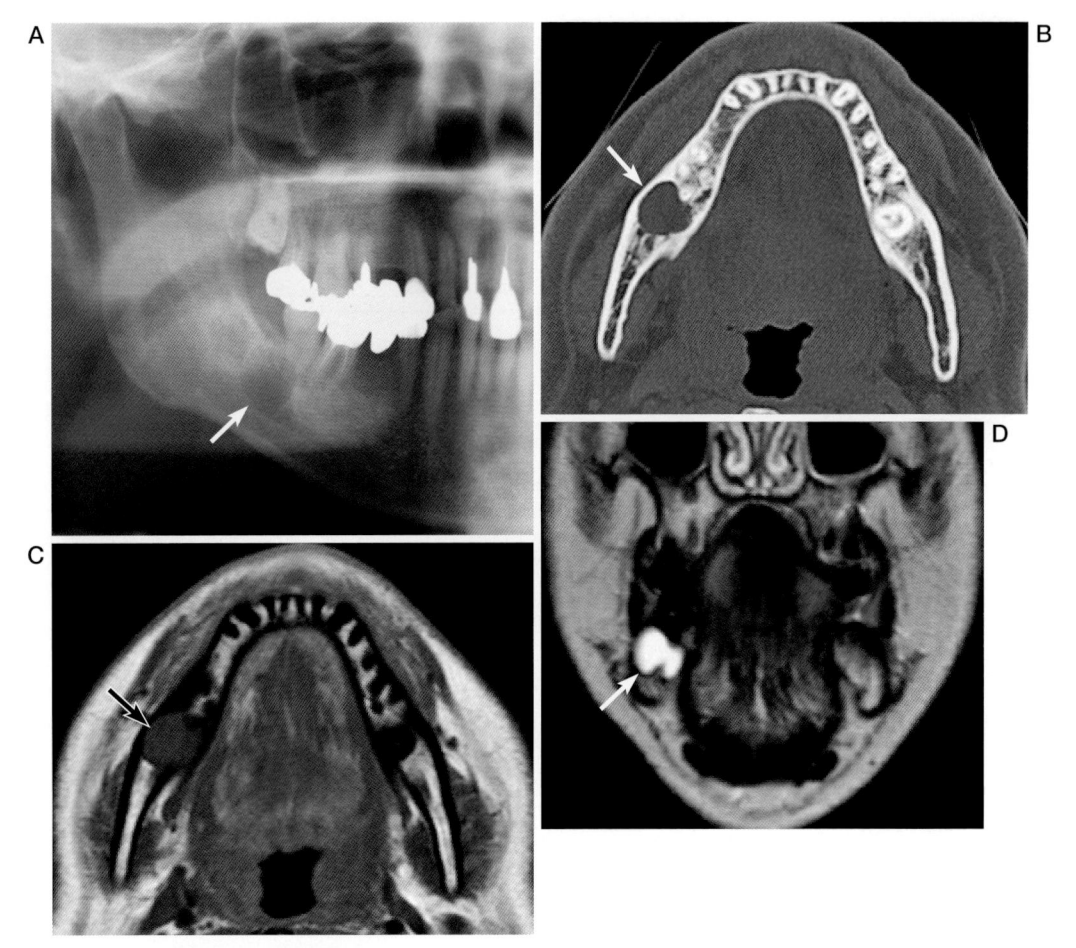

図4-9　50歳台男性　歯根嚢胞
A：パノラマX線写真，B：CT（骨条件），C：T1強調像，D：T2強調冠状断像　パノラマX線写真（A）では下顎右側第1大臼歯根尖を含み，歯根膜腔と連続する境界明瞭，単房性のX線透過像を呈する（→）．CT（B）では，下顎右側第2大臼歯根尖と連続する境界明瞭な直径1cm程度の類円形の低吸収域がみられる（→）．皮質骨の非薄化もみられる．病変はT1強調像（C）にて低信号（→），T2強調像（D）にて著明な高信号を呈し（→），病変内部は嚢胞様MR信号を呈している

り嚢胞壁および乳頭状突起形成や腫瘍塊の高い増強効果を認める．他の嚢胞性病変との鑑別には嚢胞部分に隣接する乳頭状突起形成や腫瘍塊の有無が重要となる[3,12]（図4-12）．

治療は腫瘍のタイプにより異なる．若年者の単房性病変は嚢胞に準じる開窓療法が適応となるが，充実性のものは再発率が高く（50〜90％），腫瘍摘出，顎骨部分切除を施行する必要がある[11]．悪性化はまれだが，再発を繰り返すと悪性化の可能性が高くなる[1]．

4）角化嚢胞性歯原性腫瘍　keratocystic odontogenic tumor

再発率が高い嚢胞様病変で，2005年のWHO分類により，嚢胞から腫瘍に分類された．嚢胞壁に上皮突起を欠く，角化重層扁平上皮の裏装によって特徴づけられる歯原性腫瘍である[1]．内腔におから状の角化物を含むことが多い．単房および多房性の境界明瞭なX線透過

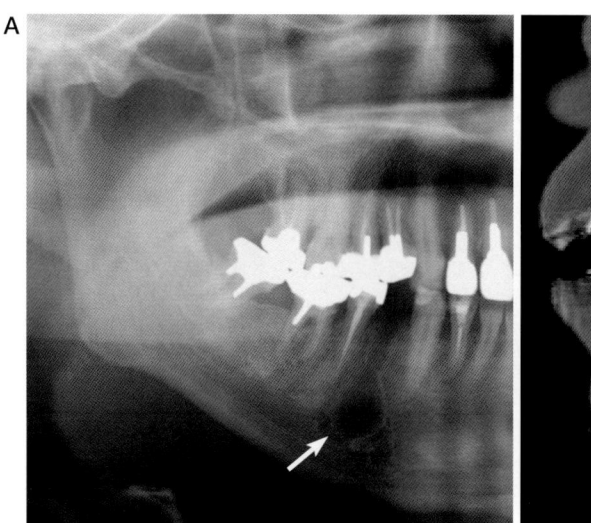

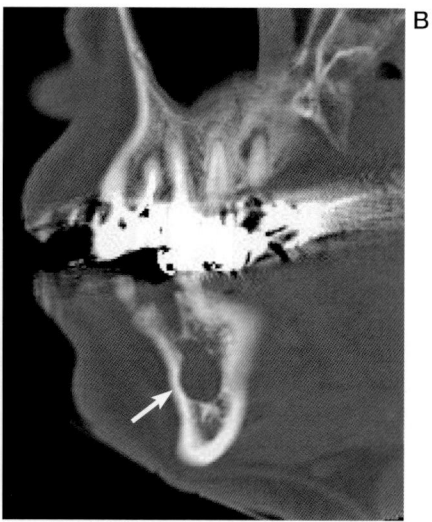

図 4-10　50 歳台男性　残留嚢胞
A：パノラマ X 線写真，B：CT 矢状断像（骨条件）　パノラマ X 線真(A)では，下顎右側第 1 小臼歯は欠損し，抜歯窩を認め，同部に連続して境界明瞭な類円形，単房性の X 線透過像を認める(→)．病巣周囲に骨硬化像を認め，下顎管との近接もみられる．CT 矢状断像(B)では，抜歯窩に連続する境界明瞭な直径 1 cm 程度の類円形，単房性の低吸収域を認める(→)．頬舌側皮質骨の吸収もみられる．

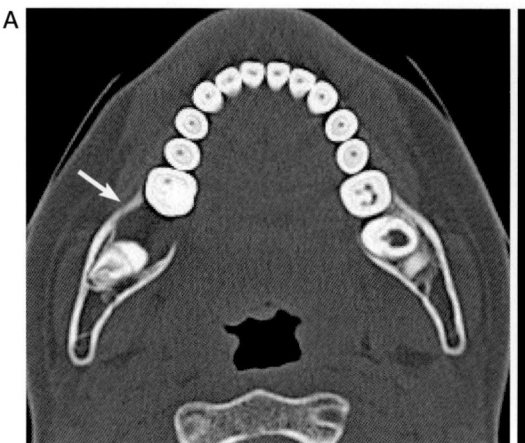

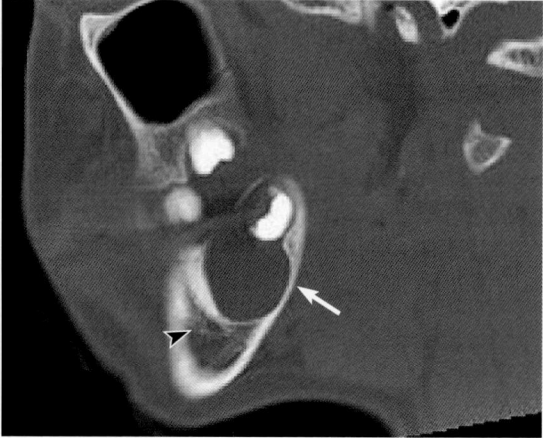

図 4-11　20 歳台女性　含歯性嚢胞
CT（骨条件）　A：横断像，B：矢状断像　横断像(A)では下顎右側臼歯部において，下顎右側第 2 大臼歯の歯冠を含む境界明瞭な類円形の単房性の低吸収域を認める(→)．病変により，頬舌的に軽度の膨隆を認める．矢状断像(B)では下顎右側臼歯部において，下顎右側第 2 大臼歯の歯冠を含む境界明瞭な類円形の単房性の低吸収域を認める(→)．病変と下顎管(▶)は近接している．

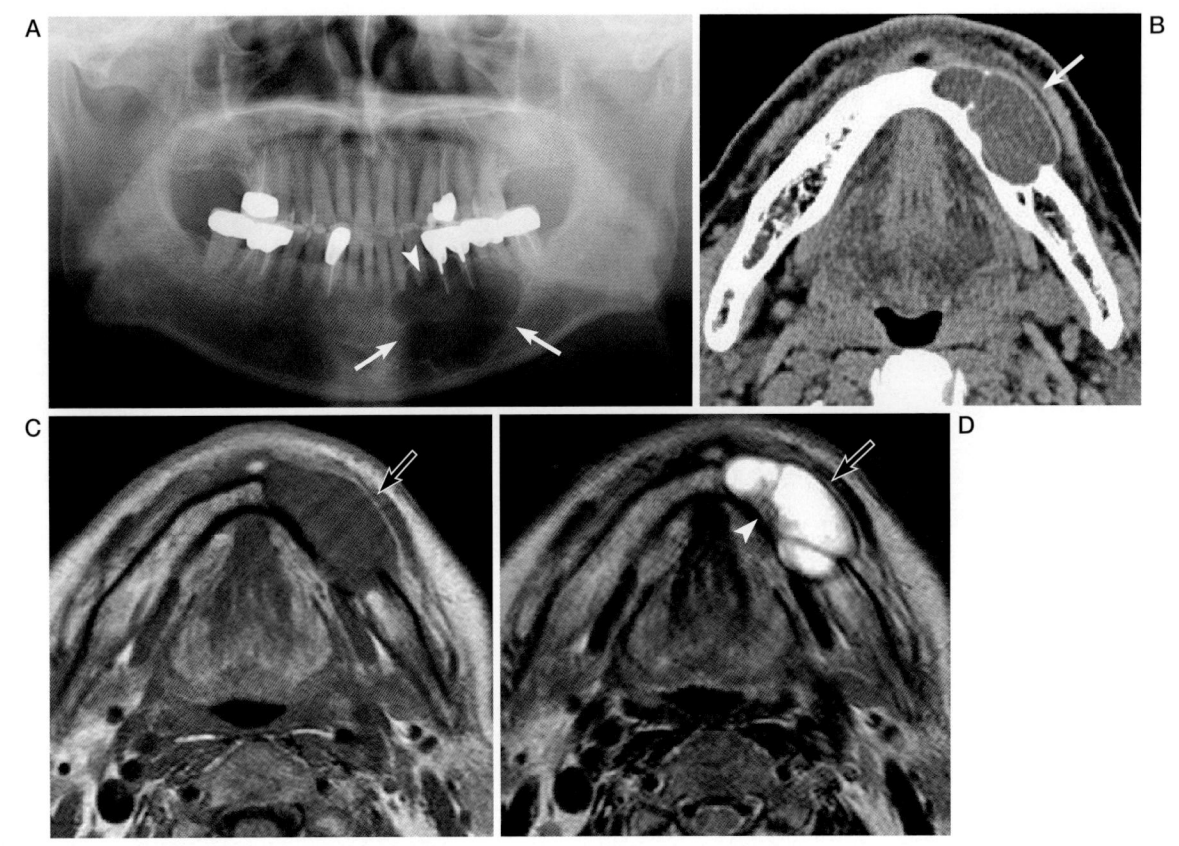

図4-12 40歳台男性　エナメル上皮腫
A：パノラマX線写真，B：CT（軟組織条件），C：T1強調像，D：T2強調像　パノラマX線写真（A）では，下顎左側犬歯根尖部から小臼歯部にかけて多房性，境界明瞭なX線透過像を認める（→）．同病変により，下顎左側犬歯根尖部はナイフカット状の歯根吸収を認める（▶）．CT（B）では，下顎左側犬歯根尖部から小臼歯部において多房性，境界明瞭な，水よりやや濃度の高い低吸収域がみられる（→）．同病変は頬側皮質骨の菲薄化および膨隆を伴っている．MRIでは，下顎左側犬歯根尖部から小臼歯部において，境界明瞭なT1強調像（C）にて筋肉と同程度の低信号，T2強調像（D）にて多房性で著明な高信号を示す膨隆する病変がみられる（→）．また，T2強調像にて乳頭状の突起形成による腫瘍成分を示唆する低信号域も認められる（▶）．

性病変で，病巣の辺縁は歯を避けるようにして増大する，いわゆる，ホタテ貝状を呈することがある．隣在歯の根尖吸収はまれである．同腫瘍の病変周囲は薄く均一な厚みを有し，造影MRIでも囊胞壁の増強効果は低い．病変の内容液は角化物を有するため，T1強調像で低〜高信号，T2強調像で中〜高信号を示し，角化物の含有量により信号強度が異なる．角化物の影響で不均一な内容液の信号強度は他の囊胞やエナメル上皮腫との鑑別診断のポイントである[7]（図4-13）．

治療は病変の摘出だが，他の囊胞性疾患に比べ再発が高い．また，多発する角化囊胞性歯原性腫瘍を認めた場合，皮膚の母斑，頭蓋内硬膜の石灰化や筋骨格系の異常などの検索を行い，基底細胞母斑症候群（Gorlin症候群）を見逃さないことが重要である[7,11]．

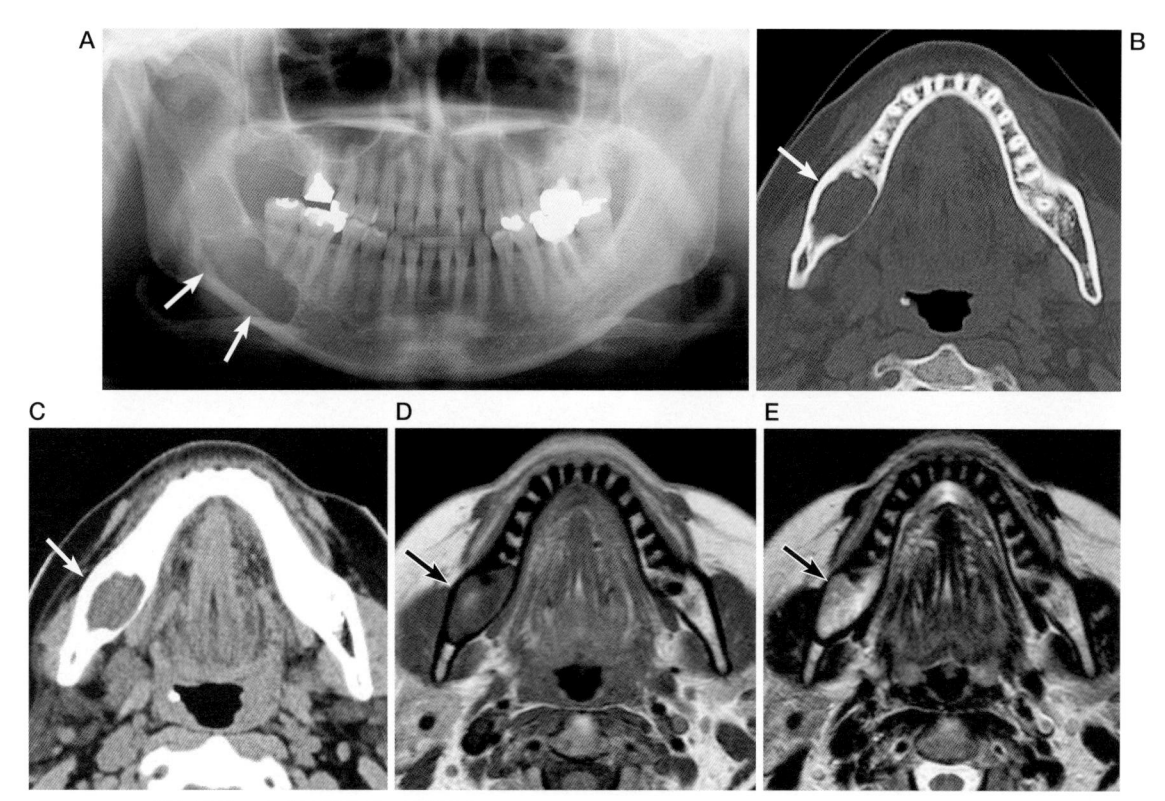

図4-13　40歳台男性　角化囊胞性歯原性腫瘍
A：パノラマX線写真，B：CT（骨条件），C：CT（軟組織条件），D：T1強調像，E：T2強調像　パノラマX線写真（A）では，下顎右側臼歯部から下顎枝部にかけて境界明瞭な単房性のX線透過像を認める（→）．骨条件のCT（B）では，下顎右側臼歯部に境界明瞭な類円形，囊胞様の低吸収域を認める（→）．病変舌側皮質骨は菲薄化し，やや膨隆も伴っている．軟組織条件（C）にて病変内部はやや不均一な濃度を呈している（→）．T1強調像（D）にて下顎右側臼歯部に境界明瞭な内部に塊状の高信号域を含む不均一な低信号（→），T2強調像（E）にて不均一な低～高信号を呈する囊胞様病変を認める（→）．病変の内部信号は不均一な低～高信号を呈し，角化物の存在を示唆している．

5）歯原性粘液腫（中心性粘液腫）　odontogenic myxoma

歯胚の間葉系組織から生ずる粘液腫様の腫瘍であり，単純X線写真やパノラマX線写真にて，境界があまり明瞭でない多房性X線透過像を呈し，透過像内部に直線的な隔壁が，いわゆるテニスラケット状を呈することが特徴の歯原性腫瘍である．鑑別を有する類似のX線像はエナメル上皮腫，角化囊胞性歯原性腫瘍，顎骨中心性血管腫などの良性腫瘍である．CTにて境界があまり明瞭でない低吸収域を呈し，透過像内部にいわゆるテニスラケット状を呈する直線的な隔壁を有する（図4-14）．隣在歯は通常，生活歯で偏位や移動を生じ，骨膨隆を伴うことがある．

MRIではT1強調像で低信号，T2強調像で比較的高信号を示し，造影により粘液細胞の影響により比較的強い増強効果を認める（図4-14）．

治療は周囲との境界がやや不明瞭のため，全摘や切除が基本であり，残存すると再発率が高い．悪性化はまれである．

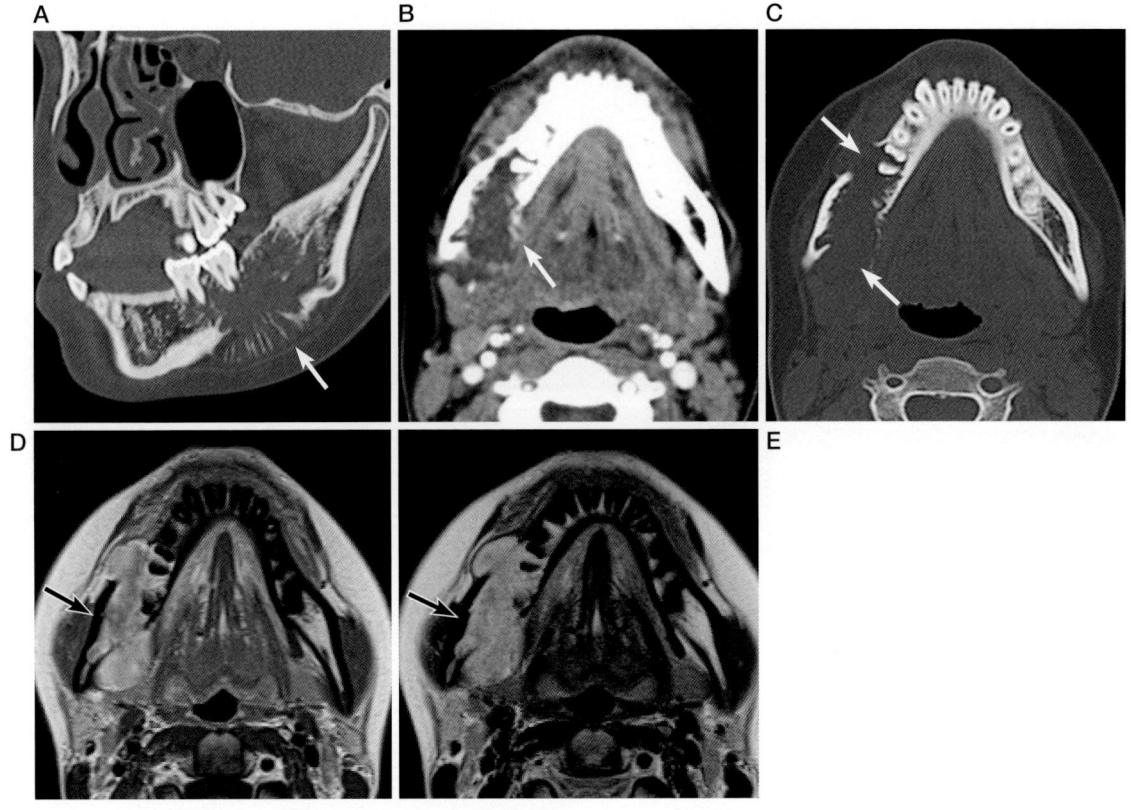

図4-14 20歳台女性 下顎右側臼歯部の歯原性粘液腫
A：CT矢状断像（骨条件），B：造影CT，C：CT（骨条件），D：T2強調像，E：造影T1強調像 骨条件のCT矢状断像（A）にて，下顎右側臼歯部から下顎枝にかけて直線的な隔壁をもつ，いわゆるテニスラケット状を呈する膨隆した低吸収域病変を認める（→）．造影CT（B）にて内部はやや不均一に造影され（→），CT横断像にて頬舌側の皮質骨の吸収も伴っている（→）．MRIにて，同部はT2強調像（D）で中〜高信号を呈し（→），一部は不均一に造影される（E，→），充実した腫瘤病変を呈している．（自治医科大学放射線科 藤田晃史先生のご厚意による）

6）顎骨の悪性腫瘍および歯原性癌腫　odontogenic carcinoma

　顎骨の悪性腫瘍（ほとんどが扁平上皮由来）は，歯肉や舌などの周囲軟組織から腫瘍が進展し，顎骨に浸潤するものがほとんどであり[11]，顎骨原発の悪性腫瘍は非常にまれである．その多くは扁平上皮癌である．口腔周囲軟組織から顎骨への悪性腫瘍の進展経路は，歯槽頂部（図4-15）や下顎孔やオトガイ孔への神経浸潤からなる[14]．顎骨への腫瘍浸潤がある症例の治療は顎骨切除を伴うため，顎骨浸潤の有無は治療方針や予後に大きな影響を与える．顎骨への悪性腫瘍の進展は視診では困難なため，画像診断，特にCTやMRI検査が重要となる．

　歯肉に生じた扁平上皮癌は早期より顎骨への浸潤がみられる．顎骨への浸潤は骨壁の薄い，顎骨の歯槽頂に浸潤していくことが多く，顎骨の浸潤の検査は横断像では困難なため，冠状断像やcross sectional画像を追加し，多方向から評価する必要がある（図4-15）．

　歯原性の癌腫はまれだが，1）エナメル上皮腫の悪性化，2）歯原性上皮の遺残からの悪性化（図4-16），3）歯原性嚢胞の上皮裏装からの悪性化，などによる[1]．画像上，悪性所見に乏しいことも多いが，局所での激しい骨吸収や周囲に破壊的に浸潤するときには，悪性の可能性を疑う必要がある．

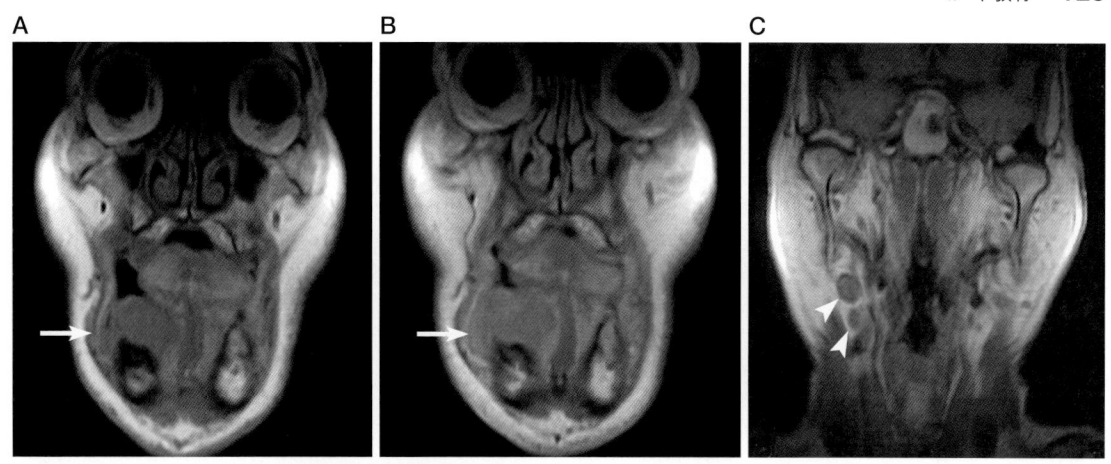

図4-15 60歳台男性 歯肉癌の顎骨浸潤（T4aN2b 症例）
A：T1強調冠状断像，B，C：造影 T1 強調冠状断像　T1強調冠状断像（A）にて下顎骨右側歯肉に腫瘍を認め，隣接する下顎骨の骨髄信号の低下（脂肪骨髄の変化）がみられ（→），造影にて骨髄に増強効果がみられる（B，→）．骨髄信号の変化は歯肉癌による下顎骨歯槽頂への腫瘍浸潤によるものである．また，右側頸部にリンパ節転移も伴って認める（C，➤）．

図4-16 20歳台女性 歯原性癌腫（顎骨中心性癌）
埋伏智歯の抜歯後に顎骨右側の痺れを訴えて来院した．A：CT（骨条件），B：造影 T1 強調冠状断像，C：造影 T1 強調像　骨条件のCT（A）にて智歯周囲の歯槽骨は破壊され（→），オトガイ孔付近の頬側歯槽骨の吸収もみられる（➤）．造影 MRI 冠状断像（B）にて顎骨内に充満し，膨隆する腫瘤がみられ（→），横断像（C）にて下顎管に沿って神経浸潤し，近心のオトガイ孔から頬側に膨隆，増大する腫瘍を認める（→）．

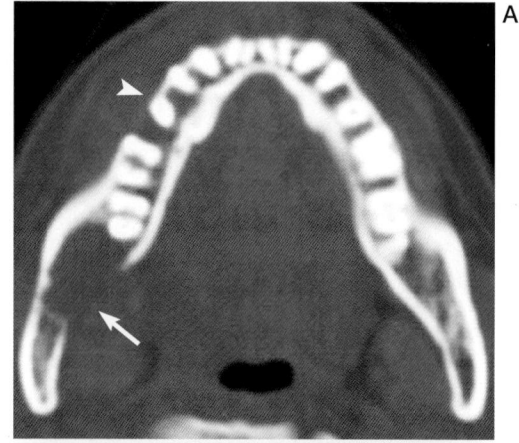

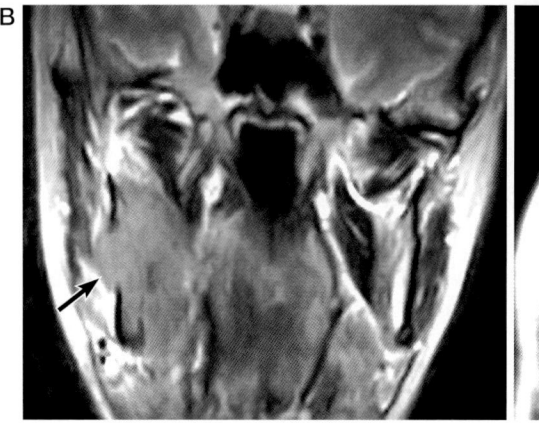

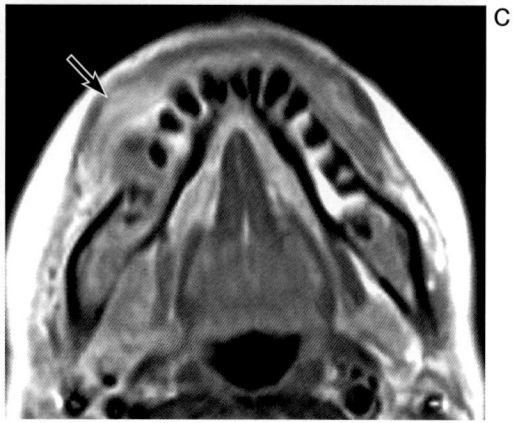

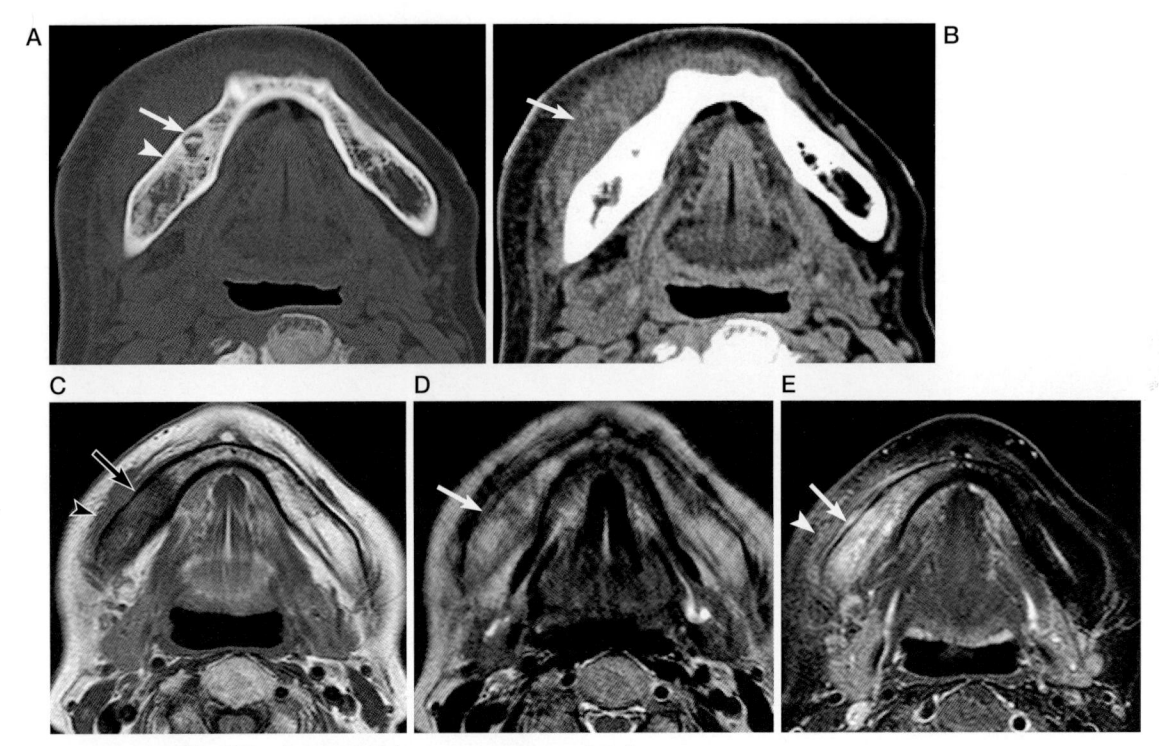

図4-17 50歳台男性 急性骨髄炎(acute osteomyelitis)
A：CT（骨条件），B：CT（軟組織条件），C：T1強調像，D：T2強調像，E：STIR像 下顎右側臼歯部において，骨条件のCT(A)では右下6番の歯根膜腔と連続する根尖病巣による低吸収域を認める(→)．根尖病巣の歯槽骨に，びまん性の骨硬化像も認められる(▸)．軟組織条件(B)にて，同部に隣接する右側頬部表層脂肪層の著明な腫脹を伴う，軟組織の濃度上昇も認められる(→)．下顎右側臼歯部歯槽骨において，T1強調像(C)にて低信号，T2強調像(D)にて中～高信号，STIR像(E)にて著明な高信号を呈する，下顎骨骨髄信号の炎症による信号異常領域を認める(→)．また顎骨に隣接する頬部軟組織において，T1強調像にて低信号，STIR像にて著明な高信号を呈する炎症波及も認める(▸)．

7) 口腔悪性腫瘍の顎骨浸潤について

「頭頸部癌取扱い規約」の臨床上問題となるT4因子について述べる[18]．

扁平上皮癌を中心とする口腔癌悪性腫瘍の浸潤の判定は，術式選択や頸部リンパ節転移や予後推定因子として重要である．しかし，「頭頸部癌取扱い規約」では，「歯肉を原発巣とし，骨および歯槽のみに表在性びらんが認められる症例はT4としない」と表記され，顎骨深部の骨髄質や下歯槽神経に及んだものをT4aとし，周囲軟組織の咀嚼筋間隙に及ぶものはT4bとなる[18]．

下歯槽神経に腫瘍浸潤を認めると5年生存率が25％以下に低下するとされ[18]，画像による腫瘍進展の診断は重要である．

8) 顎骨骨髄炎 mandibular osteomyelitis

歯性の感染がおもな原因の顎骨の炎症性疾患である[7]．同疾患は化膿性骨髄炎が主であり，急性期はX線検査では所見に乏しく，検出困難で，MRI検査が有効である(図4-17)．初期には境界不明瞭な骨吸収によるX線透過性病変を呈することもあり，また顎骨に沿ったいわ

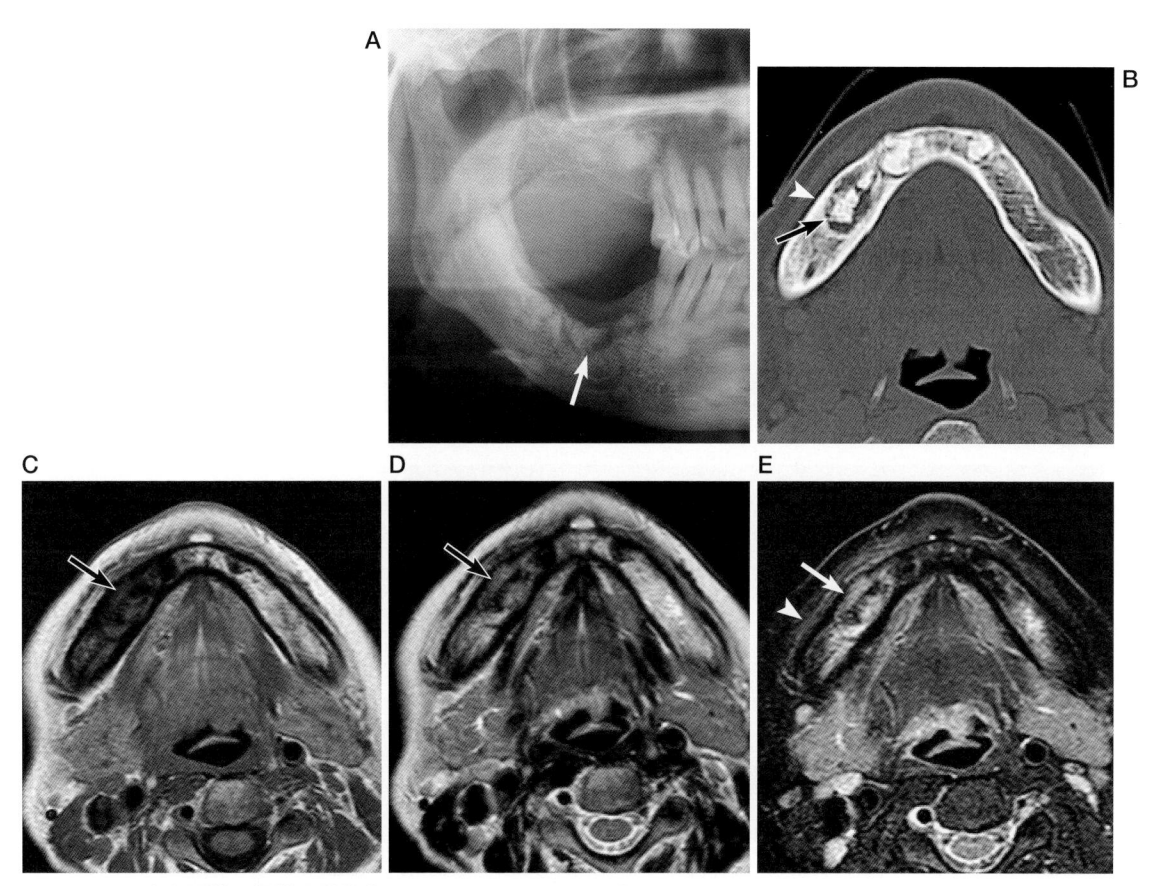

図4-18　60歳台男性　慢性骨髄炎(chronic osteomyelitis)
A：パノラマX線写真，B：CT(骨条件)，C：T1強調像，D：T2強調像，E：STIR像　パノラマX線写真(A)では下顎右側第2小臼歯から第3大臼歯は欠損しており，同下顎骨には，骨吸収によるX線透過像を呈する病変が認められ，内部に腐骨による塊状のX線不透過像もみられる(→)．骨条件のCT(B)では下顎右側臼歯部に内部に腐骨による高吸収域を伴い(→)，骨吸収による低吸収を呈する病変が認められる．病変周囲にはびまん性の骨硬化像も伴ってみられ，頬側皮質骨には一部断裂もみられる(➤)．MRIでは，下顎右側臼歯部において歯槽骨内に一部，塊状の無信号域を認め，周囲の骨髄信号はT1強調像(C)にて低信号，T2強調像(D)にて中～高信号，STIR像(E)にて高信号を呈する炎症による骨髄信号異常を認める(→)．また，頬部軟組織において軽度の腫脹を伴う炎症による信号異常も認める(➤)．

ゆるタマネギの皮状の骨膜反応(onion peel appearance)を伴うことがある．慢性化すると腐骨や骨硬化を伴う不透過帯を認める(図4-18)．慢性硬化性骨髄炎(後述の不透過性病変を参照)でも初期はびまん性の骨吸収がみられる[11](図4-19)．骨髄炎のMRIでは，周囲軟組織の信号異常に加え，正常の脂肪髄の信号消失，T1強調像で低信号，T2強調像で高信号，脂肪抑制画像で高信号，そして造影後の異常増強効果を認める[13]．骨髄の炎症性変化の検出は特に脂肪抑制MR像が鋭敏である[16]．

近年，骨粗鬆症の治療薬であるビスホスホネート(BP)製剤投与患者や薬剤製での顎骨壊死(bisphosphonate-related osteonecrosis of the jaw：BRONJ)が報告されている[18](図4-20)．抜歯などの侵襲的歯科治療を受けた後に発症することが多い．BRONJの診断基準はわが国のポジションペーパー[19]では，1)現在あるいは過去にBP製剤による治療歴がある，2)

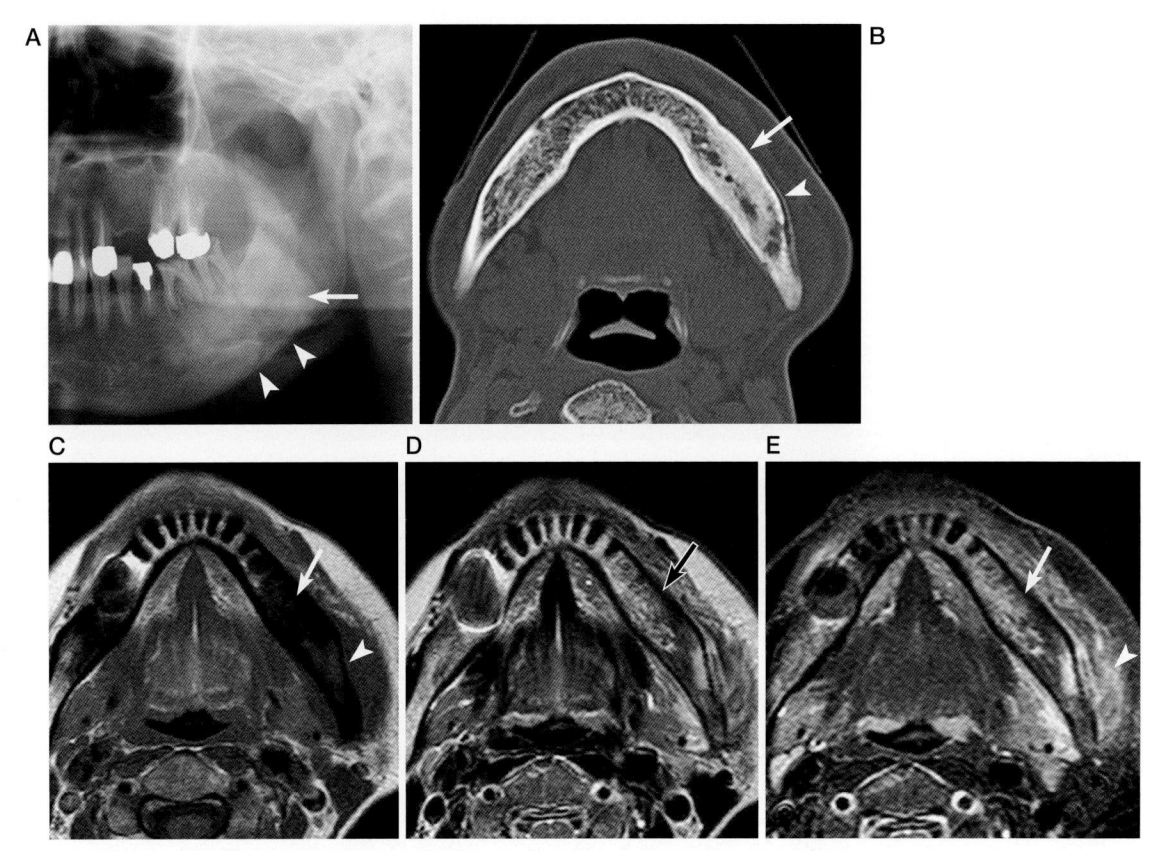

図4-19　40歳台女性　慢性硬化性骨髄炎(chronic sclerosing osteomyelitis)
A：パノラマX線写真，B：CT(骨条件)，C：T1強調像，D：T2強調像，E：STIR像　パノラマX線写真(A)では，下顎骨左側小臼歯部から下顎角部および下顎枝部にかけて骨硬化によるX線不透過性の亢進がみられる(→)．骨硬化は境界が不明瞭で，左側の下顎管は形態が不明瞭であり，一部狭窄もみられる．また，下顎骨左側骨体部の下縁皮質骨と海綿骨が一部不明瞭になっており，下縁に一層の骨膜反応像もみられる(▶)．骨条件のCT(B)では，下顎左側小臼歯部から大臼歯部および下顎枝部にかけて，骨硬化による境界不明瞭な濃度上昇がみられる(→)．頰側皮質骨は連続性の消失がみられ，周囲に一層の骨膜反応を認める(▶)．MRIでは，下顎左側小臼歯部から左側下顎枝部にかけて下顎骨の骨髄信号は，T1強調像(C)にて低信号，T2強調像(D)にて不均一な低〜中信号，STIR像(E)にて中〜高信号を呈している(→)．周囲の左側咬筋は右側と比較してやや腫大しており(C，▶)，STIR像にて左側咬筋，内側翼突筋および周囲軟組織に炎症による信号上昇がみられる(E，▶)．

顎骨への放射線照射歴がない，3) 口腔・顎・顔面領域に骨露出や骨壊死が8週間以上持続しているもの，とされている．単純X線写真，CT，MRIなどで，他の骨髄炎と類似した所見を呈するため，画像のみでの通常の顎骨骨髄炎との鑑別は困難であり，診断にはBP製剤や薬剤による治療歴を確認する必要がある．

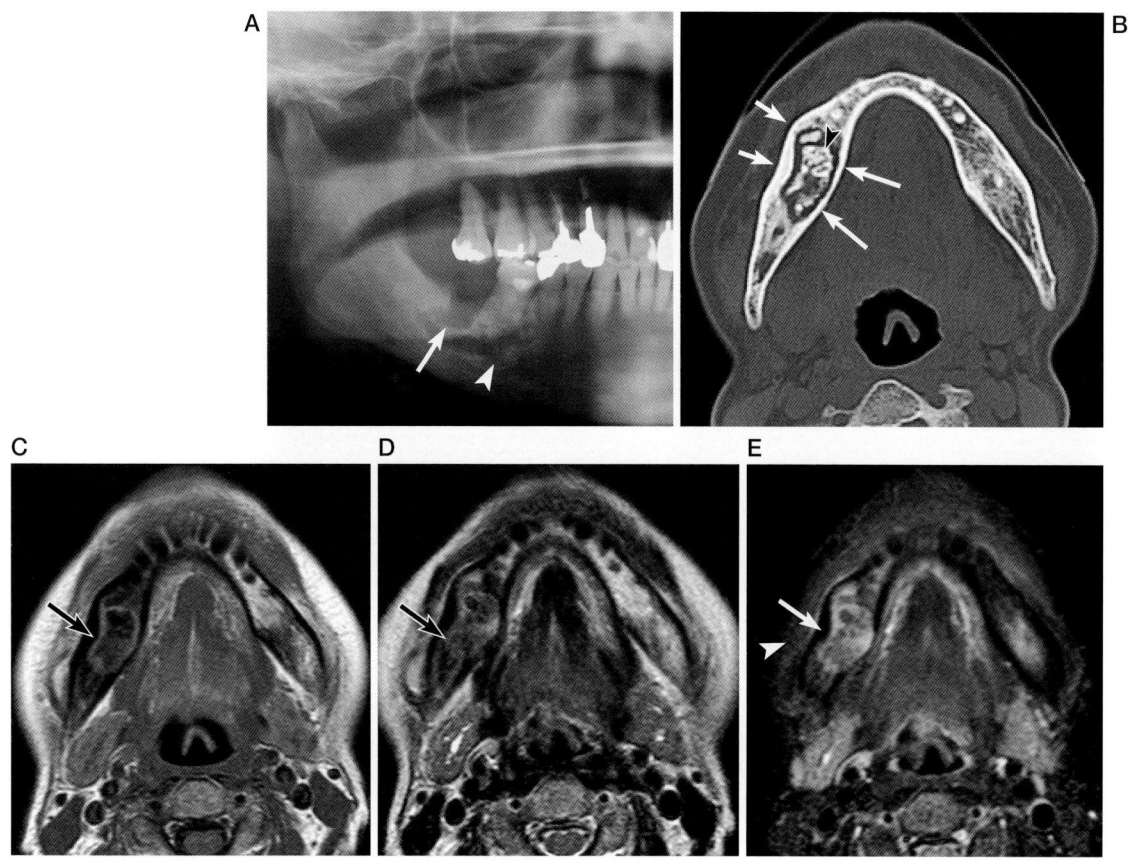

図 4-20　60 歳台女性　ビスホスホネート系薬剤関連顎骨壊死(BRONJ)
A：パノラマ X 線写真，B：CT(骨条件)，C：T1 強調像，D：T2 強調像，E：STIR 像　パノラマ X 線写真(A)にて，下顎右側第 2 大臼歯に抜歯窩が認められる(→)．同部に多数の境界明瞭な腐骨による塊状の X 線不透過像も認められる(▶)．骨条件の CT(B)では，右下右側臼歯部にやや境界明瞭な骨吸収による低吸収域がみられる(大矢印)．病変内部には腐骨様の塊状の高吸収域を複数認め(▶)，その周囲歯槽骨に骨硬化像もみられる(小矢印)．MRI では，下顎骨右側臼歯相当部に T1 強調像(C)および T2 強調像(D)にて腐骨による無信号域を伴い(→)，周囲骨髄は STIR 像(E)にて高信号域がみられる(→)．右側頬部において，STIR 像にて炎症波及による高信号もみられる(▶)．

b. CT で高吸収域を示す病変(X 線不透過性病変)

　高吸収域(X 線不透過性病変)で頻度の高い疾患とまれな疾患，および歯との関係は，すでに図 4-7 で示した．顎骨の X 線不透過帯は骨硬化像，皮質骨の増大，石灰化物，埋伏歯，骨髄内の線維結合組織の増加などにより形成されるものが多い．X 線不透過性病変はそれらを含むものが多く，線維性骨病変や炎症性疾患や腫瘍などが主である(BOX 4-6)[11]．硬組織病変の画像情報は MRI で石灰化物，埋伏歯が無信号を呈するため，石灰化物，埋伏歯の多い病変は MRI 単独での評価は避け，単純 X 線や CT を追加することが望ましい[4,7]．

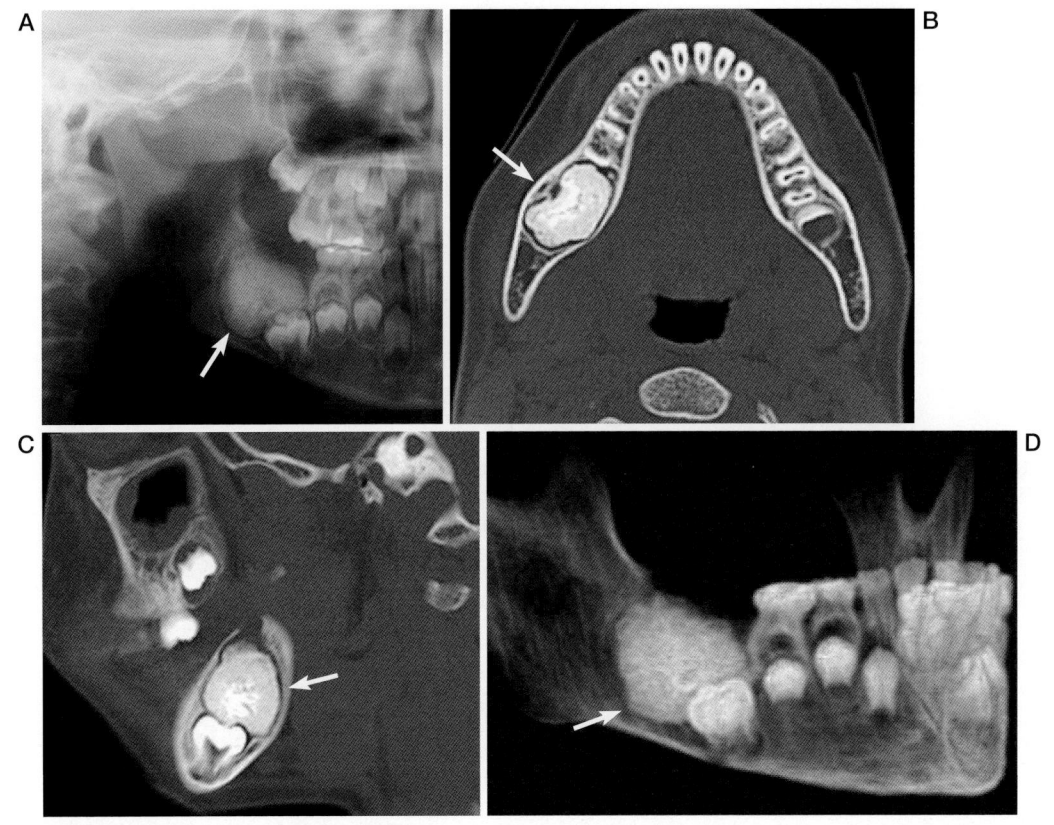

図4-21　10歳台女児　歯牙腫：複雑型
A：パノラマX線写真，B：CT（骨条件），C：CT矢状断像（骨条件），D：3D-CT　パノラマX線写真（A）では，下顎右側臼歯部においてX線透過帯によって囲まれた塊状のX線不透過像が認められる（→）．X線不透過像の内部はやや不均一である．この病変は近心側では埋伏歯（第1大臼歯）の歯冠と接している．骨条件のCT（B）では，下顎右側臼歯部において歯牙様構造物の濃度を呈する高吸収域がみられる（→）．病変内部の高吸収域は低吸収域によって囲まれており，周囲との境界は明瞭である．矢状断像（C）では，下顎右側臼歯部において歯牙様構造物の濃度を呈する塊状の高吸収域がみられる（→）．硬組織塊の内部構造はやや不均一であり，埋伏歯（第1大臼歯）の歯冠と一部接している．病変周囲に一層の低吸収域もみられる．3D-CT（D）では，埋伏歯と歯牙様構造物との関係がよくわかる（→）．

1）歯牙腫（複雑型，集合型）　odontoma：complex type，compound type

　臨床で最も遭遇頻度が高い高吸収病変を呈する顎骨腫瘍のひとつである．歯の硬組織，すなわちエナメル質および象牙質の増生を主体とする腫瘍状病変である[11]．複雑型（図4-21）と集合型（図4-22）に分かれる．

　複雑型歯牙腫の画像所見は，埋伏歯の周囲に境界明瞭な塊状のX線不透過像を示し，X線像での歯牙様構造物の確認は困難である[7]．集合型歯牙腫の画像所見は，多数の歯牙様構造物を含む，境界明瞭なX線不透過像を呈する[7]．両者の治療は摘出であり，予後は良好である．

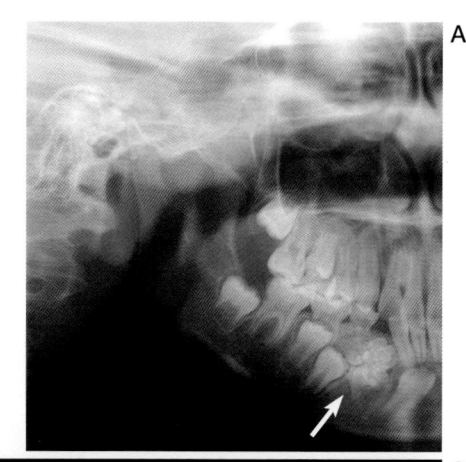

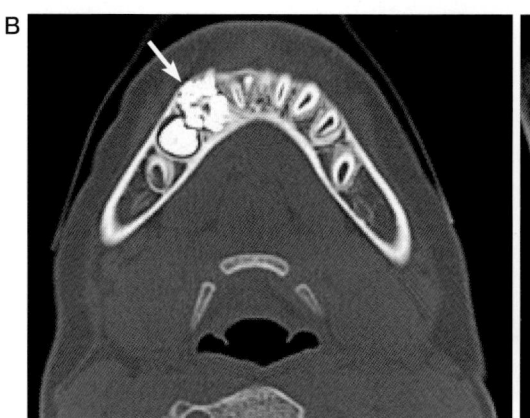

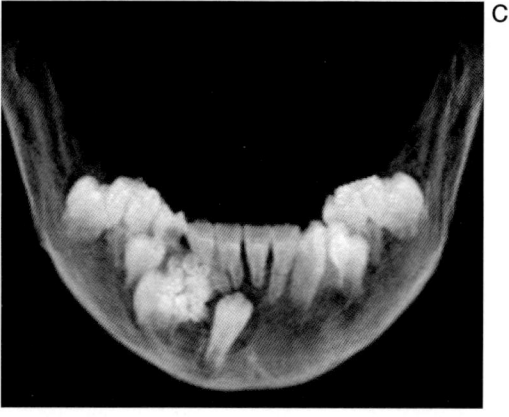

図 4-22　10 歳台男児　歯牙腫：集合型
A：パノラマ X 線写真，B：CT（骨条件），C：3D-CT　パノラマ X 線写真(A)では，下顎右側臼歯部において多数の小塊状 X 線不透過像を含む病変が認められる（→）．個々の X 線不透過像は歯牙様の形態と内容構造物をもっている．これらの不透過像の周囲は X 線透過帯によって囲まれており，周囲との境界は明瞭である．骨条件の CT(B)では，下顎右側小臼歯部において多数の小塊状硬組織を含む境界明瞭な病変が認められる．個々の硬組織塊は歯牙様構造物をもっている．病変により頬側皮質骨は菲薄化膨隆している（→）．3D-CT(C)では，埋伏歯と歯牙様構造物の関係がよくわかる．

Box 4-6　顎骨病変の高吸収域病変（X 線不透過性病変）

- 顎骨の不透過帯は骨硬化，石灰化物，埋伏歯，皮質骨の増大，骨髄内の線維結合組織の増加などである．
- 線維性骨病変，慢性の炎症性疾患，腫瘍が多い．

2）線維性異形成　fibrous dysplasia

　幼若な骨梁形成を伴う線維性結合組織の増生によって正常骨組織が置換される病変で，骨の発育異常の一種と考えられている．顎骨に発生するものはほとんどが単骨性である．多骨性の場合は McCune-Albright 症候群の合併の有無の診断が必要である[11]．

　膨隆を伴う境界不明瞭な X 線不透過性病変であり，特徴像はいわゆるすりガラス状を呈す

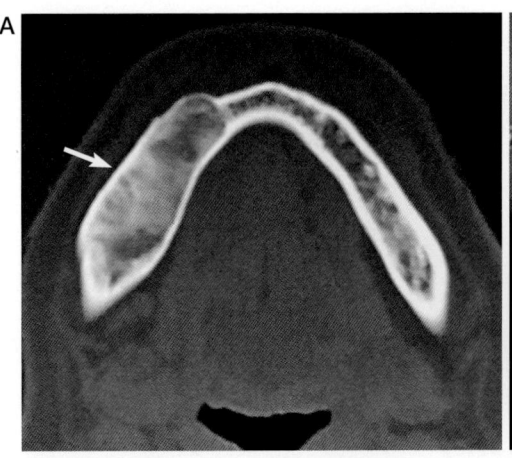

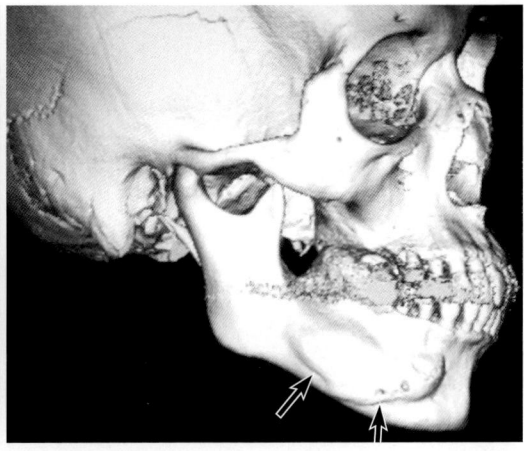

図4-23 40歳台女性　線維性異形成症
A：CT（骨条件），B：3D-CT　下顎骨右側骨体部において，いわゆるすりガラス状を呈する膨隆を伴う低吸収域と高吸収域が混在した病変がみられる．同部の皮質骨は菲薄化している（A，→）．3D-CT（B）にて著明な膨隆がみられる（→）．

る（図4-23）．MRIでは多くはT1，T2強調像ともに低信号を呈し，その内部にT1強調像で低信号，T2強調像で高信号を呈する囊胞性病変がみられることもある[7]．造影後はさまざまな程度の増強効果を認める．治療は外科的な減量手術が主である．

3）慢性硬化性骨髄炎　chronic sclerosing osteomyelitis

骨髄部に多量の骨質が形成され，硬化性変化をきたす難治性の骨髄炎である[19]．ほとんどが下顎骨に発生し，骨の変形を伴うことが多い．びまん性のX線不透過帯を呈し，顎骨の変形を伴うことが多い（図4-19参照）．慢性化すると線維性骨疾患との鑑別が困難なことも多い．MRIではT1強調像で低信号，T2強調像で低信号と高信号が入り混じるさまざまな信号を示す[10]．T2強調像および脂肪抑制画像での高信号や造影効果は活動性炎症を示唆する所見である．MRIでは骨髄炎の広がりをX線所見よりも広範囲に認めることが多い[16]．また，同疾患が皮膚や全身症状を伴う場合にはSAPHO症候群の可能性があるため，必ず全身との関連性も検討する必要がある[20]．

治療法は外科的な顎骨切除や抗菌薬の投与などだが，どの治療法も効果が低く，長期にわたり予後不良症例が多い．

c. CTで低吸収域と高吸収域が混在する混合病変（X線透過性病変と不透過性病変の混合性病変）

顎骨のX線透過性-不透過性病変は，骨髄炎などの炎症性疾患，線維性骨疾患の初期から中期，腫瘍などであることが多い．また，造骨性をもつ骨肉腫も同様の像を示すことがある（BOX 4-7）．

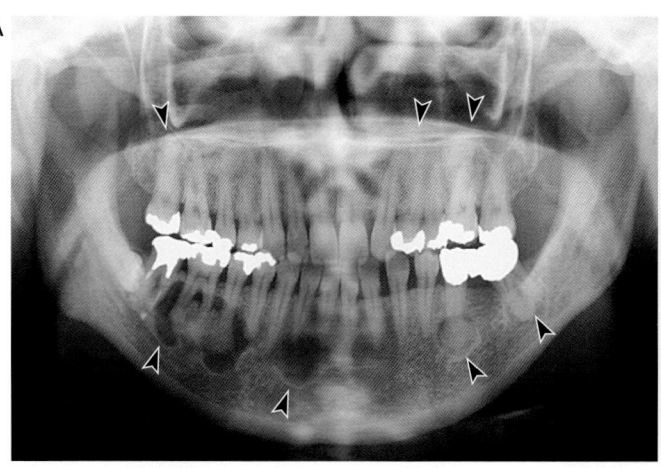

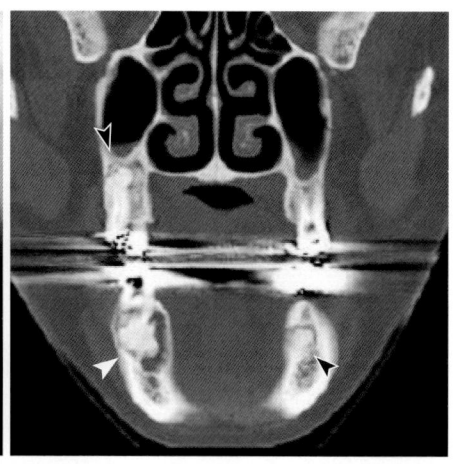

図 4-24　40 歳台女性　骨性異形成症（開花型）
A：パノラマ X 線写真，B：CT 冠状断像（骨条件）　パノラマ X 線写真（A）では，下顎前歯部根尖相当部に類円形の X 線透過像を，下顎右側臼歯部根尖相当部に周囲を X 線透過像に囲まれた X 線不透過像を，上顎臼歯部および下顎左側臼歯部根尖相当部に X 線不透過像が多数みられる（▶）．CT（B）では，上下顎前歯部および左右大臼歯部根尖相当部に歯根膜腔と連続した多発する低吸収域が認められ，また内部には骨様の高吸収域が認められる．一部皮質骨の吸収および膨隆も伴っている（▶）．

Box 4-7　顎骨病変の低吸収域と高吸収域の混合性病変（X 線透過性と不透過性の混合病変）

- 線維性骨病変の初期から中期，または腫瘍などが主である．
- 境界不明瞭な X 線透過性−不透過性病変は造骨性の悪性腫瘍か慢性の炎症性疾患が多い．

1）骨性異形成症　osseous dysplasia

　中年の女性に多く，単発性または多発性に根尖部に限局性にセメント質と連続して腫瘤が形成される病変である．初期は根尖部に連続して X 線透過像を呈し，中期には内部に石灰化像を伴う X 線透過像と不透過像の混合像，後期は境界明瞭な X 線不透過像を呈する（図 4-24）[11]．骨膨隆は通常，伴わない．MRI では，T1 強調像で境界明瞭な低信号，T2 強調像で境界明瞭な高信号，造影にて病巣全体が強く増強される．病期により石灰化物による無信号域が観察される．
　治療は必要なく，多くの場合，経過観察である．しかしながら感染を伴った場合は摘出する．

2）骨形成線維腫　ossifying fibroma

　歯原性腫瘍のひとつであり，細胞成分に富んだ線維性組織の中に塊状の硬組織が散在性に存在する腫瘍である．根尖部の内部に大小不同の X 線不透過像が混在し，病巣の境界は比較的明瞭なことが多い（図 4-25）．MRI では T1，T2 強調像ともに低信号を呈し，その内部に一部幼若な線維や内容液により T1 強調像で低信号，T2 強調像で高信号を認めることがある[11]．

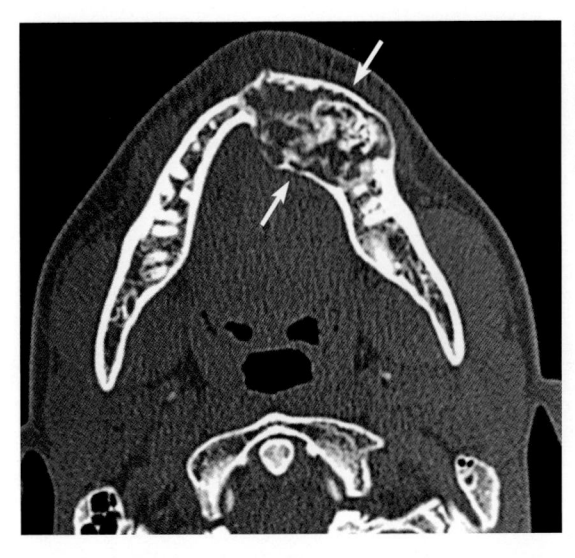

図4-25 20歳台男性　骨形成線維腫
CT（骨条件）　下顎前歯部から左側臼歯部にかけて膨隆を伴い，比較的境界明瞭な塊状の高吸収域と低吸収域を呈する病変を認める．頬舌側の皮質骨は菲薄化が著明である（→）．

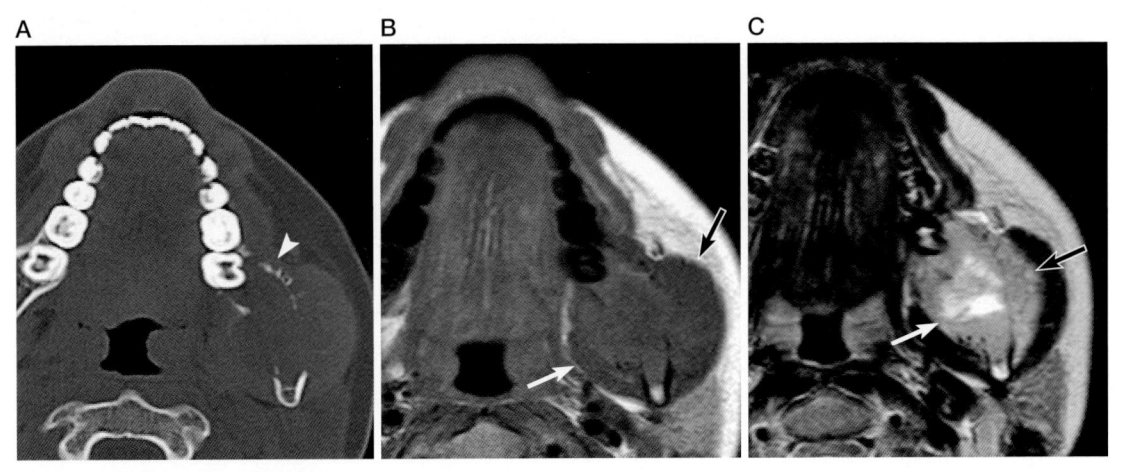

図4-26 10歳台男児　骨肉腫
A：CT（骨条件），B：T1強調像，C：T2強調像　CT（A）で下顎左側下顎枝に骨破壊を伴う著明に膨隆する病変を認める．頬側皮質骨の一部に旭日状所見を呈する骨膜反応もみられる（▶）．MRI，T1強調像（B）にて病変は顎骨を中心として膨隆する低信号域を呈している（→），T2強調像（C）にて内部に高信号域を伴う中等度信号を呈している（→）．病変は咬筋および内側翼突筋に浸潤している．

3）骨肉腫　osteosarcoma

骨形成性間葉組織から発生し，腫瘍細胞が類骨組織および骨組織を直接形成する悪性腫瘍である．不規則な骨破壊像や骨増生を伴うX線透過性-不透過性病変を呈することが多く，旭日状所見の骨膜反応像（sunray appearance）がみられることがある．MRIでは骨形成の著明なものはT1，T2強調像で無信号を呈し，幼若な造骨部分はT1強調像で低信号，T2強調像で高信号を示す．造影にて増強効果がみられる[11]（図4-26）．治療法は広範囲な切除手術が原則であり，予後は不良である．

4.5 顎骨嚢胞，腫瘍の術後所見の読影ポイント

a. 顎骨腫瘍術後の読影ポイント

　エナメル上皮腫を代表とする良性腫瘍の外科的治療は，腫瘍再発の可能性の高さによって，摘出，開窓療法，部分切除などに分類される．多房性の病巣は再発傾向が強いため部分切除が適応となり，術後は病巣の切除や摘出周囲の観察が重要である[7]（図4-27）．

　顎骨の悪性腫瘍は，顎骨原発性である頻度が低く，歯肉や舌からの扁平上皮癌の顎骨浸潤が圧倒的に多い．したがって，腫瘍が浸潤しやすい皮質骨の薄い歯槽頂を中心に観察する．腫瘍術後の画像の読影では特に腫瘍切除周囲に注意する[11]．X線検査では病変周囲骨の境界や新生骨などを注意して観察する必要がある．MRIは骨髄信号の変化に注意する．摘出や開窓後には顎骨周囲軟組織の状態をMRIで観察する必要がある[11]．

　また，顎骨の炎症性疾患の代表的例である骨髄炎では，比較的予後良好な症例でもMRIで骨髄信号の異常を1年以上認めることがある．

b. 顎骨嚢胞術後の読影ポイント

　開窓や摘出部により病巣の境界が不明瞭になり，新生骨が観察されれば予後は良好である（図4-28）．一方，膨隆を伴い，境界明瞭に変化する病変は再発の可能性が高い[11]．単純X線やパノラマX線写真およびCTでは，病変周囲骨の境界や新生骨の有無などを観察する．MRIでは骨髄および軟組織の信号の変化に注意する．

最後に

　日常臨床で役立つCT，MRI検査のポイントおよび顎骨の鑑別診断のポイントは，BOX 4-1～7に示したとおりである．

　顎骨疾患へのCT，MRIによる画像検査はここ10年で急速に増加した．供覧したCT，MRIによる鑑別診断の手順を有効活用していただければ，顎骨疾患の画像による鑑別診断は決して困難ではないと申し上げたい．本章が，読者の日常臨床に少しでもお役に立てば幸いである．

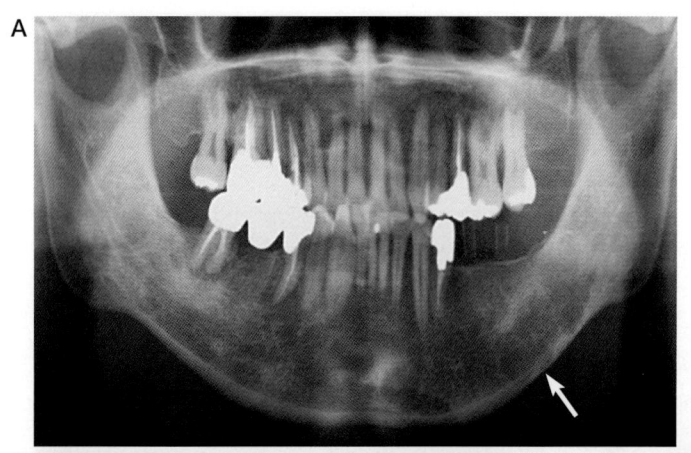

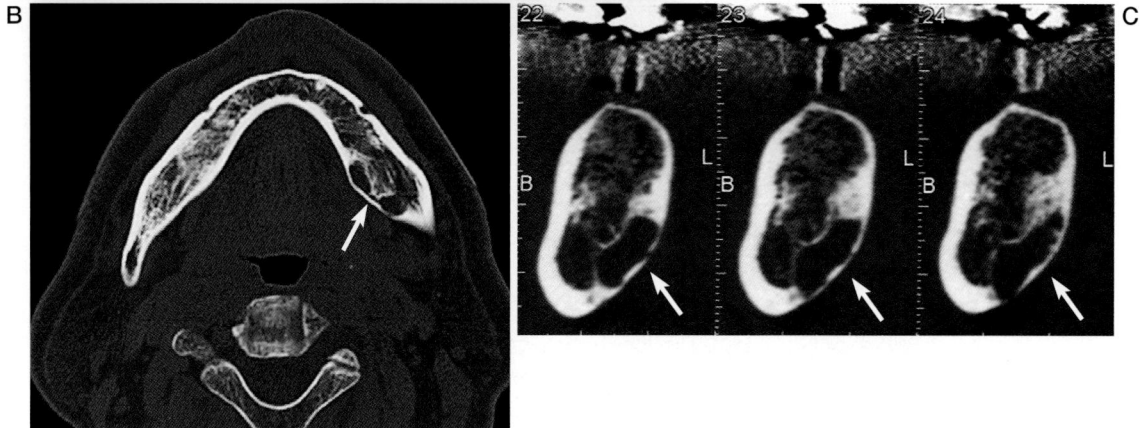

図 4-27 50 歳台男性　下顎左側臼歯部のエナメル上皮腫（摘出後 10 年経過症例）
A：パノラマ X 線写真，B：CT（骨条件），C：CBCT（cross sectional 像）　摘出後の欠損部に口腔インプラントを埋入予定にて CT 検査施行．パノラマ X 線写真（A）では，インプラント埋入予定部位直下の下縁周囲にやや境界不明瞭な X 線透過像がみられる（→）．CBCT の cross sectional 像（C）では，下縁周囲に皮質骨を吸収する境界明瞭な低吸収域の病変を認め，病変の再発がみられる（→）．CT（B）にて下顎下縁部に境界明瞭なエナメル上皮腫の再発を認める（→）．

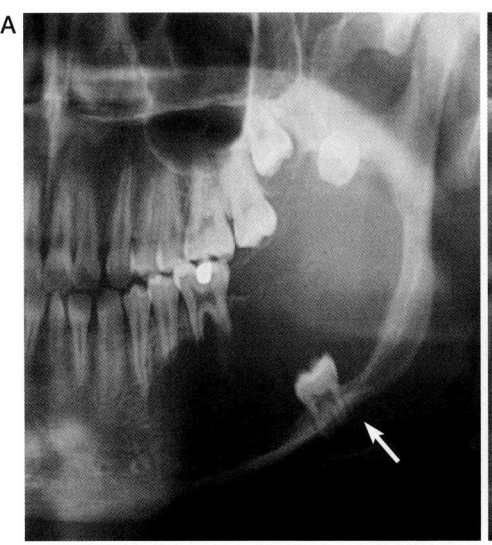

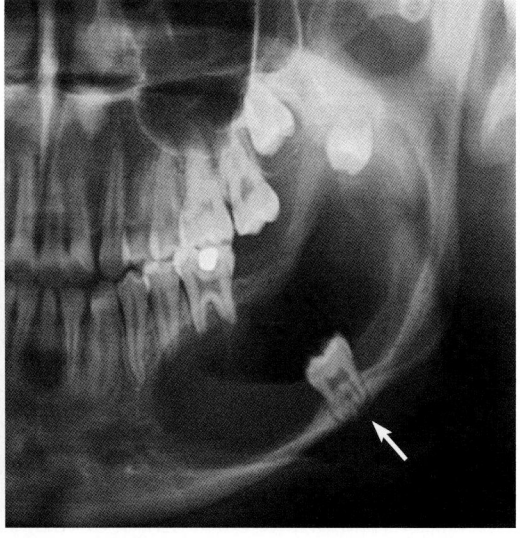

図 4-28　30 歳台女性　下顎左側臼歯部の含歯性嚢胞：嚢胞摘出の予後良好例（摘出後 6 か月）
パノラマ X 線写真　A：術前，B：術後 6 か月　周囲の骨硬化は消え，病巣の境界は不明瞭になり，骨新生像が出はじめている（B，→）．顎骨嚢胞の術後のポイントは，1) 摘出部の境界が不明瞭になり，新生骨が観察されれば予後良好, 2) 膨隆を伴い，境界明瞭に変化した病変は再発，と判断する．

文　献

1) Barnes L, Eveson JW, Reichart P, Sidransky D：Odontogenic tumours：World Health Organization Classification of Tumours：Pathology and Genetics of Head and Neck Tumours. Lyon：IARC Press, 2005：283-327.
2) Minami M, Kaneda T, Ozawa K, et al：Cystic lesions of the maxillomandibular region：MR imaging distinction of odontogenic keratocysts and ameloblastomas from other cysts. AJR Am J Roentgenol 1996；166：943-949.
3) Kaneda T, Minami M, Kurabayashi T：Benign odontogenic tumors of the mandible and maxilla. Neuroimag Clin N Am 2003；13：495-507.
4) Kaneda T, Minami M, Ozawa K, et al：Cyst, tumors, and nontumorous lesions of the jaw. Section two：systematic approach to imaging diagnosis of jaw lesions. In：Som PM, Curtin HD(eds)：Head and neck imaging, 5th ed. St Louis：CV Mosby, 2011：1532-1537.
5) 金田　隆：顎骨．酒井　修・編著：頭頸部の画像診断．秀潤社，2002：340-382．
6) Sumi M, Ichikawa Y, Katayama I, et al：Diffusion-weighted MR imaging of ameloblastomas and keratocystic odontogenic tumors：differentiation by apparent diffusion coefficients of cystic lesions. AJNR Am J Neuroradiol 2008；29：1897-1901.
7) Kaneda T, Weber AL, Scrivani SJ, et al：Cysts, tumors, and nontumorous lesions of the jaw. In：Som PM, Curtin HD(eds)：Head and neck imaging, 5th ed. St Louis：CV Mosby, 2011：1469-1531, 1542-1546.
8) 金田　隆：CT，MRI にみられるノーマルバリアント，加齢変化．金田　隆・編著：顎口腔領域画像解剖アトラス．砂書房，2011：199-206．

9) 金田　隆・編著：基本から学ぶインプラントの画像診断．砂書房，2008：8-17．
10) Kaneda T, Minami M, Ozawa K, et al：MR appearance of bone marrow in the mandible at different ages. Oral Surg Oral Med Oral Pathol 1996；82：229-233.
11) 金田　隆：読影にあたっての基本的事項．金田　隆，倉林　亨・編集：歯科放射線 teaching file 第3版．砂書房，2015：14-24．
12) Minami M, Kaneda T, Yamamoto H, et al：Ameloblastoma in the maxillomandibular region：MR imaging. Radiology 1992；184：389-393.
13) Kaneda T, Minami M, Ozawa K, et al：Magnetic resonance imaging of osteomyelitis in the mandible：comparative study with other radiological modalities. Oral Surg Oral Med Oral Pathol 1995；79：634-640.
14) Sigal R, Zagdanski Am, Schwaab G, et al：CT and MR imaging of squamous cell carcinoma of the tongue and floor of the mouth. RadioGraphics 1996；16：787-810.
15) Dunfee BL, Sakai O, Pistey R, et al：Radiologic and pathologic characteristics of benign and malignant lesions of the mandible. RadioGraphics 2006；26：1751-1768.
16) Lee K, Kaneda T, Mori S, et al：Magnetic resonance imaging of normal and osteomyelitis in the mandible：assessment of short inversion time inversion recovery sequence. Oral Surg Oral Med Oral Pathol Oral Radiol Endod 2003；96：499-507.
17) Kaneda T, Minami M, Curtin HD, et al：Dental bur fragments causing metal artifacts on MR images. AJNR 1998；19：317-319.
18) 金田　隆：口腔．臨床放射線編集委員会・編：癌取扱い規約からみた悪性腫瘍の病気診断と画像診断．臨放 2013；58 臨増：1425-1438．
19) Yoneda T, Hagino H, Sugimoto T, et al：Bisphosphonate-related osteonecrosis of the jaw：position paper from the Allied Task Force Committee of Japanese Society for Bone and Mineral Research, Japan Osteoporosis Society, Japanese Society of Periodontology, Japanese Society for Oral and Maxillofacial Radiology, and Japanese Society of Oral and Maxillofacial Surgeons. J Bone Miner Metab 2010；28：365-383.
20) Suei Y, Taguchi A, Tanimoto K：Diagnostic points and possible origin of osteomyelitis in synovitis, acne, pustulosis, hyperostosis and osteitis(SAPHO) syndrome：a radiographic study of 77 mandibular osteomylitis cases. Rheumatology(Oxford) 2003；42：1398-1403.

5. 口 腔

　口腔は，人が生命活動をしていくために食物を取り入れる最初の臓器であり，食物を咀嚼し，取り込むための構造が備わっており，それと同時に，それらを味わい，楽しむ機能も兼ね備えている．また，鼻腔と並んで呼吸器の入り口として呼吸や発声の役割も担う．外部からの観察が容易で，異常の発見や粘膜病変の広がりなどを視覚的に評価することも可能である．しかし，予後に大きく影響する病変の深部への広がりは視覚的には判断困難で，CTやMRIの役割が非常に重要である．口腔癌は，適切な診断および治療により根治が可能である．正確な広がり診断は過大治療による不必要な機能低下を防ぐためにも重要である．

　本章では，日常診療で頻度の高い口腔病変における，治療方針に影響を及ぼす重要な画像所見について概説する．

5.1 正常解剖

1）口腔と中咽頭

　口腔は，前方が上下口唇の接面である口裂より始まり，後方は上方が硬口蓋と軟口蓋の接合部(アーライン)，両側方は前口蓋弓(口蓋舌弓)，下方は舌の有郭乳頭の舌分界溝により描かれる円形線(口狭)までとされ，それより後方は中咽頭と定義される(図5-1, BOX 5-1)[1,2]．

2）口腔前庭と固有口腔

　口腔は歯列によって大きく口腔前庭と固有口腔の2つに分けられる．口腔前庭は歯列より外側から前方で，その外側には頰粘膜が存在する．頰粘膜は頰筋により裏打ちされ，その深部では脂肪で満たされた頰間隙があり，その後方は咀嚼筋間隙へと続く．固有口腔は口腔舌と口腔底，上下の舌側歯肉，硬口蓋にて構成される．固有口腔の外側後方には臼後三角とよばれる，上顎結節近傍に頂点をもつ三角形状の下顎枝前面を覆う粘膜部分がある(図5-2)．

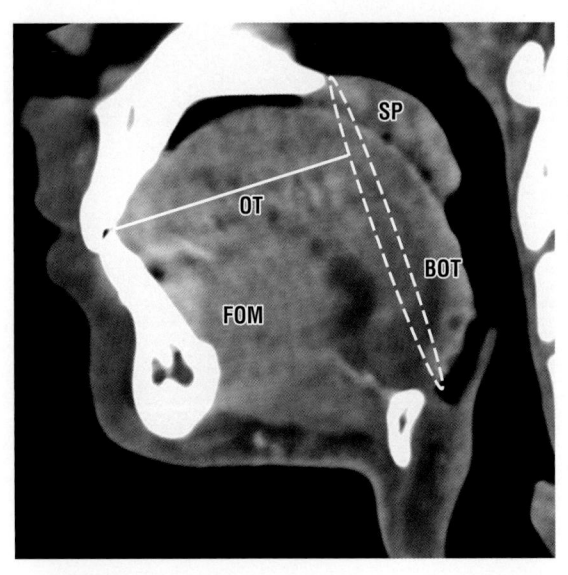

図 5-1　口腔と中咽頭
造影 CT(矢状断像)　硬口蓋と軟口蓋の接合部，両側の前口蓋弓，舌背の有郭乳頭の舌分界溝(画像ではみえない)により描かれる円形線(点線)を示す．これより前方が口腔，後方が中咽頭となる．OT：口腔舌，FOM：口腔底，SP：軟口蓋，BOT：舌根．(BOX 5-1 参照)

Box 5-1　正常解剖の図中に示されている解剖名(図 5-1〜図 5-4 に対応)

BF	頬脂肪体	buccal fat-pad
BM	頬筋	buccinator muscle
BOT	舌根	base of tongue
DGa	顎二腹筋前腹	anterior belly of digastric muscle
GG	オトガイ舌筋	genioglossus muscle
GH	オトガイ舌骨筋	geniohyoid muscle
FOM	口腔底	floor of mouth
HG	舌骨舌筋	hyoglossus muscle
HP	硬口蓋	hard plate
ILM	下縦舌筋	inferior longitudinal muscle
LA	舌動脈	lingual artery
MB	下顎骨体	mandibular body
MH	顎舌骨筋	mylohyoid muscle
MM	咬筋	masseter muscle
MPH	内側翼突筋	medial pterygoid muscle
MPS	翼突下顎縫線	oterygomandibular raphe
NVB	舌神経血管束	lingual neurovasucular bundle
OT	舌	oral tongue
PCM	咽頭収縮筋	pharyngeal constrictor muscle
PG	口蓋舌筋(前口蓋弓)	palatoglossus muscle
RMT	臼後三角	retromolar trigone
SG	茎突舌筋	styloglossus muscle
SI	舌下腺	sublingual gland
SLM	上縦舌筋	superior longitudinal muscle
Sm	顎下腺	submandibular gland
SP	軟口蓋	soft palate
TLM	横舌筋	transvere muscle

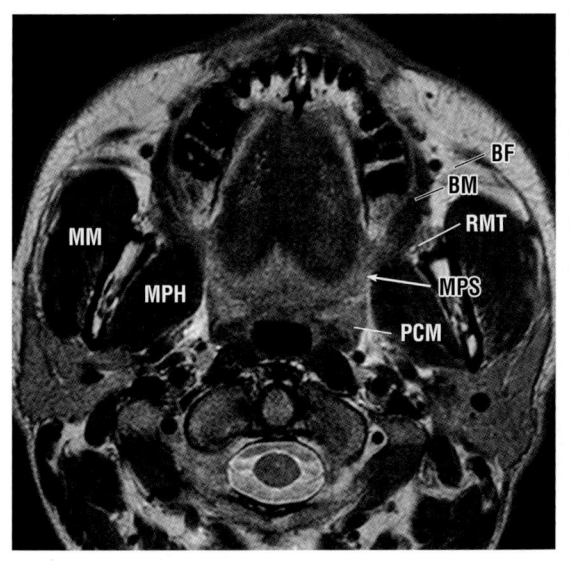

図 5-2　臼後三角および翼突下顎縫線の正常解剖
T2 強調横断像　臼後三角は下顎枝前面を覆う粘膜を指し，MRIにおいて下顎枝前面，上顎結節，頬筋との間の脂肪層（RMT）が目印となる．その内後方には，頬筋と咽頭収縮筋の接合部である翼突下顎縫線（MPS）が存在する．BF：頬脂肪体，BM：頬筋，MM：咬筋，MPH：内側翼突筋，PCM：咽頭収縮筋，RMT：臼後三角．（BOX 5-1 参照）

Box 5-2　口腔病変の進展に重要な解剖

- 内舌筋および外舌筋とその走行
- 舌下間隙と舌神経血管束
- 顎舌骨筋と顎下間隙
- 翼突下顎縫線

その後方には，頬筋と咽頭収縮筋との接合部である翼突下顎縫線が存在し（図 5-2），翼突下顎縫線に沿った深部進展は画像でのみ評価可能であるため，臨床上重要である[3]．

3）外舌筋と内舌筋

　口腔，特に舌や口腔底には多数の筋組織，神経，リンパ組織が複雑に存在しており，病変の同定およびその広がりの診断には，これらの解剖の理解が不可欠である（BOX 5-2）．舌の大部分は縦横無尽に走行する筋が交錯することによって構成されている．そのうち，筋の起始部が舌外にあるものが外舌筋（オトガイ舌筋，舌骨舌筋，茎突舌筋，口蓋舌筋），舌内にあるものが内舌筋（上縦舌筋，下縦舌筋，横舌筋，垂直舌筋）と定義される（図 5-3）．病変は外舌筋の走行に沿って進展する傾向にあり，それらの走行の理解は重要である（表 5-1）．顎舌骨筋は，下顎骨舌側の顎舌骨筋線から舌骨までU字型のハンモック状を呈し，筋性隔膜として口腔底を支持している．同筋は舌下間隙と顎下間隙を分ける構造物として重要である．

4）舌下間隙と顎下間隙

　舌および口腔底の深部は舌下間隙が存在する（図 5-4, 5）．舌下間隙はオトガイ舌筋と顎舌骨筋に囲まれる脂肪で満たされた間隙であり，舌骨舌筋，舌動静脈，舌神経，舌下神経，舌下腺，顎下腺導管（Wharton管），顎下腺深部などを含む（図 5-5）．舌下間隙の後端には筋膜が存在せず，病変は容易に顎下間隙へと波及する．顎舌骨筋より尾側は顎下間隙が存在し，

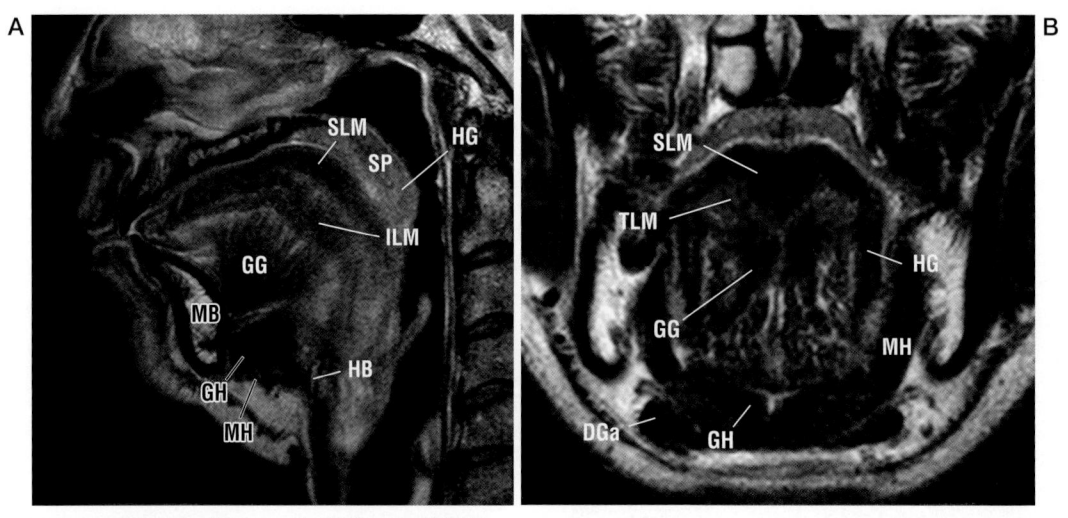

図 5-3 舌筋（内舌筋および外舌筋）の正常解剖
A：T2 強調像矢状断像，B：T2 強調像冠状断像　筋の起始部が舌外にあるものが外舌筋，舌内にあるものが内舌筋と定義される．T2 強調像の矢状断像（A）では，下顎骨内側のオトガイ棘から舌背に向かって放射状に伸びる外舌筋：オトガイ舌筋（GG）と，内舌筋：上縦舌筋（SLM），下縦舌筋（ILM）などとの位置関係が観察できる．冠状断像（B）では，舌骨から舌縁後方に向かって走行する舌骨舌筋（HG）などが良好に描出される．DGa：顎二腹筋前腹，GH：オトガイ舌骨筋，HB：舌骨，MB：下顎骨体，MH：顎舌骨筋，SP：軟口蓋，TLM：横舌筋．（BOX 5-1 参照）

表 5-1　外舌筋の走行と神経支配

外舌筋	起始	停止	神経支配
舌骨舌筋 (hyoglossus muscle：HGM)	舌骨	舌縁後方（茎突舌筋と合流）	舌下神経（CN XII）
茎突舌筋 (styloglossus muscle：SGM)	茎状突起，側頭骨	舌縁後方（舌骨舌筋と合流）	
オトガイ舌筋 (genioglossus muscle：GGM)	オトガイ結節，下顎骨	舌実質に扇状に入る	
口蓋舌筋 (palatoglossus muscle：PGM)	口蓋腱膜，軟口蓋	舌縁後方（筋線維は内舌筋と合流）	咽頭神経叢 （CN IX と CN X）

顎二腹筋前腹，オトガイ下リンパ節，顎下リンパ節，顎下腺浅部などが含まれる．舌に関与する脈管と神経が集約的に存在する部位は，舌神経血管束（lingual neurovascular bundle）とよばれ，癌の脈管/神経周囲浸潤（perineural invasion）の理解に重要である[4]．舌下間隙内の後方部分に走行する舌骨舌筋の外側を顎下腺管，舌神経，舌下神経伴行静脈，舌下神経が走行し，舌骨舌筋内側では舌動脈，舌静脈が走行する（図 5-5）[5]．舌血管束は，造影 CT および MRI 横断像および冠状断像にてそれぞれ造影された線状および点状構造として描出される．舌神経や舌下神経を CT および MRI で明瞭に描出することは困難だが，隣接する外舌筋や血

図5-4 口腔底および舌下間隙の正常解剖
A：T2強調横断像，B：造影CT横断像　口腔底レベルのT2強調像(A)および造影CTの横断像(B)にて，舌下間隙と顎下間隙の位置関係を示す．顎舌骨筋(My)が口腔底を形成，顎舌骨筋とオトガイ舌筋(GG)の間が舌下間隙であり，同間隙内に舌下腺(SI)，舌動脈(TA)，舌骨舌筋(HG)，茎突舌筋(SG)などが存在する．舌下間隙の後方は顎下間隙であり，顎下腺(Sm)を含む．M：下顎骨，NVB：舌神経血管束．（BOX 5-1参照）

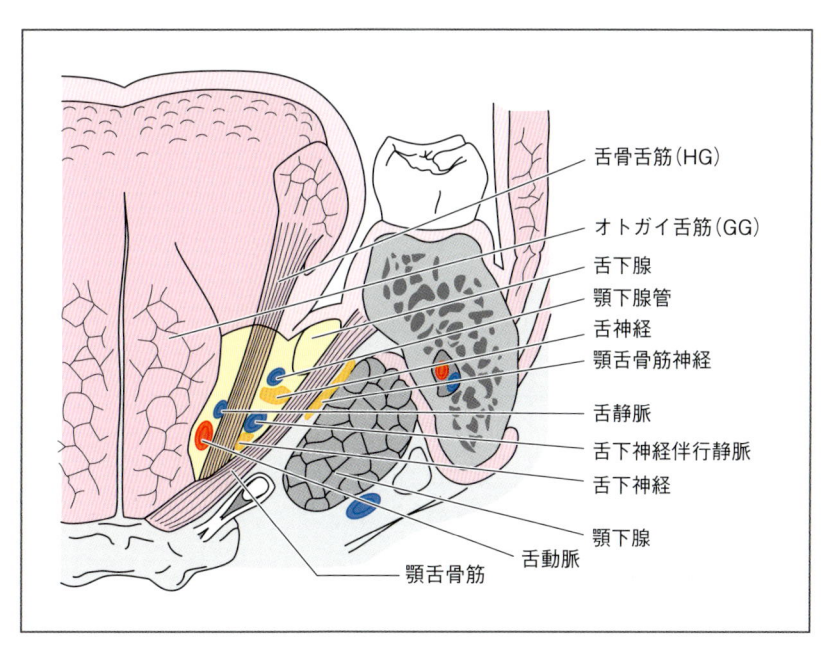

図5-5 舌下間隙の正常解剖
冠状断にて，外舌筋と舌下間隙（薄い黄色の部分）の関係を示す．舌下間隙内を走行する舌骨舌筋(HG)の外側を顎下腺(Wharton)管，舌神経，舌下神経伴行静脈，舌下神経が走行し，舌骨舌筋内側では舌動脈，舌静脈が走行する．（文献5)より改変．原典：Norton NS：Netter's head and neck anatomy for densitry, 2nd ed. Elsevier Saunders, 2012：339.）

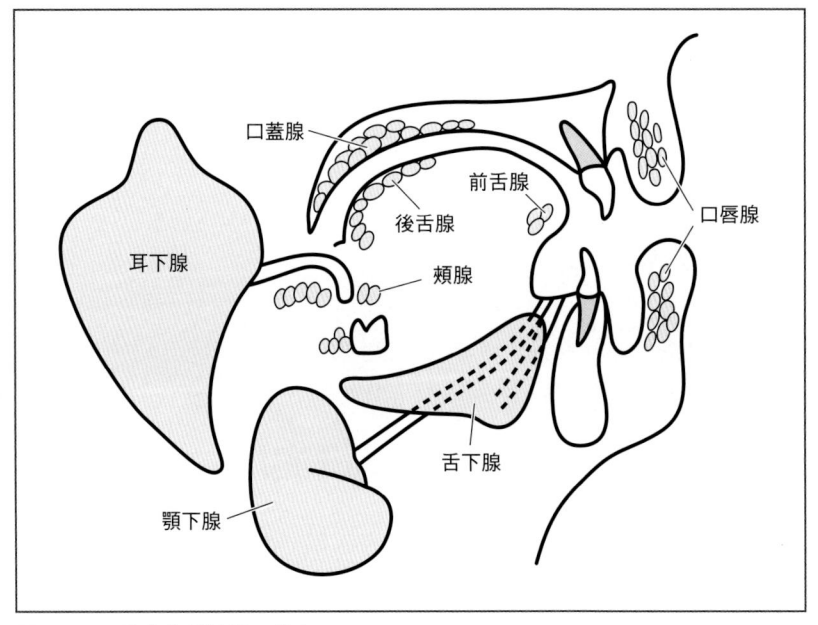

図 5-6 口腔内小唾液腺の分布
小唾液腺は，口腔の壁を構成する口蓋，口唇，頰と，口腔内に位置する舌，歯槽部の粘膜直下などに平面状に広がる 700〜1000 個の腺葉群であり，おもに口腔内に唾液を分泌している．その局在により，口唇腺，頰腺，口蓋腺，舌腺，臼歯腺（図中なし）と名付けられている．（文献 2）より一部改変）

Box 5-3 AJCC(American Joint Committee on Cancer tumor staging criteria) における口腔解剖学的亜部位

1) 頰粘膜(buccal mucosa)
2) 歯肉(alveolar ridge)
3) 臼後三角(retromolar trigone)
4) 硬口蓋(hard palate)
5) 舌(舌可動部，口腔舌：前 2/3)(oral tongue)
6) 口腔底(floor of mouth)

管構造との関係から，局在を把握することができる[4]．

5）口腔病変の亜部位分類

口腔病変は，舌（舌可動部，口腔舌 oral tongue），口腔底(floor of mouth)，硬口蓋(hard plate)，歯肉(gingiva covered upper and lower alveolus)，頰粘膜(buccal mucosa)，臼後三角(retromolar trigone)といった亜部位に分類される(BOX 5-3)[6,7]．それぞれの亜部位には，小唾液腺〔口唇腺，頰腺，臼歯腺，口蓋腺，前/後舌腺，エブネル(Ebner)腺〕が存在する（図 5-6)[2]．

5.2 検査法

　口腔病変の画像診断の中心はCTとMRIである．CTは短時間でリンパ節転移の診断を含めた頸部全体の評価が可能であり，第一選択となることが多く，骨の同定・評価に優れる．MRIは，CTと比較して組織コントラストに優れ，口腔内金属による画像の劣化も問題となることは少ないため，口腔領域の評価において有用な検査法である．顎骨の評価にはパノラマX線撮影が用いられることもある．超音波検査は局所や頸部リンパ節転移の評価に有用だが，ほとんどの場合，CTあるいはMRIも施行される．近年はこれらに加え，悪性腫瘍の転移の検索にFDG-PETが汎用されている．以下に代表的な検査法について概説する．

a. CT

　現在はMDCT(multidetector-row CTもしくはマルチスライスCT)の普及により，頭頸部全体(頭蓋底から上縦隔まで)を収集スライス厚0.5〜0.625 mmで撮影した後，目的に合わせた再構成画像を作成するのが一般的である．局所とすべての所属リンパ節を評価するためには，頭頸部全範囲に対して少なくとも3 mmスライス厚以下の横断像および冠状断・矢状断再構成を基本とする．局所腫瘍評価には2 mm以下のスライス厚での再構成を用いる．常に軟部組織条件および骨条件での再構成画像を行い，適切な表示方法で軟部組織および骨や石灰化を評価する．最近では，仮想パノラマ再構成像[8]や3次元画像表示に加え，DICOMデータを用いた下顎骨模型などを作成し，下顎骨再建の術前・術中シュミレーションを目的とした支援画像としても活用されている．

b. MRI

　撮像方法は，使用機器やその施設でのCTやPET/CTなど他の検査法との役割分担などや，放射線診断医の考えによって多様であるが，腫瘍進展範囲の診断を目的とする場合は，3 mm厚以下の高画質・高分解能画像が好ましい．3T(tesla) MRIは，当初，磁化率の違いによるアーチファクトのため，頭頸部領域での使用は危惧されていたが，撮像装置・RFの新技術，受診コイルの発達や，各種撮像法の開発により，現在では高分解能，高S/N(信号雑音比)の画像が短時間で撮像できるようになり，頭頸部領域でも広く活用されている．また，近年，3D撮像法でのvolume dataの取得が容易となって，任意断面の再構成が可能となり，解剖学的に煩雑で繊細な評価を要する口腔癌には有用と考えられる．また，拡散強調画像(diffusion weighted imaging：DWI)およびDWIから計算される見かけの拡散係数(apparent diffusion coefficient：ADC)は病変の鑑別[9]や，また癌の治療効果判定や効果予測にも応用されている[10]．

5.3 腫瘍性病変および腫瘍類似疾患

口腔は粘膜上皮，小唾液腺，骨軟部など多数の臓器集合体であり，発生する腫瘍は多岐にわたる（BOX 5-4）．ここでは，代表的な腫瘍性病変および腫瘍類似疾患に絞り概説する．

a. 扁平上皮癌 squamous cell carcinoma

本邦の頭頸部癌学会による頭頸部悪性腫瘍全国登録（2012年）によると，口腔を原発とする悪性腫瘍は，全頭頸部癌のなかで最も多く，約35％を占める[11]．口腔癌の90～95％以上が扁平上皮癌である．男女比は3.5：1で男性に多い．年齢による発生は60～70歳台が高いが，若年者にも発生する[11～13]．危険因子として，喫煙，アルコール，齲歯などの口内衛生が知られているが，最も喫煙が重要とされている[14, 15]．口腔癌患者の90％に喫煙歴があり，量・期間と密接な関連がみられ[16]，喫煙者の発症頻度は非喫煙者の5～9倍とされている[14, 17]．飲酒に関しても，量と密接な関連がみられている[18]が，少量の飲酒でも，特にアジア人では口腔癌のリスクは上昇する[19]．近年では，口腔内のHPV（human papillomavirus）16型感染が，特に中咽頭癌においてその発生を高めることが明らかとなり，また，HPV陽性例では放射線高感受性で予後良好であるとされている．口腔癌の発生や予後との関連性も示されている[20, 21]が，その程度は報告によりさまざまである[18, 20～22]．

病期分類は，世界的にAJCC（American Joint Committee on Cancer tumor staging criteria）によるTNM分類が用いられ[6]，UICC（Union for International Cancer Control）分類および本邦の頭頸部癌取扱い規約もAJCC分類に準じている（表5-2）[7]．T, N, Mをもとにstage IからIVまで分けられる（表5-3）．口腔癌の40～60％は進行癌（stage III～IV）であり，予後や局所制御率は依然として不良である．

口腔癌の治療は，手術治療を中心として，放射線治療，化学療法を組み合わせた集学的治療が行われている[23]．現在の標準治療としては，最初に根治的切除術を行い，術後再発高リスク群（転移性リンパ節の節外浸潤や切除断端陽性など）には術後放射治療もしくは術後化学放射線療法が選択される[13, 24～26]．

1）舌癌 tongue cancer

口腔癌のなかで最も頻度が高く，本邦では口腔癌の53％を占める（表5-4）[11]．また，若年発生の口腔癌の多くが舌癌である．AJCCや頭頸部癌取扱い規約では，舌尖，舌縁，舌背，舌下面に分けられる[6,7]が，舌癌の大部分が舌縁（特に後方2/3）から舌下面に発生する．舌癌は早期に発見されやすい頭頸部癌のひとつであり，本邦の統計では72％がT1～T2病変，71％がN0病変である[11]．一方で，原発巣の大きさに関わらず，他の口腔癌に比してリンパ節転移の頻度が高く，診断時には35～48％が頸部転移陽性で，臨床的N0症例にも潜在性頸部リンパ節転移が存在する[27]．したがって，舌癌における画像診断の重要な役割は，手術の可否を含めた術式決定の指標となる腫瘍進展評価，予後の推定，頸部リンパ節転移の有無の

表 5-2 TNM 臨床病期分類(AJCC/UICC 第 7 版, 2010)

■ T-原発腫瘍:

- TX：原発腫瘍の評価が不可能
- T0：原発腫瘍を認めない
- T_{is}：上皮内癌
- T1：最大径が 2 cm 以下の腫瘍
- T2：最大径が 2 cm を超え，4 cm 以下の腫瘍
- T3：最大径が 4 cm を超える腫瘍
- T4a：骨髄質，舌深層の筋肉/外舌筋(オトガイ舌筋，舌骨舌筋，口蓋舌筋，茎突舌筋)，上顎洞，および顔面の皮膚に浸潤する腫瘍*
  - T4b：咀嚼筋間隙，翼状突起，または頭蓋底に浸潤する腫瘍および/または内頸動脈を全周性に取り囲む腫瘍

*口唇のみ T4a は以下の基準に従う：骨髄質，下歯槽神経，口腔底，または顔面(すなわち，頤または鼻)の皮膚に浸潤する腫瘍

■ N-所属リンパ節:

- NX：所属リンパ節の評価が不可能
- N0：所属リンパ節に転移なし
- N1：同側の単発性リンパ節転移(最大径が 3 cm 以下)
- N2：
  - N2a：同側の単発性リンパ節転移で直径が 3 cm を超え 6 cm 以下
  - N2b：同側の多発リンパ節転移で最大径が 6 cm 以下
  - N2c：両側あるいは対側リンパ節転移で最大径が 6 cm 以下
- N3：最大径が 6 cm を超えるリンパ節転移

注：正中リンパ節は同側リンパ節とみなす

■ M 遠隔転移:

- MX：遠隔転移の評価が不可能
- M0：遠隔転移を認めない
- M1：遠隔転移あり

表 5-3 病期分類

	T1	T2	T3	T4a	T4b
N0	I	II	III	IVA	IVB
N1	III	III	III	IVA	IVB
N2	IVA	IVA	IVA	IVA	IVB
N3	IVB	IVB	IVB	IVB	IVB
M1	IVC	IVC	IVC	IVC	IVC

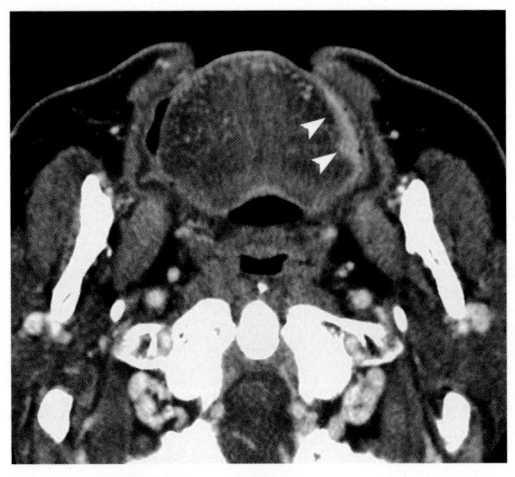

図 5-7　70 歳台男性　舌癌 T3
造影 CT　左舌縁の広い範囲に不整な増強効果を示す(➤)．臨床的に病変の大きさは 40 mm を超えるが，腫瘍の深達度は最大で 5 mm 程度にとどまる．

表 5-4　口腔癌：各亜部位の発生頻度

亜部位	発生頻度
口唇	0.9%
頰粘膜	9.0%
臼後三角	1.7%
上歯肉	13.3%
下歯肉	9.3%
硬口蓋	3.1%
口腔底	9.0%
舌	53.4%

頭頸部癌学会による頭頸部悪性腫瘍全国登録(2012 年)

診断が中心となる．

1) 原発巣とリンパ節転移

　原発巣とリンパ節転移とは密接な関連があり，常に原発巣の位置や進展様式とリンパ流を考慮に入れた評価が必要である[28]．T 分類に関連する腫瘍の大きさ以外にも，病理組織学的な腫瘍の厚み(舌深層への浸潤)が 4～6 mm を超えるとリンパ節転移の頻度が高いとされ[29,30]，画像において術前に腫瘍浸潤の深達度を測定することは有用と考えられる[31～33](図 5-7～9)．舌深部(下方)においては，舌神経血管束や外舌筋(舌骨舌筋，オトガイ舌筋，茎突舌筋，口蓋舌筋)への浸潤の有無(図 5-8)，それらに沿った進展の有無の評価を必要とする(図 5-9～12)．舌神経血管束への浸潤と，病理組織学的な神経周囲浸潤や脈管浸潤との密接な関係があるとされ[4]，頸部転移，局所制御率，生存率に関与する[34,35]．舌神経血管束への浸潤評価は CT により可能とされている[36]．術前画像で舌神経血管束への浸潤を認めた場合には，根治切除が得られたとしても局所再発や神経周囲進展(perineural spread)の形式で再発をきたしやすく，経過観察において注意深く観察する必要がある(図 5-13)．また，解剖学的に舌神経血管束は外舌筋に沿って舌下間隙内を走行し，その周囲には多数のリンパ管や小血管が存在するため，転移予測や予後推定の観点から外舌筋浸潤の有無を正確に評価することが重要とされる(AJCC 分類では外舌筋への浸潤は T4a に分類されている)[6,27]．舌癌は舌縁から多く発生するため，その直下に位置する舌骨舌筋に早期より浸潤をきたしやすい．ごく限られた範囲の外舌筋浸潤を伴う病変(すなわち部分切除が可能な病変)と，舌骨や喉頭蓋谷に達するような局所進行病変が，同様の T4a に分類されており，それらが正確に予後を反映しているかどうか今後検討が必要と考えられる[1,37]．

2) 舌癌の進展経路と術式

　舌癌における術式は，舌部分切除，舌半側切除，舌亜全摘の順に切除範囲が大きくなり，

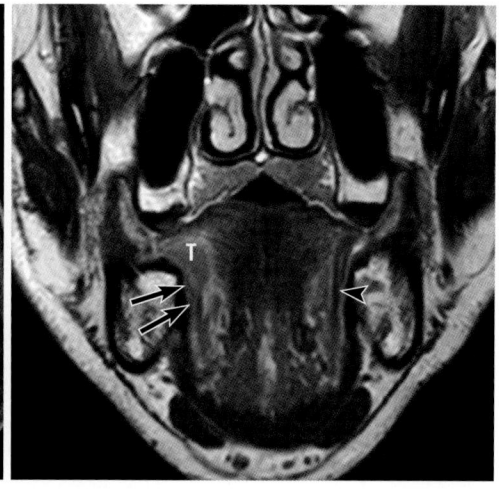

図 5-8　60歳台男性　舌癌 T4a：舌骨舌筋浸潤
A：脂肪抑制 T1 強調像，B：T2 強調冠状断像　造影 T1 強調像(A)にて，右舌縁後方に辺縁不整で不均一に増強される腫瘤(T)を認める．T2 強調冠状断像(B)にて，腫瘍(T)は舌縁から舌下面側に存在し，腫瘍の深達度は 15 mm 程度を示す．隣接する右舌骨舌筋は腫瘍と同等の信号強度を示し(→)，同筋への浸潤を示唆する(対側舌骨舌筋を▶で示す)．

Box 5-4　口腔腫瘍性病変の鑑別疾患

1) 悪性腫瘍
   - 扁平上皮癌
   - 腺様嚢胞癌
   - 粘表皮癌
   - 腺癌
   - 腺房細胞癌
   - 悪性リンパ腫
   - 悪性黒色腫
   - 筋上皮癌
   - 転移性腫瘍
   - 肉腫
   - 形質細胞腫
   など多数．

2) 良性腫瘍，嚢胞性疾患
   - 多形腺腫
   - がま腫
   - 粘液貯留
   - 血管腫
   - リンパ管腫
   - 類皮嚢胞
   - 類表皮嚢胞
   - 甲状舌管嚢胞
   - 脂肪腫
   - 乳頭腫
   - 神経鞘腫
   - 神経線維腫
   - 筋上皮腫
   - 平滑筋腫
   - リンパ上皮腫
   など多数．

病変の進展範囲によって，口蓋や中咽頭側壁，舌骨や喉頭，顎骨などの合併切除が追加される．適切な術式決定と機能予後の推定には，舌外への腫瘍進展の評価がきわめて重要であり，その多くは画像診断でのみ指摘可能である．舌癌は，舌内および舌外へと走行する解剖構造

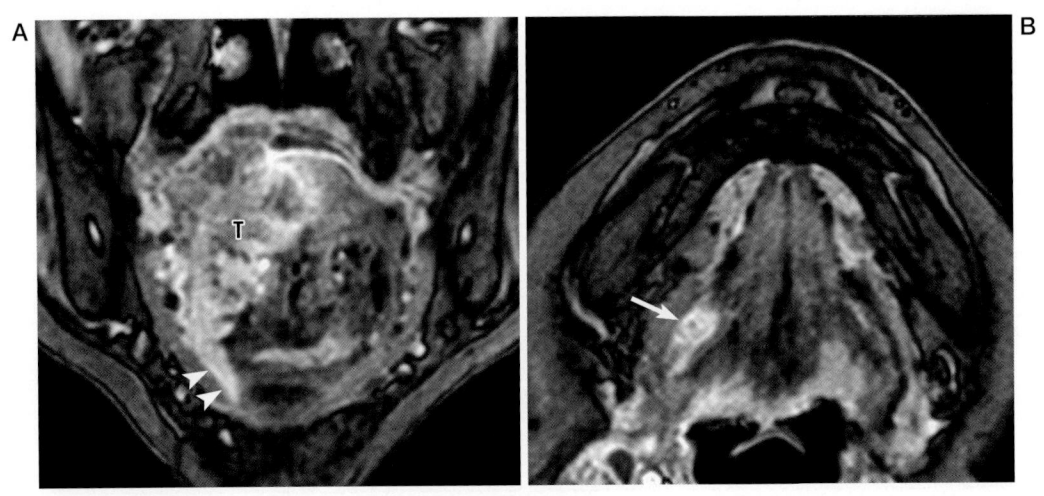

図 5-9　60 歳台男性　舌癌 T4a：舌骨舌筋・舌下間隙浸潤
A：脂肪抑制造影 T1 強調冠状断像，B：脂肪抑制造影 T1 強調像　造影 T1 強調冠状断像（A）にて，舌の右半側を占居する浸潤性腫瘍（T）を認める．右舌骨舌筋や舌神経血管束を巻き込み，右舌骨舌筋に沿って舌骨方向への進展を認める（▶）．口腔底レベルの横断像（B）では，右舌下間隙の腫瘤形成を認める（→）．

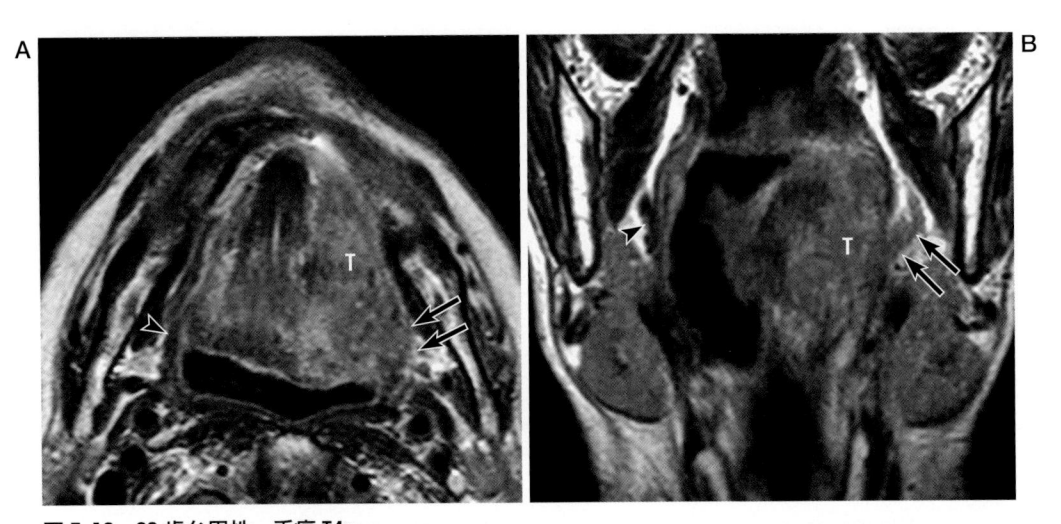

図 5-10　60 歳台男性　舌癌 T4a
A：T2 強調像，B：T2 強調冠状断像　T2 強調像（A）にて左舌を占居する浸潤性腫瘍（T）を認める．腫瘍に接する左茎突舌筋は腫瘍と同等の信号強度に置換されており（→），茎突舌筋への浸潤を示唆する．冠状断像（B）では，左茎突舌筋に沿って傍咽頭間隙への進展が認められる．▶：対側の正常茎突舌筋．

（特に外舌筋や神経，血管など）や間隙に沿った進展を示す傾向があり，それらに注目した読影をする必要がある（BOX 5-5）．舌骨舌筋の走行に沿った進展を示す症例では，同筋へ浸潤から舌下間隙へと進展（図 5-9），さらに舌骨舌筋と顎舌骨筋のなす境界（glosso-mylohyoid gap）を越えて顎下間隙，舌骨の側面と大角方向に至る．同部は術後の再発好発部位としても知られる（図 5-14）．

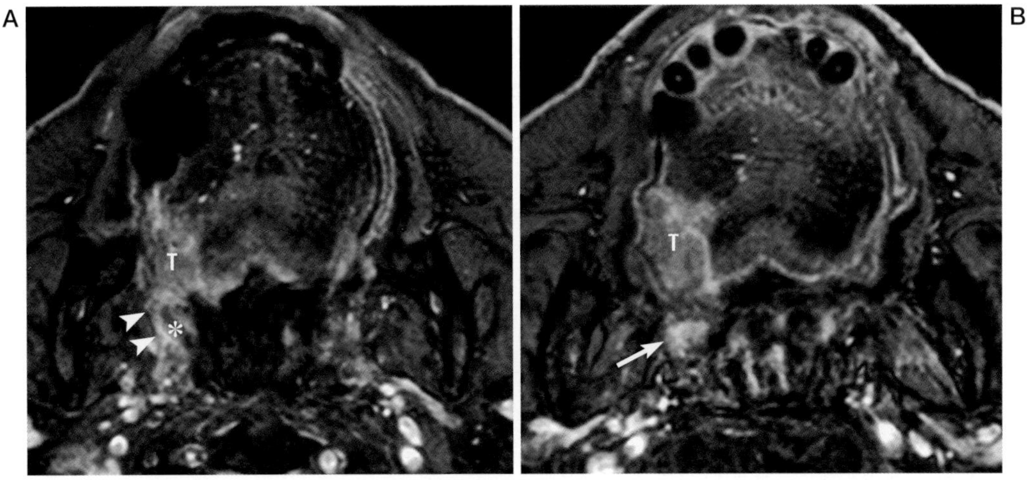

図 5-11　70 歳台男性　舌癌 T4a：口蓋舌筋浸潤
A：造影 T1 強調像，B：造影 T1 強調像（軟口蓋レベル）　造影 T1 強調像（A）において，左舌縁後方に不均一な増強効果を示す腫瘤（T）を認める．後方で右口蓋舌筋（＊）の走行に沿って増強される腫瘤を認め（➤），同筋への浸潤と考えられる．さらに頭側の軟口蓋レベル（B）では，右軟口蓋に増強効果を示す腫瘤を認め（→），口蓋舌筋に沿った軟口蓋深部への進展が示唆される．

Box 5-5　舌癌亜部位における侵されやすい外舌筋と進展経路

1) **舌尖部・舌下面・舌縁前方**：オトガイ舌筋 → 舌下間隙 → 口腔底深部，顎骨
2) **舌縁・舌下面後方**：舌骨舌筋 → 舌下間隙 → glosso-mylohyoid gap → 顎下間隙 → 舌骨・喉頭領域
3) **舌縁後方**：茎突舌筋 → 傍咽頭間隙 → 茎状突起（頭蓋底）
4) **舌縁後方・舌背**：口蓋舌筋 → 前口蓋弓 → 軟口蓋

　さらに進行例では，前喉頭蓋間隙を含めた喉頭領域への浸潤がみられ，これらは時に喉頭合併切除を必要とする．茎突舌筋に沿った進展は，傍咽頭間隙への進展経路となり（図 5-10），頸動脈浸潤や茎状突起を含めた頭蓋底浸潤（多くが切除不能因子）の経路となる．口蓋舌筋に沿った進展は，前口蓋弓深部に沿って軟口蓋方向へと進展を示す（図 5-11）．この場合には，中咽頭側壁や軟口蓋を含めた拡大切除術が必要となり，術後の機能低下が予測される．オトガイ舌筋に沿った進展がみられる場合，その付着部であるオトガイ棘付近にて下顎骨浸潤をきたす経路となる．また，オトガイ舌筋への浸潤は，舌神経血管束や舌中隔に至る浸潤を高率に伴うため（図 5-12），半側切除以上の拡大手術が必要とされる．舌内では，内舌筋（横舌筋など）に沿った進展を示すことが多く，同進展により舌中隔を越えた対側舌進展の経路となる．前方から口腔底への直接浸潤は，舌歯肉溝を越えた下顎骨浸潤のリスクとなる．舌内から深部後方への進展は，舌根，喉頭蓋谷へと進展，さらに喉頭蓋や前喉頭蓋間隙へと達することがある．

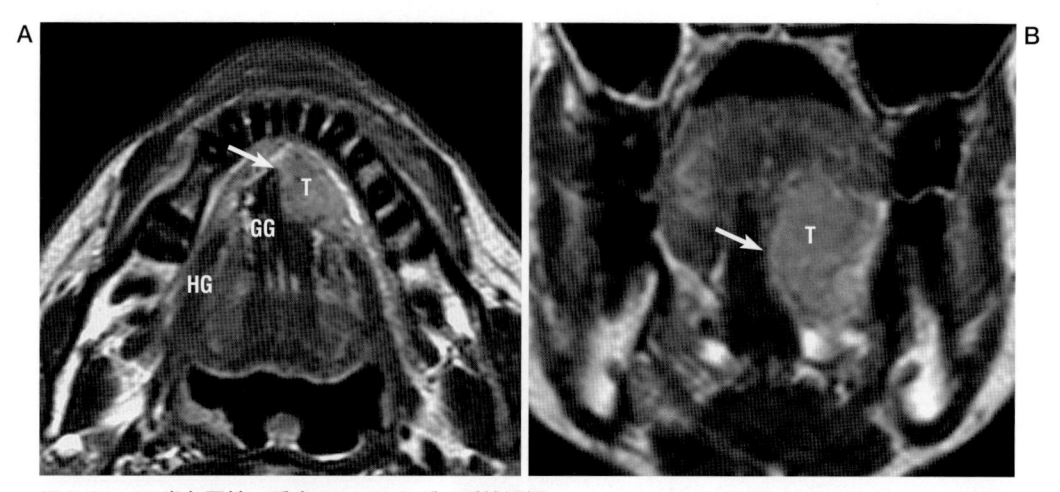

図 5-12　60 歳台男性　舌癌 T4a：オトガイ舌筋浸潤
A：T2 強調像，B：T2 強調冠状断像　左舌下面を中心とする辺縁不整な腫瘤(T)を認める．内側深部においてオトガイ舌筋への浸潤を示す(→)．GG：オトガイ舌筋，HG：舌骨舌筋．

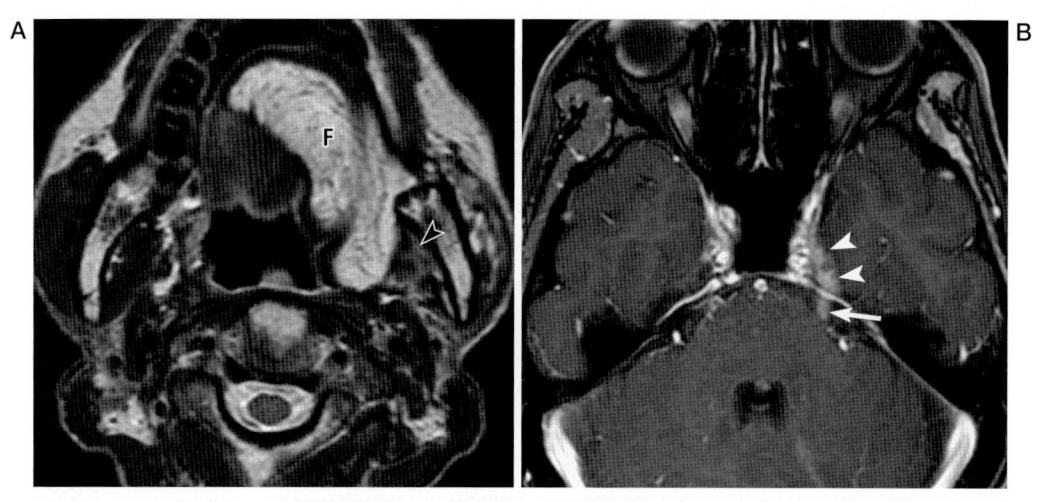

図 5-13　60 歳台男性　舌癌術後再発および舌神経，下顎神経を介し，三叉神経本幹に至る神経周囲進展
A：T2 強調像，B：造影 T1 強調像(脳幹レベル)　術後 T2 強調像(A)では，再建皮弁組織(F)後方断端に，中等度高信号を示す腫瘤(▶)を認める．脳幹レベル造影 T1 強調像(B)では，左 Meckel 腔内を充満する腫瘤(▶)と，脳幹部に達する三叉神経の肥厚を認める(→)．

2）口腔底癌　oral floor cancer

　口腔癌のなかでおよそ 10％を占め，大部分が扁平上皮癌であり，小唾液腺腫瘍は 2〜3％程度である(表 5-4 参照)[11]．約 90％の口腔底癌は口腔底前方の正中より 2 cm 以内の傍正中領域に生じる．早期より粘膜を破綻，粘膜下から深部組織に沿って進展する傾向があり，オトガイ舌筋，オトガイ舌骨筋，舌下腺，舌神経血管束などに浸潤，粘膜病変の範囲を大きく超える粘膜下進展を示すことが多い．診断時，約 30％で頸部リンパ節転移を認め，潜在性頸部

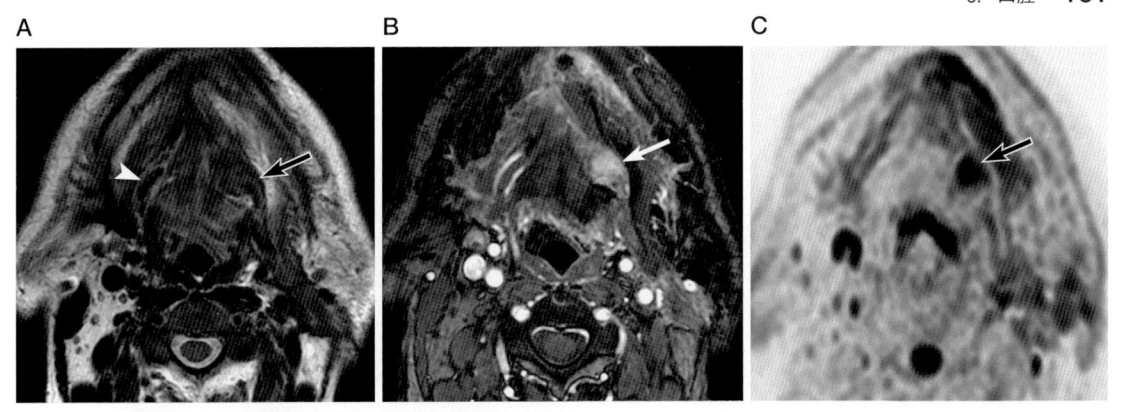

図 5-14 47 歳男性 舌癌術後 1 年での局所再発
A：T2 強調像，B：造影 T1 強調像，C：拡散強調画像（b＝800 s/mm²，白黒反転像） 術後 T2 強調像（A）では，左舌骨舌筋の切除断端部に一致し，境界不明瞭な軟部腫瘤を認める（→，対側の正常舌骨舌筋を▶で示す）．造影 T1 強調像（B）では，腫瘍の不均一な増強効果（→），拡散強調画像（C）では高信号（→）を示し，局所再発の所見と考えられた．

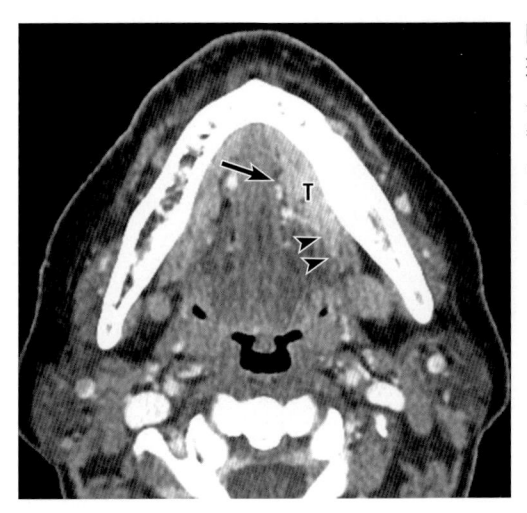

図 5-15 50 歳台女性 口腔底癌 T4a
造影 CT 口腔底左側に不均一に増強される境界不明瞭な腫瘍（T）を認める．内側では舌神経血管束と不整に接し（→），後方では左舌下間隙への浸潤と顎舌骨筋および舌骨舌筋に沿った後方への進展がみられる（▶）．

　リンパ節転移も 21％程度と高頻度にみられる[38]．舌と同様，左右に交叉するリンパ流のため，特に口腔底前方の癌で，両側性頸部リンパ節転移を多く認める．レベル I B あるいは II リンパ節への転移が多く[27]，舌リンパ節への転移もみられる．
　口腔底癌は，比較的小さな病変でも舌神経血管束や顎骨などの重要な構造に浸潤をきたしやすい（図 5-15）．舌神経血管束への浸潤は，舌癌と同様に病理組織学的な神経周囲浸潤や脈管浸潤との密接な関係があり[4]，重要な予後不良因子のひとつである[34,35]．CT で腫瘍の辺縁が浸潤性の形態を示し，舌神経血管束と近接する場合，腫瘍浸潤の診断能は，感度 88％，特異度 83％と報告されている[36]．これらの所見を認めた場合には，舌下間隙への浸潤および神経周囲進展を疑う必要がある（図 5-15，16）．また，T2 以下の病変でも，顎下腺管の開口部が存在する舌小帯の付近に浸潤すると，唾液の排泄障害によって排泄管の拡張や顎下腺の二次的炎症を引き起こす（図 5-17）．唾液腺管の拡張は，CT にて低吸収，T2 強調像で高信号にて示される（図 5-17）．MRI では腫瘍の直接浸潤がみられなくても舌下腺，顎下腺の二次性変化

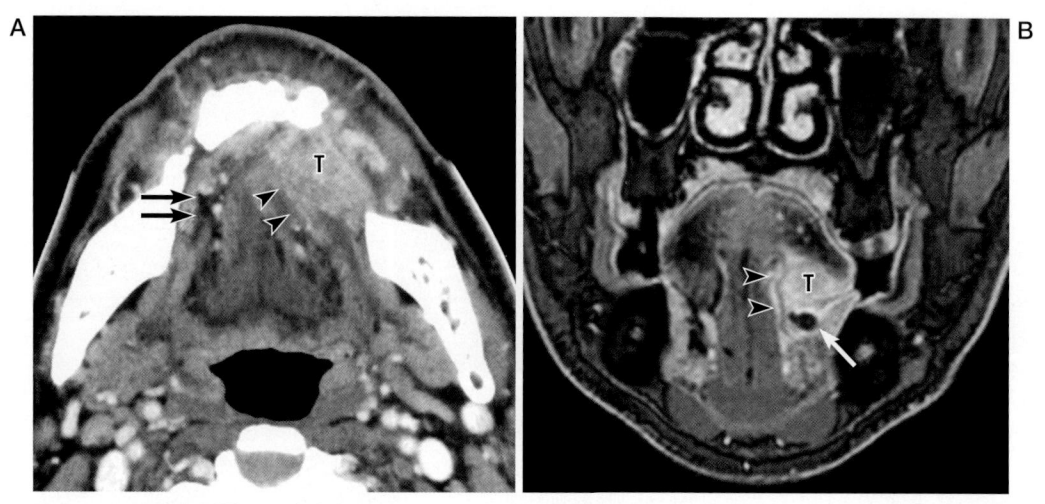

図 5-16　50 歳台男性　口腔底癌 T4a
A：造影 CT，B：脂肪抑制造影 T1 強調冠状断像　造影 CT（A）では，口腔底左側に境界不整な腫瘤（T）を認める．左舌神経血管束（➤）と近接し，左舌下間隙の脂肪濃度上昇がみられる（対側の舌下間隙脂肪層を→で示す）．脂肪抑制造影 T1 強調冠状断像（B）では，内側にて舌神経血管束との接触（➤），下方にて左顎下腺管の閉塞に伴う拡張がみられる（→）．

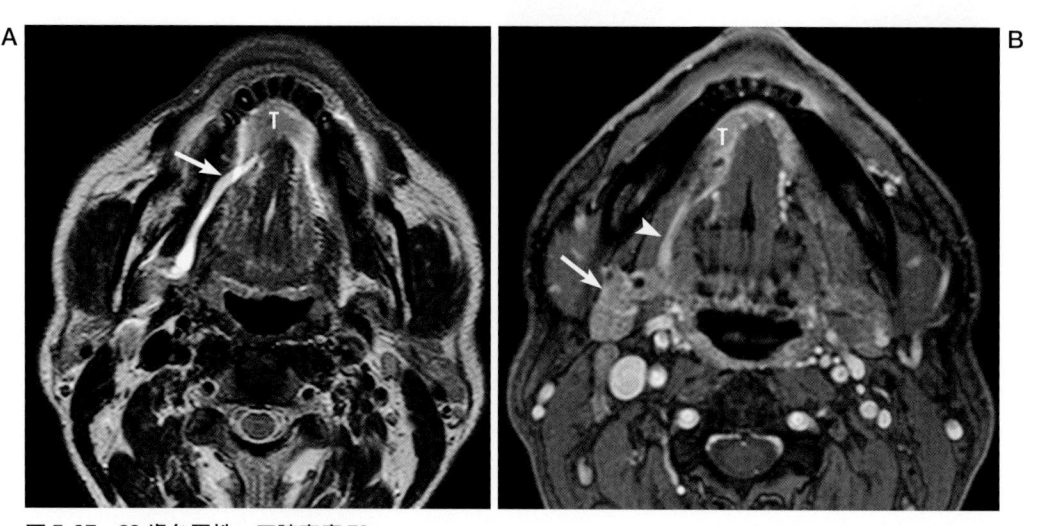

図 5-17　60 歳台男性　口腔底癌 T2
A：T2 強調像，B：脂肪抑制造影 T1 強調像　T2 強調像（A）において，口腔底前方やや右側に中等度高信号を示す腫瘤（T）を認める．後方に閉塞に伴う拡張した右顎下腺管がみられる（→）．やや尾側の脂肪抑制造影 T1 強調では（B），口腔底前方右側に辺縁不整な腫瘤を認め（T），その後方では，血管の拡張（➤）がみられる．右顎下腺は対側に比して高信号を示し（→），顎下腺閉塞に伴う二次性変化と考えられる．

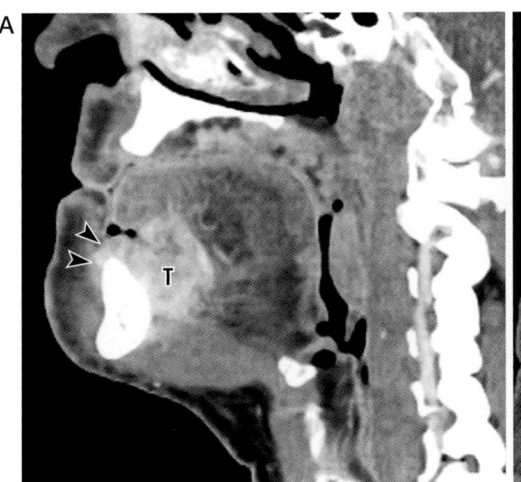

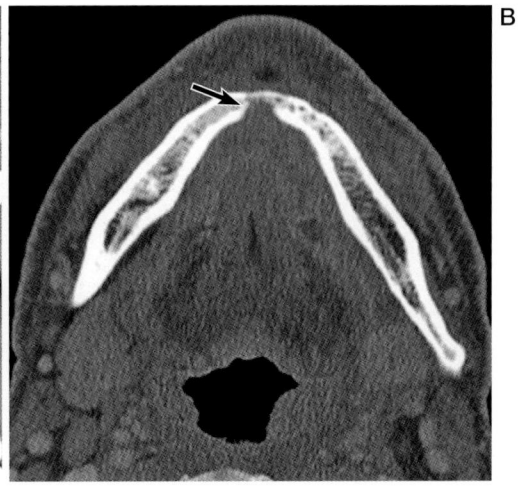

図 5-18　60歳台男性　口腔底癌 T4a：下顎骨浸潤
A：造影 CT 矢状断像, B：造影 CT（骨条件）　造影 CT（A）にて口腔底に境界不整な腫瘤（T）を認め，歯肉への進展を示す（▶）．骨条件表示（B）において下顎骨内側皮質の融解像を認め，顎骨浸潤と考えられる（→）．

を鋭敏に捉えやすく，過大評価を示す可能性があり注意を要する[39]．顎骨浸潤はオトガイ舌筋の付着部であるオトガイ棘付近（図 5-18）や，顎舌骨筋の付着部である顎舌骨筋線付近に多い．顎骨浸潤を伴う口腔底癌は顎骨区域切除以上の拡大手術が選択され，明らかな顎骨浸潤の所見がない場合でも，歯肉への進展を認めるか，顎骨骨膜との癒着のある場合には骨膜切除が必要となる．

3）下顎歯肉癌　lower gingival cancer

　歯肉領域（下顎歯肉，上顎歯肉，臼後三角）から発生する癌は，本邦では全口腔癌の 24.3%程度で，欧米に比してその比率が多い傾向にある[11]．下顎歯肉癌は口腔癌の 13%程度を占め，その大部分が扁平上皮癌である．歯肉癌は通常，歯槽頂部に発生することが多く，そこから粘膜下，顎骨，頰粘膜へと進展する[40]．下顎骨浸潤の有無に関わらず頰間隙などの深部組織へ進展する傾向があり，進行例では翼突下顎間隙および内側翼突筋や咬筋へ浸潤し，この場合は局所病期において T4b に分類される．一方，下顎歯肉癌を含めた顎骨周囲に発生する扁平上皮癌は，高い頻度で下顎骨浸潤を伴う[41~43]．下顎骨浸潤を伴う口腔癌に対して，下顎骨切除術が行われるが，それらの術式選択は術後機能に大きく影響を及ぼす[44,45]．広い範囲で骨髄内への浸潤を伴う症例は，下顎骨を切断し，骨などを用いた再建術を必要とする下顎区域切除術が選択される．一方では，ごく限られた深さの下顎骨浸潤の場合には，下顎骨の連続性を保持したまま下顎骨を切除し，再建組織を必要としない下顎辺縁切除術が試みられる（図 5-19）[46,47]．骨切除断端は術中所見や迅速病理検査による評価が難しく，結果的に骨切除断端陽性となった場合には術後放射線治療などが試みられているが，予後不良とされている[45]．また，下顎骨浸潤の有無は，頸部リンパ節への転移率を高めると報告されている[48]．したがって，下顎骨浸潤が疑われる口腔癌において，その骨浸潤の有無や浸潤範囲の正確な診断は極めて重要である（図 5-19~21）．

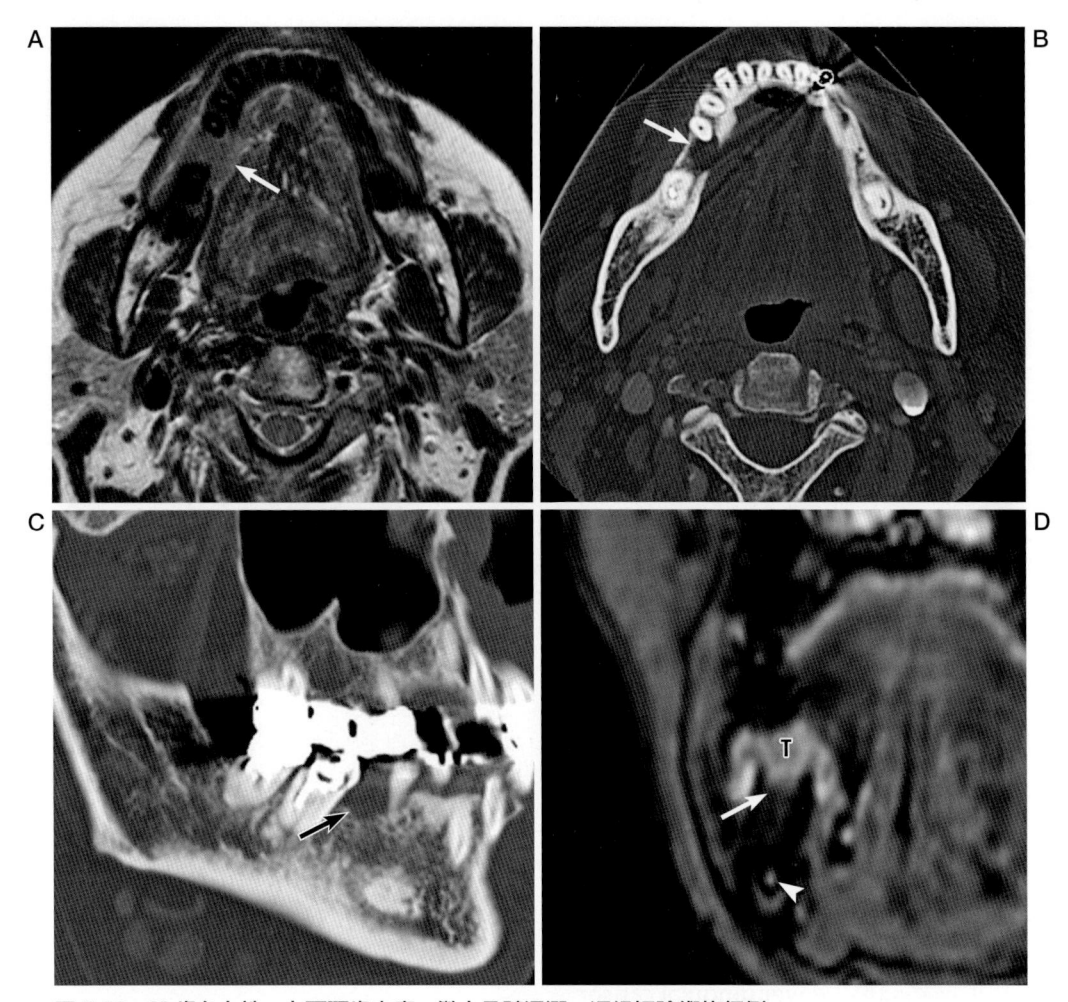

図 5-19 60 歳台女性　右下顎歯肉癌：微小骨髄浸潤，辺縁切除術施行例
A：T2 強調像，B：CT（骨条件），C：CT 下顎骨長軸断像，D：脂肪抑制造影 T1 強調像（e-Thrive 法・下顎骨単軸再構成像）　T2 強調像（A）において，右下歯肉に中等度高信号を示す境界不整な腫瘤を認め（→）．CT（B）にて同部の骨侵食像を認め（→），下顎骨長軸再構成像（C）では，限局した深さの骨融解像を示す（→）．造影 T1 強調像（D）においても，骨髄腔内への進展は限局した範囲にとどまり（→），下顎管との距離も保たれていた（▶）．

　下顎骨浸潤の画像診断には，CT および MRI が用いられる．CT は高い時間・空間分解能をもち，薄いスライスでの観察が可能で，特に骨皮質の評価に優れている[36,49,50]．現在は MDCT や MRI の 3D 撮像法によってボリュームデータが得られるため，任意の MPR（多断面再構成）を行うことができる．臨床的に下顎骨浸潤の可能性がある場合には，下顎骨に対して垂直となる頰舌方向断面像や平行像を再構成し[48,50]，深達度の評価を行う（図 5-19）．さらに，下顎骨のカーブに合わせた再構成画像（curved MPR）による仮想パノラマ像が術前支援画像として活用できる（図 5-22）．CT のみでは，骨髄内の腫瘍進展範囲の診断が難しいことが多く，また，しばしば口腔内金属からのアーチファクトが問題となるため（図 5-20），骨髄浸潤の範囲の診断には，MRI が有用とされる[51〜53]．MRI は高い組織分解能により，高い感

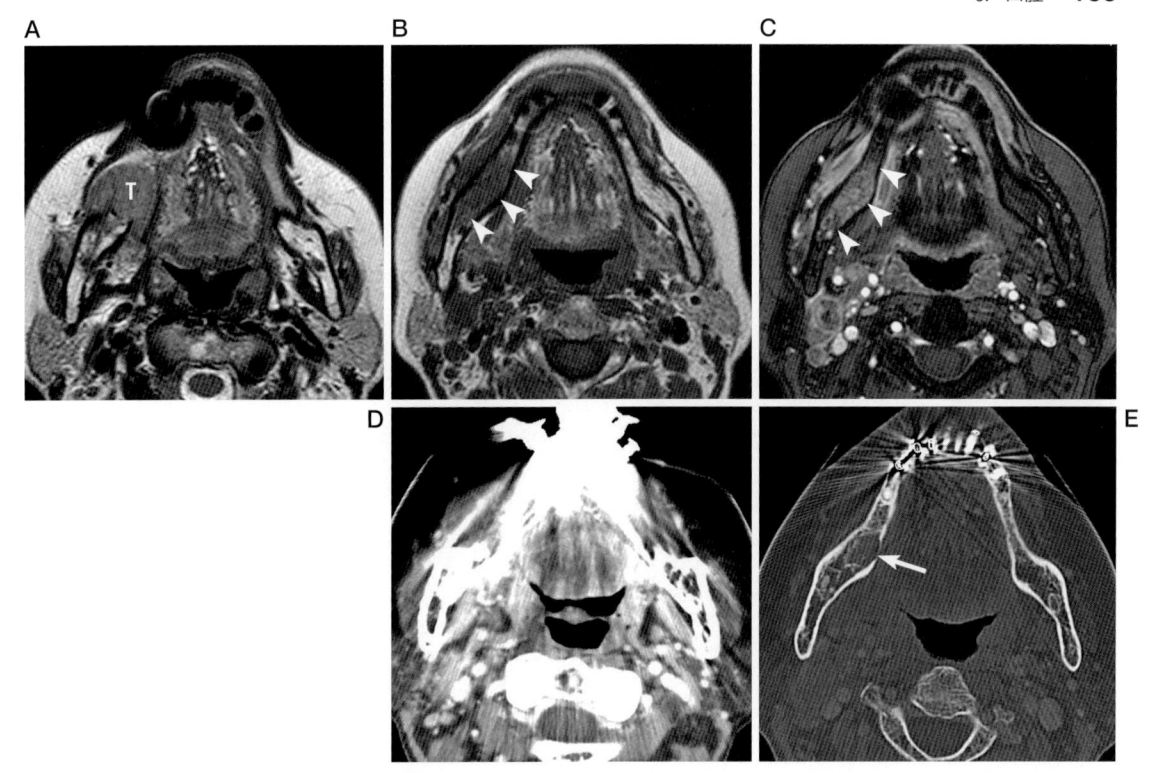

図 5-20　70 歳台女性　右下顎歯肉癌 T4a
A：T2 強調像，B：T1 強調像，C：脂肪抑制造影 T1 強調像，D：造影 CT，E：CT（骨条件）　T2 強調像（A）において，右下歯肉から臼後部にかけて骨破壊性の腫瘤（T）を認める．右下顎骨体部から下顎角近傍まで，T1 強調像（B）にて脂肪高信号の消失，造影 T1 強調像（C）において原発巣と同等の増強効果を認め（▶），骨髄内進展の所見と考えられる．造影 CT（D）では金属アーチファクトによる影響があり，骨条件（E）においても，下顎骨の融解像を認める（→）が，骨髄内の腫瘍進展範囲を正確に評価することは困難であった．

度と陰性的中率を示すが，一方で，骨髄内の炎症細胞浸潤による信号変化と腫瘍浸潤とが類似した信号変化を示すため，特異度が低いとされている[53,54]．T1 強調像での，骨髄内の低信号（正常脂肪髄からの高信号の消失）は必ずしも腫瘍浸潤を示す特異的所見ではなく，随伴する髄内浮腫や，既存の陳旧性・慢性炎症性変化などを含むことに留意する必要がある．MRIにおいて特異度の高い骨髄浸潤所見は，T2 強調像，T1 強調像，造影 T1 強調像ともに，腫瘍と骨髄内信号が同等の信号強度（同等の増強効果）を示す場合があげられる（図 5-21）．腫瘍が下顎管に達する場合には，下歯槽神経から下顎神経の走行に沿った神経周囲進展を示す傾向がある（図 5-22）．中枢側への進展は切除範囲や放射線治療の照射野に大きく影響を及ぼすため重要である（BOX 5-6）．

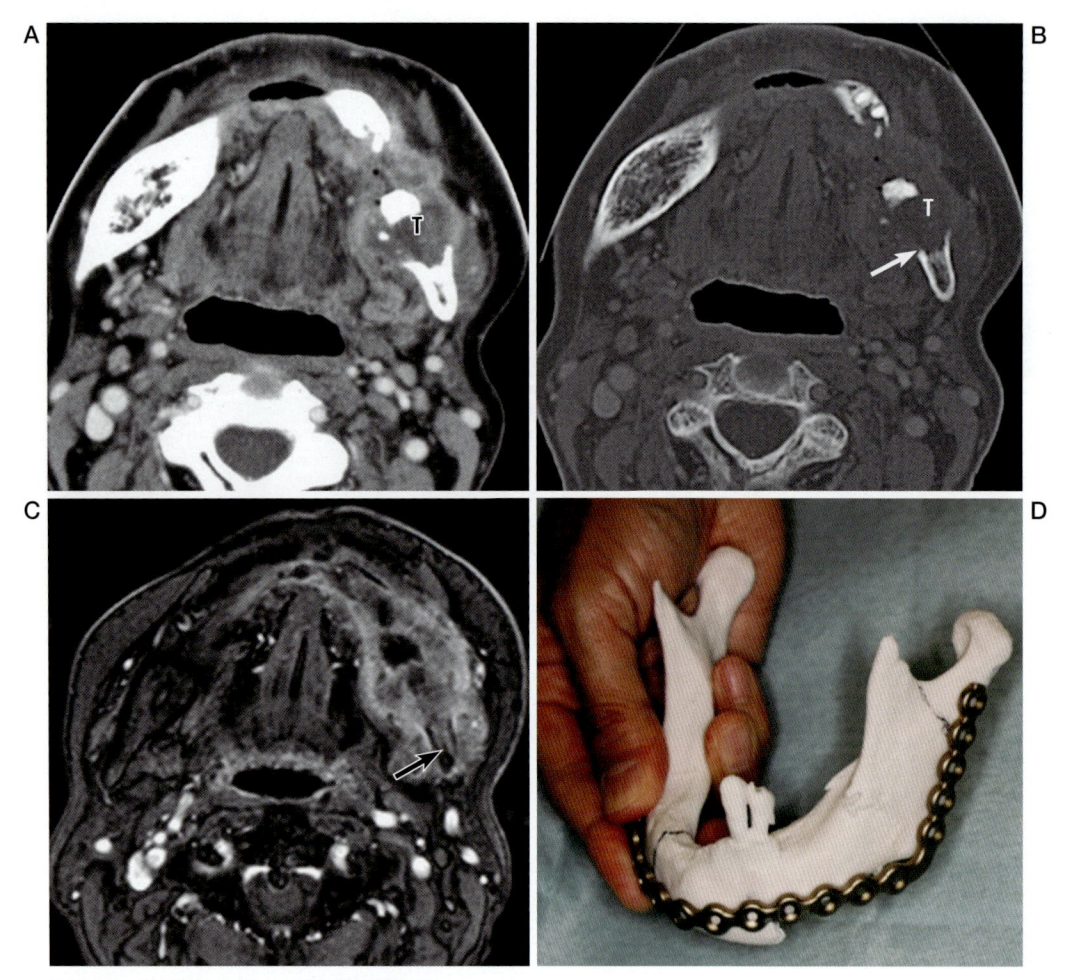

図5-21 70歳台女性　左下顎歯肉癌 T4a
A：造影 CT，B：CT（骨条件），C：脂肪抑制造影 T1 強調像，D：DICOM から作成した下顎骨模型
造影CT（**A**）において左下歯肉を中心とした辺縁不整な腫瘤（T）を認める．骨条件（**B**）では下顎骨体部から下顎枝にかけて骨融解像を認める（→）．造影 T1 強調像（**C**）では，CT にて認められた骨融解部分より広い範囲で，骨髄内の増強効果が認められた（→）．MRI 所見にて切除範囲を決定した後，DICOM データ（CT）から作成された下顎骨モデル（**D**）をもとに，腓骨再建皮弁術が施行された．

> **Box 5-6** 扁平上皮癌の下顎骨浸潤における重要な画像所見
>
> - CT：腫瘍と接する骨皮質のびらん，融解像．
> - MRI：T1 強調像，T2 強調像，造影 T1 強調像すべてのシーケンスで骨皮質無信号と正常脂肪髄からの高信号が腫瘍と同等の信号に置換する．
>   （原発腫瘍と下顎骨の位置関係が良好に評価できる任意の再構成画像を用いる）

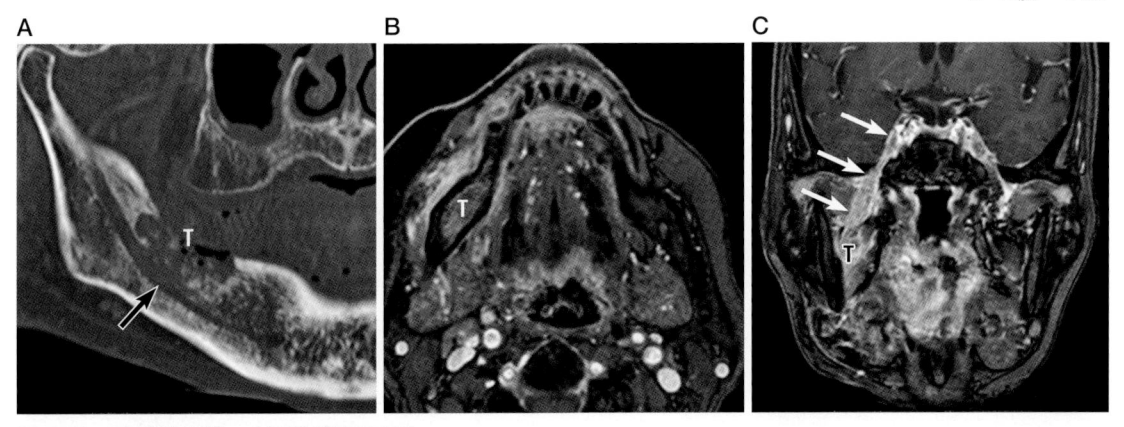

図 5-22　70 歳台女性　右下顎歯肉癌 T4b
A：CT パノラマ再構成像，B：脂肪抑制造影 T1 強調像（下顎骨レベル），C：脂肪抑制造影 T1 強調冠状断像　CT による下顎管に沿った curved MPR 画像（A）では，下顎管に達する深さまで骨融解像が認められる（→）．造影 MRI による T1 強調像（B）では，骨髄腔への浸潤がみられる（T）．冠状断像（C）において，下顎骨枝内側から Meckel 腔に達する腫瘤（T）形成を認め（→），右下顎神経（V3）の走行に沿った神経周囲進展の所見と考えられる．

4）上顎歯肉癌　upper gingival cancer

　上顎歯肉癌は口腔癌の 9% 程度であり，高齢者での発生が多い[11]．前歯部の発生頻度は低く，後方の臼歯部に多く生じる．内側では硬口蓋へ，後方では臼後三角部へ及ぶ．下顎歯肉と同様に歯槽頂から発生することが多く，上顎骨内へ容易に浸潤する（図 5-23）．進行例では上顎洞内および上顎洞壁に沿った進展を示し，腫瘍進展範囲の診断は術式決定に重要である．上顎洞前壁に沿う場合には，上顎洞前壁を破壊し，頰部皮下組織へと進展，進行例では眼窩・篩骨進展に至る．上顎結節から翼状突起や上顎洞後壁へ至った腫瘍は，翼状突起や翼突筋群の基部へ，外側では翼上顎裂を介して咀嚼筋間隙や側頭下窩へ進展する．特に上顎洞後壁側の進展は，術前評価において過小評価されやすく，術後局所再発の頻度が高い部位で，注意を要する[55]．

　大口蓋孔への浸潤を伴う腫瘍では，大口蓋神経の走行に沿った神経周囲進展，翼口蓋窩への進展の有無とその範囲の同定，上顎神経（V2）に沿った中枢側への腫瘍進展の有無を診断する必要がある（図 5-23）．腫瘍が翼口蓋窩へ進展すると，V2 に沿って正円孔から頭蓋内へ，また，隣接する下眼窩裂から眼窩尖端部，鼻腔外側壁へと進展する可能性がある．腫瘍の翼口蓋窩への進展は，CT，MRI ともに正常脂肪の消失と造影後の異常増強効果として認められる（BOX 5-7，図 5-23）．

5）臼後三角癌　retromolar cancer

　臼後三角癌は比較的まれであり，口腔癌の 2% 程度である．粘膜が下顎骨膜および骨に癒着していることから，早期より下顎骨や咀嚼筋などの周囲深部組織へ浸潤を示すのが特徴的とされる[56]．開口障害が生じるまで症状が出現しにくく，発見されたときには既に進行病変であることが多い．CT，MRI の横断像で下顎枝前面，上顎結節，頰筋との間の脂肪層（図 5-2 参照）の消失と腫瘍形成を認めた場合には，臼後三角病変の存在を疑う（図 5-24）．通常の横断像や冠状断像では，臼後三角部の粘膜面と下顎骨との位置関係を正確に評価することが困難な場合が多いが，口腔内を膨らませた状態で CT を撮影し，臼後三角部に隣接する下顎骨

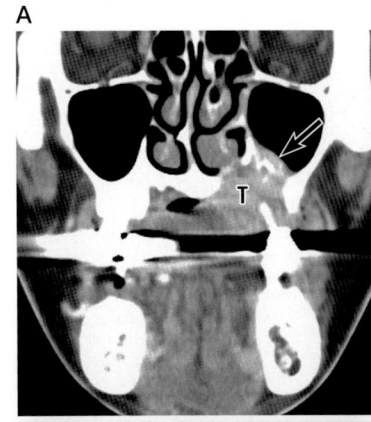

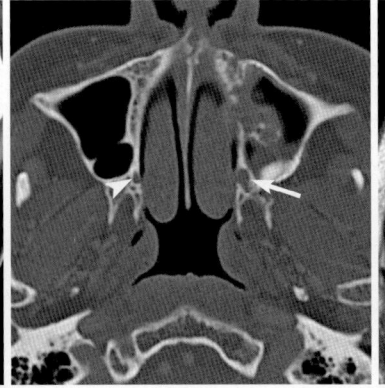

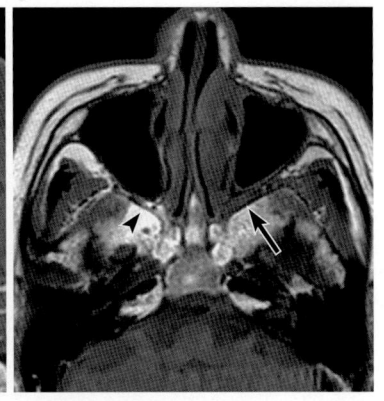

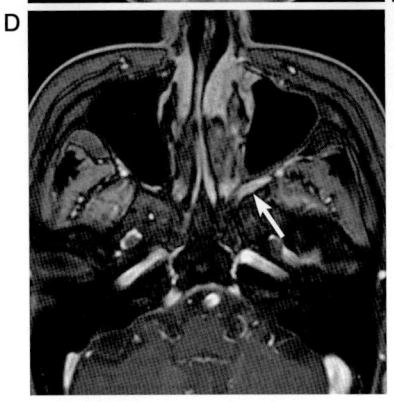

図 5-23　70歳台女性　左上顎歯肉癌：神経周囲進展
A：造影 CT 冠状断像，B：CT（骨条件），C：T1 強調像，D：脂肪抑制造影 T1 強調像　CT 冠状断像（A）にて，左上顎歯肉から硬口蓋にかけて骨破壊性の辺縁不整な腫瘤（T）を認める．頭側では左上顎洞への進展がある（→）．骨条件（B）では，左大口蓋孔の拡大を認める（→）．T1 強調像（C）にて左翼口蓋窩の正常脂肪高信号の消失〔→，右側（▶）にて正常の信号強度を示す〕，造影 T1 強調像（D）にて同部の増強効果を認め（→），左上顎神経の走行に沿った神経周囲進展の所見である．

Box 5-7　口腔悪性腫瘍の神経周囲進展（perineural spread）

- 原発病変が神経鞘や神経内膜に沿って神経周囲腔に播種する転移様式．
- 扁平上皮癌や小唾液腺悪性腫瘍（特に腺様嚢胞癌）の頻度が高い．
- 三叉神経の第 2 枝（上顎神経）と第 3 枝（下顎神経）の分枝に沿った進展が多い．
- 臨床的に神経障害が確認できなくても，30〜45％で MRI や CT において異常所見を示す．
- MRI における神経周囲進展の所見
  - T1 強調像で神経周囲の正常脂肪高信号の消失
  - 神経の走行に沿った増強効果を示す軟部腫瘤の存在
- CT における神経周囲進展の所見
  - 神経周囲の脂肪組織消失
  - 神経孔の拡大

に合わせた再構成像を作成し評価することで，下顎骨浸潤および下顎管浸潤の評価が容易になるとされる[57]．下顎骨髄への浸潤評価は MRI が有用である（図 5-24）[58]．周囲軟部組織へは，後方にて内側翼突筋から内外翼突筋の間，側方では頬粘膜や頬筋，後内側では前口蓋弓から口蓋舌筋に沿った舌深層筋，上方へは翼突下顎縫線に沿って上顎結節へ，下方は同縫線に沿って口腔底へと浸潤する[59]．いずれの進展様式も術式決定に重要であり[56]，慎重に評価する必要がある．

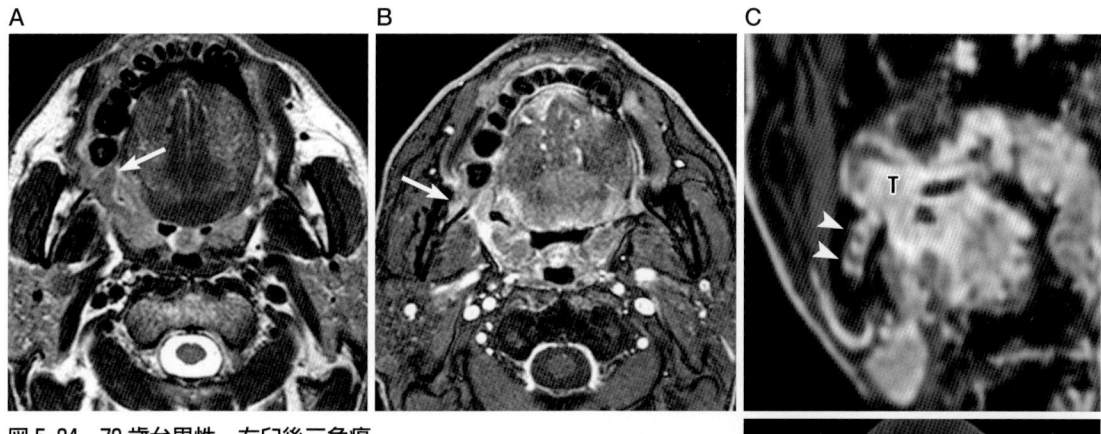

図 5-24　70 歳台男性　右臼後三角癌
A：T2 強調像，B：脂肪抑制造影 T1 強調像，C：脂肪抑制造影 T1 強調像（頰舌断面），D：CT（骨条件）　T2 強調像（A）において，右臼後三角に辺縁不整な腫瘤を認める（→）．脂肪抑制造影 T1 強調像（B）において，隣接する下顎枝の骨髄腔は原発腫瘍と同等の増強効果を示す（→）．臼後三角に隣接する下顎骨に合わせた再構成像（C）では，下顎骨下縁近傍に至る深さの骨髄進展を示す（▶）．CT 骨条件（D）では，骨皮質の途絶を指摘可能である（→）が，骨髄進展の深達度評価は困難であった．

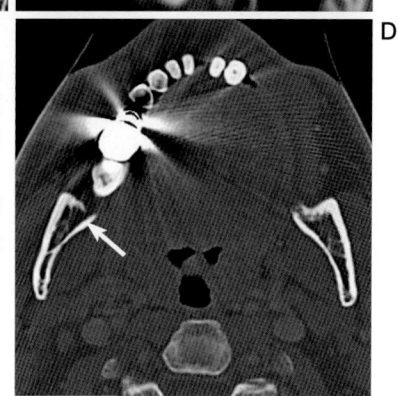

6）頰粘膜癌　buccal mucosa cancer

頰粘膜癌は，口腔癌の 9％程度を示す．頰粘膜外側壁の咬合面に沿った領域に多く発生する．深部では頰筋に直接浸潤し（図 5-25），さらに進行すると頰間隙から皮膚（図 5-26）や側頭下窩へ進展する．また，歯肉頰粘膜溝から上歯肉および下歯肉へと進展し，顎骨浸潤を生じうる．上方では頰筋が付着する上顎歯槽骨や上顎結節，下方では下顎歯槽骨や骨体部への浸潤が多い．後方では，臼後三角や翼突下顎縫線，咀嚼筋を侵す（図 5-26）．

比較的早期病変（T1 および T2 病変）でも局所再発率が高く[60]，大きさだけでなく，浸潤深度が重要な予後不良因子とされる[61]．CT および MRI で，頰筋の浸潤の有無および程度，頰間隙や皮下組織，皮膚への浸潤に関する正確な診断が必要である．また，顎骨浸潤の有無，顎骨と腫瘍の位置関係は術式に大きく影響を及ぼすため，頰粘膜癌では，冠状断による評価が有用である（図 5-26）．

7）硬口蓋癌　hard plate cancer

硬口蓋原発の扁平上皮癌はまれで，全口腔癌の 3％程度である[11]．口蓋には小唾液腺が多く存在することから，小唾液腺癌がその半数を占める．比較的早期より骨浸潤を示す傾向があり，鼻腔や上顎洞へ進展しうる．上顎歯肉癌と同様に，大口蓋孔を介した翼口蓋窩への進展を認める．

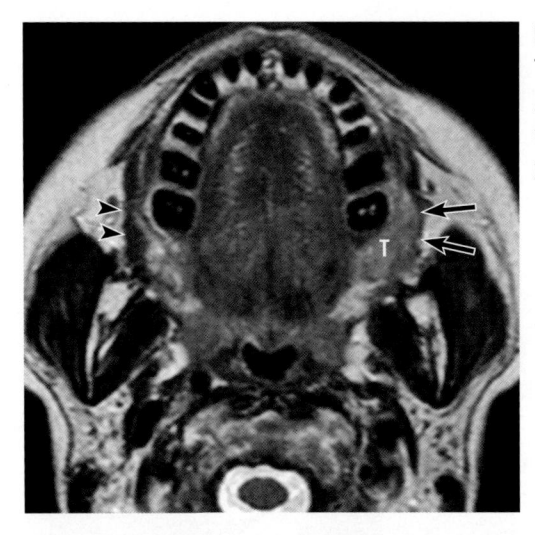

図 5-25　60 歳台女性　左頰粘膜癌 T2
T2 強調像　左頰粘膜に T2 強調像において中等度高信号を示す辺縁不整な腫瘤(T)を認める．深部において頰筋への浸潤を示す(→，対側頰筋を▶にて示す)．

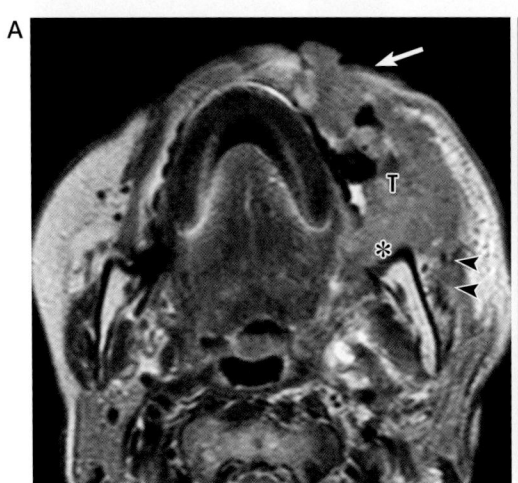

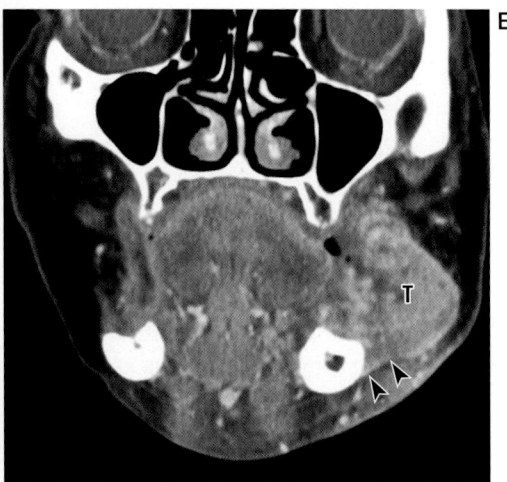

図 5-26　70 歳台女性　左頰粘膜癌 T4b
A：T2 強調像，B：造影 CT 冠状断像　T2 強調像(A)において左頰粘膜を中心に浸潤性腫瘍(T)を認める．腫瘍は潰瘍を伴って頰間隙や頰部皮下に浸潤，さらに前方で皮膚に至る(→)．後方では臼後三角(＊)へ浸潤し，さらに左咬筋は腫瘍と同等の信号強度に変化を示すことから，咀嚼筋間隙浸潤の可能性を示唆する(▶)．造影 CT 冠状断像(B)では，左下歯肉への進展および下顎骨頰側を取り囲む進展がみられる(▶)．

8）口唇癌　lip cancer

　北米，欧州，オセアニアの男性では多いが，アジアではきわめてまれとされ[62]，本邦では口腔癌の 1％程度である．上口唇よりも下口唇に多く発生し，リンパ節転移の頻度は低いものの，転移陽性例の予後は不良である[63]．

　上口唇では，鼻部や上顎歯槽部への浸潤の有無，下口唇では，下顎歯槽部への進展や顎骨浸潤，口輪筋，頰筋，オトガイ孔への進展の有無などを評価する（図 5-27）．

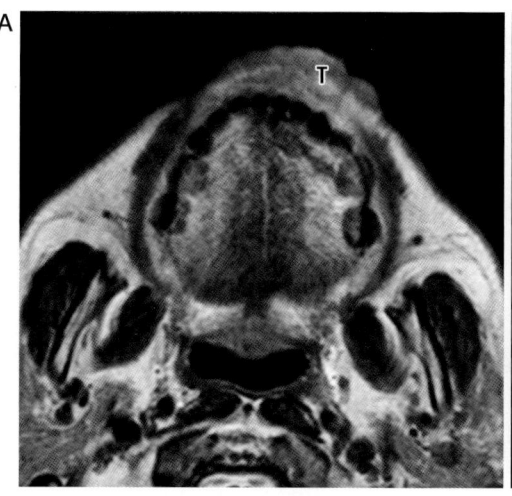

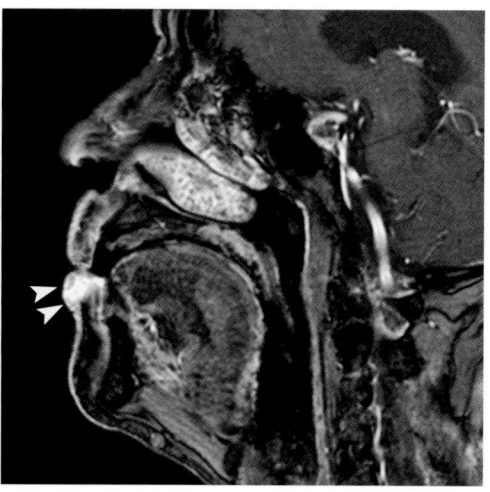

図5-27 70歳台男性　口唇癌 T2
A：T2強調像，B：脂肪抑制造影T1強調矢状断像　T2強調像(A)において，下口唇に辺縁不整な腫瘤(T)を認める．造影T1強調矢状断像(B)では口唇部に限局し，強い増強効果を示す(➤)．

b. 小唾液腺腫瘍　minor salivary gland tumor

　小唾液腺腫瘍の画像所見は一般的に非特異的で，特に境界明瞭な充実性腫瘍の場合，良性から中等度悪性度腫瘍までが鑑別になりうる．近年，MRIによる拡散強調画像やダイナミックスタディが質的診断に有用と報告されているものの，その診断能には限界があり，最終診断は病理組織学的になされるべきである(BOX 5-8)．画像診断の目的は，良悪性の鑑別や組織学的診断の特定より，腫瘍進展範囲の診断や局所リンパ節転移や遠隔転移などの診断に重きが置かれる．

1) 腺様嚢胞癌　adenoid cystic carcinoma：ACC

　腺様嚢胞癌は，口腔の小唾液腺から発生する悪性腫瘍のなかで最も頻度の高い腫瘍のひとつである．口蓋(硬口蓋と軟口蓋の境界部)が最も多く，舌，口腔底，頬粘膜，歯肉，口唇，臼後三角の順に発生する[64]．好発年齢は50～60歳台だが，10代から80代まで幅広くみられる．性差は報告により異なり一定の見解はない．組織学的悪性度に関係なく，通常は緩慢な生物学的成長を示し，遷延性の経過と最終的に不良な転帰を示す傾向がある[65,66]．神経周囲進展を伴った局所再発，肺を中心とする血行性遠隔転移のために，腫瘍自体の発育速度は緩徐であるにも関わらず治療に難渋することが多い．また，扁平上皮癌に比べリンパ節転移の頻度が低いものの，まれに発見時から局所リンパ節や遠隔転移をきたし，不良な転帰をとる症例もみられる．治療方法は外科的根治切除が標準で，多くの場合，術後放射線治療を行う．

　画像所見上，小さい病変や低悪性度病変では境界明瞭で圧排性の発育を示す(図5-28)．高悪性度病変では，小唾液腺は被膜構造をもたないことから早期より浸潤性の形態を示す傾向がある．臨床所見および画像上，粘膜表面の所見に乏しい，腫瘍が粘膜下主体に存在する，局在が口蓋発生，原発巣の浸潤範囲に比べ神経周囲進展の所見が目立つ，などの特徴がみら

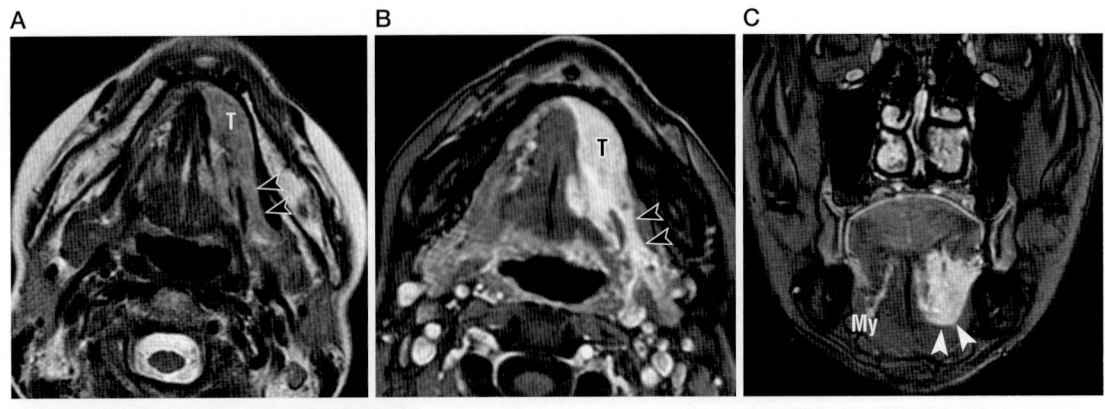

図 5-28　60 歳台女性　舌下腺腺様囊胞癌
A：T2 強調像，B：脂肪抑制造影 T1 強調像，C：脂肪抑制造影 T1 強調冠状断像　T2 強調像（A）において，左舌下腺を中心とする比較的境界明瞭な腫瘤（T）を認める．脂肪抑制造影 T1 強調像（B）では良好な増強効果を示し，左舌下間隙に沿った後方への進展を認める（▶）．冠状断像（C）では，顎舌骨筋との辺縁は比較的明瞭である（▶）が，舌方向ではオトガイ舌筋の走行に沿った進展を示し，その辺縁はやや不整である．My：顎舌骨筋．

> **Box 5-8**　小唾液腺悪性腫瘍の特徴（扁平上皮癌との比較）
>
> - 臨床所見および画像上，粘膜表面の所見に乏しい．
> - 腫瘍が粘膜下主体に存在する．
> - 口蓋発生が多い．
> - 原発巣の浸潤範囲に比べ神経周囲進展の所見が目立つ．
> - 囊胞成分を有することがある．
>   （ただし，浸潤性変化を示す場合は扁平上皮癌に類似し，画像での鑑別困難．最終診断は病理組織学的になされるべきである）

れる場合には腺様囊胞癌などの小唾液腺腫瘍が考慮される（BOX 5-8）．腺様囊胞癌は神経や間隙の走行に沿って進展を示す傾向があり（図 5-28，29），画像診断において腫瘍の進展範囲を診断することは，切除範囲や照射野の決定に極めて重要である．侵される神経は病変の局在に依存するが，口腔悪性腫瘍では，三叉神経の第 2 枝（上顎神経：V2）と第 3 枝（下顎神経：V3）の分枝に沿った進展が多い（BOX 5-7 参照）．必ずしも原発巣に連続した進展のみではなく，飛び石転移（skip metastasis）をきたすこともある．腫瘍が咀嚼筋浸潤や下顎骨浸潤を伴う場合には，下顎神経から卵円孔までの経路を，口蓋や上顎が原発である腫瘍の診断では，口蓋神経から半月神経節までの経路（大口蓋孔，翼口蓋窩，正円孔，Meckel 腔）を注意深く観察する．

2）粘表皮癌　mucoepidermoid carcinoma

粘表皮癌は悪性の上皮性腫瘍であり，さまざまな割合の粘液細胞，類表皮細胞，中間細胞，円柱細胞，および明細胞で構成され，時に囊胞性の増殖を示す．大唾液腺および小唾液腺に

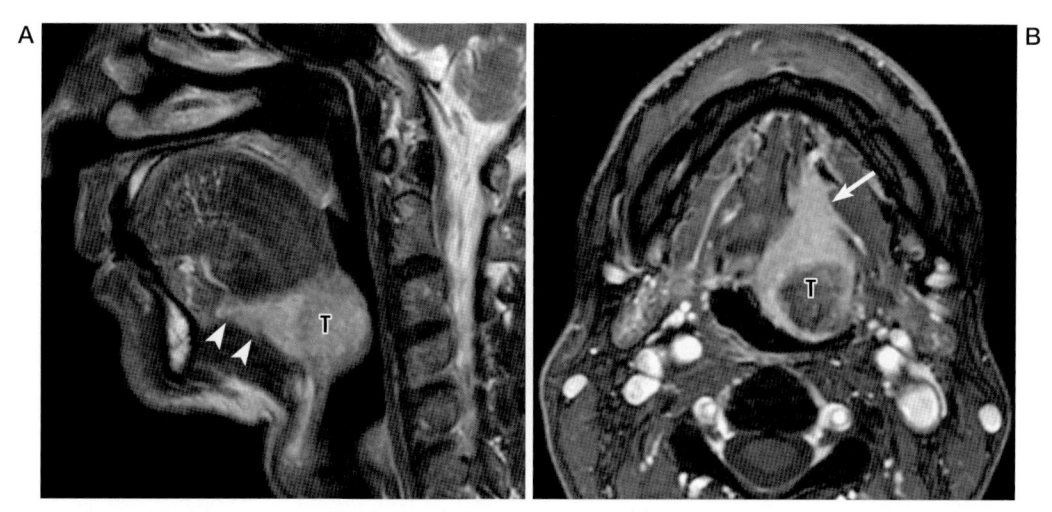

図 5-29　50 歳台男性　後舌腺由来腺様嚢胞癌
A：T2 強調矢状断像，B：脂肪抑制造影 T1 強調像　T2 強調矢状断像（A）において，舌根を中心に辺縁不整な腫瘤（T）を認め，オトガイ舌骨筋上縁に沿った口腔底方向への進展を示す（▶）．脂肪抑制造影 T1 強調像（B）では，左舌下間隙に沿った口腔底進展を認める（→）．

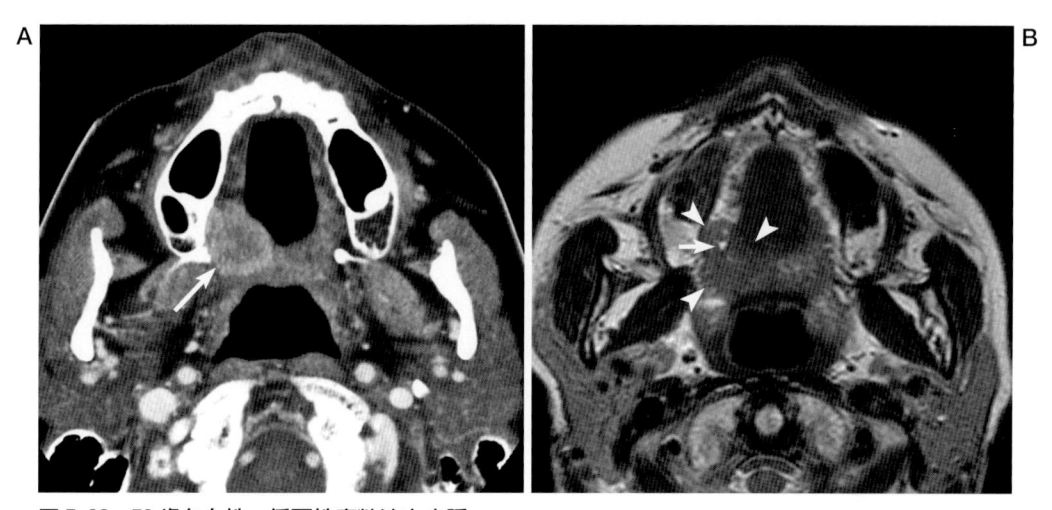

図 5-30　50 歳台女性　低悪性度粘液上皮腫
A：造影 CT，B：T2 強調像　造影 CT（A）において，口蓋右側に比較的境界明瞭で辺縁やや不整な腫瘤を認める（大矢印）．T2 強調像（B）では中等度信号を示し（▶），内部に液状信号を含む（小矢印）．

おいて，頻度の高い悪性唾液腺腫瘍のひとつである．小唾液腺由来の粘表皮癌は口腔内に多く，最も頻度が高い部位は口蓋で，全体の 40％を占める[64]．そのほか，頻度は低いが，頬粘膜，舌，口腔底，口唇，臼後に発生する．臼後に発生した悪性腫瘍の 60％が粘表皮癌であったという報告もみられる[64]．ほとんどの患者は無症状で，孤立性の無痛性の腫瘤を呈する．粘表皮癌の組織学的悪性度分類は，低悪性度，中悪性度，および高悪性度として分類され，予後決定において重要である[67]．

　粘表皮癌の画像所見は非特異的で，境界明瞭な形状の場合は多形腺腫や他の低悪性度病変と（図 5-30），浸潤性の形態の場合には扁平上皮癌や腺様嚢胞癌と明確に区別することは困難

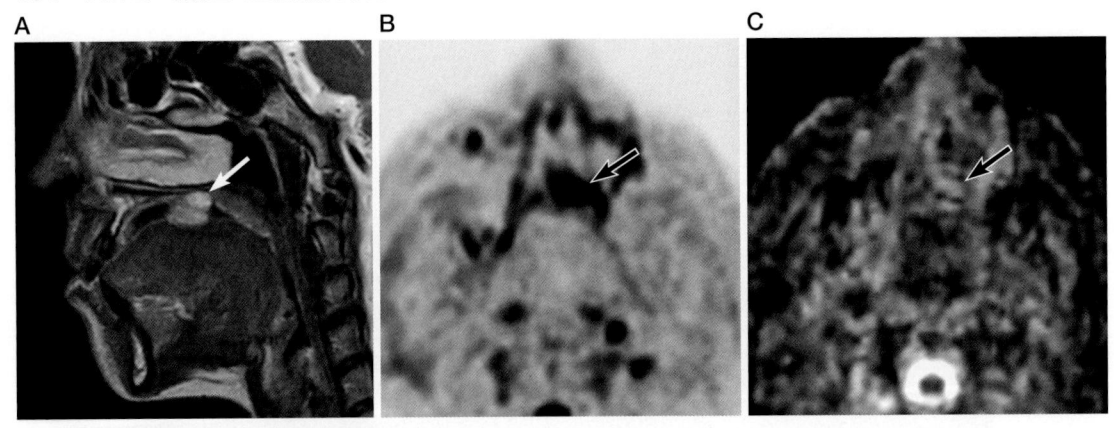

図5-31 30歳台女性　口蓋多形腺腫
A：T2強調矢状断像，B：拡散強調画像（白黒反転像，b＝800 s/mm²），C：ADCマップ　硬口蓋後方に，T2強調像（A）で高信号を示す境界明瞭な分葉状腫瘤を認める（→）．拡散強調画像（B）において高信号，ADCマップにてADC値の高値を示す（C，→）．

とされている．より高い細胞密度を示す病変はT2強調像で低い信号を示す傾向がある[68]が，T2強調像で高信号が悪性度の低い病変を示唆するわけではない．時に囊胞変性を示すことがある（図5-30）．神経周囲進展をきたす場合もあるが，腺様囊胞癌に比べまれである[69]．

3）多形腺腫　pleomorphic adenoma

多形腺腫は口腔内にできる腫瘍で最も頻度の高い良性腫瘍で，口蓋に最も多い．大唾液腺から生じた多形腺腫に比べ，小唾液腺由来例では，その発生部位によっては外科的切除縁を確保することが困難なことも多い．

小唾液腺由来の多形腺腫の画像所見は，耳下腺や顎下腺の多形腺腫に類似する．多形腺腫は緩徐発育型の腫瘍で，通常，分葉状で孤立，類円形，境界明瞭といった形態を示す．内部は不均一で，時に石灰化を含み，囊胞変性や出血を示すことがある．典型的には，辺縁に低信号の被膜様構造を認め，MRIのT1強調像で低信号，T2強調像で高信号（図5-31 A），造影後T1強調像で均一な増強効果を示す．しかしながら，T2強調像で低信号を示す場合や，内部が不均一なことも多く，その所見は多彩である．最近では，拡散強調画像によるADC値の計測により，線維粘液性間質の部分が高値を示すとされ[70,71]，追加の画像情報として有用である（図5-31 B）．

c. その他の腫瘍性病変

1）悪性リンパ腫　malignant lymphoma

口腔原発悪性リンパ腫はまれとされ，頻度は節外性リンパ腫の2％とされる[72]．口腔に発生するリンパ腫は，B細胞性リンパ腫が最も一般的であるが，そのほかのリンパ腫も発生しうる[73]．画像所見は，他部位の悪性リンパ腫に類似し，CTで軟部組織の吸収値，T1強調像で低信号，T2強調像で中等度信号，造影T1強調像で中等度の増強効果を示す．通常の扁平上皮癌に比して，腫瘍内が比較的均一であり，拡散強調画像のADC値は0.6×10^{-3} mm²/s 程

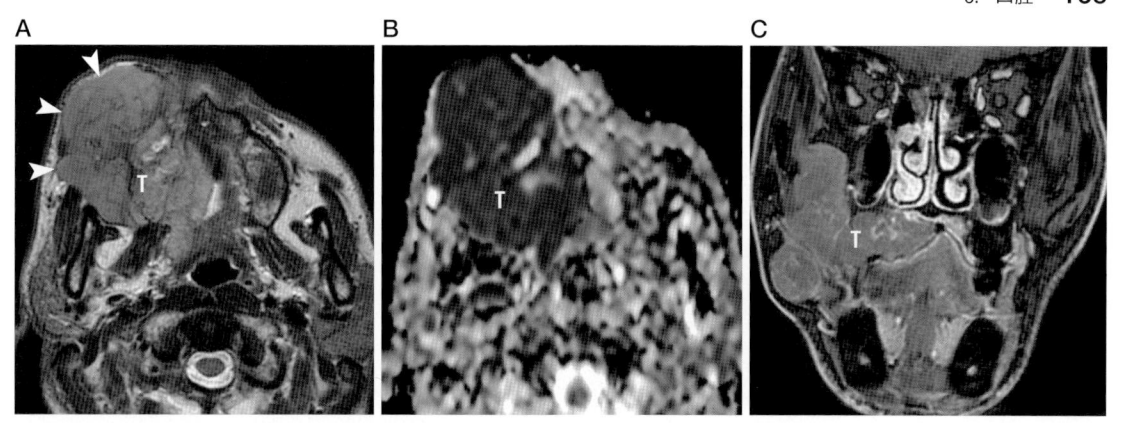

図5-32 60歳台男性 悪性リンパ腫(diffuse large B-cell lymphoma)
A：T2強調像，B：ADCマップ，C：脂肪抑制造影T1強調冠状断像　右側の硬口蓋および上歯肉から頬部にかけて不整形腫瘤(T)を認める．T2強調像(A)において比較的内部均一な中等度高信号を示し，頬間隙から頬部皮下への進展を認める(►)．通常の扁平上皮癌に比して，拡散強調画像ADCマップ(B)では著明な低信号，脂肪抑制造影T1強調像(C)では均一な増強効果を示す．

度で強い拡散抑制を示すことが特徴的である(図5-32)[74]．

2) 悪性黒色腫　malignant melanoma

　悪性黒色腫はメラノサイト由来の上皮性悪性腫瘍である．皮膚発生が91％を占めるのに対し，粘膜発生は1.3％とされ，まれな病態である[75]．頭頸部の粘膜から発生する病変は頭頸部粘膜悪性黒色腫(mucosal melanoma in head and neck)とよばれ，AJCC第7版より頭頸部の項に新たに追加された[6]．粘膜発生の55％が頭頸部に発生するとされ[75,76]，そのなかで約60％が鼻副鼻腔，約25％程度が口腔に発生する[76,77]．小病変でも悪性度の高い経過をたどり，高率に転移をきたし，予後不良とされている[78,79]．そのため，AJCC病期分類では，通常の頭頸部悪性腫瘍とは異なる独自の病期分類が設定され(表5-5)，T1およびT2のカテゴリーは省かれ，診断された時点でT3以上に分類される．粘膜に限局する病変をT3，深部組織への浸潤を伴う病変をT4a，それ以上進行する病変をT4bに分類されている[6]．治療は手術が中心となるが，手術困難な症例も少なくない．その場合に，局所制御率や生存率の向上を目指して陽子線や重粒子線を含めた放射線治療，化学療法などを組み合わせた集学的治療法が試みられている．

　MRIにおいて，メラニンを含む黒色腫の場合には，常磁性体のメラニンによりT1強調像で高信号，T2強調像で低信号の領域を認めることが特徴とされている(図5-33)[80,81]．腫瘍内血腫との区別は，造影後の増強効果の有無にて鑑別する．ただし，メラニンを含まないメラニン欠乏黒色腫が半数近くに認められ，その場合の画像所見は非特異的で，他の悪性腫瘍との鑑別は困難となる[81]．

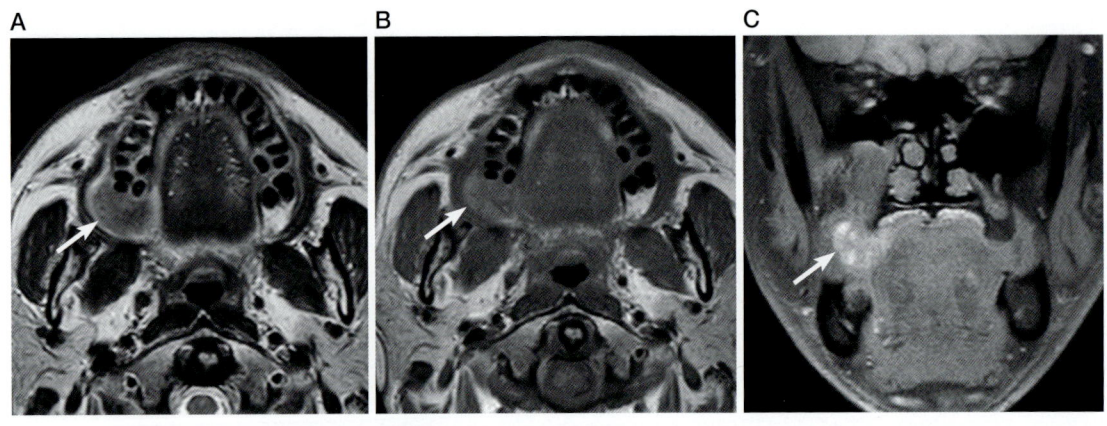

図5-33 60歳台女性　右上歯肉悪性黒色腫
A：T2強調像，B：T1強調像，C：脂肪抑制T1強調冠状断像　右上歯肉後方に，T2強調像(A)にて中等度信号，T1強調像(B)にて筋組織より高い信号強度を示す腫瘤を認める(→)．脂肪抑制T1強調像(C)では，腫瘤内に斑状の高信号を認め，メラニンもしくは出血が考慮される(→)．

表5-5　頭頸部粘膜悪性黒色腫のTNM病期分類(AJCC/UICC第7版，2010)

■ T-原発腫瘍：
- TX：原発腫瘍の評価が不可能
- T0：原発腫瘍を認めない
- T3：上皮および/または粘膜下(粘膜病変)に限局する腫瘍
- T4a：軟部組織深部，軟骨，骨，または皮膚に浸潤する腫瘍
  - T4b：咀嚼筋間隙，翼状突起，または頭蓋底に浸潤する腫瘍および/または内頸動脈を全周性に取り囲む腫瘍

■ N-所属リンパ節
NX：所属リンパ節転移の評価が不可能
N0：所属リンパ節転移なし
N1：所属リンパ節転移あり

■ M-遠隔転移：
- MX：遠隔転移の評価が不可能
- M0：遠隔転移を認めない
- M1：遠隔転移あり

	T3	T4a	T4b
N0	Ⅲ	ⅣA	ⅣB
N1	ⅣA	ⅣA	ⅣB
M1	ⅣC	ⅣC	ⅣC

＊粘膜黒色腫は悪性度の高い腫瘍であるため，T1，T2および病期Ⅰ，Ⅱは省略する．

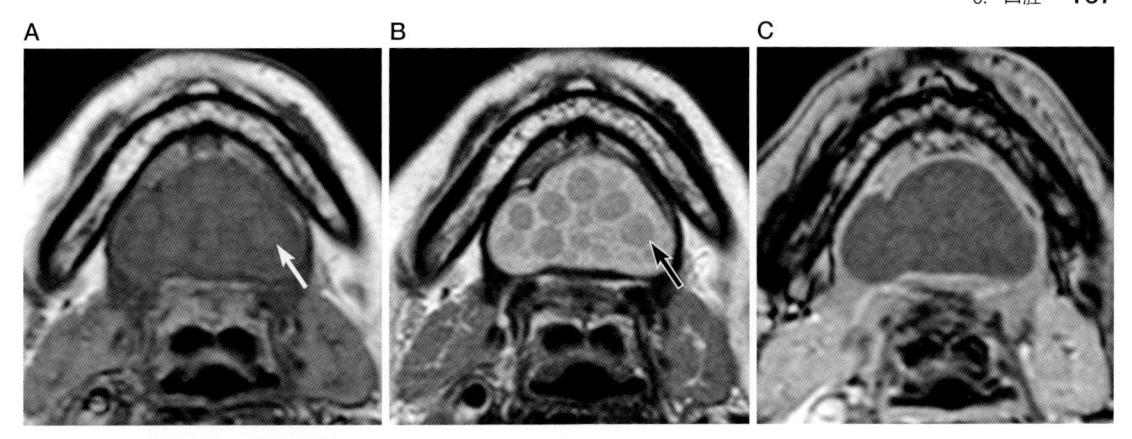

図5-34 50歳台女性 類皮嚢胞
A：T1強調像，B：T2強調像，C：脂肪抑制造影T1強調像　口腔底正中にT1強調像(A)で低信号，T2強調像(B)で高信号を示す嚢胞性腫瘤を認める．嚢胞内にはT1強調像で淡い高信号，T2強調像で液状信号より低い信号強度を示す球状の浮遊物を認める(→)．造影後(C)，異常増強効果はみられない．

d. 腫瘍類似性疾患・嚢胞性疾患

1）類皮嚢胞　dermoid cyst，類表皮嚢胞　epidermoid cyst

　類表皮嚢胞は，口腔内嚢胞としては粘液貯留嚢胞に次いで頻度が高い．組織学的に表皮様の角化重層扁平上皮によって裏装された嚢胞であり，嚢胞壁に皮膚付属器(脂腺，汗腺，毛包など)を有するものを類皮嚢胞，ないものを類表皮嚢胞という．身体各所に発生し，口腔領域の発生頻度は10%程度とされる[82]．多くは10〜20歳台に口腔底の腫脹や違和感として気づかれるが，成人発見もまれではない[83,84]．

　通常は口腔底正中にみられ，そのほか，片側口腔底，口唇，舌，頬粘膜などの報告例がある．口腔底では，舌下間隙が最も多く(52%)，次いでオトガイ下(26%)，顎下(6%)と続く．CT, MRIでは通常，正中から傍正中を中心とした単房性嚢胞性腫瘤として認められる．類皮嚢胞は，その内容により脂肪の確認ができる場合とできない場合があり，多くは嚢胞壁に増強効果を認める．嚢胞内部の多数の小結節の集簇が"大理石のはじき石を詰めた袋(sac of marbles)"と表現される[82,85]．類表皮嚢胞は液状成分を含む嚢胞性腫瘤としてみられ，T1強調像において水よりやや高い信号強度，T2強調像では液状成分によりさまざまな信号強度を示す(図5-34)．

2）がま腫　ranula

　がま腫は，口腔底に認められる舌下腺管あるいは舌下間隙内の小唾液腺管の閉塞をもとに生じる粘液貯留嚢胞である．その形状がガマガエルの喉頭嚢に似ていることから，がま腫と命名された．炎症や外傷，医原性などにより生じる．内容液は粘稠度の高いゼリー状の液体であることが多い．

　がま腫は，単純性(simple ranula)と潜入性(plunging/diving ranula)の2型に分類される．単純性の頻度が高く，舌下間隙内に限局する嚢胞性腫瘤として描出される(図5-35)．潜入性がま腫は，単純性がま腫が破綻し，舌下間隙を越え顎下間隙へ進展したものや，正中を越え

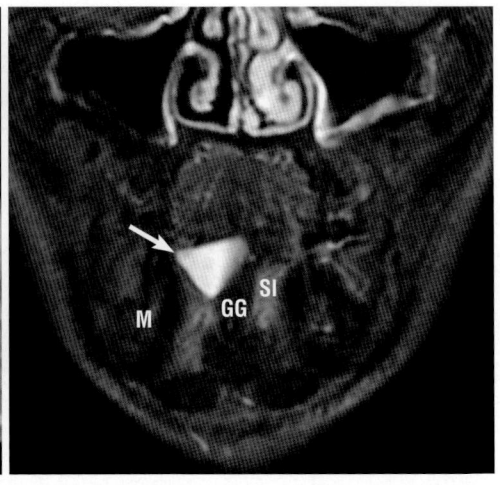

図5-35 50歳台男性　単純性がま腫
A：T2強調像，B：STIR冠状断像　T2強調像(A)にて右舌下間隙前方に境界明瞭なT2強調像にて高信号を示す囊胞性腫瘤を認める(→)．STIR冠状断像(B)では，右舌下間隙に限局する囊胞性腫瘤が明瞭に描出されている(→)．GG：オトガイ舌筋，SI：舌下腺，M：下顎骨

対側へ進展したもので，その壁は上皮細胞をもたず，周囲結合組織あるいは肉芽組織による偽被膜による仮性囊胞である．

画像上，CTでは均一な液状の低吸収，MRIではT1強調像で低信号，T2強調像で高信号を示す[86〜88]．一方，潜入性がま腫は，顎下間隙を中心とした不整形の囊胞性腫瘤として認められ，舌下間隙へのくちばし様連続性が特徴的所見とされる[86,87]．鑑別疾患としては囊胞性リンパ腫，類上皮腫，小唾液腺あるいは舌下腺由来の囊胞性唾液腺腫瘍などがあげられる．

3) 血管腫　hemangioma

血管腫は舌に生じる比較的頻度の高い良性腫瘍である．口腔では海綿状血管腫が多い．一般的に軟らかく青色調の病変であり，画像上は造影CTにおいて血管と同様の吸収値を示し，MRIのT2強調像において高信号，T1強調像にて骨格筋と同等かやや高い信号，造影後に強い増強効果を示すことが特徴である(図5-36)．

e. 炎症性疾患

口腔領域もしくは顎下領域の感染性，炎症性疾患の多くは，歯および歯周組織に由来する歯原性感染，唾液腺管の狭窄，唾石，またさまざまな疾患の治療などに起因する．感染は，最初に咀嚼筋間隙を侵し，その後，口腔や，頬間隙，舌下間隙，顎下間隙などに波及することが多い(図5-37)．歯原性感染のうちで頻度の高い部位は第2，第3大臼歯であり，顎舌骨筋線に近接することから顎下間隙へ波及しやすい．一方で第1大臼歯と前臼歯は舌下間隙へ波及することが多い．ただし，舌下間隙と顎下間隙はglosso-mylohyoid gapにて交通があり，両者へは容易に波及する．また，舌下間隙，顎下間隙を中心に口腔底を広範に侵す蜂窩織炎(Ludwig's angina)は，急速に重症化することで知られ，時に舌骨下顎部から縦隔内へ炎

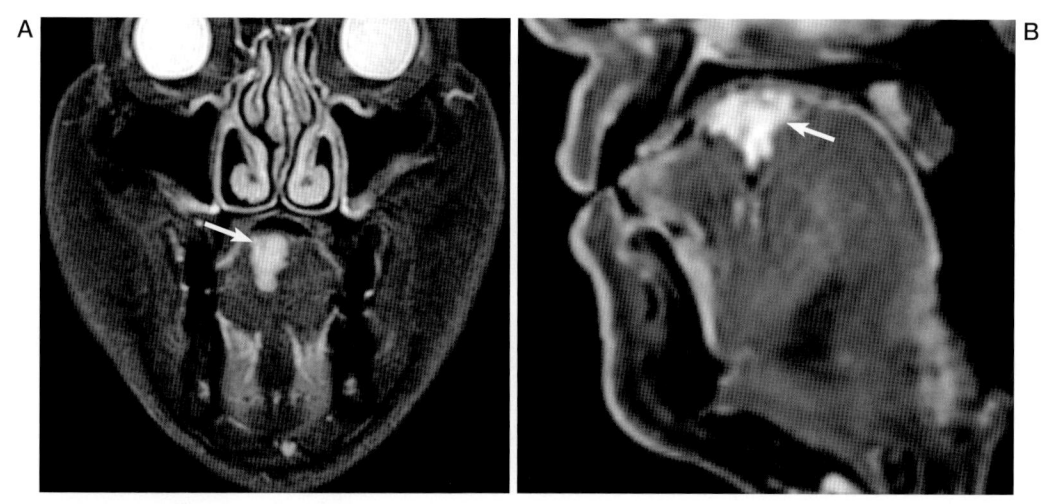

図 5-36 30歳台男性　舌血管腫
A：STIR 冠状断像，B：脂肪抑制造影 T1 強調矢状断像　舌背正中部に，STIR 像(A)にて高信号を示す不整形腫瘤を認める(→)．脂肪抑制造影 T1 強調像(B)では強い増強効果を示す(→)．

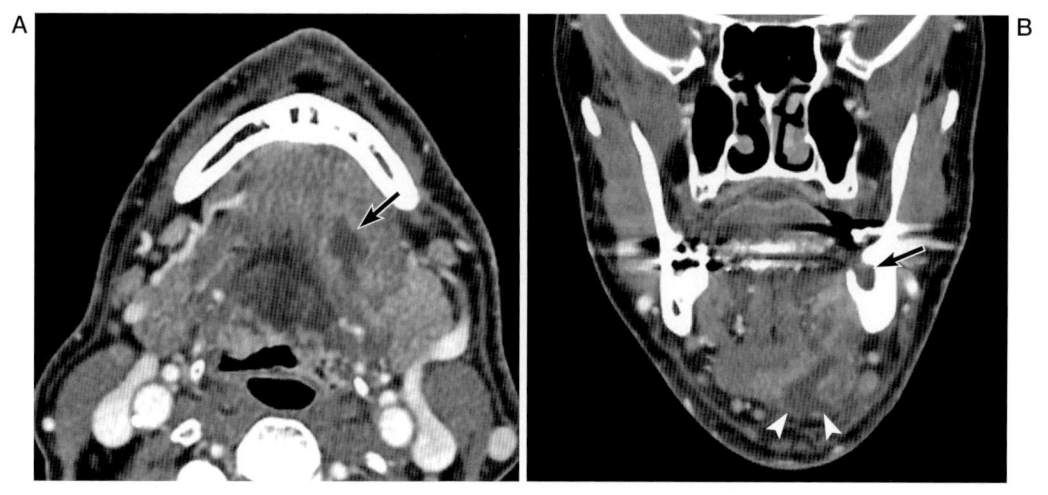

図 5-37 50歳台男性　歯原性感染による口腔底膿瘍
A：造影 CT，B：造影 CT 冠状断像　造影 CT(A)では，左舌下間隙を中心に口腔底の軟部組織腫脹を認める．中心にやや不整形の辺縁の増強効果を伴う液体貯留を認め，膿瘍の所見である(→)．冠状断像(B)では，顎舌骨筋に沿って顎下間隙への膿瘍波及を認める(▶)．また，感染源である左第3大臼歯の根尖周囲透亮病変を認める(→)．

症が及び，致死的となりうる[89]．画像診断の役割は，炎症が蜂窩織炎のみか，外科的処置が必要な膿瘍形成を伴うのかの判断，気道狭窄の有無，炎症の進展範囲，特定の原因病変の有無[90]などの評価にある．

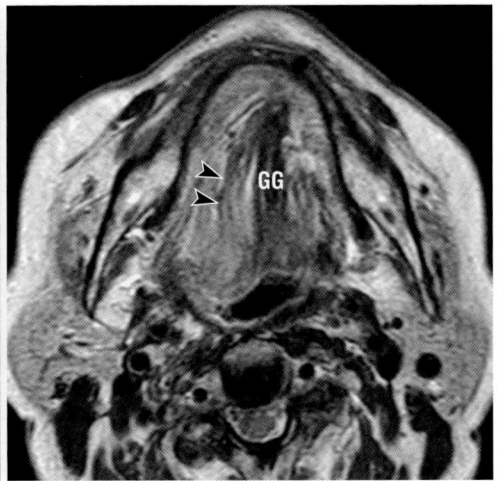

図 5-38　80 歳台男性　脱神経性舌萎縮
A：造影 CT，B：T2 強調像　下咽頭癌による咽頭喉頭全摘術後の傍咽頭再発症例．右側のオトガイ舌筋（対側 GG）は，筋萎縮と，造影 CT（A）での低吸収，T2 強調像（B）での高信号（▶）および舌の後方突出を認める．舌下神経および顎舌骨神経障害による筋緊張の低下，舌の萎縮と脂肪浸潤を反映した所見である．GG：オトガイ舌筋．

f. その他の病変，病態

1）脱神経性舌筋萎縮　denervation tongue muscle atrophy

　脱神経性舌萎縮とは，舌下神経と顎舌骨筋神経（下顎神経の分枝）の走行のいずれかの部位の障害により，舌の筋組織が脂肪浸潤や萎縮を示す病態である．腫瘍，外傷や手術侵襲による損傷などが原因となる．

　画像所見は，障害の時間経過とともに変化を示す．急性期および亜急性期では，筋組織の浮腫を反映し，T1 強調像で低信号，T2 強調像で高信号，造影 T1 強調像では増強効果を示し，舌は後方突出する．慢性期では，筋線維の萎縮と脂肪浸潤を反映し，T1 強調像や T2 強調像で高信号，STIR での信号低下，CT では低吸収を示し，増強効果を示さない（図 5-38）．同所見を見た際には，侵された筋組織に関与する神経の中枢側を慎重に評価することが重要である．

文 献

1) Arya S, Rane P, Deshmukh A：Oral cavity squamous cell carcinoma；role of pretreatment imaging and its influence on management. Clin Radiol 2014；69：916-930.
2) 上條雍彦：図説口腔解剖学．5 内臓学(基礎編)．アナトーム社，1985：1201-1566.
3) 尾尻博也：口腔．頭頸部の臨床画像診断学 改訂第2版．南江堂，2011：144.
4) Mukherji SK, Weeks SM, Castillo M, et al：Squamous cell carcinomas that arise in the oral cavity and tongue base；Can CT help predict perineural or vascular. Radiology 1996；198：157-162.
5) Norton, NS，前田健康・監訳：ネッター頭頸部・口腔顎顔面の臨床解剖学アトラス，原著第2版．医歯薬出版，2014：339.
6) Edge SB, Byrd DR, Compton CC, et al：AJCC cancer staging manual. New York；Springer, 2010：123-125.
7) 日本頭頸部癌学会・編：頭頸部癌取扱い規約 第5版．金原出版，2012.
8) Saavedra-Abril JA, Balhen-Martin C, Zaragoza-Velasco K, et al：Dental multisection CT for the placement of oral implants；technique and applications 1. RadioGraphics 2010；30：1975-1991.
9) Thoeny HC, De Keyzer F, King AD：Diffusion-weighted MR imaging in the head and neck. Radiology 2012；263：19-32.
10) Kim S, Loevner L, Quon H, et al：Diffusion-weighted magnetic resonance imaging for predicting and detecting early response to chemoradiation therapy of squamous cell carcinomas of the head and neck. Clin Cancer Res 2009；15：986-994.
11) Hayashi R, Fukuda S, Nakamizo M：Report of head and neck cancer registry of Japan；clinical statics of registered patients, 2012. Jpn J Head Neck Cancer 2014；40(Suppl)：83-90.
12) Bodner L, Manor E, Friger MD, et al：Oral squamous cell carcinoma in patients twenty years of age or younger；review and analysis of 186 reported cases. Oral Oncol 2014；50：84-89.
13) Ow TJ, Myers JN：Current management of advanced resectable oral cavity squamous cell carcinoma. Clin Exp Otorhinolaryngol 2011；4：1-10.
14) Mashberg A, Boffetta P, Winkelman R, et al：Tobacco smoking, alcohol drinking, and cancer of the oral cavity and oropharynx among US veterans. Cancer 1993；72：1369-1375.
15) Maasland DH, van den Brandt PA, Kremer B, et al：Alcohol consumption, cigarette smoking and the risk of subtypes of head-neck cancer；results from the Netherlands Cohort Study. BMC Cancer 2014；14：187.
16) Silverman S, Griffith M：Smoking characteristics of patients with oral carcinoma and the risk for second oral primary carcinoma. J Am Dent Assoc 1972；85：637-640.
17) Neville BW, Day TA：Oral cancer and precancerous lesions. CA Cancer J Clin 2002；52：195-215.
18) Mirghani H, Amen F, Moreau F, et al：Do high-risk human papillomaviruses cause oral cavity squamous cell carcinoma? Oral Oncol 2015；51：229-236.
19) Bagnardi V, Rota M, Botteri E, et al：Light alcohol drinking and cancer；a meta-analysis. Ann Oncol 2013；24：301-308.
20) Chung CH, Zhang Q, Kong CS, et al：p16 protein expression and human papillomavirus status as prognostic biomarkers of nonoropharyngeal head and neck squamous cell carcinoma. J Clin Oncol 2014：JCO. 2013. 54. 5228.
21) Schwartz SM, Daling JR, Madeleine MM, et al：Oral cancer risk in relation to sexual history and evidence of human papillomavirus infection. J Natl Cancer Inst 1998；90：1626-1636.
22) Upile NS, Shaw RJ, Jones TM, et al：Squamous cell carcinoma of the head and neck outside the oropharynx is rarely human papillomavirus related. Laryngoscope 2014；124：2739-2744.
23) 日本頭頸部癌学会・編：頭頸部癌診療ガイドライン 2013年版．金原出版，2013.
24) Bernier J, Cooper JS, Pajak T, et al：Defining risk levels in locally advanced head and neck cancers；a comparative analysis of concurrent postoperative radiation plus chemotherapy trials of the EORTC(# 22931)and RTOG(# 9501). Head Neck 2005；27：843-850.
25) Bernier J, Domenge C, Ozsahin M, et al：Postoperative irradiation with or without concomitant chemotherapy for locally advanced head and neck cancer. New Engl J Med 2004；350：1945-1952.
26) Cooper JS, Pajak TF, Forastiere AA, et al：Postoperative concurrent radiotherapy and chemotherapy for high-risk squamous-cell carcinoma of the head and neck. New Engl J Med 2004；350：1937-1944.
27) Rubin P, Hansen JT：TNM staging atlas with oncoanatomy, 2nd ed. Philadelphia：Lippincott Wil-

liams & Wilkins, 2012 ; 52-61.
28) Werner JA, Dunne AA, Myers JN：Functional anatomy of the lymphatic drainage system of the upper aerodigestive tract and its role in metastasis of squamous cell carcinoma. Head Neck 2003；25：322-332.
29) Preda L, Chiesa F, Calabrese L, et al：Relationship between histologic thickness of tongue carcinoma and thickness estimated from preoperative MRI. Eur Radiol 2006；16：2242-2248.
30) 木村幸紀，柳澤昭夫，山本智理子・他：Stage Ⅰ・Ⅱ舌扁平上皮癌の頸部リンパ節後発転移：転移の様相と予後との関係．頭頸部癌 2006；32：449-454．
31) Lam P, Au-Yeung KM, Cheng PW, et al：Correlating MRI and histologic tumor thickness in the assessment of oral tongue cancer. AJR Am J Roentgenol 2004；182：803-808.
32) Iwai H, Kyomoto R, Ha-Kawa SK, et al：Magnetic resonance determination of tumor thickness as predictive factor of cervical metastasis in oral tongue carcinoma. Laryngoscope 2002；112：457-461.
33) Okura M, Iida S, Aikawa T, et al：Tumor thickness and paralingual distance of coronal MR imaging predicts cervical node metastases in oral tongue carcinoma. AJNR Am J Neuroradiol 2008；29：45-50.
34) Michikawa C, Uzawa N, Kayamori K, et al：Clinical significance of lymphatic and blood vessel invasion in oral tongue squamous cell carcinomas. Oral Oncol 2012；48：320-324.
35) Matsushita Y, Yanamoto S, Takahashi H, et al：A clinicopathological study of perineural invasion and vascular invasion in oral tongue squamous cell carcinoma. Int J Oral Maxillofac Surg 2015；44：543-548.
36) Mukherji SK, Isaacs DL, Creager A, et al：CT detection of mandibular invasion by squamous cell carcinoma of the oral cavity. AJR 2001；177：237.
37) Boland PW, Pataridis K, Eley KA, et al：Automatic upstaging of tongue squamous cell carcinoma with lateral extrinsic muscle involvement is not justified. Int J Oral Maxillofac Surg 2013；42：1397-1402.
38) Hicks WL, Loree TR, Garcia RI, et al：Squamous cell carcinoma of the floor of mouth：A 20-year review. Head Neck 1997；19：400-405.
39) Murakami R, Baba Y, Nishimura R, et al：MR imaging of squamous cell carcinoma of the floor of the mouth：appearance of the sublingual and submandibular glands. Acta Radiologica 1999；40：276-281.
40) 木村幸紀：口腔・口腔底疾患．尾尻博也，酒井　修・編，多田信平・監：頭頸部のCT・MRI 第2版．メディカル・サイエンス・インターナショナル，2012：444-490．
41) Tsue TT, McCulloch TM, Girod DA, et al：Predictors of carcinomatous invasion of the mandible. Head Neck 1994；16：116-126.
42) Brown JS, Lowe D, Kalavrezos N, et al：Patterns of invasion and routes of tumor entry into the mandible by oral squamous cell carcinoma. Head Neck 2002；24：370.
43) Rao LP, Das SR, Mathews A, et al：Mandibular invasion in oral squamous cell carcinoma：investigation by clinical examination and orthopantomogram. Int J Oral Maxillofac Surg 2004；33：454-457.
44) Namaki S, Matsumoto M, Ohba H, et al：Masticatory efficiency before and after surgery in oral cancer patients：comparative study of glossectomy, marginal mandibulectomy and segmental mandibulectomy. J Oral Sci 2004；46：113-117.
45) Van Cann EM, Dom M, Koole R, et al：Health related quality of life after mandibular resection for oral and oropharyngeal squamous cell carcinoma. Oral Oncol 2005；41：687-693.
46) Genden EM, Rinaldo A, Jacobson A, et al：Management of mandibular invasion：When is a marginal mandibulectomy appropriate? Oral Oncol 2005；41：776-782.
47) Rao LP, Shukla M, Sharma V, et al：Mandibular conservation in oral cancer. Surg Oncol-Oxford 2012；21：109-118.
48) Ogura I, Kurabayashi T, Sasaki T, et al：Maxillary bone invasion by gingival carcinoma as an indicator of cervical metastasis. Dentomaxillofacial Radiology 2014；32：291-294.
49) Abrahams JJ：Anatomy of the jaw revisited with a dental CT software program. AJNR 1993；14：979.
50) Brockenbrough JM, Petruzzelli GJ, Lomasney L：DentaScan as an accurate method of predicting

mandibular invasion in patients with squamous cell carcinoma of the oral cavity. Arch Otolaryngol Head Neck Surg 2003；129：113.
51) Chung TS, Yousem DM, Seigerman HM, et al：MR of mandibular invasion in patients with oral and oropharyngeal malignant neoplasms. AJNR 1994；15：1949.
52) Bolzoni A, Cappiello J, Piazza C, et al：Diagnostic accuracy of magnetic resonance imaging in the assessment of mandibular involvement in oral-oropharyngeal squamous cell carcinoma：a prospective study. Arch Otolaryngol Head Neck Surg 2004；130：837.
53) Li CJ, Yang WB, Men Y, et al：Magnetic resonance imaging for diagnosis of mandibular involvement from head and neck cancers：a systematic review and meta-analysis. PloS One 2014；9.
54) Imaizumi A, Yoshino N, Yamada I, et al：A potential pitfall of MR imaging for assessing mandibular invasion of squamous cell carcinoma in the oral cavity. AJNR 2006；27：114.
55) McMahon JD, Wong LS, Crowther J, et al：Patterns of local recurrence after primary resection of cancers that arise in the sinonasal region and the maxillary alveolus. Br J Oral Maxillofac Surg 2013；51：389-393.
56) Genden EM, Ferlito A, Shaha AR, et al：Management of cancer of the retromolar trigone. Oral Oncol 2003；39：633-637.
57) Arya S, Rane P, Sable N, et al：Retromolar trigone squamous cell cancers：a reappraisal of 16 section MDCT for assessing mandibular invasion. Clin Radiol 2013；68：e680-e88.
58) Crecco M, Vidiri A, Angelone M, et al：Retromolar trigone tumors：evaluation by magnetic resonance imaging and correlation with pathological data. Eur J Radiol 1999；32：182-188.
59) Mukherji S, Pillsbury H, Castillo M：Imaging squamous cell carcinomas of the upper aerodigestive tract：what clinicians need to know. Radiology 1997；205：629-646.
60) Sieczka E, Datta R, Singh A, et al：Cancer of the buccal mucosa：are margins and T-stage accurate predictors of local control? Am J Otolaryngol 2001；22：395-399.
61) Urist MM, O'Brien CJ, Soong S-J, et al：Squamous cell carcinoma of the buccal mucosa：analysis of prognostic factors. Am J Surg 1987；154：411-414.
62) Moore S, Johnson N, Pierce A, et al：The epidemiology of lip cancer：a review of global incidence and aetiology. Oral Dis 1999；5：185-195.
63) Vartanian JG, Carvalho AL, de Araújo Filho MJ, et al：Predictive factors and distribution of lymph node metastasis in lip cancer patients and their implications on the treatment of the neck. Oral Oncol 2004；40：223-227.
64) Tian Z, Li L, Wang L, et al：Salivary gland neoplasms in oral and maxillofacial regions：a 23-year retrospective study of 6982 cases in an eastern Chinese population. Int J Oral Maxillofac Surg 2010；39：235-242.
65) Duberge T, Benezery K, Resbeut M, et al：Adenoid cystic carcinoma of the head and neck：a retrospective series of 169 cases. Cancer Radiother 2012；16：247-256.
66) Ellington CL, Goodman M, Kono SA, et al：Adenoid cystic carcinoma of the head and neck. Cancer 2012；118：4444-4451.
67) Goode RK, Auclair PL, Ellis GL：Mucoepidermoid carcinoma of the major salivary glands：clinical and histopathologic analysis of 234 cases with evaluation of grading criteria. Cancer 1998；82：1217-1224.
68) Som PM, Biller HF：High-grade malignancies of the parotid gland：identification with MR imaging. Radiology 1989；173：823-826.
69) Gandhi D, Gujar S, Mukherji SK：Magnetic resonance imaging of perineural spread of head and neck malignancies. Top Magn Reson Imaging 2004；15：79-85.
70) Habermann CR, Arndt C, Graessner J, et al：Diffusion-weighted echo-planar MR imaging of primary parotid gland tumors：is a prediction of different histologic subtypes possible? AJNR 2009；30：591-596.
71) Yabuuchi H, Matsuo Y, Kamitani T, et al：Parotid gland tumors：can addition of diffusion-weighted MR imaging to dynamic contrast-enhanced MR imaging improve diagnostic accuracy in characterization? Radiology 2008；249：909-916.
72) Ferry JA, Harris NL：Lymphomas and lymphoid hyperplasia in head and neck sites. In：Pilch BZ (ed). Head Neck Surg Pathol 2001：476-533.
73) Hicks MJ, Flaitz CM, et al：External root resorption of a primary molar："Incidental"histopatho-

logic finding of clinical significance. Oral Surg Oral Med Oral Pathol Oral Radiol Endod 2001；92：4-8.
74) Guo AC, Cummings TJ, Dash RC, et al：Lymphomas and high-grade astrocytomas：comparison of water diffusibility and histologic characteristics 1. Radiology 2002；224：177-183.
75) Chang AE, Karnell LH, Menck HR：The National Cancer Data Base report on cutaneous and non-cutaneous melanoma. Cancer 1998；83：1664-1678.
76) McLaughlin CC, Wu XC, Jemal A, et al：Incidence of noncutaneous melanomas in the US. Cancer 2005；103：1000-1007.
77) Meleti M, Leemans CR, Mooi WJ, et al：Oral malignant melanoma：a review of the literature. Oral Oncol 2007；43：116-121.
78) Medina JE, Ferlito A, Pellitteri PK, et al：Current management of mucosal melanoma of the head and neck. J Surg Oncol 2003；83：116-122.
79) Patel SG, Prasad ML, Escrig M, et al：Primary mucosal malignant melanoma of the head and neck. Head Neck 2002；24：247-257.
80) Enochs WS, Petherick P, Bogdanova A, et al：Paramagnetic metal scavenging by melanin：MR imaging. Radiology 1997；204：417-423.
81) Isiklar I, Leeds NE, Fuller GN, et al：Intracranial metastatic melanoma：correlation between MR imaging characteristics and melanin content. AJR 1995；165：1503-1512.
82) Koeller KK, Alamo L, Adair CF, et al：From the archives of the AFIP：congenital cystic masses of the neck：radiologic-pathologic correlation. RadioGraphics 1999；19：121-146.
83) Fujita A, Chapman NM, Sakai O：Dermoid. In：Sakai O（ed）：Head and neck imaging cases. New York：McGraw-Hill, 2011：770-772.
84) Dutta M, Saha J, Biswas G, et al：Epidermoid cysts in head and neck：our experiences, with review of literature. Indian J Otolaryngol Head Neck Surg 2013；65：14-21.
85) Som PM, Smoker WRK, Curtin HD, et al：Congenital lesions of the neck. In：Som PM, Curtin HD（eds）：Head and neck imaging, 5th ed. St Louis：Mosby, 2011：2235-2285.
86) La'Porte SJ, Juttla JK, Lingam RK：Imaging the floor of the mouth and the sublingual space. RadioGraphics 2011；31：1215-1230.
87) Wong K, Lee Y, King A, et al：Imaging of cystic or cyst-like neck masses. Clin Radiol 2008；63：613-622.
88) Som PM, Smoker WRK, Curtin HD, et al：Congenital lesions of the neck. In：Som PM, Curtin HD（eds）：Head and neck imaging, 5th ed. St Louis：Mosby, 2011：2449-2609.
89) Kurien M, Mathew J, Job A, et al：Ludwig's angina. Clin Otolaryngol Allied Sci 1997；22：263-365.
90) Chapman MN, Nadgir RN, Akman AS, et al：Periapical lucency around the tooth：radiologic evaluation and differential diagnosis. RadioGraphics 2013；33：E15-E32

6. 顎骨外傷の画像診断

　顎骨の外傷は器械的損傷によるものが多い．その原因として交通事故が最も多く，次いで作業事故，殴打および転倒などである[1〜3]．創部では炎症性の腫脹，出血，疼痛などを認める．顎口腔領域は血管に富み，しかも血管が浅層にあることから容易に血管損傷をきたし，出血量も多いことが特徴である[3]．また，顎骨外傷では内頸動脈の解離などの血管損傷を伴うことも少なくない[4]．歯や顎骨の外傷では頭部や頸部の損傷を伴うことが多いため，受傷機序，損傷の程度や意識レベルによって，頭部，頸椎および頸部の外傷の診断と治療を同時に進めていかなければならない．

　本章では顎骨外傷における，1) 画像検査法の選択，2) 外傷の画像診断，そして3) 外傷治療後の画像診断について述べる．

6.1 顎骨外傷での画像検査法の選択

　顎骨外傷では，短時間に撮影可能で，骨だけではなく軟部組織の損傷の診断が可能なCTの有用性は極めて高い．近年のMDCT(multidetector-row CT，マルチスライスCT)やコーンビームCT(CBCT)の空間分解能および画質の向上により，高画質のMPR(multiplanar reconstruction)画像，パノラマ様再構成画像や3次元(3D)画像が容易に作成可能となり，骨折の診断および術後の評価に有用である．一方，口内法X線検査(二等分法および咬合法)やパノラマX線検査は歯および骨の外傷の診断に優れる[5]．被曝の観点からも，各検査法の長所・短所を十分把握して，受傷機転や臨床症状から適切な検査を選択，組み合わせることが重要である．顎骨外傷時の画像検査選択のディシジョンツリーを示す(図6-1)．

a. 口内法X線検査

　口内法は歯の脱臼や破折などの詳細な検査に有効な画像検査法である[5]．歯や顎骨の小さな硬組織を検査するには非常に有効であり，歯の脱臼や破折の診断での有用性が多く報告されている[1,2]．しかし，撮影範囲が小さく限定されること，また出血時や疼痛を伴うときにはフィルム挿入が困難であることなどの欠点がある．

b. パノラマX線検査

　歯と顎骨が1枚のフィルムで検査可能で，多少の出血や開口不能でも撮影可能であり，歯や顎骨骨折の診断で第一選択として使用される[5]．しかし，パノラマX線検査法は立位で15秒前後かかるため，意識混濁を伴うような患者には用いるべきではない．また欠点として，断層撮影であり鮮鋭度が口内法より劣る，種々の障害陰影が生じること，拡大像であること，縦断像や皮質骨の頰舌的な読影が困難であるなどがあげられる．

c. CT検査

　線量が多い被曝を伴う検査である点を除けば，現在，歯や顎骨外傷の診断に最も有効な検査法である[5]．歯や顎骨の骨折の診断とともに軟部組織の損傷の評価を迅速に行え，救急時に最も有効な検査法である．顎骨骨折では歯との関連性の診断が重要であり，高分解能で撮影し，軟部組織と骨組織両方での再構成・表示を行い，立体的に観察することが望ましい．撮影方向は歯の金属修復物のアーチファクトを極力避ける努力が必要である．近年のMDCT検査では歯の金属修復物のアーチファクトが最も少なくなるように咬合面に平行に撮影し，横断像に加え，冠状断あるいは矢状断再構成画像を用いた評価を行うことが推奨される．直交断面〔(cross sectional(クロスカット)像〕は特に有用である．また，2次元画像では同定困難な骨折が3次元画像で明瞭に認められこともあり，可能な限り3次元画像での評

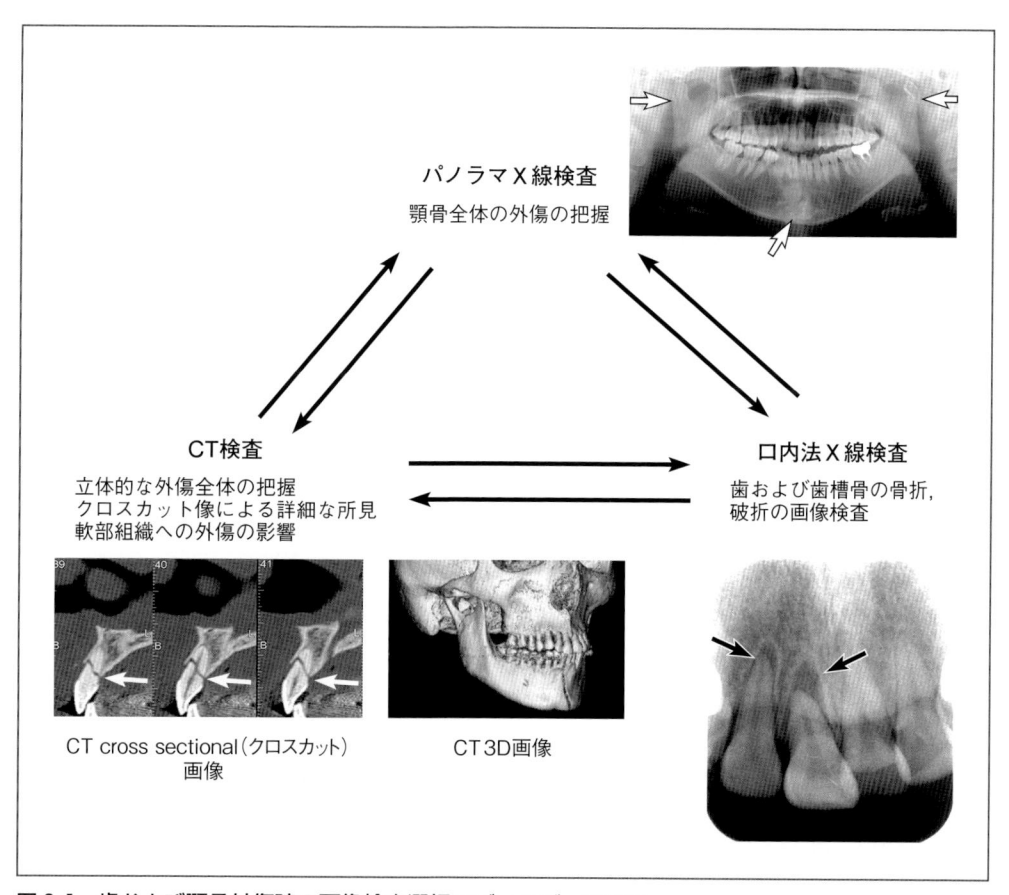

図6-1 歯および顎骨外傷時の画像検査選択のディシジョンツリー

価を行うことが重要である．

d. MRI検査

　MRIでは骨は無信号であり，顎骨骨折の診断には有効な検査法ではない．したがって，骨折自体の診断や小骨片の検出のための画像検査の第一選択にはなりえない．しかし，骨髄の変化を検出するには優れた検査法であり[5]，また軟部組織の評価にも極めて優れる．特に頭蓋内合併症の診断には非常に有用である．

6.2 代表的外傷例の画像診断

a. 歯の外傷

1) 歯の脱臼と破折

歯の外傷には歯根膜腔が拡大する脱臼と歯の破折がある[1〜3]．さらに高度の外傷では歯の脱落をきたすこともまれではない．歯の脱臼には，歯が歯槽から完全に逸脱した完全脱臼と歯周組織により歯が付着した不完全脱臼とがある．歯の破折は部位により歯冠破折(最も多い)，歯根破折および歯冠-歯根破折に分けられる．受傷程度および適切な歯内療法(歯の神経の処置)をするか否かで歯の予後が大きく異なる．

2) 歯および歯周組織の単純 X 線写真による正常像

歯は，人体で最も硬い組織であるエナメル質(97％が無機質)と，歯の大部分を構成する象牙質(60〜70％が無機質)，および歯根の周囲を被覆するセメント質により構成される．セメント質は 0.1〜0.5 mm 程度の厚さであり，象牙質とほぼ同程度の X 線不透過性を示すため，両者の識別は画像上困難である．歯根の周囲には全周にわたり Sharpey(シャーピー)線維で構成される歯根膜が存在する．X 線診断では歯根膜は透過像(0.2〜0.4 mm 程度の層状の透過像)となるため，従来から歯根膜腔と表現する．その周囲の歯槽窩には一層(0.4 mm 程度)の X 線不透過像である歯槽白線(または歯槽硬線ともいう)を伴う歯の支持組織で歯槽骨がある(図 6-2)．

これら歯根膜腔の拡大や歯槽白線の消失や歯槽骨の吸収は，歯周炎や根尖病巣および歯の脱臼などの重要な所見となる．

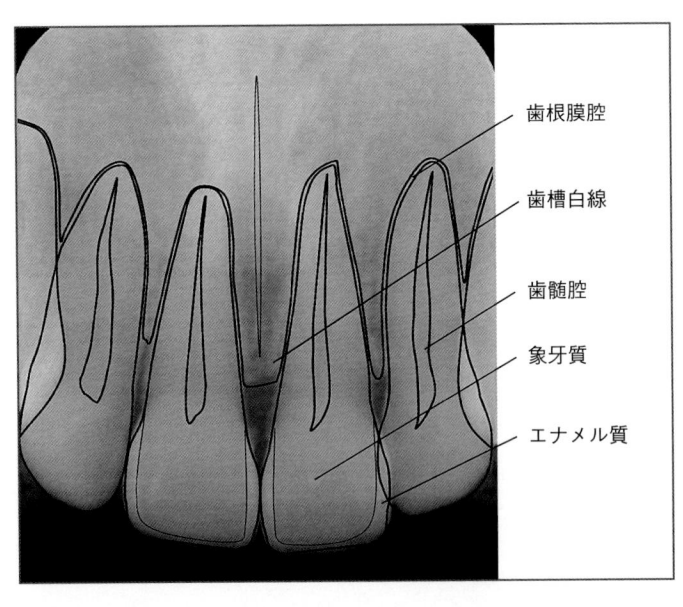

図 6-2 上顎中切歯部正常解剖

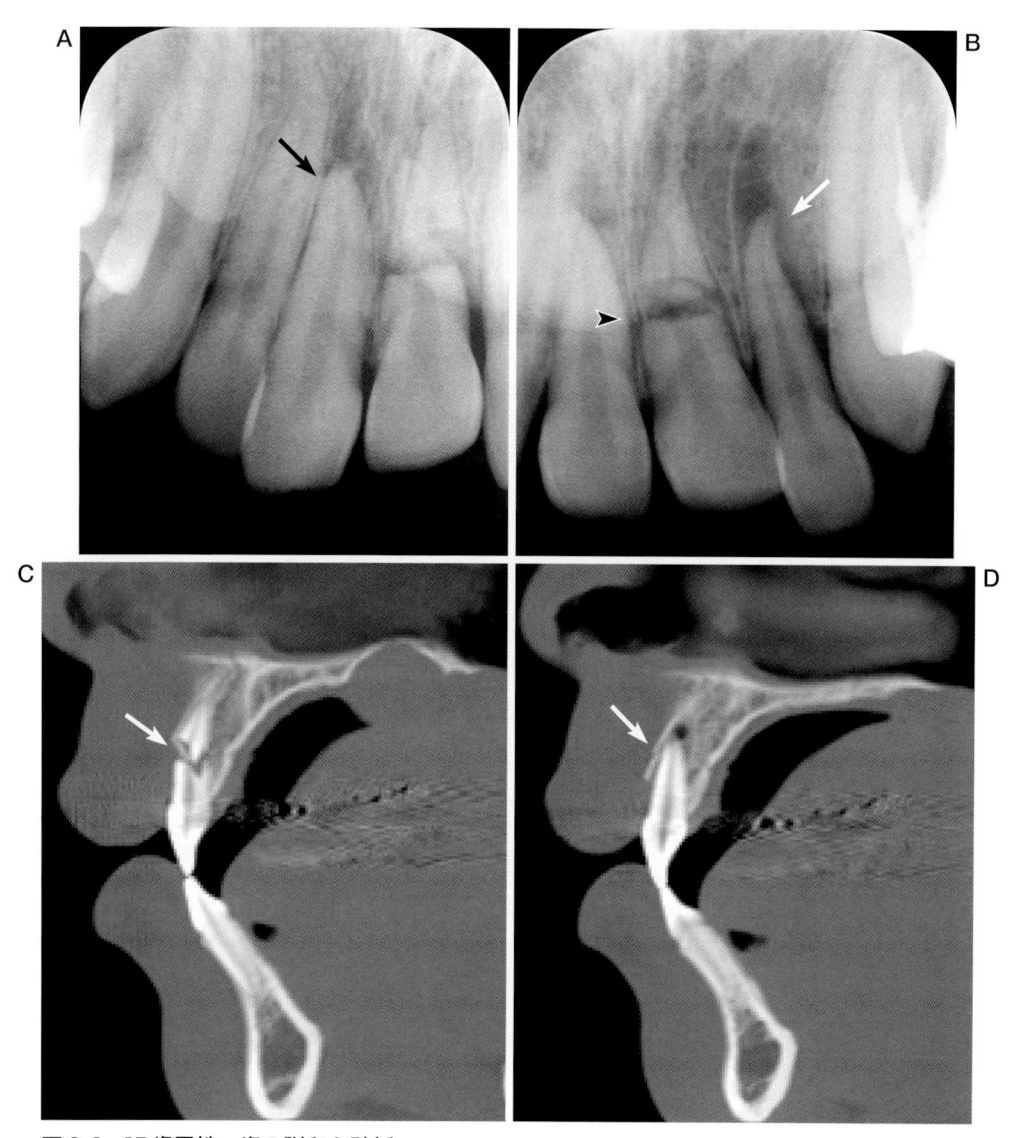

図6-3 17歳男性 歯の脱臼と破折
顔面外傷にて来院した．**A, B：口内法X線写真，C, D：CT矢状断像（骨条件）** 口内法X線写真（A, B）にて，上顎右側中切歯および左側側切歯の脱臼を認める（→）．また，上顎左側中切歯は歯根中央部で破折も伴っている（▶）．CT矢状断像（C）にて上顎左側中切歯は歯根中央部で破折し，唇側皮質骨の欠損もみられる（→）．また，CT矢状断像（D）にて上顎左側側切歯は歯槽骨の骨折を伴って脱臼がみられる（→）．

3）歯の脱臼や陥入および破折の画像診断のポイント

歯の破折は，口内法およびパノラマX線検査で線状の透過像または不透過像を示す（図6-3）．破折線の検出はX線の入射方向に依存し，撮影方向によっては明瞭に写し出されないこともある．口内法で破折が確認できないが，破折を示唆する臨床症状（歯の動揺や弛緩）があるときは，方向を変えた撮影や他の検査法を追加する必要がある．歯列に合わせたCTの矢状断像が有効である．

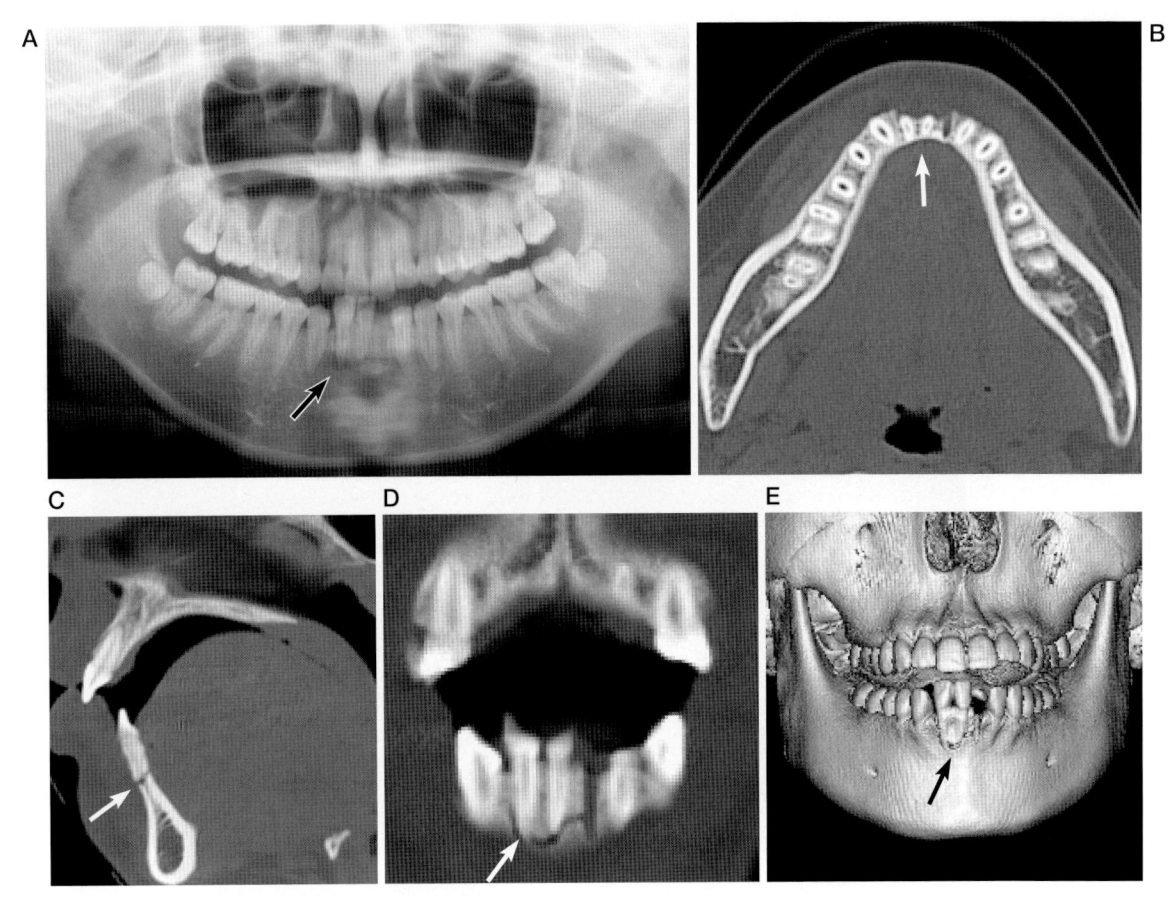

図6-4　13歳女性　歯槽骨骨折：転倒にて受傷
A：パノラマX線写真，B：CT横断像（骨条件），C：CT矢状断像（骨条件），D：CT冠状断像（骨条件），E：3D-CT　パノラマX線写真（A）にて下顎前歯部に歯槽骨骨折を認め（→）．歯牙の挺出も観察され，開口状態を呈している．CT（B〜D）にて下顎前歯部に歯牙の挺出を伴う歯槽骨骨折を認める（→）．CT体軸横断像（B）にて唇側皮質骨の破壊は著明である（→）．3D-CT（E）にて歯槽骨骨折と歯槽骨の転位も観察される（→）．

b. 歯槽骨骨折

　歯槽骨の骨折は，外力による直達骨折が圧倒的に多く，上顎，下顎ともに前歯部に好発する．歯とともに周囲の骨が粉砕された場合は，歯槽骨骨折の診断は容易だが，骨折の方向によっては骨折線の描出が困難なことがあり，そのような場合はCTの矢状断像が有効である[5]（図6-4）．歯の周囲の歯槽骨は唇側や上下方向に破折し，歯の脱臼や陥入および逸脱に伴って生じることも特徴である．したがって，歯の脱臼や陥入および逸脱が生じている場合は，歯の周囲歯槽骨の骨折も併発していると考え，読影すべきである．

c. 下顎骨骨折

　下顎は単一骨であり，顔面下部を形成し，その部位や形態から外力の作用を受ける頻度が高く，骨折を生じやすい[3]．下顎骨骨折により顎の偏位，咬合異常，歯列不正が生じる．下顎骨骨折は大臼歯部および下顎角部で高頻度に起こり，次いで前歯部，下顎頭で多くみられる．下顎骨骨折の分類には，1) 単純骨折/複雑骨折，2) 不完全骨折（若木骨折）/完全骨折，3) 直達骨折/介達骨折などがある[3]．下顎骨骨折では側頭骨骨折を伴うこともあり，合わせて評価する[6]．

4）顎骨骨折の画像診断のポイント

　骨折の画像診断では，治療法の決定や予後の推測のためにも，骨折線の同定および骨の転位と変形の評価が重要である．画像上，明らかな骨折線が認められない場合でも，骨の転位や変形があれば，骨折を疑うべきである．外力の抜ける方向に応じて，下顎骨の骨折には直達骨折のほかに，介達骨折も起こりうるため顎関節部の読影にも注意すべきである．特に下顎骨は咀嚼筋，舌骨上筋群などが付着して顎運動が行われるため，骨折が生じるとその付着筋の牽引により骨片の偏位が生じる[3]．一般的に下顎骨体部の骨折では大骨片は内下方に，小骨片は内上方に偏位する．下顎枝骨折，下顎頭骨折などでは歯列不正はみられないが，下顎骨全体が偏位して咬合異常がみられる．しかしながら，下顎骨体部の骨折を合併する症例では歯列不正も認めることが一般的である[1〜3]．骨片の偏位の方向は骨折の診断，整復および固定の治療方針の決定において重要であり，その典型的なパターンを熟知しておく必要がある．

① 正中部骨折

　下顎骨の正中部骨折ではほとんど偏位はないが，顎の開閉運動によって正中の骨折部位が離開する．

② 犬歯部骨折

　小骨片は閉口筋によって挙上され，咬筋および顎舌骨筋の作用で軽度に内転する．大骨片は開口筋により下内方に牽引される．前歯部は開咬状態になる．

③ 下顎前歯部二重骨折

　顎二腹筋，顎舌骨筋により下内方に牽引され，咽頭を圧迫し呼吸困難の原因となることがある．両側の大骨片はやや内方に偏位する．

④ 下顎小臼歯部骨折

　小骨片は咬筋，内側翼突筋の作用により挙上し，外側翼突筋によりやや内側に偏位する．大骨片は顎二腹筋，顎舌骨筋により下内方に偏位し，開咬を呈する．

⑤ 下顎角部骨折（図6-5）

　小骨片は咬筋，内側翼突筋の作用により挙上し，外側翼突筋によりやや内側に偏位する．大骨片は顎二腹筋，顎舌骨筋により下内方に偏位する．

⑥ 下顎枝骨折

　咬筋，内側翼突筋の付着部位が広範囲のため骨片の偏位は著明ではない．

⑦ 下顎頭骨折（図6-6）

　多くはオトガイ部に対する外力による介達骨折によって生じる．片側の場合，大骨片は患

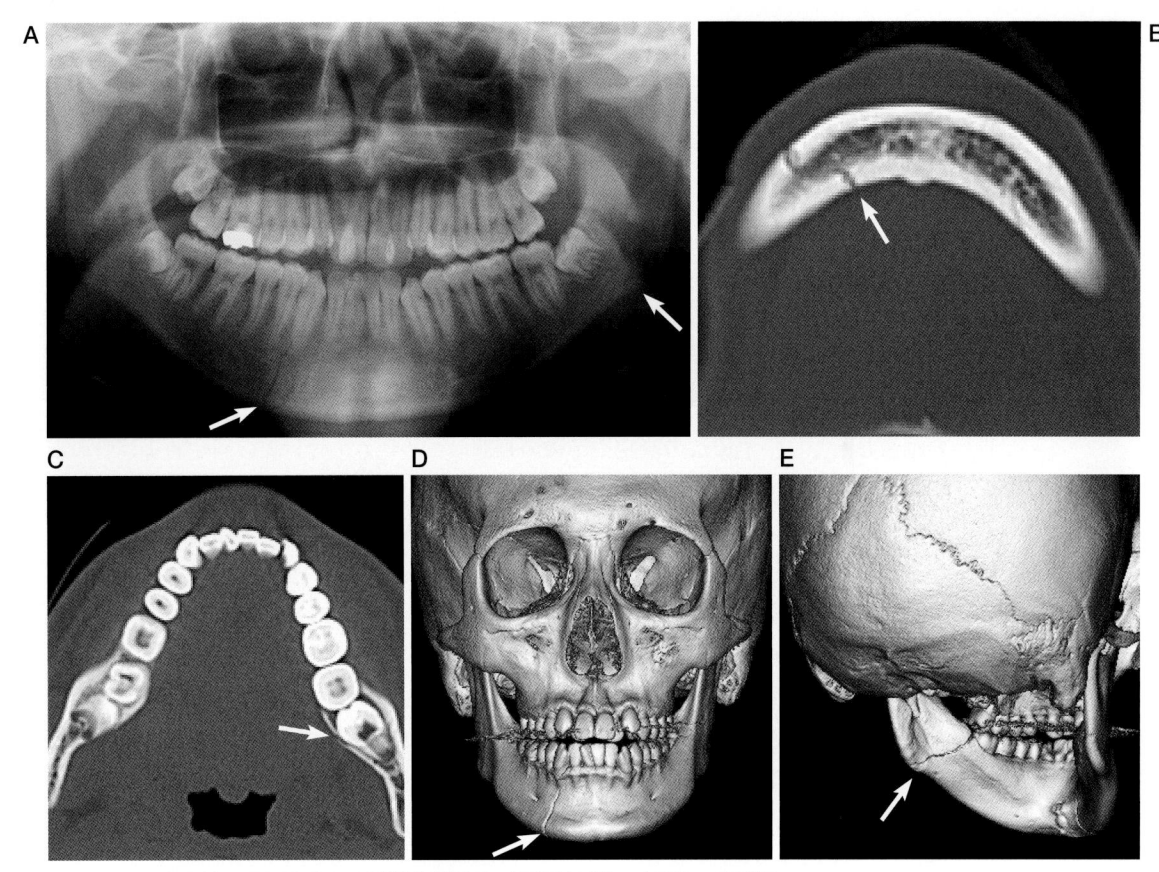

図6-5 15歳女性　下顎角部骨折（前歯部および下顎角部）：転倒にて受傷
A：パノラマX線写真，B，C：CT横断像（骨条件），D，E：3D-CT　パノラマX線写真(**A**)にて下顎前歯部および左側下顎角部に骨折を認める(→)．咬合状態はやや開口傾向がみられる．CT(**B，C**)にて下顎前歯部および左側下顎角部に骨折を認める(→)．3D-CT(**D，E**)にて左側下顎角部骨折は顎骨内側からの観察で検出可能であり(→)，骨折部位に著明な偏位は観察されない．

側に偏位し，かつ前下方に低下し，臼歯部のみ咬合し，前方は開咬を呈する．正中部は患側に偏位する．患側の下顎頭は外側翼突筋の作用で前内方に牽引される．両側性の場合，前歯部は低下し，両側の大臼歯のみ咬合するが，前方は開咬し，下顎はやや後退する．正中部の偏位はほとんどない[3]．

d. 上顎骨骨折

　上顎骨は，顔面の中1/3を占め，前頭突起，頬骨突起，口蓋突起，歯槽突起，上顎洞を有する複雑な形状で，前頭骨や蝶形骨，頬骨，鼻骨，篩骨，涙骨，口蓋骨といった多数の骨と接している．このため，上顎骨の外傷では上顎骨単独の骨折は少なく，上顎骨と隣接した骨との複合型骨折が多い．そのため上顎骨を含めた顔面骨骨折の診断では，骨折の進展範囲の正確な把握が重要であり，MPR画像や3D再構成画像は有用である．

　上顎骨に付着する筋肉のほとんどが小さな筋肉で，大きな牽引を生じないため，上顎骨骨

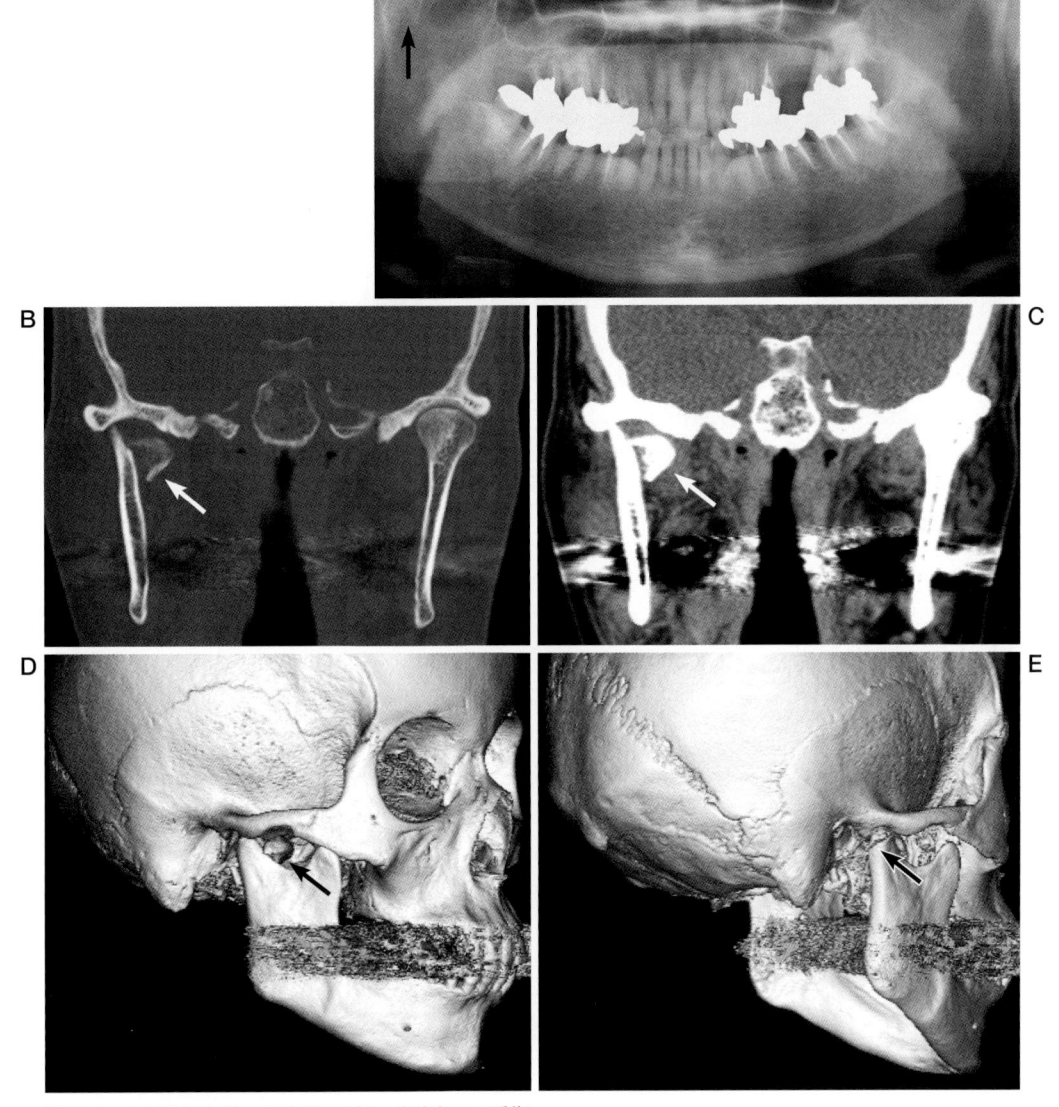

図 6-6　60 歳台女性　下顎頭骨折：転倒にて受傷
A：パノラマ X 線写真，B：CT 冠状断像（骨条件），C：CT 冠状断像（軟部組織条件），D, E：3D-CT
パノラマ X 線写真（A）にて右側下顎頭に骨折を認める（→）．顎偏位や開口はみられない．CT 冠状断像（B, C）にて右側下顎頭に縦骨折を認める（→）．軟部組織表示画像にて周囲軟部組織に濃度上昇も認める．3D-CT（D, E）にて縦骨折した下顎頭小骨片の内側偏位がみられる（→）．

折では，下顎骨骨折のように骨片の大きな偏位は起こらない．

　上顎骨骨折の頻度は下顎骨骨折と比較し低いが，その原因の半数以上は交通事故などの高エネルギー外傷が占める．したがって，上顎骨骨折の診断の際には，眼窩，側頭骨および頭蓋底骨折や頭蓋内合併症に十分注意を払う必要がある．全例において，骨条件および軟部組織条件での画像再構成・表示を行い評価する．

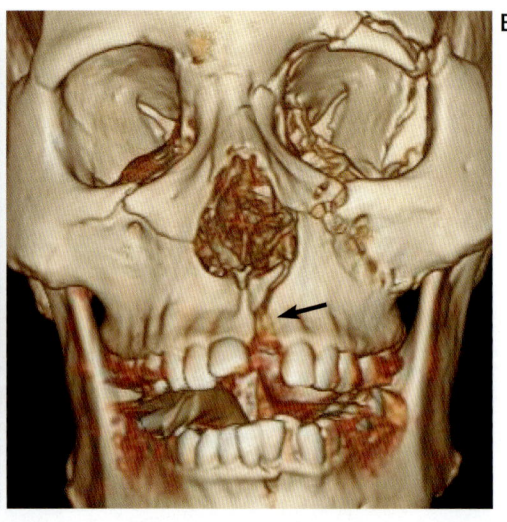

図 6-7　19 歳男性　上顎骨矢状骨折
A：CT（骨条件），B：3D-CT　骨条件の CT 横断像（A）で，上顎骨の左傍正中から口蓋にかけて矢状方向に走行する骨折を認める（→）．3D-CT 画像（B）でも口蓋の左傍正中に矢状骨折を認める（→）．

1）上顎骨矢状骨折

骨折線の位置により，medial palatal split と lateral palatal(maxillary tuberosity) split に分類される[7]．medial palatal split は，骨折線が上顎骨正中，口蓋，鼻腔底を矢状方向に走るもので（図 6-7），lateral palatal(maxillary tuberosity) split は，骨折線が上顎結節を走行するものである．矢状骨折が単独で生じることはまれで，Le Fort 骨折などその他の骨折と合併することがほとんどである．

上顎骨矢状骨折では，口唇や口蓋粘膜の軟部組織損傷，歯列変位や咬合不全を生じる[7]．

2）Le Fort 骨折

Le Fort 骨折は上顎骨の水平骨折で，顔面中央部中心部骨折のひとつある．高エネルギー外傷により生じ，顔面骨骨折の約 26％を占める[9]．Le Fort 骨折は骨折の位置によりⅠ型～Ⅲ型に分類される[8〜10]（図 6-8）．

Le Fort Ⅰ型骨折は両側上顎骨下部を横断する骨折で，"floating palate" ともよばれ，硬口蓋の動揺性が生じる．骨折線は梨状口下部から犬歯窩，上顎洞側壁，翼口蓋窩，翼状突起へ横断する[9〜11]（図 6-9）．

Le Fort Ⅱ型骨折は上顎骨の大部分と鼻骨よりなる逆 V 字型の骨折線をもつ．"floating maxilla" ともよばれ，上顎骨の動揺性を生じる．骨折線は鼻骨から上顎骨前頭突起，涙骨，眼窩下縁，上顎骨外側壁，翼口蓋窩，翼状突起に及ぶ[9〜11]（図 6-10）．

Le Fort Ⅲ型骨折は頭蓋底と平行する骨折線をもち，顔面中央部の骨格と頭蓋底との分離をきたす．"floating face" ともよばれ，顔面の動揺性を生じる．骨折線は鼻骨，鼻骨前頭縫合，上顎骨前頭突起，涙骨，眼窩内側，下眼窩裂，翼状突起と進み，外側では眼窩外側から頬骨前頭縫合へ及ぶ[9〜11]（図 6-11）．

図6-8 Le Fort 骨折の分類
3D-CT　1：Le Fort Ⅰ型，2：Led Fort Ⅱ型，3：Le Fort Ⅲ型の骨折線を示す．

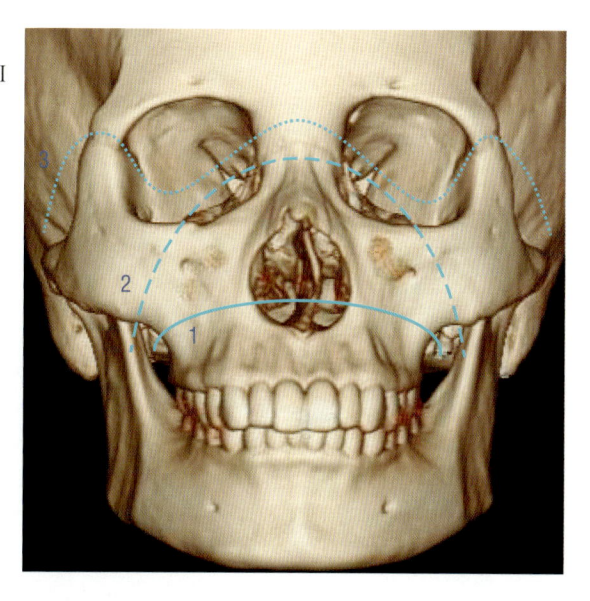

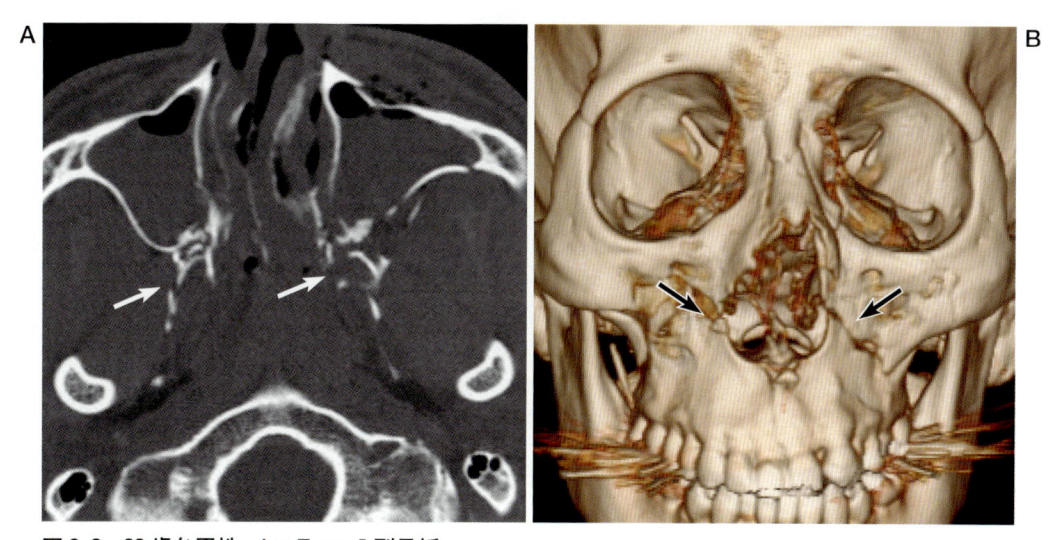

図6-9　20歳台男性　Le Fort Ⅰ型骨折
A：CT（骨条件），B：3D-CT　CT横断像骨条件（A）で，両側翼状突起部に骨折を認める（→）．3D-CT画像（B）で梨状口下部から両側上顎洞前壁に骨折を認める（→）．

　Le Fort 骨折の全型で，広範な顔面の腫脹や上顎の可動性，咬合不全を認める[7]．浮腫が強い時期には，骨折線に一致した圧痛，段差の触知が困難な場合もある．顔面の変形はⅠ，Ⅱ型骨折では陥没変形（皿状顔貌 dish face や三日月様顔貌），Ⅲ型骨折では顔面上下径の延長（donkey face）を認める[7]．Le Fort Ⅱ，Ⅲ型骨折では眼窩周辺の骨折を伴うことから眼瞼腫脹と溢血が著しく，複視，眼球位置異常を併発することが多い[7]．内眼角隔離や涙道損傷による流涙は鼻骨・篩骨合併骨折を伴う Le Fort Ⅱ，Ⅲ型骨折で併発することがある[7]．鼻出血は鼻粘膜損傷と上顎骨体部，鼻・副鼻腔骨折によるものが主体であるが顎動脈（蝶口蓋動脈，下行口蓋動脈など）損傷による大量出血もまれでない[7]．髄液鼻漏は，Ⅱ型骨折で篩板骨折を

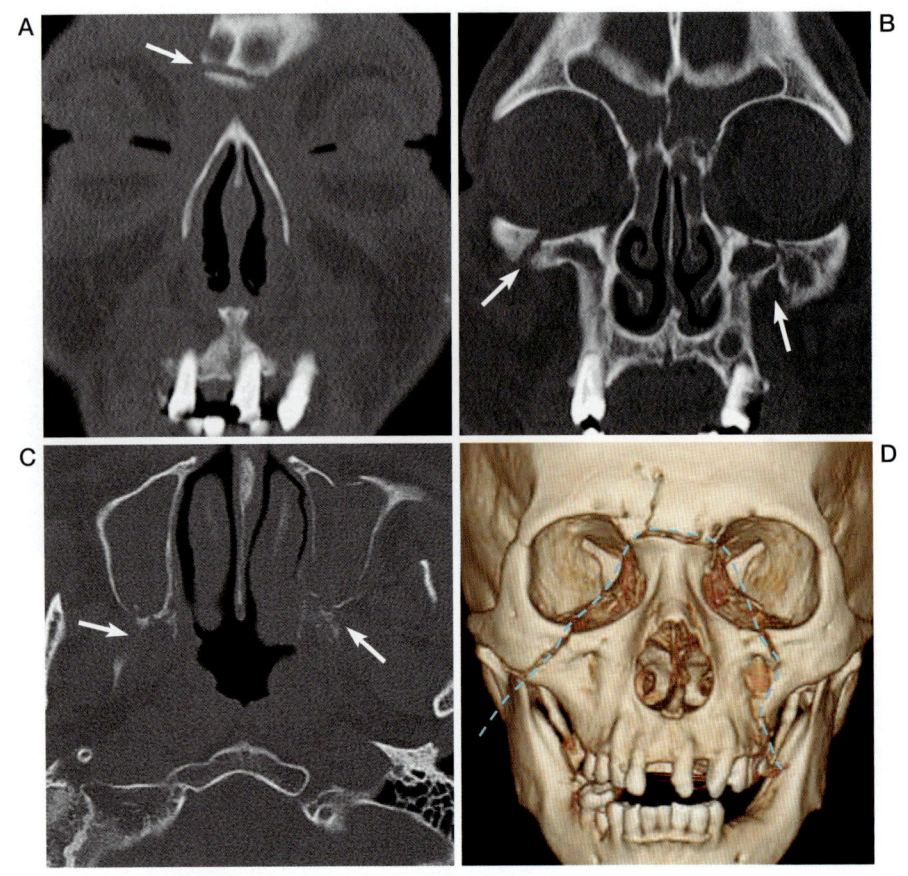

図 6-10　70 歳台男性　Le Fort Ⅱ型骨折
A, B：CT 冠状断像（骨条件），C：CT 横断像（骨条件），D：3D-CT　CT 冠状断骨条件（A）で鼻骨上部に骨折を認める（→）．CT 冠状断像骨条件（B）で両側眼窩下縁から上顎骨前部に骨折を認める（→）．CT 横断像骨条件（C）で両側翼状突起部に骨折を認める（→）．3D-CT 画像（D）で Le Fort Ⅱ型骨折を認める（破線）．

伴う場合とⅢ型骨折に合併することが多い[7]．

　Le Fort 骨折の画像診断では，まず翼状突起部の骨折を確認し，次に水平方向の骨折線の位置を評価する[8,10]．Le Fort 骨折はすべての型において翼状突起部に骨折を認め，上顎洞後壁から顔面骨が分離することが特徴である[8〜11]（図 6-9〜11）．そして，それぞれの骨折に特徴的な部位，すなわち Le Fort Ⅰ型骨折では上顎骨歯槽突起上部，Le Fort Ⅱ型骨折では眼窩下縁，Le Fort Ⅲ型骨折では頬骨前頭縫合，頬骨弓に骨折を認めるかを評価する[8,10,11]（図 6-9〜11）．Le Fort Ⅰ型〜Ⅲ型骨折はしばしば非対称性や混合型を呈し，他の顔面骨骨折を伴うことがある[9,10]．

3）鼻眼窩篩骨（naso-orbitoethmoid：NOE）骨折

　NOE 骨折は顔面中央部中心部骨折のひとつで，鼻骨，上顎骨前頭突起，眼窩内側壁，篩骨に骨折を認める[9,10,12]．鼻骨単独骨折よりも大きな外力により生じる[12]．

　Markowitz と Manson は，NOE 骨折を内眼角腱の損傷の有無により 3 型に分類し，Ⅰ型

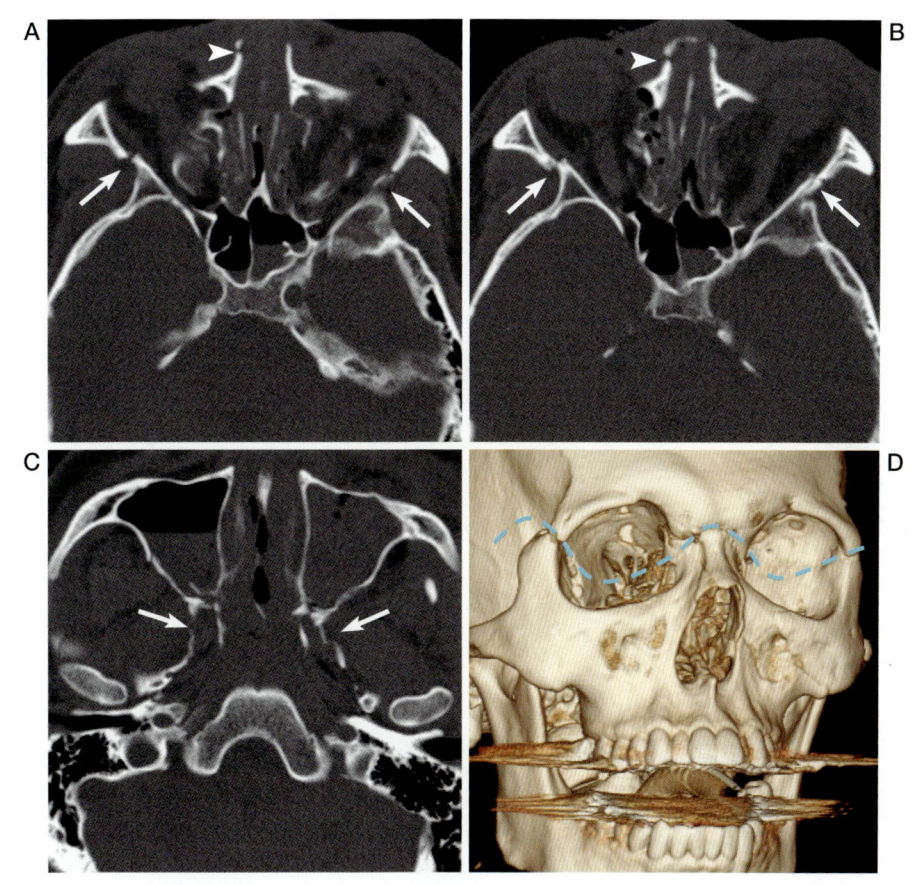

図 6-11　20 歳台女性　Le Fort Ⅲ型骨折
A～C：CT 横断像（骨条件），D：3D-CT　CT 横断像骨条件（A, B）で鼻骨上部（▶）と両側眼窩外側縁（→）に骨折を認める．CT 横断像骨条件（C）で両側翼状突起部に骨折を認める（→）．3D-CT 画像（D）で Le Fort Ⅲ型骨折を認める（破線）．

は，内眼角腱は1つの大きな骨片とつながり，保たれているもの，Ⅱ型は，粉砕骨折を認めるが，内眼角腱は1つの骨片とつながり，保たれているもの，Ⅲ型は，内眼角腱断裂を伴うものと定義している[9,10,13]（図 6-12, 13）．CT で内眼角腱は同定できないが，内眼角腱は上顎骨前頭突起の涙囊窩に付着するため，眼窩内側壁の骨折の程度や両側涙囊窩間の距離を評価することにより内眼角腱の損傷を予測できる[9,10]．

NOE 骨折では外鼻，鼻骨の陥凹や，眼窩 blow in 骨折に伴う眼窩容積低下による眼球突出，内眼角腱の断裂による外傷性眼角離開，篩板の骨折による髄液漏が認められることがある[9,10,12]．また，篩骨洞の粉砕骨折を伴う場合は鼻前頭管損傷を生じることがあり，晩期合併症である前頭洞内の粘液貯留囊胞に注意する必要がある[9,10]．

4）頬骨上顎骨複合（zygomaticomaxillary complex：ZMC）骨折

ZMC 骨折は顔面中央部外側部骨折で，転倒，転落など鈍的顔面外傷では最多の骨折である[12]．頬骨は頭側で頬骨前頭縫合により前頭骨頬骨突起と，外側で頬骨側頭縫合により側頭骨頬骨突起と，内側で頬骨上顎縫合により上顎骨頬骨突起と，後方で頬骨蝶形骨縫合により

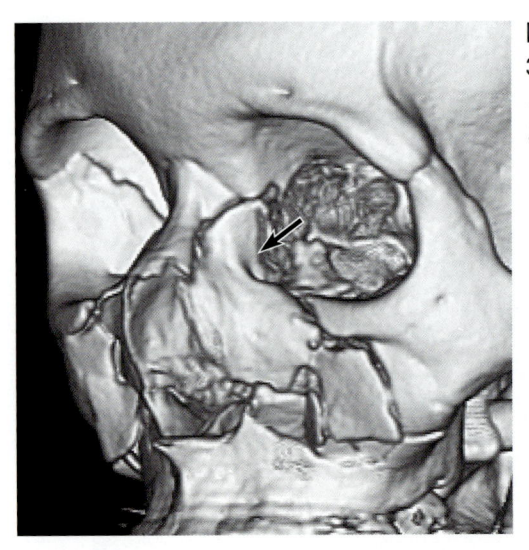

図 6-12　20 歳台男性　鼻眼窩篩骨骨折 I 型
3D-CT　鼻骨，左上顎骨前頭突起に骨折を認める．1 つの大きな骨片があり(→)，I 型骨折である．

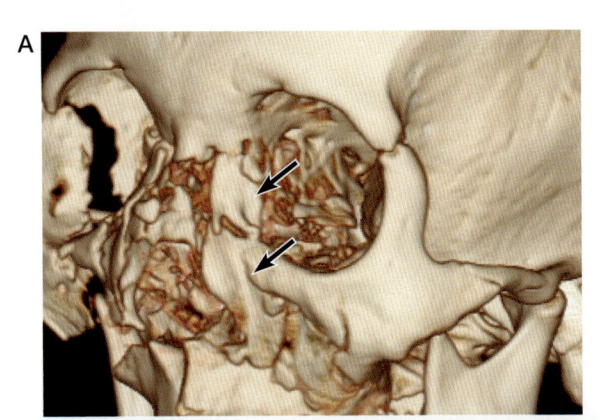

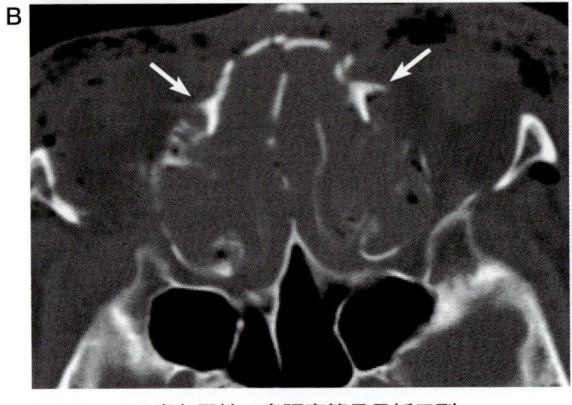

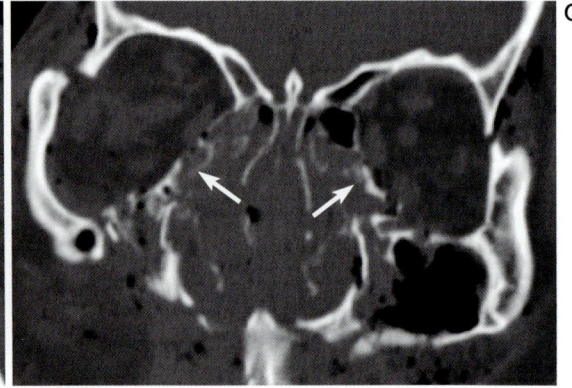

図 6-13　60 歳台男性　鼻眼窩篩骨骨折 III 型
A：3D-CT，B：CT 横断像(骨条件)，C：CT 冠状断像(骨条件)　3D-CT(A)，CT 横断像(B)，冠状断像(C)で鼻骨，鼻中隔，篩骨，上顎骨前頭突起，眼窩内側壁に多発粉砕骨折を認める．横断像(B)で，両側上顎骨前頭突起の離開がみられ(→)，内眼角腱の損傷が疑われる．冠状断像(C)では両側眼窩内側壁 blow in 骨折を認める(→)．

図6-14 50歳台女性　頬骨上顎骨複合骨折
A：3D-CT，B〜D：CT横断像（骨条件）　3D-CT画像（A）とCT横断像骨条件（B〜D）で，右頬骨弓（1→），右眼窩外側壁（前頭頬骨縫合近傍，2→），右上顎骨前壁（3→），外側壁（4→）に骨折を認める．

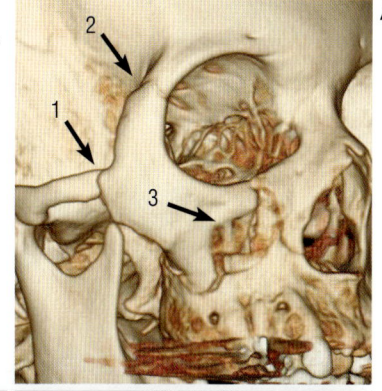

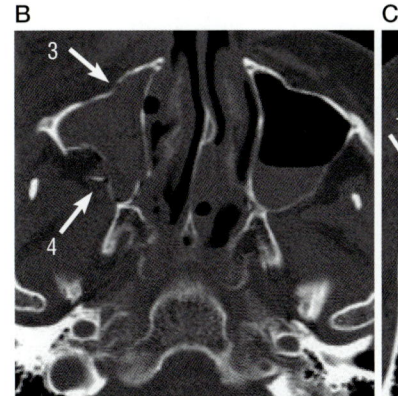

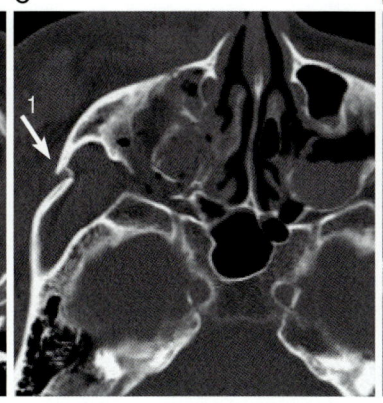

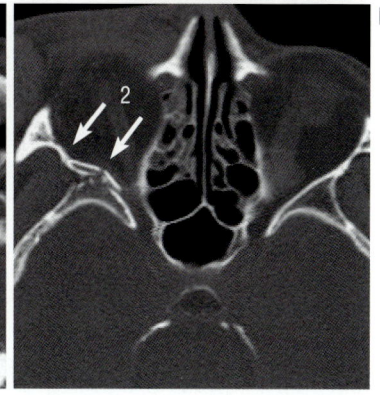

蝶形骨大翼と連続している．ZMC骨折はこれら4つの縫合やその周囲の頬骨弓，眼窩外側壁，上顎骨前壁，外側壁に骨折が生じるものをいう[9〜12]（図6-14）．

ZMC骨折では，鼻出血や眼窩外側壁が内側へ偏位することによる眼球突出，複視が生じる．骨折線が眼窩下神経管や溝に及ぶ場合には眼窩下神経損傷をきたし，頬部や上歯肉，上唇の知覚障害を生じることがある[12,14]．

e. 軟部組織損傷

顎口腔領域の外傷では，顎骨・顔面骨骨折や歯の外傷に，軟部組織損傷を合併することが多い．軟部組織損傷には，皮膚や筋肉の損傷（図6-15），隣接する鼻部や唾液腺などの損傷や口腔内損傷がある．鼻部では鼻涙管損傷（図6-16）があり，耳下腺損傷（図6-17）では耳下腺管や顔面神経損傷といった機能障害をきたす場合があり[7]，顎口腔領域の外傷では軟部組織損傷の評価も重要である．

口腔内損傷のひとつに口腔や咽頭に刺入創をもつ穿通性口腔・咽頭損傷がある[15,16]（図6-18）．これは小児に多くみられ，ロリポップ（棒付き飴）や，歯ブラシ，箸，鉛筆，玩具などを口にくわえたまま転倒することにより生じる穿通性の外傷である．穿通性口腔・咽頭損傷では，粘膜損傷，咽頭後壁損傷，口蓋舌弓から軟口蓋損傷などを認める[15]．深達性の穿通性損傷では，重篤な合併症として穿通性頭蓋内損傷（脳損傷，頭蓋内出血，脳膿瘍，髄膜炎），穿通性脊柱管内損傷（髄膜炎，高位頸髄損傷），血管損傷，血腫による気道閉塞，唾液腺損傷，

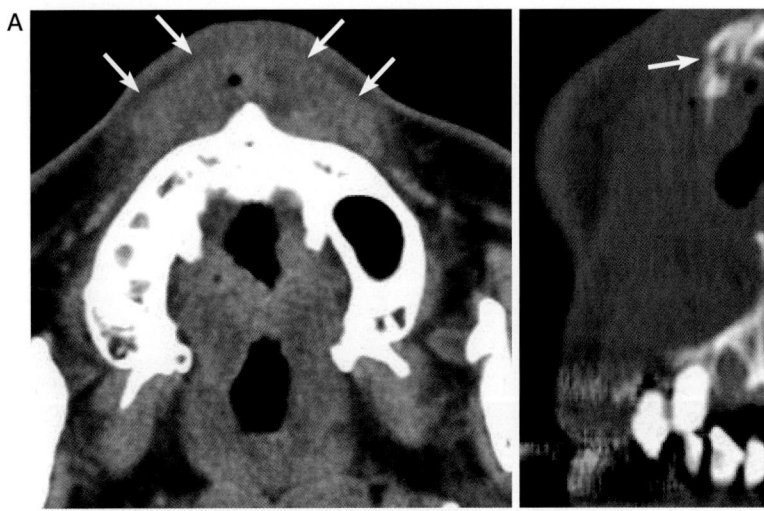

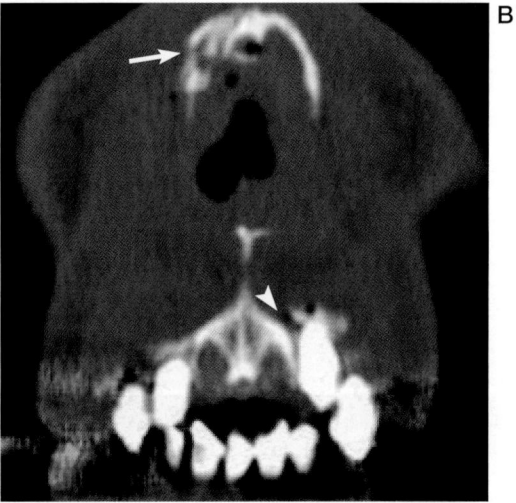

図 6-15　80 歳台男性　上歯肉，上口唇血腫
A：CT 横断像，B：CT 冠状断像（骨条件）　CT 横断像（A）で前上歯肉や上口唇は血腫により腫脹している（→）．CT 冠状断像骨条件（B）で両側上中切歯の脱落と左上側切歯部の歯槽骨骨折（➤）を認める．鼻骨骨折も認める（→）．

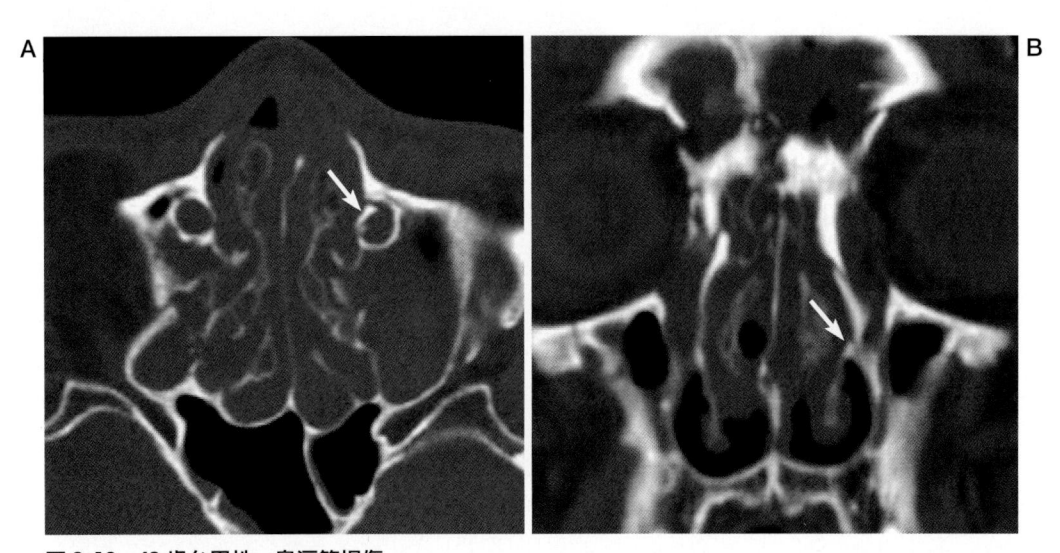

図 6-16　40 歳台男性　鼻涙管損傷
A：CT 横断像（骨条件），B：CT 冠状断像（骨条件）　CT 骨条件（A, B）で上下中切歯の脱落（写真の範囲外）に伴い，鼻骨，鼻中隔，前頭洞に多発骨折を認める．左鼻涙管に骨折を認める（→）．

頸部間隙膿瘍などが生じる．
　異物が口腔や咽頭，喉頭に刺入することによる損傷もあり，魚骨が最も多く，そのほか，小児では玩具，高齢者では義歯や PTP シートなどが認められる（図 6-19）．損傷の好発部位は口蓋扁桃，舌扁桃，喉頭蓋谷，梨状陥凹，食道入口部である[16]．合併症には，頸部間隙膿瘍，咽頭や食道穿孔，縦隔炎，縦隔膿瘍などがある．

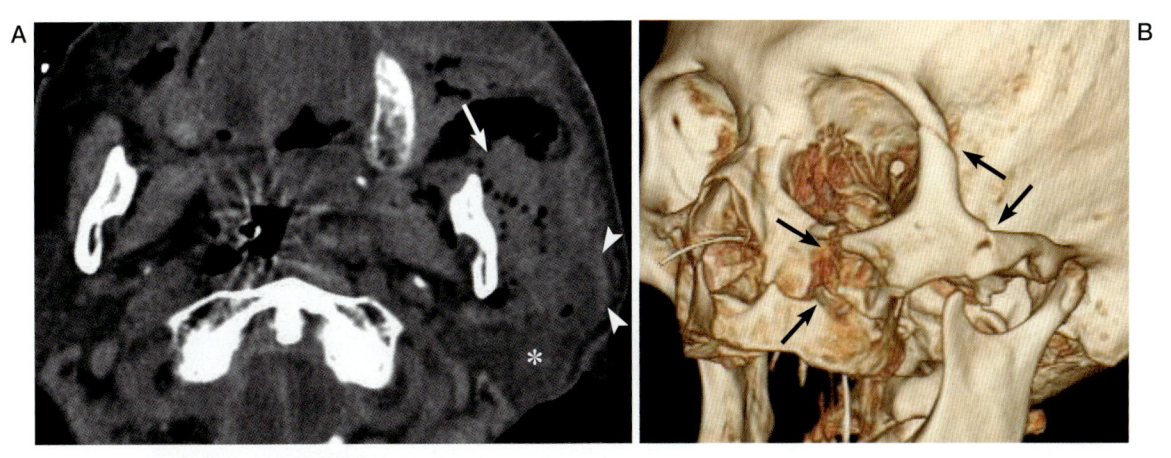

図6-17 70歳台男性 耳下腺損傷
A：CT（横断像），B：3D-CT　CT横断像（A）で左側顔面は広範に腫脹し，左咬筋（→）や広頸筋（▶）の腫大を認める．左耳下腺（＊）にも腫大を認め，内部濃度が不均一に上昇しており，耳下腺損傷が疑われる．3D-CT（B）で左頬骨上顎骨複合骨折を認める（→）．

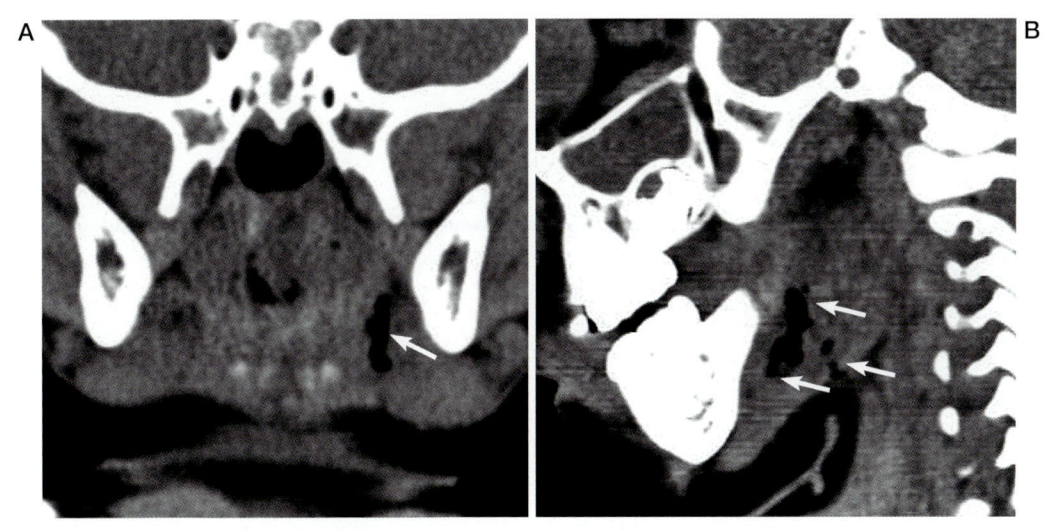

図6-18 2歳女児 穿通性口腔損傷（歯ブラシをくわえたまま転倒して損傷）
A：CT冠状断像，B：CT矢状断像　単純CT（A, B）で，左口腔底から顎下間隙にかけて迷入空気が認められる（→）．

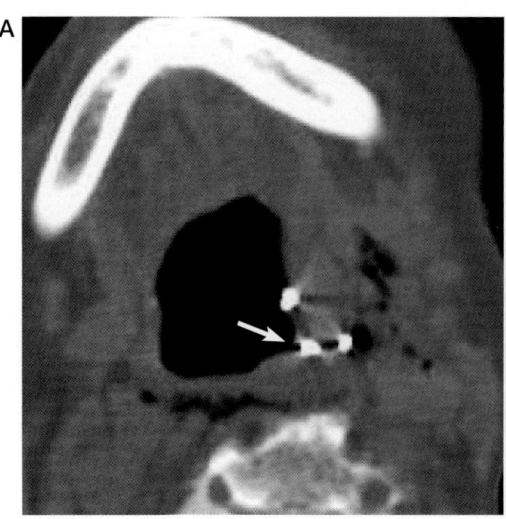

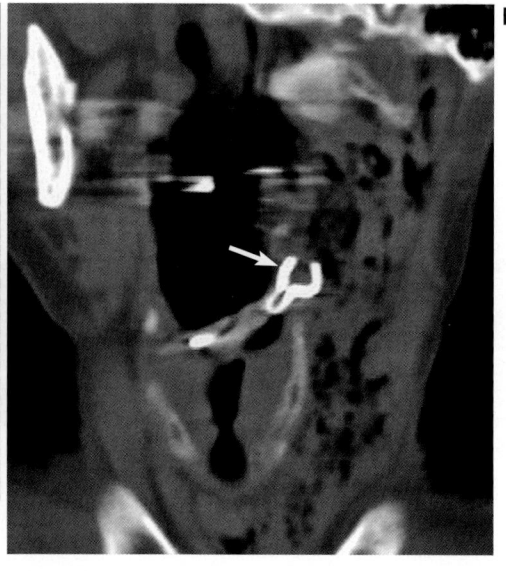

図 6-19 90歳台女性　義歯誤飲による咽頭損傷
A：CT 横断像(軟部組織条件)，B：CT 冠状断像(軟部組織条件)　単純 CT (A, B) で，中咽頭左側壁に義歯の一部が刺入し(→)，左側頸部深部間隙や咽頭後間隙に広範な気腫を認める．

6.3　顎骨骨折の治療

　下顎頭の骨折の治療は，症例により観血的処置または非観血的処置が用いられる．両者の処置の選択基準や予後についてはいまだ議論がある[17〜19]が，外傷の程度や開口状態により選択されている．片側の下顎頭骨折は比較的予後良好だが，非観血的処置による保存療法では予後が悪いとの報告もみられる[17〜19]．

　顎骨骨折の治療は，1) 整復(観血的処置または非観血的処置)，2) 固定，3) 後治療の 3 項目に大別される(BOX 6-1)．

　整復には非観血的整復と観血的整復がある．非観血的整復は徒手整復を行い，骨片を正常な位置に戻した後，金属線副子を装着し，ゴム輪などを上下の両副子にかけ，緩徐な牽引力で骨折前の咬合状態に整復する方法である．観血的整復は著明な転位を伴う骨折や複雑骨折のため非観血的整復が困難な新鮮症例，および陳旧骨折に対し行われ，骨端部をピンやミニプレートを用いて整復固定する方法である[20] (図 6-20〜22)．一般に骨折後 1 週間以内なら整復は容易で，3 週間以上経過すると非観血的整復は困難である．現在では，下顎骨骨折のほとんどの症例が観血的整復固定がなされている[3]．

　固定期間は小児で 3〜4 週，成人で 4〜6 週であり，特にその間は感染に注意する必要があ

図6-20　19歳女性　固定用シーネによる顎間固定

A, B：パノラマX線写真　パノラマX線写真（**A**）にて下顎骨（右側臼歯部および左側下顎角部）に骨折を認める（→）．パノラマX線写真（**B**）にて整復後に固定用シーネ（→）による顎間固定を認める（観血手術後）．顎骨や咬合の偏位はみられない．

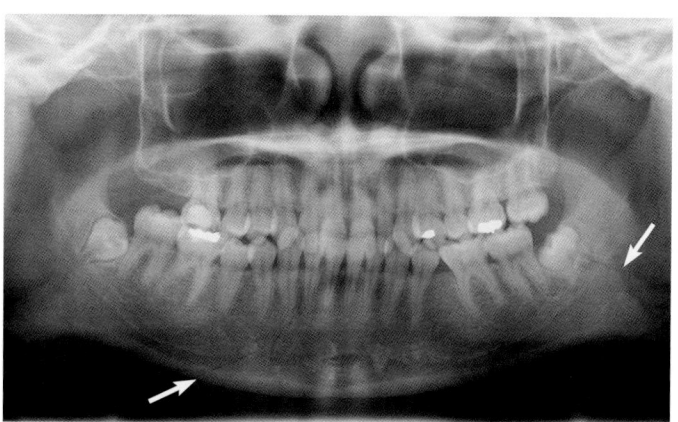

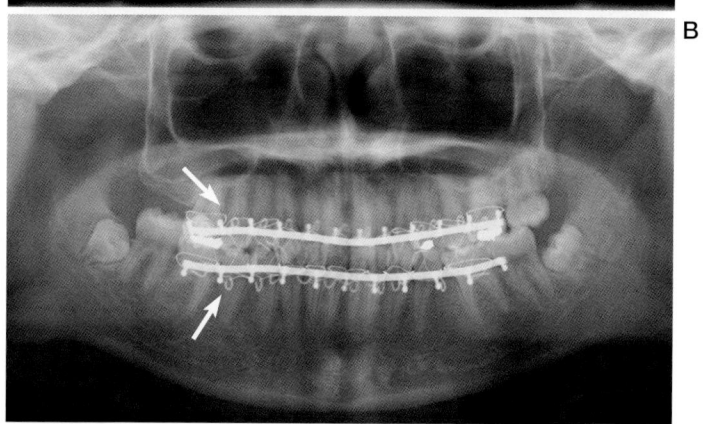

Box 6-1　顎骨骨折治療に用いられる主な固定法

1) 顎内固定法（観血的方法）
   ① 金属線による骨縫合法
   ② 金属プレートスクリュー固定
   ③ Kirschner鋼線

2) 副子固定法（非観血的方法）
   ① 歯牙結紮法　　単純結紮法
   　　　　　　　　2歯結紮法
   　　　　　　　　連続歯牙結紮法
   ② 線副子法
   ③ 床副子法（囲繞結紮の併用もある）

3) 顎外固定法
   ① 骨釘法
   ② オトガイ帽装置
   ③ 頭帽口外桿装置

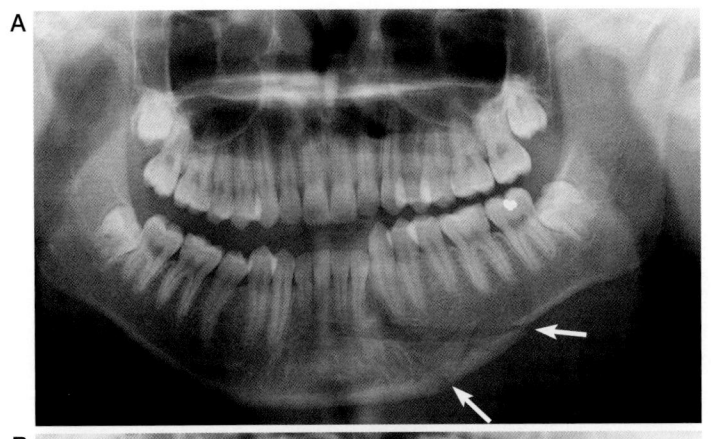

図 6-21 17歳男子　観血的整復固定術後
A, B：パノラマX線写真　パノラマX線写真(**A**)にて下顎骨(左側臼歯部)に骨折を認める．顎骨の偏位も伴っている(→)．パノラマX線写真(**B**)にて下顎骨に正中から臼歯部にかけて，金属固定用プレートを2か所認める(→，観血手術後)．顎骨や咬合の偏位はみられない．

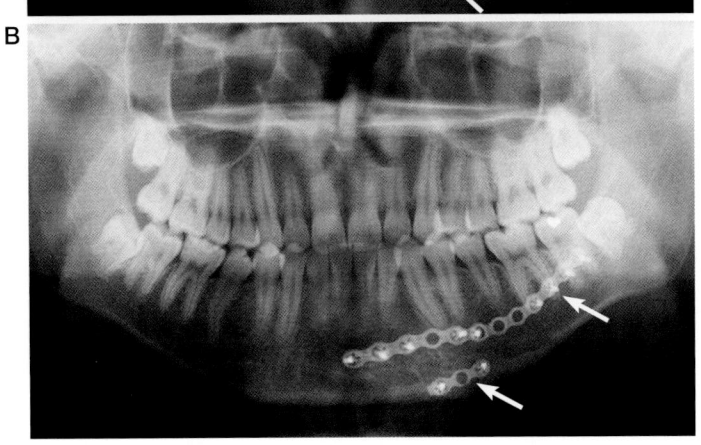

る．通常，固定期間終了後は後治療として開口訓練中心に咀嚼筋の回復および咬合の回復に努める[3]．

　治療後の画像診断では，横断像や冠状断・矢状断再構成画像に加え，3D画像での評価が有用である．金属プレートおよびスクリューの破損・ゆるみの有無，骨癒合の評価，感染症の有無に加え，咬合状態を評価することが重要である．正常の骨癒合が得られない場合には感染症，骨髄炎を併発していることがある．合併症の診断には骨条件画像のみならず，軟部条件画像を十分に評価することが重要である．

最後に

　顎骨外傷について検査法と，歯の外傷，上・下顎骨骨折，顔面骨骨折，顔面軟部組織損傷の代表的画像所見，顎骨骨折の治療について概説した．外傷の画像診断に精通することは迅速かつ適切な治療方針決定につながり，とても重要である．

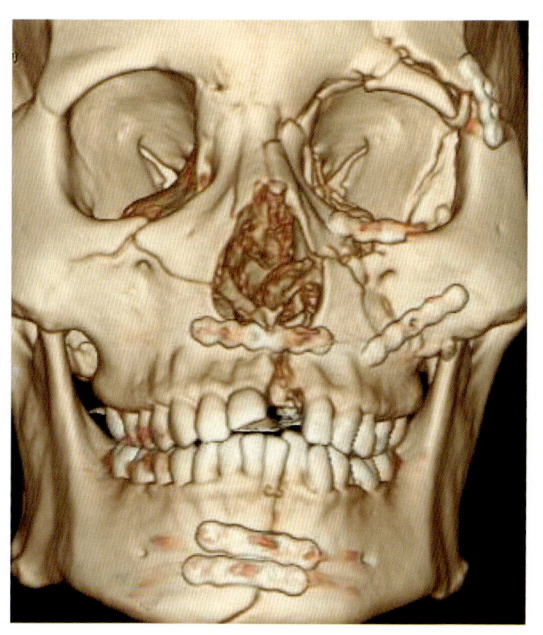

図 6-22 19歳男性　観血的整復固定術後（図6-7と同一症例）
3D-CT　上顎骨矢状骨折，下顎正中部骨折，Le Fort II型，左ZMC骨折に対し，プレートによる固定術が施行されている．

文　献

1) Andreasen JQ, Andreasen FM, Andersson L：Textbook and color atlas of traumatic injuries to the teeth, 4th ed. Oxford：Blackwell Munksgaard, 2007；217-254.
2) Flores MT, Andersson JQ, Bakland LK：International Association of Dental Traumatology Guidelines for the evaluation and management of traumatic dental injuries. Dent Traumatol 2001；17：193-198.
3) 近藤壽郎：外傷．内山健志他・編著：サクシンクト口腔外科学，第2版．学建書院，2009；70-83.
4) Vranis NM, Mundinger GS, Bellamy JL, et al：Extracapsular mandibular condyle fractures are associated with severe blunt internal carotid artery injury：analysis of 605 patients. Plast Reconstr Surg 2015. [Epub ahead of print]
5) 金田　隆：読影にあたっての基本的事項．金田　隆，倉林　亨・編著：歯科放射線 teaching file, 第2版．砂書房，2007：15-25, 30-33.
6) Ogura I, Kaneda T, Sasaki Y, et al：Prevalence of temporal bone fractures in patients with mandibular fractures using multidetector-row CT. Clin Neuroradiol 2015；25：137-141.
7) 公益社団法人日本口腔外科学会/日本口腔顎顔面外傷学会・編：口腔顎顔面外傷診療ガイドラン 2015年改訂版 第II部．https://www.jsoms.or.jp/medical/work/guideline/gaisho/（2015年5月1日）．
8) Rhea JT, Novelline RA：How to simplify the CT diagnosis of Le Fort fractures. AJR Am J Roentgenol 2005；184：1700-1705.
9) Winegar BA, Murillo H, Tantiwongkosi B：Spectrum of critical imaging findings in complex facial skeletal trauma. RadioGraphics 2013；33：3-19.
10) Hopper RA, Salemy S, Sze RW：Diagnosis of midface fractures with CT：what the surgeon needs to know. RadioGraphics 2006；26：783-793.
11) 加藤博基，兼松雅之，加藤久和・他：頭頸部外傷の画像診断とIVR．臨床画像 2012；28：38-57.
12) Sung EK, Nadgir RN, Sakai O：Computed tomographic imaging in head and neck trauma：what the radiologist needs to know. Semin Roentgenol 2012；47：320-329.

13) Markowitz BL, Manson PN, Sargent L, et al：Management of the medial canthal tendon in naso-ethmoid orbital fractures：the importance of the central fragment in classification and treatment. Plast Reconstr Surg 1991；87：843-853.
14) Fraioli RE, Branstetter BF, Deleyiannis FW：Facial fractures：beyond LeFort. Otolaryngol Clin North Am 2008；41：51-76.
15) Friedman ER, Robson CD：Pediatric airway disease. In：Som PM, Curtin HD(eds)：Head and neck imaging, 5th ed. vol 2, St Louis：Mosby, 2011：1811-1904.
16) Delman BN, Weissman JL：Skin and soft-tissue lesions. In：Som PM, Curtin HD(eds)；Head and neck imaging, 5th ed. vol 2, St Louis：Mosby, 2011：2679-2742.
17) Konstantinovic VS, Dimitrijevic B：Surgical versus conservative treatment of unilateral condylar process fractures：clinical and radiographic evaluation of 80 patients. J Oral Maxillofac Surg 1992；50：349-352.
18) Hayward JR, Scott RF：Fractures of the mandibular condyle. J Oral Maxillofac Surg 1993；51：57-61.
19) Baker AW, McMahon J, Moos KF：Current consensus on the management of fractures of the mandibular condyle：a method by questionnaire. Int J Oral Maxillofac Surg 1998；27：258-266.
20) Von Arx T, Filippi A, Buser D：Splinting of traumatized teeth with a new device：TTS(Titanium Trauma Splint). Dent Traumatol 2001；17：180-184.

7. 顎関節

　顎関節（temporomandibular joint：TMJ）の基本的構造は，肩，膝，肘などの全身の他の関節とは異なり，左右の相対的構造をもつ2つの関節が同一運動軸上で動作するという，他には類をみないものである．そのため，形態だけでなく，機能の診査はきわめて重要といえる[1]．顎関節の画像診断には側斜位経頭蓋法などの単純X線撮影，パノラマX線撮影，断層撮影，顎関節造影，CT，MRIなど多くの検査が利用され，形態だけでなく機能面の評価も合わせて行われる．そのため，通常用いられる基準断面以外にいくつかの断面の撮像や機能時の撮像が合わせて行われる．このように，顎関節では形態，機能の両面を総合的に診査する必要があり，診断には高度な専門的知識が必要である．

7.1　正常解剖・正常変異と機能

a. 解　剖（図7-1 A，図7-2）

1）硬組織
　顎関節の骨は，下顎骨の下顎頭と側頭骨の下顎窩およびその前方に位置する関節隆起の3部位より構成されている．下顎頭は下顎枝より伸びる関節突起上端で，内外側径が前後径より長い楕円形態をとる．下顎頭内側縁（内側極）は外側縁（外側極）より後方に位置する．下顎頭下方は下顎頸とよばれ，下顎頸前面の浅い凹みである翼突筋窩には外側翼突筋下頭が付着する．下顎窩は側頭骨頬骨突起基部の下方，外耳道前方に位置する陥凹で，前方は関節隆起に，後方は関節後突起から鼓室部に移行する．関節窩最深部の骨は非常に薄く，その骨を介して中頭蓋腔と隣接している．関節隆起は下顎窩前縁で，その外側は頬骨弓後方基部すなわち関節結節に移行する．下顎窩から関節隆起前斜面にかけては，緩やかなS字状のカーブを示す．

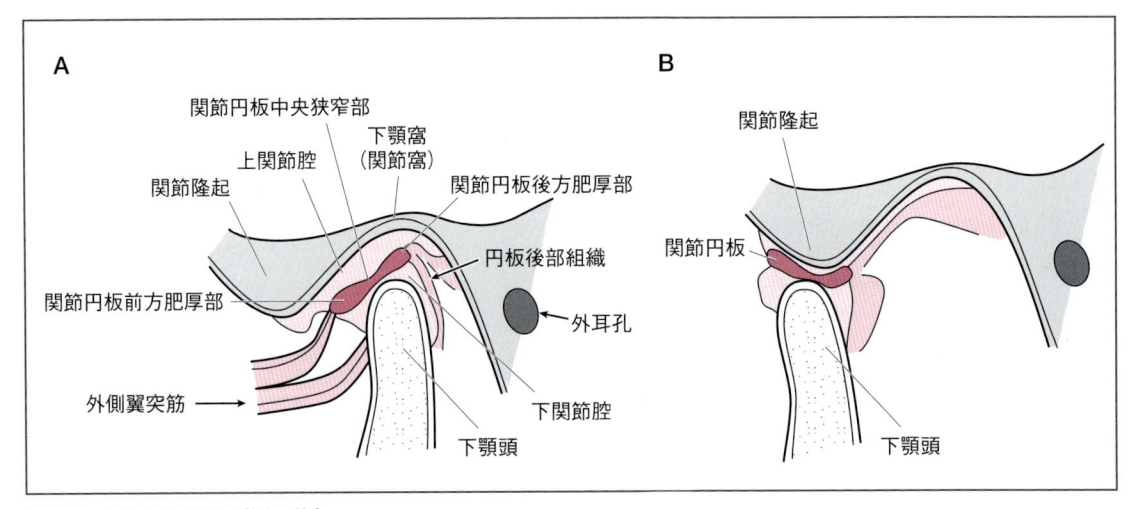

図 7-1　顎関節部解剖（側面像）
A：閉口位　下顎頭と下顎窩（関節窩）の間に関節円板が位置し，上下関節腔を隔てている．関節円板の前方部には外側翼突筋上頭，後方は円板後部組織に連続する．円板後部組織は側頭骨および下顎頭溝方面に付着する．
B：開口位　最大開口時には，下顎頭と関節円板は関節隆起の前下方に移動する．

2）軟組織

　下顎頭，下顎窩および関節隆起の表面は，薄い関節軟骨によって被覆されている．両骨端間には関節円板とよばれる厚い線維性結合組織を挟んで，下顎頭と下顎窩の間にある空隙（関節腔）を上下に二分（上関節腔・下関節腔）している．また，前方部を除き，下顎窩周囲と下顎頸周囲の間は関節包とよばれる扇状の薄い袋で連結され，内部は滑膜によって裏打ちされている．関節包の前外方には外側靱帯があり，関節包を補強している．関節円板は，前方肥厚部，中央狭窄部，後方肥厚部に分別され，中央狭窄部は下顎頭軸面に対し 10 時，後方肥厚部は 12 時の位置に認められる（図 7-1 A，図 7-2）[2]．関節円板前方部には外側翼突筋上頭が付着している．また，外側翼突筋下頭は下顎頸部に付着する．関節円板後方は，円板後部結合組織とよばれる薄い膜に移行している．関節包周囲には副靱帯として，蝶下顎靱帯，茎突下顎靱帯があり，顎運動を規制している．

b. 正常変異

　下顎頭は矢状断（側面像）では，変形がない場合，通常，丸みを帯びた棒状の形態を有する（図 7-2）．その形態はリモデリングなどにより正常と捉えられる範囲が広い．その形態異常が進行性かどうかで，異常と判断することがあるため，一時の判断のみで正常変異か変形かどうかを判断できない場合も多い．また，関節突起から下顎頭にかけての関節頸部前面には血管溝がみられることがしばしばあり，骨折線と間違えることもある（図 7-3）．

　下顎窩，関節隆起では air cell が最も頻繁にみられる正常変異である（図 7-4）．これは乳突蜂巣の前方への拡大であり，8〜12％程度にみられる[3,4]．男女差はなく，片側性に起こることが多いとされ，その存在が下顎窩骨折や感染の発症や進行に関連するとされている[4]．また，顎関節の最後方部を構成する外耳道の前縁内側部の骨欠損がみられることがある（図 7-

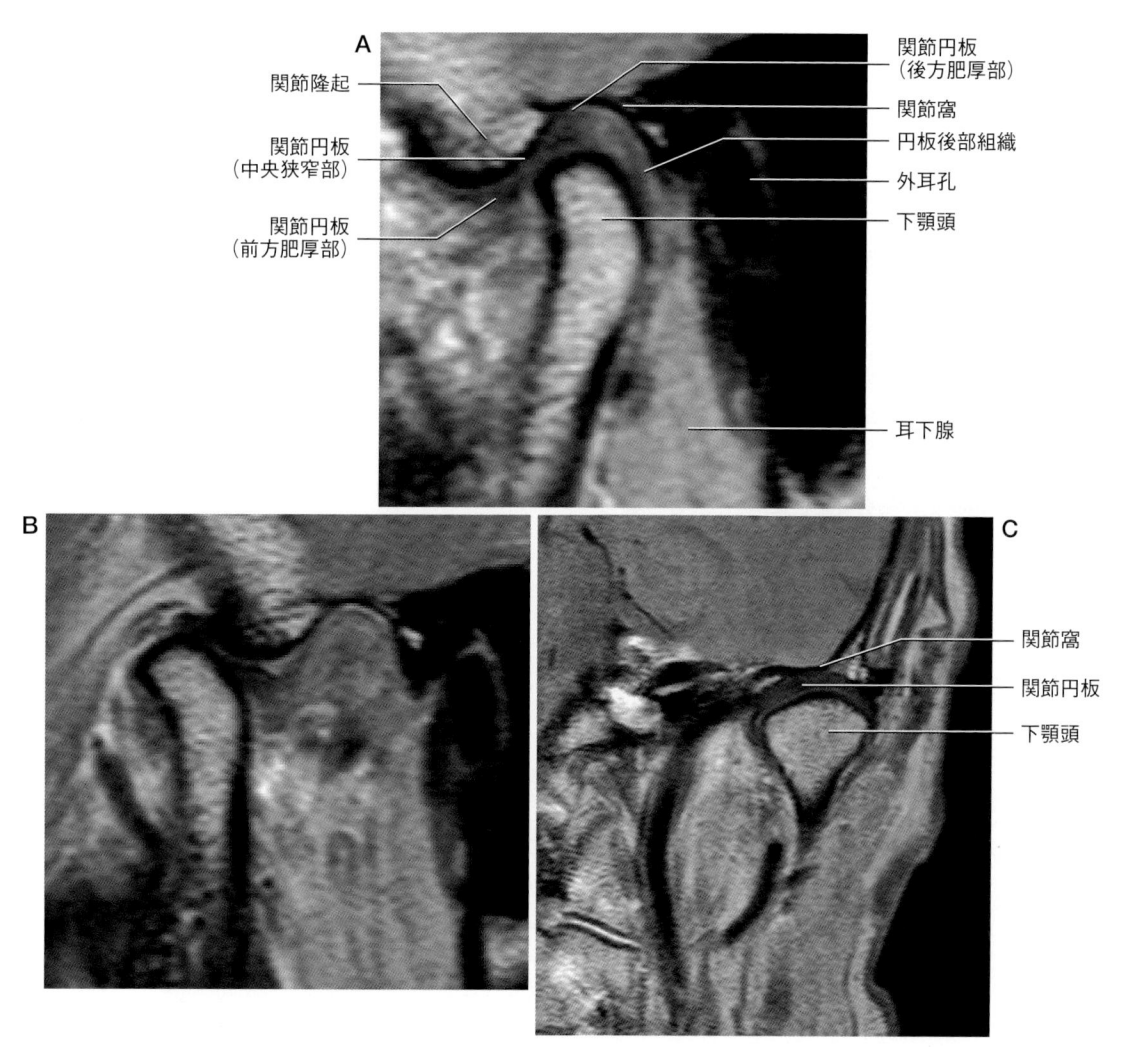

図7-2 40歳台男性　顎関節MRI解剖
MRI，プロトン密度強調像　A, B：修正矢状断像(A：閉口時，B：開口時)，C：修正冠状断像　閉口位(A)では，関節円板は蝶ネクタイ状の低信号域としてみられ，中央狭窄部は下顎頭軸面に対し10時，後方肥厚部は12時の位置に認められる．開口位(B)では，下顎頭および関節円板は前方に移動し，関節円板は下顎頭の上方に位置している．修正冠状断像(C)では，下顎頭の上方に関節円板が認められる．

5)．これはHuschke孔とよばれ，外耳道前壁の開存であり，健常者の10%程度にみられる[5,6]．しかし，年齢分布に差があり，加齢に伴いその頻度は減っていく．Huschke孔は，関節円板後部組織の外耳道へのヘルニア，感染のほか，顎関節内視鏡手術の際の外耳道穿孔などの原因となることがある[5]．その他の下顎窩や関節隆起に起こりうる正常変異として，リモデリングの結果生じる下顎窩や関節隆起の皮質骨の肥厚があげられる．関節窩の最深部は通常1mm程度の骨厚であるが，顎関節部に加わる負担加重の結果，2〜3倍程度まで肥厚することがある(図7-6)．この解釈はいまだ議論されているが，肥厚自体は病的所見でなく，単なる反応性変化と考えられる[7]．

軟組織では，外側翼突筋上頭の停止部位に正常変異を認めることがある[8]．通常，外側翼

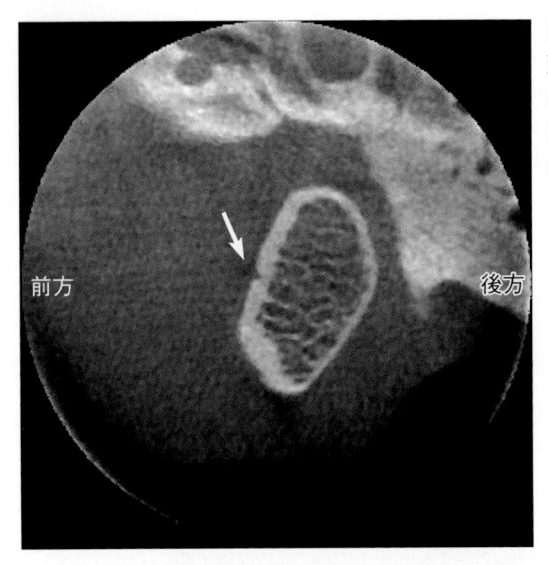

図7-3　19歳男性　顎関節の正常変異1：下顎頭前方にみられる血管溝
CBCT 横断（軸位断）像（下顎頸部レベル，FOV：φ4×4 cm）　下顎頸部前方部に，溝状構造物が認められる（→）．連続断面で確認し，血管溝と判断した．

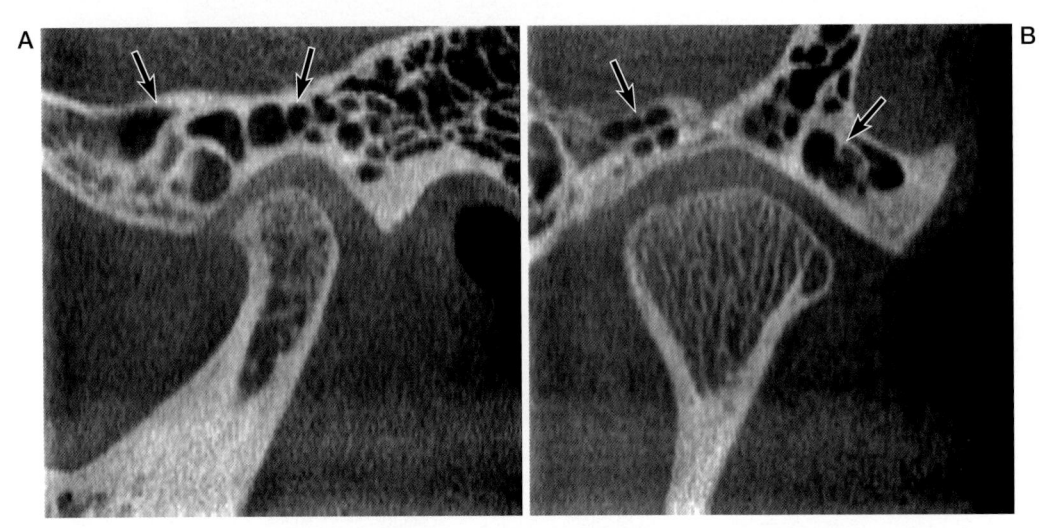

図7-4　20歳台女性　顎関節の正常変異2：下顎窩，関節隆起の air cell（乳突蜂巣の正常変異）
CBCT　A：修正矢状断像，B：修正冠状断像　下顎窩，関節隆起に多数の air cell が認められる（→）．

突筋上頭は，関節円板に停止し，閉口時に関節円板の位置を制御するが，上頭が関節円板および下顎頭に停止する場合がある（図7-7）．このようなケースでは，関節円板の転位が起こりにくいと報告されている[8]．また，関節円板の位置に関しても，正常変異の可能性が示唆されている[9]．これは，臨床的無症状のボランティアにおいても，関節円板の位置異常が30％程度みられたためである．円板位置異常は，後述の顎関節内障に関連する重要所見であることから，本章では病的な状態として扱う．

図7-5 20歳台女性 顎関節の正常変異3：Huschke 孔
CT（骨条件，外耳道レベル） 顎関節の最後方部を構成する外耳道の前縁内側部の骨壁欠損がみられる（→）．

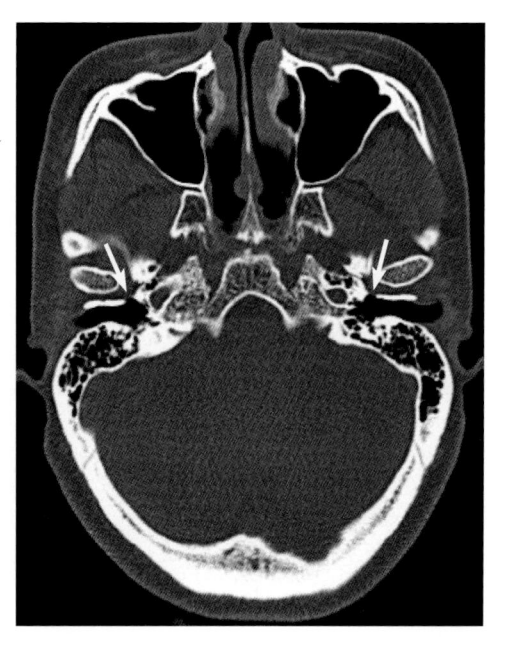

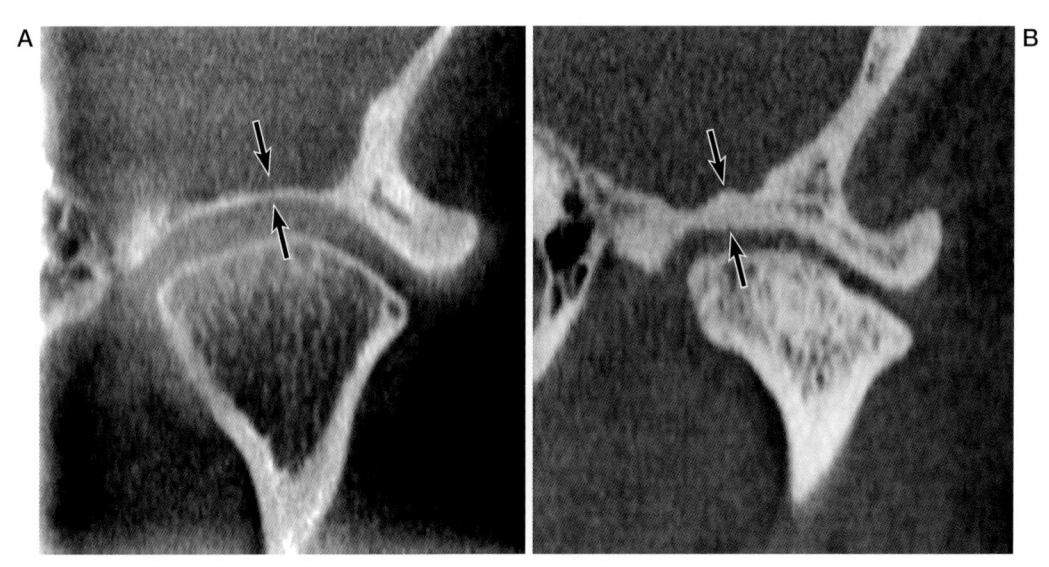

図7-6 50歳台女性 顎関節の正常変異4：下顎窩最深部の肥厚
CBCT 修正冠状断像（FOV：φ4×4 cm） A：正常例，B：肥厚例（A と B は異なる50歳台女性患者）
正常例修正冠状断像（A）では，関節窩の最深部は通常1 mm 程度の骨厚（→）であるが，肥厚例修正冠状断像（B）では3倍程度の骨厚径（→）である．

C. 顎関節の運動

　顎関節の運動パターンは，回転運動と滑走運動に分けられる（図7-8）．開口の初期には回転運動，中期から後期には前方への滑走運動が起こる．左右顎関節の2つの運動パターンの組み合わせにより，口を開く，噛みちぎる，すりつぶすなどの咀嚼機能が行われている．下

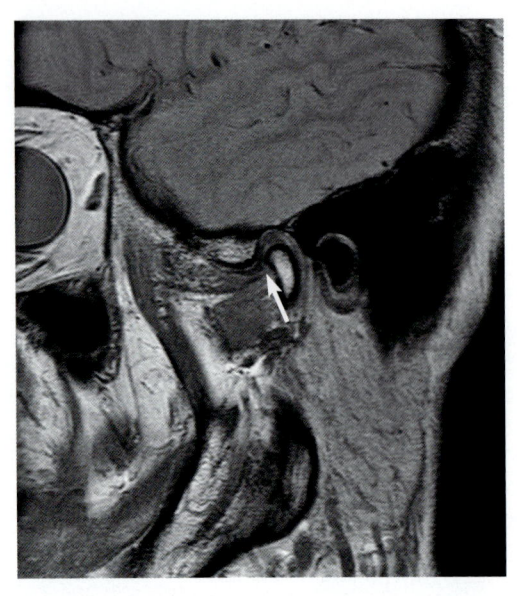

図7-7 40歳台男性 顎関節の正常変異5：外側翼突筋の付着位置の異変
プロトン密度強調修正矢状断像 外側翼突筋上頭が関節円板および下顎頭に停止している（→）．

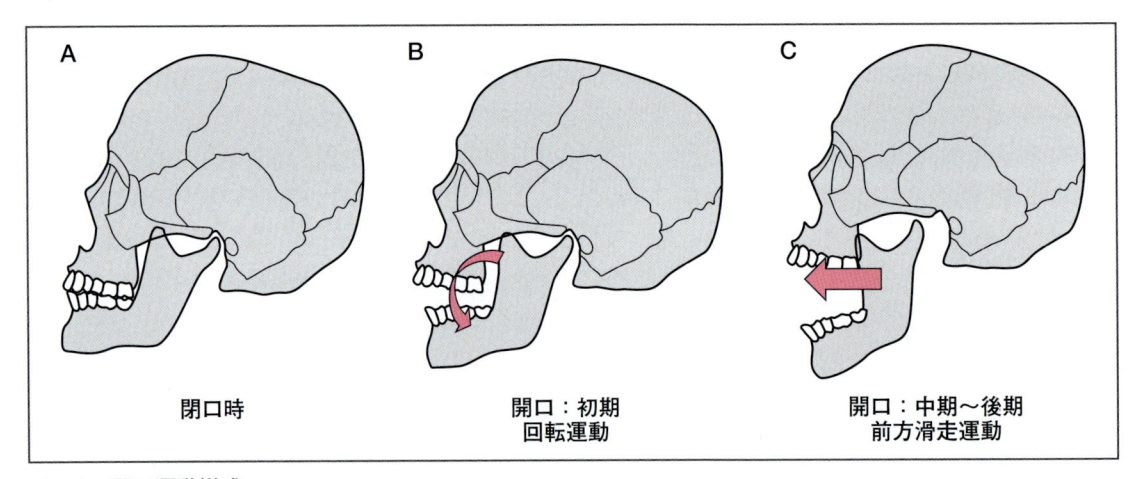

図7-8 開口運動様式
A：閉口時，B：開口初期，C：開口中期〜後期　顎関節の運動パターンは，回転運動と滑走運動に分けられる．開口初期（B）には回転運動，中期から後期（C）には前方への滑走運動が起こる．左右の顎関節の動きが連動することにより，さまざまな顎運動が可能となる．

顎滑走運動時には，関節円板は下顎頭と同調し，前方へ移動する．最大開口では，下顎頭と関節円板は関節隆起の前下方に移動する．最終的に他関節では脱臼に相当する位置関係まで移動するが，関節円板の存在と機能がこれを可能とする．図7-1Bに最大開口位の硬組織および関節円板の位置関係を示す．顎関節の機能を担う筋は，顎関節に直接連結する外側翼突筋を含めた咀嚼筋（咬筋，側頭筋，内・外側翼突筋），おもに開口に関与する舌骨下筋群などがある．また，歯により顎関節の機能は規定されているため，いわゆる噛み合わせも顎関節の機能や形態，位置などに影響を与える．

7.2 検査法

　CTやMRIなどの精密検査を含め，顎関節の画像検査において，その必要性がたびたび議論される．米国顎顔面放射線学会によるposition paperでは，顎関節疾患，特に顎関節症(後述)において，治療方針に影響を与えない限り，画像検査の必要性は乏しいとしている[11]．臨床的な検査の必要性，各モダリティの特性と疑われる疾患や評価項目を踏まえたうえで，モダリティ，検査項目を選択する必要があることは言うまでもない(表7-1).

　なお，顎関節断層像を用いた検査について，横断(軸位断)面の下顎頭短軸に平行な修正矢状断像，下顎頭長軸に平行な修正冠状断を用いて評価を行うことが推奨される．これにより，形態のみならず，機能面を合わせて評価できる(図7-9)．同一健康ボランティアの各モダリティによる顎関節検査画像を図7-10 A～J に示す．各画像の特徴を理解し，過度な検査を避けることを改めて強調したい．

a. CT

　顎関節の硬組織の異常の精査に用いることが多い．下顎下縁，咬合平面，FH平面(眼耳平面)のどの基準で撮影しても，歯科用金属の影響をほとんど受けない．機能面の検査を行うため，開口状態で撮影を行うこともある．その際には，バイトブロックなどを噛ませることによって，安定した顎の位置を再現する．顎関節形態評価のためのMPR(multiplanar reconstruction)画像は，修正矢状断，修正冠状断とも2mm以下のスライス画像とするのが望ましい．軟組織条件は，一般に関節円板の評価は不可能で，その使用は限定される．腫瘍・腫瘍類似疾患などでは，造影を併用することが推奨される．

b. CBCT

　現在，顎関節硬組織の評価において，CT以上に信頼性が高い検査法と考えられる．撮影時には，診断対象を考慮し，FOVの選択をすべきである．現在用いられているCBCT(cone-beam CT コーンビームCT)装置のうち，最も小さいFOVは直径4cm×高さ3cmである．顎関節を対象とすると，この程度のFOVで十分に骨形態の評価は可能である．撮影時には，再現性を考慮し，常にFH平面を基準とし位置付けをするとよい．評価には，CT同様，修正矢状断，修正冠状断像を用いる．スライス厚は多くの機種で1mm程度であるため，CTより詳細な評価が可能である．なお，CBCTでは軟組織情報はほとんど得られないことから，あくまで対象を硬組織とした評価で用いる．CBCTのメリットは，小照射野条件で低被曝であることであり，炎症や腫瘍などの広範囲に及ぶ病変の評価には，CTやMRIを用いるべきである．

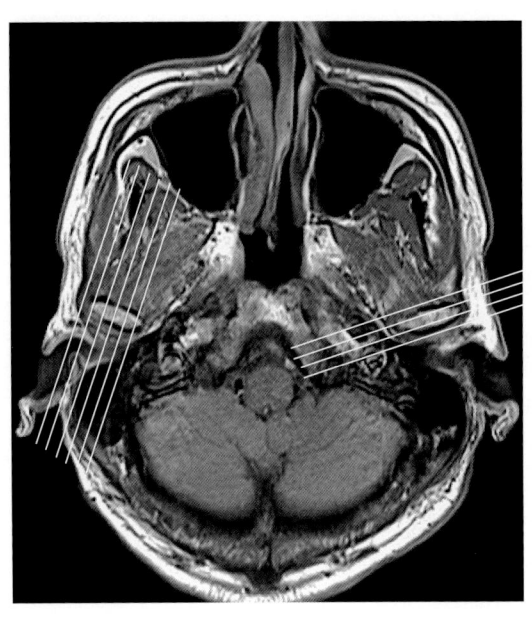

図7-9 顎関節CT・MRIにおけるスライス面設定例
MRI，プロトン密度強調横断（軸位断）像　右側：修正矢状断像のスライス面設定（軸位断下顎頭短軸に平行）．左側：修正冠状断像のスライス面設定（軸位断下顎頭長軸に平行）．下顎頭の基準面に合わせたスライス面を設定することにより，形態・機能を詳細に診断できる．

表7-1　各モダリティの特徴

	CT	CBCT	顎関節造影CBCT	MRI
対象	顎関節の硬組織評価，顎関節周囲の腫瘍，炎症など	顎関節の硬組織評価，顎関節に限局する石灰化物の精査	顎関節内障，関節腔内病変の精査	顎関節疾患全般
利点	・広範囲を撮影できる ・適応が広い	・微小なボクセルサイズのため解像度が高い	・関節円板の位置，癒着，穿孔がわかる ・詳細な関節腔の情報が得られる	・適応が広い ・被曝がない ・関節円板が描出できる ・骨髄情報が得られる
欠点	・被曝を伴う ・微細な骨構造の評価はCBCTに劣る ・関節円板が描出できない ・partial volume効果が大きい	・被曝を伴う（ただし小照射野では被曝はCTより少ない） ・関節円板を含めた軟組織情報が得られない	・被曝を伴う ・穿刺による侵襲がある ・造影剤によるアーチファクトが出現する ・操作が煩雑である．	・検査時間が長い ・体内金属などの患者制限がある ・硬組織評価ではCTに劣る

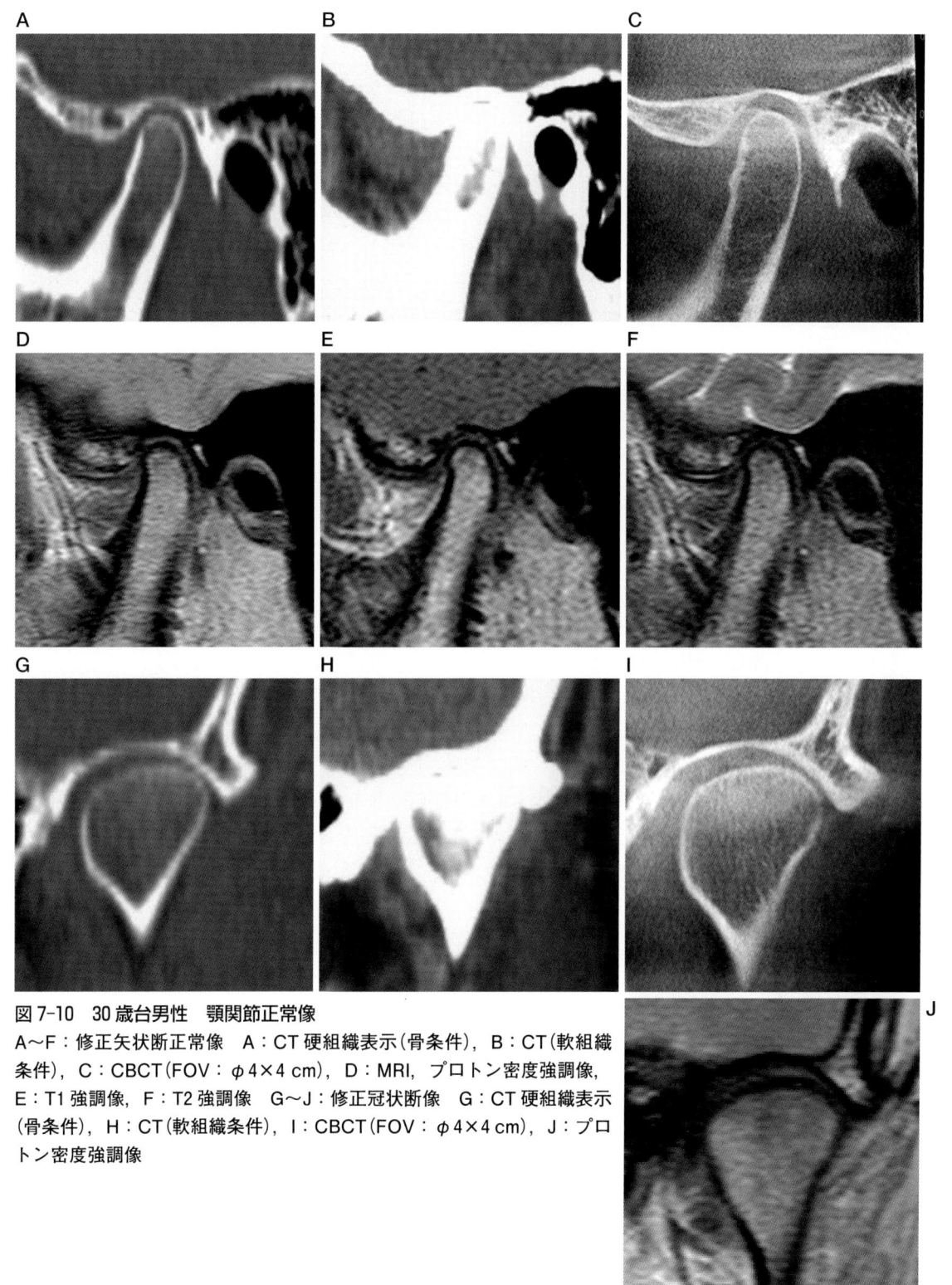

図7-10 30歳台男性 顎関節正常像
A〜F：修正矢状断正常像 A：CT硬組織表示（骨条件），B：CT（軟組織条件），C：CBCT（FOV：φ4×4 cm），D：MRI，プロトン密度強調像，E：T1強調像，F：T2強調像 G〜J：修正冠状断像 G：CT硬組織表示（骨条件），H：CT（軟組織条件），I：CBCT（FOV：φ4×4 cm），J：プロトン密度強調像

c. 顎関節腔造影 CBCT

　顎関節造影法は，上下関節腔にヨード性造影剤を注入し行う検査である．MRI登場前には，関節円板の位置を特定する唯一の方法であった．それゆえ，現在，造影検査の頻度は激減しているが，関節円板の癒着と穿孔を知ることができる数少ない検査法である．造影検査をCBCTで行うことにより，これまで一般的であった断層撮影よりもきわめて詳細な造影像が得られるようになった[12]．しかし，その結果が顎関節症などの治療に反映されないことからも，その必要性は関節腔内病変，関節腔の存在や機能の確認に限定される．滑膜性骨軟骨腫症や顎関節強直症などの強度の関節機能異常の診査に用いられる．

d. MRI

　顎関節 MRI の利点は，放射線による被曝や造影などの侵襲がなく，関節円板や周囲筋組織などの軟組織の評価が可能なことである．そのため，現在では最も重要な検査法として位置づけられる．顎関節では，一般的にプロトン密度強調像，T1強調像，T2強調像が用いられている（BOX 7-1）．プロトン密度強調像やT1強調像は解剖学的観察に適している．一方，T2強調像では，関節液貯留，骨髄信号異常，占居性病変の有無を評価する．撮像は，CTの修正矢状断，修正冠状断と同様のスライス面でスキャンし，それぞれ3mm以下のスライス厚が望ましい．顎関節の機能評価のため，バイトブロックを用いて開口位の撮像も行う．その際には開口量の測定を行い，何cm程度での撮像かを必ず記録し，評価の一助とする．後述の関節液貯留の評価のため，開口状態での撮像には，プロトン密度強調像に加え，T2強調像での評価を加えるべきである．近年では，開口運動のダイナミック撮像も行われるようになり，下顎頭，下顎窩，関節円板の動態をより詳細に評価できるようになった．

Box 7-1　顎関節 MRI 撮像シーケンス

修正矢状断：	プロトン密度強調像（開・閉口）
	T1強調像（閉口）
	T2強調像（開・閉口）
	T2強調像（ダイナミック撮像：開閉口運動）
修正矢状断像：	プロトン密度強調像（開・閉口）
横断（軸位断）像：	T1強調像・T2強調像（STIR可）

7.3 代表的疾患の画像診断

顎関節に生じる疾患を BOX-7-2 に示す[13]．本章では，代表的疾患について概説と症例呈示を行う．顎関節に発生する障害としては，顎関節症が圧倒的に多く，腫瘍，特に悪性腫瘍の発生はごくわずかである．臨床症状としては，多くの疾患が類似，あるいは共通した症状を有することが多い．一方で，鑑別のポイントとなる臨床症状，画像所見についても合わせて概説する．

a. 顎関節症 temporomandibular disorders：TMD

日本顎関節学会によると，顎関節症とは，1) 顎関節や咀嚼筋など(咬筋，側頭筋，内・外側翼突筋の4筋のほか，顎二腹筋，胸鎖乳突筋を含む)の疼痛，2) 関節雑音，3) 開口障害ないし顎運動異常の主要兆候のうち，少なくとも1つ以上を有する状態，と定義される[13]．腫瘍，炎症などの疾患を除外した包括的診断名で，咀嚼筋痛障害，顎関節痛障害，関節円板障害，変形性顎関節症の4病態に分類される(BOX 7-3)．このうち，前二者は疼痛の存在と位

Box 7-2 顎関節・咀嚼筋の疾患あるいは障害(2013)

A. 顎関節の疾患あるいは障害
　1. 先天障害・発育異常
　　1) 下顎骨関節突起欠損
　　2) 下顎骨関節突起発育不全
　　3) 下顎骨関節突起肥大
　　4) 先天性二重下顎頭
　2. 外傷
　　1) 顎関節脱臼
　　2) 骨折(下顎骨関節突起，下顎窩，関節隆起)
　3. 炎症
　　1) 非感染性顎関節炎
　　2) 感染性顎関節炎
　4. 腫瘍および腫瘍類似疾患
　5. 顎関節強直症
　　1) 線維性
　　2) 骨性
　6. 上記に分類困難な顎関節疾患(特発性下顎頭吸収など)

B. 咀嚼筋の疾患あるいは障害
　1. 筋萎縮
　2. 筋肥大
　3. 筋炎
　4. 線維性筋拘縮
　5. 腫瘍
　6. 咀嚼筋腱・腱膜過形成症

C. 顎関節症(顎関節・咀嚼筋の障害)

D. 全身疾患に起因する顎関節・咀嚼筋の疾患あるいは障害
　1. 自己免疫疾患(顎関節リウマチなど)
　2. 代謝性疾患(痛風など)
　3. その他の全身性疾患(線維筋痛症，血液疾患，Ehlers-Danlos症候群，破傷風など)

(文献13)より許可を得て転載)

置による分類である．一方，後の二者は顎関節に器質的な異常を有する病態である．顎関節症の有病率は高く，疫学調査では人口の10％程度に何らかの顎関節症症状の既往があるといわれる[14]．

顎関節症に類似した症状を呈する疾患が多いため，画像診断は，顎関節症自体の診断だけでなく，他疾患の除外診断に用いられる．CTやMRIなどの画像診断の対象となるのは，顎関節痛障害，関節円板障害，変形性顎関節症である．顎関節痛障害は，疼痛を主徴とした病態で，臨床検査のみで確定できることも多く，器質的変化がないことも多い．本章では器質的変化のある関節円板障害と変形性顎関節症について述べる．MRIにおける顎関節症診断のための診断項目を表7-2に示す．

1）関節円板障害　TMJ disc derangement

顎関節内障といわれる病態で最も一般的な顎関節症の病態である．この病態には，関節円板の位置，形態異常に関連する機能障害が含まれる（図7-11）．画像診断では，関節円板を確認する必要があることから，もっぱらMRIが用いられる．以下に顎関節症診断のための診査項目を呈示する．

① 円板の位置異常

正常な関節円板の位置は，「7.1 a. 解剖」の項で述べた通りである．顎関節への慢性的な負担加重や外力が加わると，安静時の関節円板の位置にズレ（転位）が生じることがある．下顎頭に対し，前方に転位を起こすことが圧倒的に多い．転位の程度により，臨床症状は大きく異なる．また，側方（内側・外側），後方，あるいは前方転位と側方転位の併発など転位にはさまざまなパターンが存在する[2]（図7-11～14）．前方転位では，本来の関節円板の位置には伸展した円板後部組織が存在する．時として，この円板後部組織がMRIで薄い関節円板のような低信号域としてみえることがある[15]．これが関節円板の代用として機能しているかは不明であるが，これまで偽円板とよばれてきた．正常例であると，開口時に関節円板と下顎頭は前方滑走するが，関節円板の癒着により，関節円板の移動がみられないことがある（stuck disk）[13]．

Box 7-3　顎関節症の病態分類（2013）

- 咀嚼筋痛障害 myalgia of the masticatory muscle（Ⅰ型）
- 顎関節痛障害 arthralgia of the temporomandibular joint（Ⅱ型）
- 顎関節円板障害 disc derangement of the temporomandibular joint（Ⅲ型）
  a：復位性 with reduction
  b：非復位性 without reduction
- 変形性顎関節症 osteoarthrosis/osteoarthritis of the temporomandibular joint（Ⅳ型）

註1：重複診断を承認する．
註2：顎関節円板障害の大部分は，関節円板の前方転位，前内方転位あるいは前外方転位であるが，内方転位，外方転位，後方転位，開口時の関節円板後方転位などを含む．
註3：間欠ロックは，復位性顎関節円板障害に含める．

（文献13）より許可を得て転載）

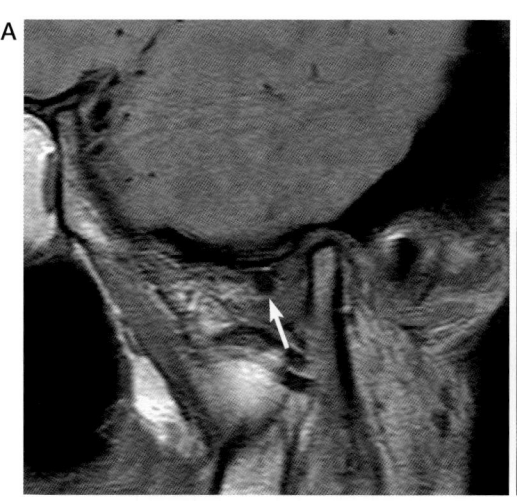

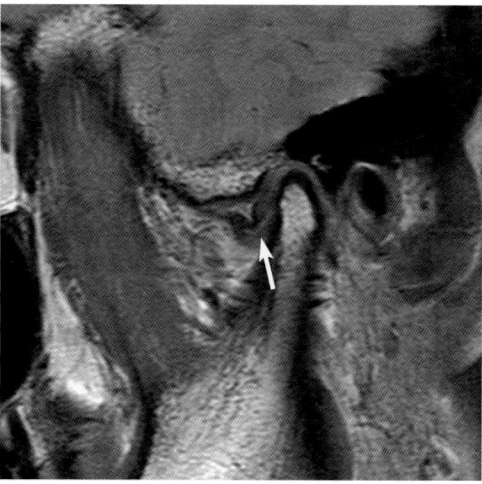

図7-11 関節円板の前方転位と変形例
プロトン密度強調修正矢状断像　A：50歳台女性（閉口位），B：30歳台男性（閉口位）　Aでは，関節円板（→）は関節隆起下方付近まで転位し，塊状を呈する．Bでは，関節円板（→）は，正常よりも前方に転位し，屈曲した形態である．

表7-2　MRIによる顎関節症診断のチェック項目

1. 関節円板の位置	修正矢状断・修正冠状断 （PD，T1：閉口位）	・正常位置にあるかどうか
2. 関節円板の形態	修正矢状断・修正冠状断 （PD，T1：閉口位）	・円盤状かどうか
3. 開口位の復位の有無	修正矢状断 （PD：開口）	・下顎の前方移動量と復位しているかどうか
4. joint effusionの有無	修正矢状断 （T2：開閉口位）	・関節腔に高信号域がみられるか ・その所在は ・開口位の高信号域が移動するかどうか
5. 骨形態	修正矢状断・修正冠状断 （T1, T2：閉口位）	・外形に異常があるか ・皮質骨の断裂や肥厚があるか
6. 骨髄信号異常の有無	修正矢状断・修正冠状断 （T1, T2：閉口位）	・関節突起に信号異常があるか
7. 占居性病変などの確認	横断（軸位断）像（T1, T2）	・顎顔面部全体のスクリーニング
8. 顎機能時の動態	T2強調像（ダイナミック撮像：開閉口運動）	・下顎頭と関節円板の動きが連動しているかどうか

PD：プロトン密度強調像，T1：T1強調像，T2：T2強調像

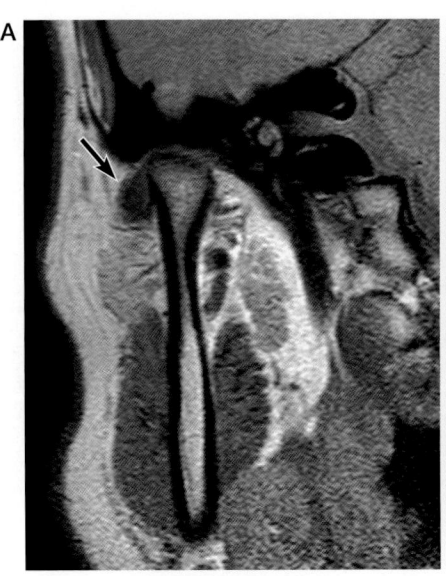

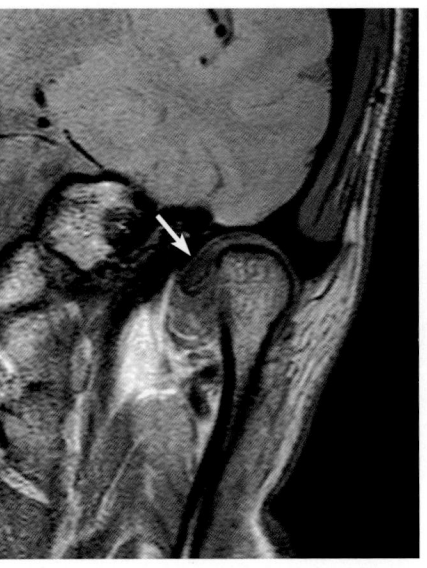

図7-12 関節円板側方転位例
プロトン密度強調修正冠状断像 A：40歳台女性（閉口位：右側顎関節），B：20歳台男性（閉口位：左側顎関節） 修正冠状断像において，関節円板（→）はAでは外側，Bでは内側に飛び出している．

② 円板の形態異常

図7-2に示したように修正矢状断での正常な関節円板は，円盤状で中央が蝶ネクタイのように狭窄した形態を示す．関節円板の変形の多くは前方転位に続発する．円板前方転位の状況下で，下顎頭の前方滑走による外力によって，円板の変形が起こることがある．変形が高度になると，塊状や屈曲した形態を呈することがある（図7-11）．

顎関節の負担加重が慢性的になると，関節円板や円板後部組織に穿孔や断裂が生じる場合がある．円板穿孔は，下顎頭の外側寄りに発生することが多い．通常，円板の穿孔は，顎関節造影で確認することができる（図7-15 A）．一方，円板断裂では，MRIで断裂した円板の小片がみられることがある．

③ 復位の有無

関節円板障害は，安静時に円板転位がある状態で，開口時に下顎頭と関節円板が正しい位置関係に復位（reduction）できるかどうかによって2つの病態に分類される[13]．円板転位初期には，開口時に下顎頭の前方滑走によって，下顎頭が関節円板の下に回り込むことで復位する．結果的に，最大開口時には下顎頭と関節隆起の間に関節円板が位置する．そして，最大開口まで下顎頭と関節円板は同調して動くため，開口制限はない（復位性関節円板前方転位：図7-13）．閉口運動時には，前方転位位置までは両者は同調して動き，完全に閉口すると下顎頭のみが下顎窩に収まり，関節円板はもとの前方転位した位置に取り残される．開口時に下顎頭の復位が起こるとき，閉口時に関節円板が転位部位に取り残されるときにそれぞれ「コリッ」，「パキ」という音がすることが多い（click音）．

この状態が慢性化すると，時として復位が困難になり，前方転位した関節円板の後部に前方滑走した下顎頭が引っかかり，下顎頭の前方滑走が制限されることがある（非復位性関節円板前方転位，図7-14）．下顎頭の前方滑走が制限されると，当然，復位の際に生じるclick

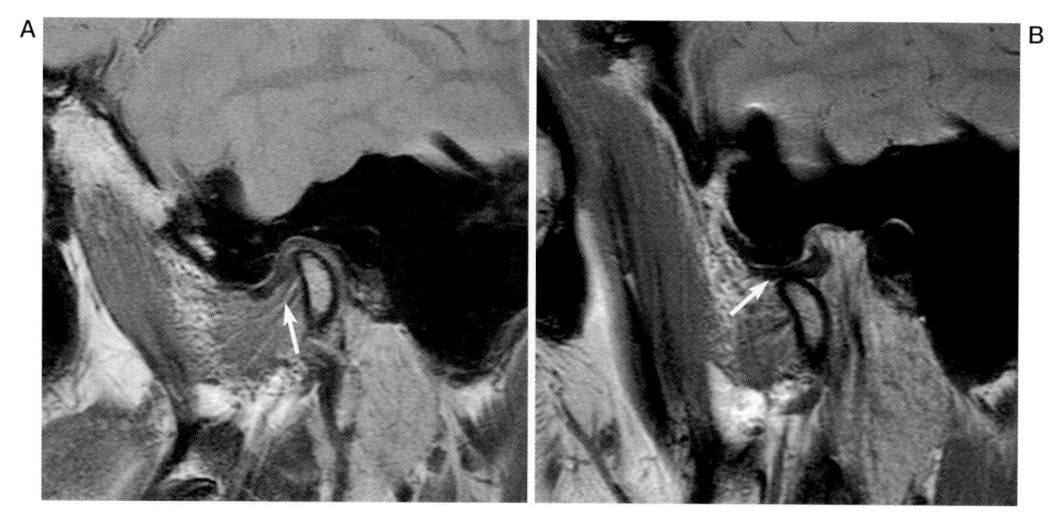

図7-13　18歳女性　復位性関節円板前方転位
プロトン密度強調修正矢状断像　A：閉口位，B：開口位　閉口位(A)では関節円板(→)は前方転位している．開口位(B)では，下顎頭の前方滑走に伴い，下顎頭が関節円板(→)の下方に移動している（復位）．開口位の位置関係は，正常と同じであり，機能的障害はないことが多い．

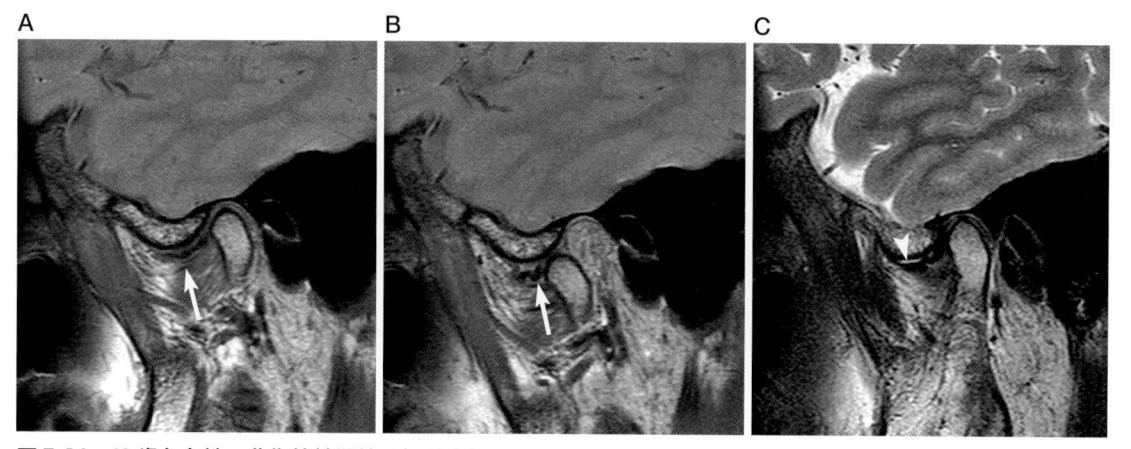

図7-14　40歳台女性　非復位性関節円板前方転位
A，B：プロトン密度強調修正矢状断像，C：T2強調修正矢状断像(A，C：閉口位，B：開口位)　閉口位プロトン密度強調像(A)では，関節円板(→)は平坦な形態を示し，前方転位している．開口位(B)では，下顎頭は復位できず，下顎頭の前方滑走によって，関節円板(→)は圧縮されている．T2強調像(C)では，関節円板の上方(上関節腔)に高信号域(joint effusion)が認められる(▶)．

音は消失し，開口制限が起こる．MRIによる診断では，閉口時に関節円板が前方に転位し，開口時に復位があれば復位性関節円板前方転位，閉口時に関節円板が前方に転位し，開口時に復位がなければ非復位性関節円板前方転位と診断される[15]．開口位の画像がない場合には，画像診断だけで両者を鑑別することは困難である．復位性・非復位性円板転位は，両方とも特徴的な臨床症状と経過をたどるため，臨床症状のみで診断をすることが多い．しかし，臨床症状のみでのこれらの病態の正診率は低く，確定診断のためにはMRIでの確認が必要である．

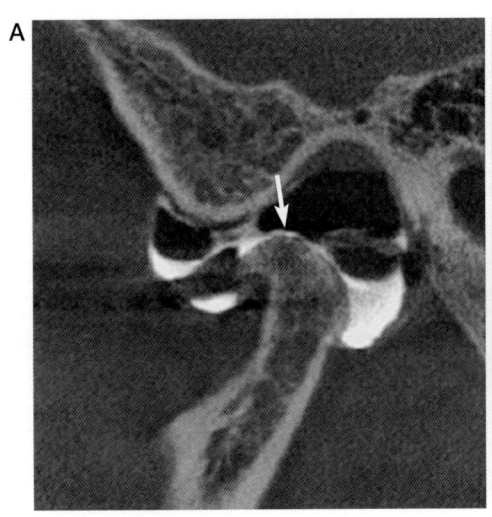

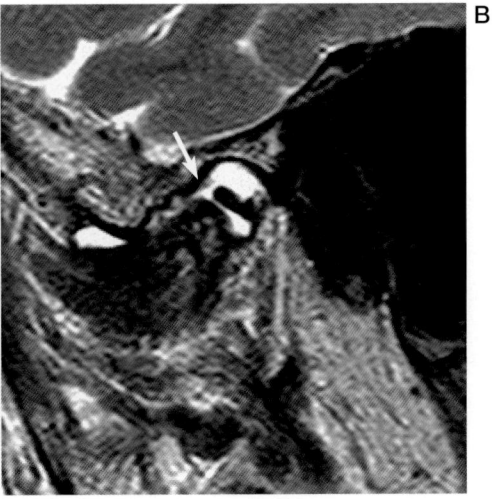

図7-15 関節円板穿孔
A：顎関節造影CBCT（二重造影）（50歳台女性），B：T2強調修正矢状断像（開口位：70歳台女性）　顎関節造影CBCT像（A）では，造影剤によって関節腔の連続性が描出され，円板の穿孔（→）が認められる．T2強調像（B）では，上下関節腔のjoint effusionの連続性が認められ（→），関節円板の穿孔と診断される．

④ 関節液貯留　joint effusion

他関節と同じく，関節腔相当部にみられるT2強調像での均一な高信号域を指す（図7-14 C，図7-15 B）．関節液の貯留は健常者にもみられることがあるが，関節円板前方転位例，特に非復位性で多くみられる．この存在は滑膜炎を示唆するものと考えられ，実際は滑膜炎による滲出液のほか，滑膜の過形成や肥厚を含む状態である[16]．関節液の存在と臨床症状の関連について，詳細な研究がなされており，関節液の存在が顎関節痛と関連することがよく知られている[17]．

関節液は上下いずれか，あるいは両方の関節腔に存在することになる．関節円板や円板後部組織に穿孔が起こると，開閉口時に関節液の移動が起こることがある．当然，移動がないからといって，穿孔を否定することはできない．一方，関節液によって上下関節腔の連続性がみられることで，穿孔を診断できることもある．通常，関節円板などの穿孔は関節腔造影によって確定診断されるが，このような特殊な条件であれば，MRIでも関節円板などの穿孔が診断できることもある（図7-15 B）．

2）変形性顎関節症　osteoarthrosis or osteoarthritis of the TMJ

変形性顎関節症は下顎頭，下顎窩，関節隆起に骨吸収，骨添加，骨変性などをきたす病態で，硬組織の退行性病変と位置付けられる．その診断には画像診断による下顎頭，下顎窩，関節隆起の変形の確認が必要となる．一般に非復位性関節円板に続発することが多いとされる（図7-16）．この病態に特徴的な臨床症状としては，顎機能時の捻髪音（crepitus音）があげられる．疫学的には，加齢により罹患率が増加し[18]，一般に下顎頭の変形が下顎窩のそれに先行することが多い．

画像検査にはスクリーニング検査のうえ，CTやCBCTが第一選択となるが，MRIでも十

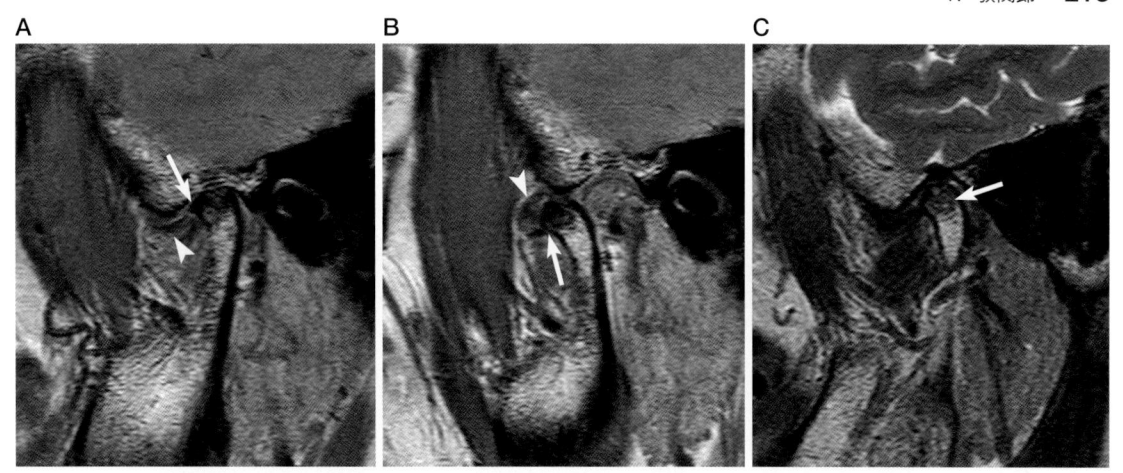

図7-16 60歳台女性 変形性顎関節症＋非復位性関節円板前方転位
A, B：プロトン密度強調修正矢状断像，C：T2強調修正矢状断像（A, C：閉口位，B：開口位） プロトン密度強調像（A）では，下顎頭前方面に marginal proliferation が認められる（→）．関節円板は前方に転位している（▶）．プロトン密度強調像（B）では，下顎頭中央付近に骨髄信号の低下が認められる（→）．関節円板の復位は認められない（▶）．T2強調像（C）では，下顎頭中央部に，低信号域内に高信号域が点在しており（→），骨髄信号異常と診断する．

分な正診率を有する．変形性顎関節症に伴う下顎頭の変形はさまざまなパターンがあり，修正矢状断の分類として，上村らの分類が網羅的である（BOX 7-4）[1,19]．図7-17に本分類をもとにした模式図と対応するCBCT画像を示す[1]．単一の骨変形パターンだけではなく，複数の変形が複合しているものも高頻度でみられる．また，断面によっては異なる変形に分類される場合やある断面のみに異常所見がみられることもあるので，各断面を網羅的に診査する必要がある．日本顎関節学会では，骨皮質の断裂を伴う吸収性骨変化（erosion, subchondral pseudocyst），骨辺縁部の局所的不透過性増生（marginal proliferation），吸収性変化を伴う下顎頭の縮小を認めた場合（deformity），これら以外の変形でも進行性の場合に，変形性顎関節症とする基準を提示している[20]．一方，下顎窩ならびに関節隆起は，下顎頭と比較すると変形の頻度は少ないが，下顎頭と同様に初期には表層皮質骨の断裂や扁平化などが起こる．また，関節隆起の骨硬化や下顎窩最深部の骨の肥厚などがみられることがある[7]．

① 骨髄信号の異常

下顎頭の骨髄信号強度を診査のため，プロトン密度強調像（またはT1強調像）とT2強調像が併用される（図7-16）．成人の骨髄は脂肪髄であるため，どちらとも高信号として観察される．骨髄信号の異常は以下の2種に分類される[15,21]．

1) **骨髄浮腫**：プロトン密度強調像において信号強度の低下，T2強調像において信号強度が亢進する状態．
2) **骨硬化**：プロトン密度強調像，T2強調像において信号強度の低下した状態．

また，これらの所見が混在することもある．骨髄信号異常の臨床的な意義は議論が分かれるところではあるが，変形性顎関節症や非復位性関節円板前方転位症例に付随することが多い[15]．

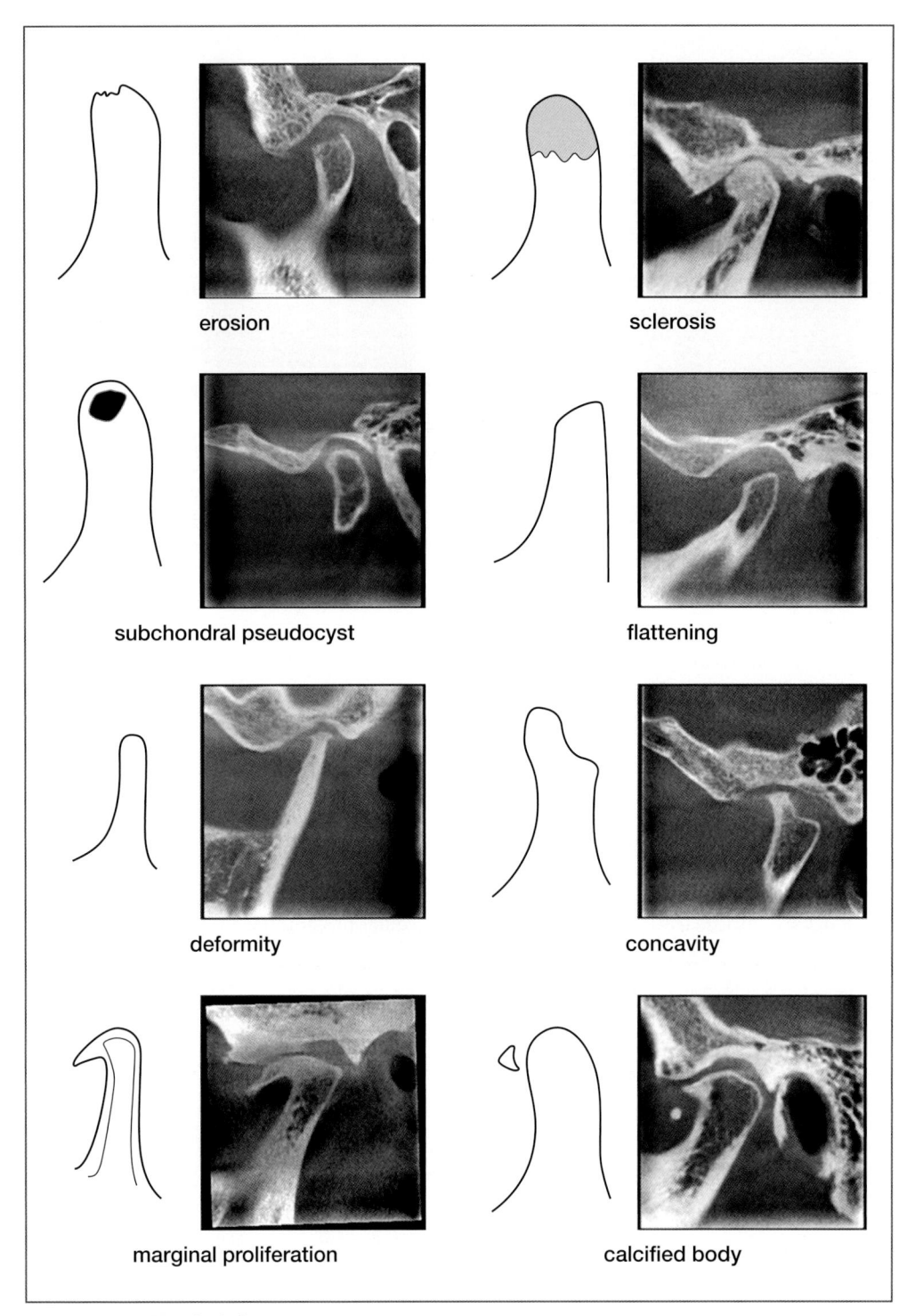

図 7-17　下顎頭の変形パターン
CBCT 修正矢状断像　下顎頭はさまざまな変形パターンを有する．このうち erosion, subchondral pseudocyst, deformity, marginal proliferation を認めた場合，これら以外の変形でも進行性の場合に，変形性顎関節症とする（BOX 7-4 参照）．

Box 7-4 下顎頭の変形パターン

- erosion：骨表面の粗糙性，骨皮質の断裂
- subchondral pseudocyst：軟骨化の囊胞様透過像の形成
- deformity：下顎頭の萎縮ならびに変形
- marginal proliferations：辺縁部の骨増生
- sclerosis：海綿骨の肥厚像
- flattening：関節面の扁平化
- concavity：骨表面の陥凹
- calcified body：浮遊石灰化物

（上村ら[13]による下顎頭骨変形の分類を改変）

b. その他の顎関節疾患

1) 全身疾患に起因する顎関節疾患　temporomandibular joint diseases or disorders caused by systemic diseases

　これらの疾患には，自己免疫疾患，代謝性疾患などが含まれる．自己免疫疾患による顎関節疾患として最も頻度が高いのはリウマチ性顎関節炎である（図7-18）．初期には，臨床的，画像診断的に顎関節症と類似した所見を示し，診断には一般・血液検査や他関節の診査も重要となる．関節リウマチ患者の6割程度が，顎関節症状を有するとされている[22]．顎関節初発は非常にまれで，ほとんどが他関節との併発である[23]．診断には，CTとMRIが有効で，単純X線検査では診断は困難である．初期では，CTでは特異な所見を示さず，通常の変形性顎関節症と診断されるケースも多い．一般にリウマチ性顎関節炎では，下顎頭の侵食（erosion）などの吸収性変化，下顎頭や関節隆起の顕著な平坦化，関節隙の縮小あるいは拡大が進行性に起こる[22]．MRIでは，他関節と同様，滑膜の増生や関節液の貯留がみられる．乾癬性顎関節炎はまれな疾患であるが，骨吸収に加え，進行性の骨増生も起こる[23]．実際，画像所見のみで，これらの疾患の判別は極めて困難である．また，疾患の進行性も重要な判断材料となることや結果的に関節強直を起こすこともあり，長期的な経過確認が必要である．

　代謝性疾患に起因する顎関節疾患としては，痛風（gout）および偽痛風〔pseudogout：ピロリン酸カルシウム（calcium pyrophosphate dihydrate：CPPD）結晶沈着症〕による結晶誘発性顎関節炎がある．顎関節が罹患することは，どちらも非常にまれである．他関節と同じく，急激な疼痛と腫脹を主訴とすることが多く，特に腫脹は顎関節症ではみられないことから，重要な鑑別点となる．画像診断では，関節腔の範囲に一致した小結晶の存在と関節液貯留が鑑別点となる．そのため，診断にはCTとMRIの両方が必要となる．後述の滑膜性骨軟骨腫症と類似した画像所見を示すため，確定診断には関節腔滲出液の検査により，尿酸結晶またはCPPD結晶の確認を要する[24,25]．

2) 顎関節骨折　fracture of the TMJ

　顎関節に起こる骨折の多くは下顎骨関節突起に発生する．一方で，下顎窩や関節隆起など

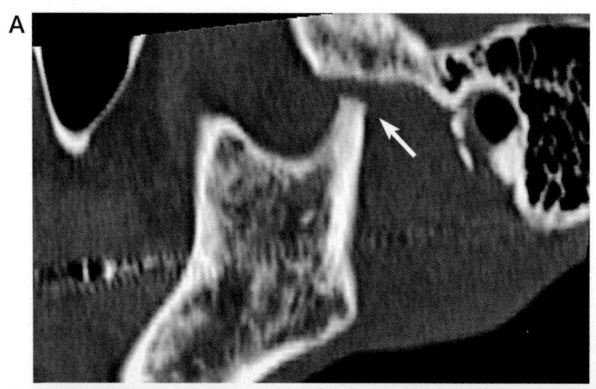

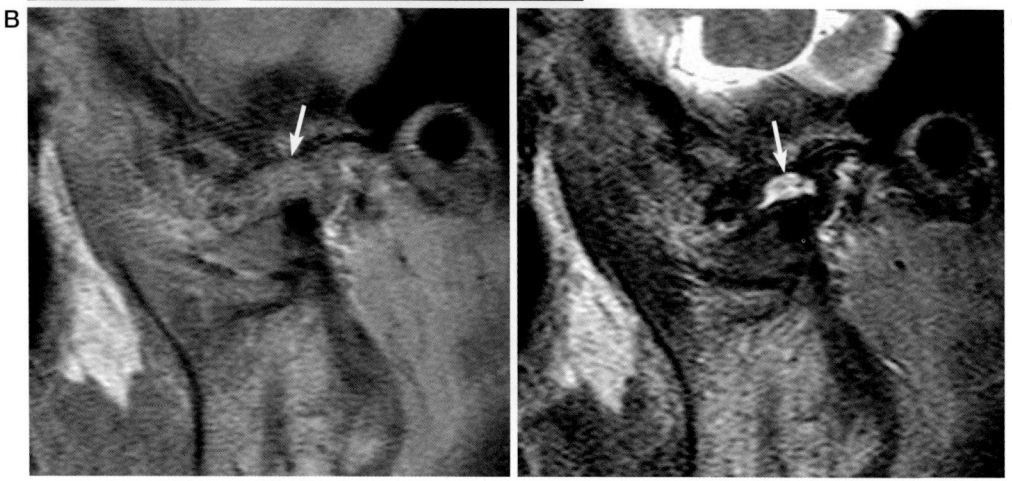

図 7-18　40 歳台女性　顎関節リウマチ
修正矢状断像　**A**：CT（骨条件），**B**：プロトン密度強調像，**C**：T2 強調像　CT（**A**）では，下顎頭（→）と関節隆起の著しい骨吸収が認められる．プロトン密度強調像（**B**）では，下顎頭と関節隆起の間に軟部組織の増生が疑われる（→）．T2 強調像（**C**）では，関節腔相当部にやや不均一な高信号域が認められ（→），滑膜増生や関節腔滲出液が存在する．

の側頭骨骨折はまれである．顎関節の骨折の診断には，通常の一般 X 線検査のほか，CT が広く用いられている．顔面全体や両側に及ぶような広範な外傷では，撮影領域の広さや軟組織への影響の診査の必要性から通常の CT のほうが適している（図 7-19）．受傷後の疼痛が局所に限定されている場合に CBCT が用いられる．下顎骨関節突起に起こる骨折の多くは，介達骨折でオトガイ部を強打したことにより起こる．そのため，オトガイ部や下顎角部にも骨折を併発していることも多い．

　顎関節骨折の原因としては交通事故や暴力によることが多いが，年齢による差も大きい．臨床的には疼痛や腫脹のほか，噛み合わせのズレや開咬などの特徴的な症状を有することが多い．下顎骨関節突起の骨折は，全下顎骨骨折のうち 50％程度とされ，比較的頻度が高い[26]．
　その骨折パターンは，関節包内骨折（図 7-19），下顎頸部骨折，関節突起基部骨折の 3 種類に分類される．下顎頸部骨折，関節突起基部骨折では，骨折片の偏位が大きいことから，単純 X 線検査でも十分に診断が可能である．下顎頭を含む骨折片は，外側翼突筋によって内側前方に偏位しやすい．一方，関節包内骨折では，関節包に留まり骨の偏位が小さく，単純 X

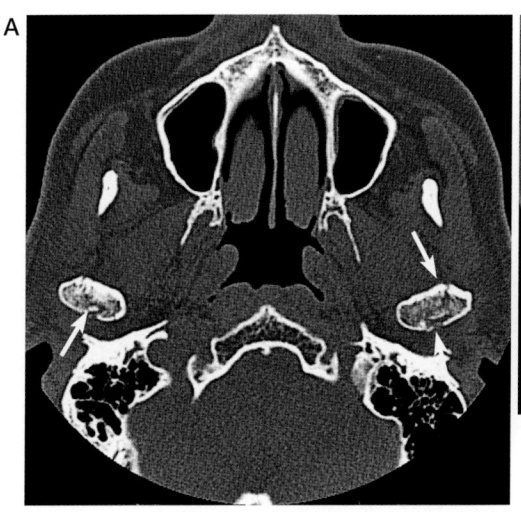

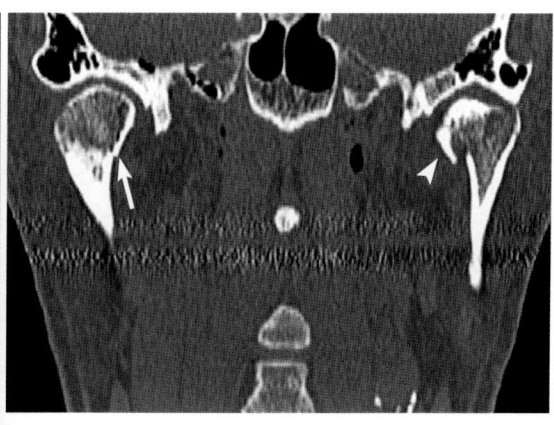

図 7-19 70歳台男性　両側下顎頭関節包内骨折
CT（骨条件）　A：横断像（下顎頭レベル），B：冠状断像　横断像（A）では，両側下顎頭に骨折線（→）が認められる．冠状断像（B）では，右側下顎頭の骨折線（→）と左側下顎頭骨折片の偏位（▶）が認められる．

線検査では見落としやすい[27]．顎関節骨折では，骨片の偏位量が治療方針を大きく左右するため，画像診断による病態診断が非常に重要である．

3）顎関節強直症　ankylosis of the TMJ

線維性あるいは骨性の関節強直が起こる．下顎頭の可動性が著しく制限される．臨床的には強度の開口障害のため，摂食や咀嚼，会話などの日常生活に大きな障害をきたす．さらに歯磨きなどの口腔清掃が困難になることから，口腔衛生状態悪化に伴う齲蝕による歯の崩壊が起こりやすい．また小児期に発症すると，顎の発育不全が起こる[25]．多くが過去の骨折や関節炎に起因する．画像診断ではCTによる診査が第一選択となる[10]．線維性強直では下顎頭，下顎窩の骨面の粗糙化が顕著にみられ（図 7-20），わずかな軟組織による間隙がみられる．そして，進行によって間隙は骨に置換され，骨性強直に移行する．MRIでは，骨間の間隙は，各シーケンスで低信号を示し，関節液などもみられないことが多い．また，関節円板は，線維性癒着の段階で確認できなくなることが多い．そのため，関節腔や関節円板の診査のため，関節腔造影CBCTを行うこともあるが，腔内癒着や関節腔の消失のために造影剤が流入できないことも多い．

4）腫瘍性疾患および腫瘍類似疾患　neoplasm and allied diseases

顎関節に起こる腫瘍性疾患の頻度は非常に低い[10,28]．良性腫瘍としては，骨軟骨腫が圧倒的に多く，骨軟骨腫では，一般に下顎頭が分葉状に増大した状態として確認される（図 7-21）．悪性腫瘍としては，滑膜肉腫，軟骨肉腫，骨肉腫などが報告されているが，報告例はわずかである[28]．

腫瘍類似疾患としては，滑膜性骨軟骨腫症（synovial osteochondromatosis）や色素性絨毛性結節性滑膜炎（pigmented villonodular synovitis）などがあるが，まれである[10]．滑膜性骨

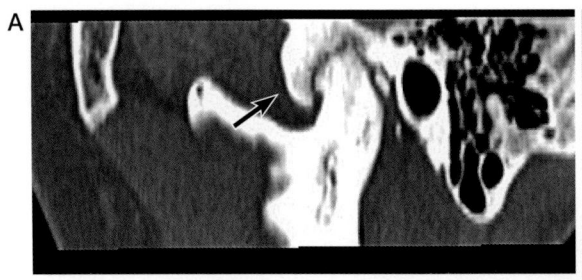

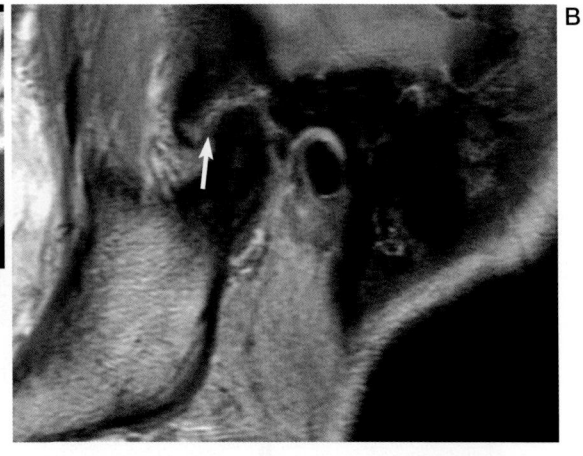

図7-20 60歳台女性　顎関節強直症
修正矢状断像　A：CT（骨条件），B：プロトン密度強調像　CT（A）では，下顎頭，下顎窩の骨表面は粗糙化しており，下顎窩には下顎頭を覆うような骨増生が認められる．下顎頭，下顎窩ともに顕著な骨硬化を呈する（→）．プロトン密度強調像（B）では，下顎頭と下顎窩は粗糙で，両者の間に一層の高信号域が認められる（→）．本症例は線維性癒着から骨性癒着への移行期であると推察される．

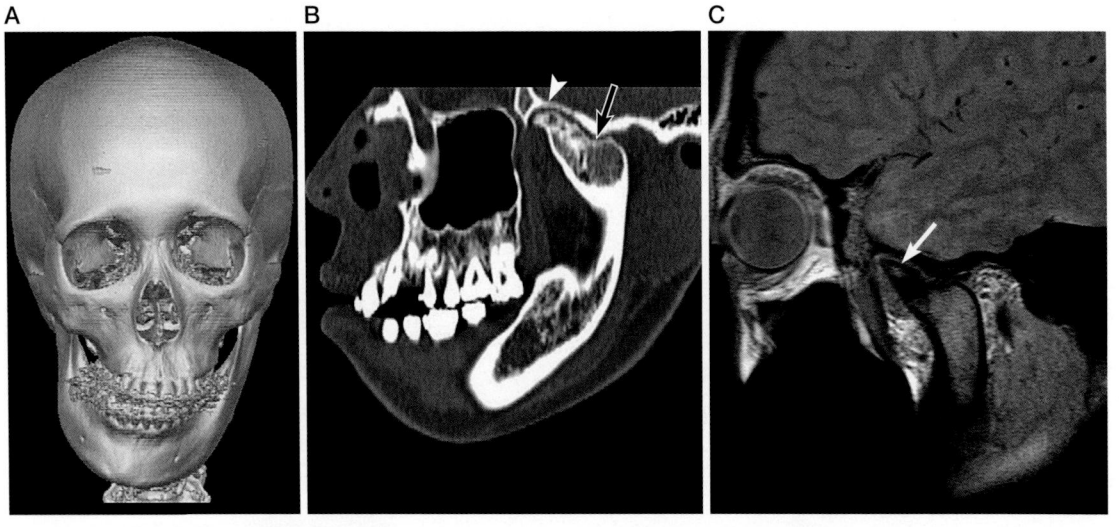

図7-21 20歳台女性　下顎頭骨軟骨腫
A：CT（3D画像），B：CT（骨条件）修正矢状断像，C：プロトン密度強調修正矢状断像　3D-CT（A）では，顔貌は左右非対称で，著明な右側への偏位が認められる．CT修正矢状断像（B）では，下顎頭から前方に伸展した骨様の腫瘤が認められ（→），前頭蓋底と偽関節（▶）を形成する．関節隆起は吸収し，下顎窩内には下顎頭がみられない．プロトン密度強調像（C）では，腫瘤は厚い皮質骨に覆われ（→），内部は骨髄と同程度の信号強度を呈する．

軟骨腫症は，滑膜軟骨症，滑膜性軟骨化生ともよばれる腫瘍類似疾患で，滑膜組織の間葉細胞が軟骨細胞に分化し，滑膜中に軟骨塊を形成する病変である（図7-22, 23）．軟骨塊は滑膜より突出し，さらに滑膜より分離して関節腔に浮遊する（遊離体：loose body）．軟骨塊は，成熟するにつれ石灰化を示し，X線検査でも描出されるようになる．その多くは上関節腔に

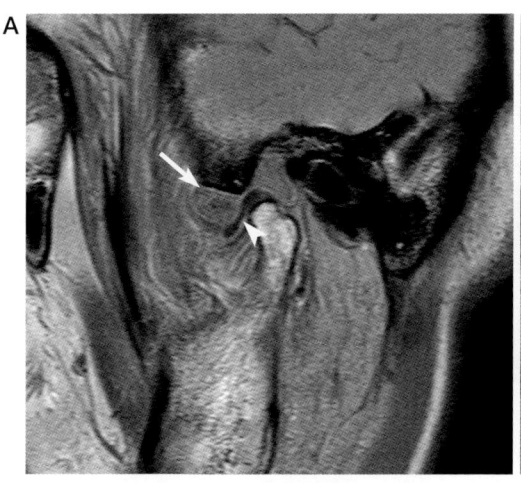

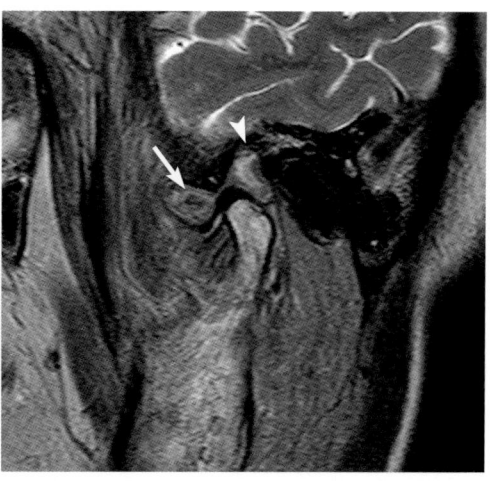

図7-22　70歳台女性　滑膜性骨軟骨腫症
修正矢状断像　A：プロトン密度強調像，B：T2強調像　プロトン密度強調像(A)では，下顎頭と下顎窩の間にダンベル状の軟組織腫瘤(→)が認められる．関節円板(▶)は，正常位置に認められ，腫瘤は関節円板の上方に限局している．T2強調像(B)では，上関節腔内部に多量の高信号域がみられ，一部でloose bodyによる低信号域(→)が認められる．下顎窩には深い骨吸収(▶)が認められる．

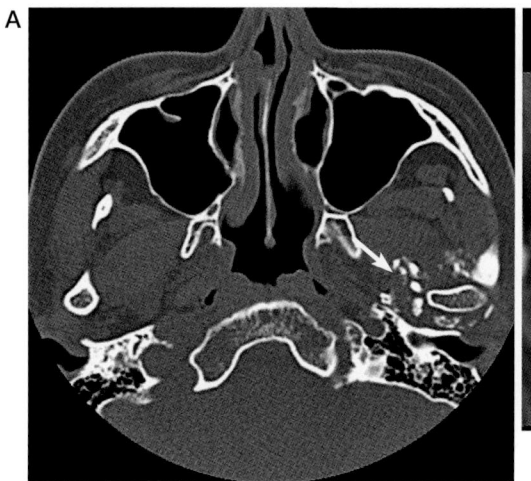

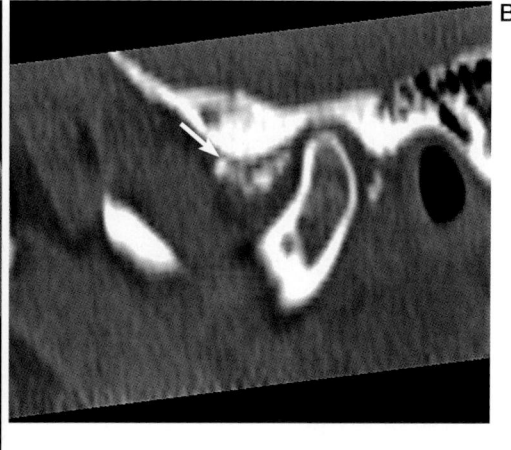

図7-23　30歳台女性　滑膜性骨軟骨腫症
CT（骨条件）　A：横断像（顎関節レベル），B：修正矢状断像（左側）　横断像(A)では，左側顎関節周囲に小石灰化物が散在している(→)．修正矢状断像(B)では，上関節腔の位置に小石灰化物の散在が認められる(→)．

発生するが，下関節腔や両関節腔に発生することもある[29]．臨床的には，顎関節症と同様の疼痛，関節雑音，機能障害に加え腫脹を伴う．通常，画像診断にはCTとMRIが用いられる．CTやCBCTでは，ある程度骨化すると遊離体が明瞭に描出される．MRIでは，T2強調像において，関節腔内に多量の滲出液と粒状の低信号の遊離体が描出される．軟骨塊は骨化に伴い，T1強調像で高信号を示すこともある．また，関節腔内の状態の精査のために造影

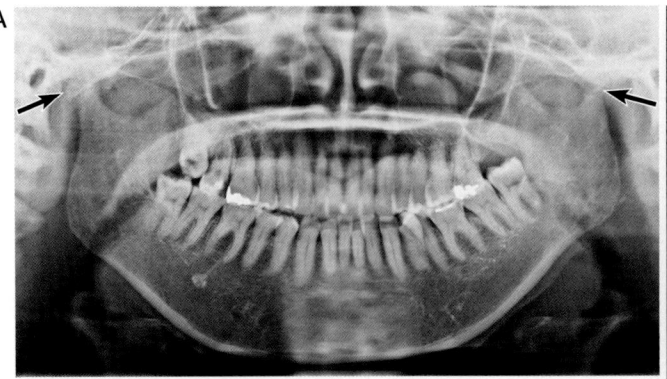

図 7-24　40 歳台女性　両側突発性下顎頭吸収
A：パノラマ X 線写真，B：側方頭部 X 線撮写真　パノラマ X 線写真(A)では，両側下顎頭の著しい骨吸収が認められ，筋突起よりも短い(→)．側方頭部 X 線写真(B)では，下顎頭の吸収に伴う下顎骨の後方回転によって，臼歯のみが接触し，前歯は開咬状態である(→)．

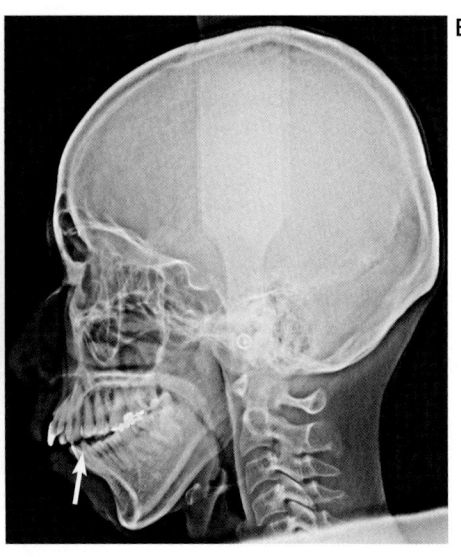

CBCT や顎関節内視鏡が用いられる．

　色素性絨毛性結節性滑膜炎は，滑膜に絨毛状，結節状の腫瘤を形成し，関節腔内へ出血をきたす炎症性とも腫瘍性とも考えられている疾患である[10]．臨床的には，顎関節症症状に加え，腫脹や耳痛を呈する．画像診断では，MRI が第一選択となり，関節腔内出血に伴うヘモジデリンの沈着により T1 強調像，T2 強調像で低信号を示す腫瘤として描出される[10]．進行により下顎頭の侵食(erosion)や軟骨下偽嚢胞(subchondral pseudocyst)などの骨変形が認められることがあるが，非特異的な所見である．

5）分類不能な顎関節疾患

　突発性(進行性)下顎頭吸収〔idiopathic(progressive) condylar resorption〕は，原因不明の下顎頭の進行性形態吸収変化とそれに伴う著明な同部の体積の減少と定義されている[30]．臨床的には，短期間での下顎頭の著明な吸収により，上下小臼歯から前歯にかけて開咬(咬合時の隙間)と下顎骨の後方回転が起こる(図 7-24)．特徴的な臨床所見に加え，X 線検査では関節突起の著明な吸収という特異な所見を呈する[25]．顎関節リウマチなどの関節炎でも同様の臨床・画像症状を呈することがあり，内科的検査によって鑑別を行う必要がある．

　顎関節の嚢胞性疾患もここに分類されるが，非常にまれである．硬組織においては下顎頭に発生する単純性骨嚢胞(simple bone cyst)，軟組織では関節包や滑膜に発生するガングリオン嚢胞(ganglion cyst)，滑膜嚢胞(synovial cyst)が知られている[31]．下顎頭の単純性骨嚢胞は他の骨や下顎骨体に発生するものと同様の所見で，CT および MRI によって診断される．一方，ガングリオン嚢胞，滑膜嚢胞は，関節包周囲にみられる軟組織嚢胞で通常，MRI によって診断される(図 7-25)．通常の軟組織嚢胞と同様，T1 強調像で低信号，T2 強調像で顕著な高信号を呈し，1 cm 程度の類円形の腫瘤として描出される[31]．ガングリオン嚢胞，滑膜嚢胞の画像診断での鑑別は不可能である．また，関節腔内の液体貯留のようにもみえるが，嚢胞壁の存在により開閉口時の形態変化はほとんどないことで関節液貯留との鑑別は容易である．

図 7-25 50歳台女性 顎関節囊胞
T2強調像 A：閉口位，B：開口位 開口位(A)では，関節円板の下方に類円形の高信号域が認められる(→)．閉口位(B)においてもその形態は変わらない．関節円板の転位と下顎頭の変形がみられるが非特異的所見である．

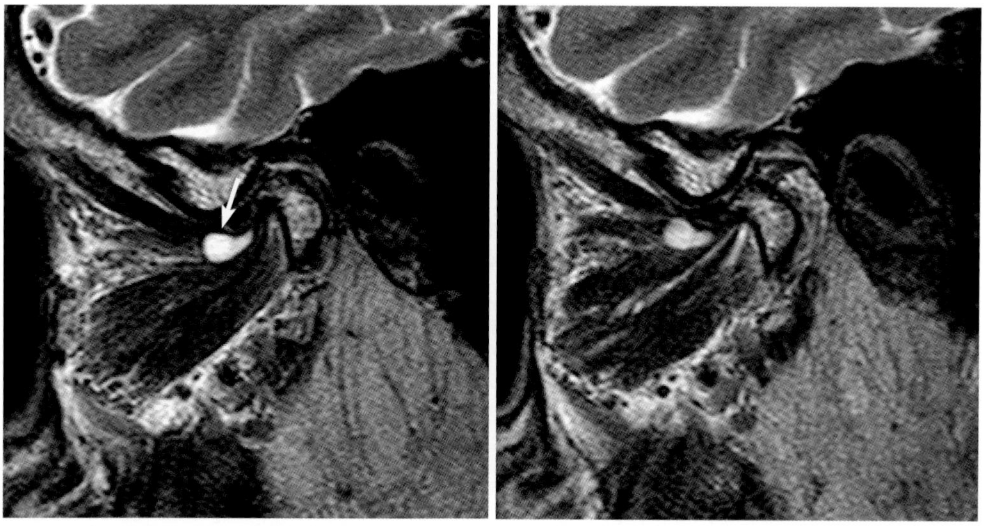

最後に

顎関節疾患の多くが非特異的な症状を有することから，顎関節疾患患者は歯科，口腔外科，耳鼻咽喉科，脳神経外科など多くの診療科を訪れる．初期診断において，画像診断の役割は非常に大きく，さまざまな疾患との鑑別が必要である．顎関節疾患の臨床症状や顎関節の機能についても十分な知識を得たうえで，画像検査結果と複合的に診断を行っていただきたい．

文 献

1) 松本邦史，本田和也：歯科用CTを活用する：顎関節症など，顎関節の形態．佐野 司，倉林 亨・編：補綴臨床別冊 基本臨床画像診断．医歯薬出版，2013：69-75．
2) 金田 隆：顎関節．多田信平・監，尾尻博也，酒井 修・編：頭頸部のCT・MRI 第2版．メディカル・サイエンス・インターナショナル，2014：290-311．
3) Groell R, Fleischmann B：The pneumatic spaces of the temporal bone：relationship to the temporomandibular joint. Dentomaxillofac Radiol 1999；28：69-72.
4) Miloglu O, Yilmaz AB, Yildirim E, et al：Pneumatization of the articular eminence on cone beam computed tomography：prevalence, characteristics and a review of the literature. Dentomaxillofac Radiol 2011；48：110-114.
5) Lacout A, Marsot-Dupuch K, Smoker WR, at al：Foramen tympanicum, or foramen of Huschke：pathologic cases and anatomic CT study. AJNR Am J Neuroradiol 2005；26：1317-1323.
6) Hashimoto T, Ojiri H, Kawai Y：The foramen of Huschke：age and gender specific features after childhood. Int J Oral Maxillofac Surg 2011；40：743-746.
7) Kijima N, Honda K, Kuroki Y, et al：Relationship between patient characteristics, mandibular head morphology and thickness of the roof of the glenoid fossa in symptomatic temporomandibular joints. Dentomaxillofac Radiol 2007；36：277-281.

8) Taskaya-Yilmaz N, Ceylan G, Incesu L, et al：A possible etiology of the internal derangement of the temporomandibular joint based on the MRI observations of the lateral pterygoid muscle. Surg Radiol Anat 2005；27：19-24.
9) Larheim TA, Westesson P, Sano T：Temporomandibular joint disk displacement：comparison in asymptomatic volunteers and patients. Radiology 2001；218：428-432.
10) Bag AK, Gaddikeri S, Singhal A, et al：Imaging of the temporomandibular joint：an update. World J Radiol 2014；6：567-582.
11) Brooks SL, Brand JW, Gibbs SJ, et al：Imaging of the temporomandibular joint：a position paper of the American Academy of Oral and Maxillofacial Radiology. Oral Surg Oral Med Oral Pathol Oral Radiol Endod 1997；83：609-618.
12) Matsumoto K, Sato T, Iwanari S, et al：The use of arthrography in the diagnosis of temporomandibular joint synovial chondromatosis. Dentomaxillofac Radiol 2013；42：15388284.
13) 矢谷博文：顎関節症の病態分類．日本顎関節学会・編：新編顎関節症．永末書店，2013：4-12．
14) Sanders AE, Slade GD：Gender modifies effect of perceived stress on orofacial pain symptoms：National Survey of Adult Oral Health. J Orofac Pain 2011；25：317-326.
15) 佐野　司，黒田　沙，音成実佳：顎関節症の画像診断．佐野　司，倉林　亨・編：補綴臨床別冊　基本臨床画像診断．医歯薬出版，2013：134-145．
16) Segami N, Suzuki T, Sato J, et al：Does joint effusion on T2 magnetic resonance images reflect synovitis? Part 3. Comparison of histologic findings of arthroscopically obtained synovium in internal derangements of the temporomandibular joint. Oral Surg Oral Med Oral Pathol Oral Radiol Endod 2003；95：761-766.
17) Park HN, Kim KA, Koh KJ：Relationship between pain and effusion on magnetic resonance imaging in temporomandibular disorder patients. Imaging Sci Dent 2014；44：293-299.
18) dos Anjos Pontual ML, Freire JS, Barbosa JM, et al：Evaluation of bone changes in the temporomandibular joint using cone beam CT. Dentomaxillofac Radiol 2012；49：24-29.
19) 上村修三郎，中村太保，岩崎裕一・他：顎関節疾患に関するX線診断学的研究．顎関節症における関節の形態的変化について．歯放線 1979；19：224-237．
20) 日本顎関節学会：顎関節症における変形性関節症の画像診断．飯塚忠彦・監：顎関節診療に関するガイドライン　第1版．口腔保健協会，2001：6-11．
21) Sano T：Recent developments in understanding temporomandibular joint disorders. Part 1：Bone marrow abnormalities of the mandibular condyle. Dentomaxillofac Radiol 2000；29：7-10.
22) 水谷英樹，篠塚　裏，米良和彦・他：慢性関節リウマチと顎関節―その病変の推移とX線所見．日口腔外会誌 1985；31：2421-2431．
23) 宮本日出，坂下英明，宮田　勝・他：顎関節に初期症状を認めた慢性関節リウマチの1例．日口腔外会誌 1994；43：645-648．
24) Puricelli E, Corsetti A, Tavares JG, et al：Clinical-surgical treatment of temporomandibular joint disorder in a psoriatic arthritis patient. Head Face Med 2013；9：11.
25) 松本邦史，本田和也：口腔外科・歯科領域の画像診断　顎関節症の診断①単純，パノラマX線およびCT．臨床画像 2015；31：72-81．
26) Marker P, Nielsen A, Bastian HL：Fractures of the mandibular condyle. Part 1：patterns of distribution of types and causes of fractures in 348 patients. Br J Oral Maxillofac Surg 2000；38：417-421.
27) Matsumoto K, Sawada K, Kameoka S, et al：Cone-beam computed tomography for the diagnosis of mandibular condylar fractures：11 case reports. Oral Radiol 2013；29：80-86.
28) Poveda-Roda R, Bagán JV, Sanchis JM, et al：Pseudotumors and tumors of the temporomandibular joint：a review. Med Oral Patol Oral Cir Bucal 2013；18：e392-e402.
29) Ida M, Yoshitake H, Okoch K, et al：An investigation of magnetic resonance imaging features in 14 patients with synovial chondromatosis of the temporomandibular joint. Dentomaxillofac Radiol 2008；45：213-219.
30) 千葉雅俊，山内健介，高橋　哲・他：顎関節症以外の顎関節・咀嚼筋の疾患あるいは障害．日本顎関節学会・編：新編顎関節症．永末書店，2013：100-115．
31) Okochi K, Nakamura S, Tetsumura A, et al：Magnetic resonance imaging of temporomandibular joint cyst. Oral Surg Oral Med Oral Pathol Oral Radiol 2012；113：827-831.

8. 口腔インプラントの画像診断

　顎顔面の審美や咬合改善のため，最終補綴物主導型の口腔インプラント（以下，インプラント）治療へのCT検査の導入が，欧米を中心に1980年後半より始まった[1,2]（図8-1）．現在，CTを用いずにインプラント治療を行う臨床医が非常に少数になるほど，インプラント術前のCT検査が普及してきている．一方，欧米ではX線被曝やCT検査時の病巣の見逃しによる訴訟などが問題となっており，インプラント治療への適正なCT利用が問われている[3]．そのような背景のなか，CTデータをさらに有効活用するために，インプラント術前のシミュレーションや，CTデータを用いた最終補綴物装着時のコンピュータ支援を利用する歯科臨床医が世界的に増加している[3~5]．失敗が許されないインプラント治療において，実際の患者のCTデータを用いたシミュレーションで正確に術前評価し，予知性の高いインプラント治療の実践が可能となってきている．

　本章では，口腔インプラント臨床で画像診断を有効活用するために，1)臨床医が知っておくべきインプラントの基礎知識，2)CTを中心とした画像検査のポイント，3)インプラント臨床に必要な画像診断，4)画像による鑑別診断と注意すべき疾患，5)CTシミュレーションのポイントやCTデータの取り扱い方など，CT検査を中心にインプラントの画像診断について述べる．

8.1 臨床医が知っておくべきインプラントの基礎知識

a. 口腔インプラントと現代のインプラント治療

　1950年代後半にスウェーデン，イエテボリ大学医学部のBranemark（ブローネマルク）がチタンと骨が結合し，良好な予後が得られることを実証し，同教授の提唱したチタンと骨が結合するosseointegration[1,2]のインプラントが，現在の骨内インプラントの基本デザインと

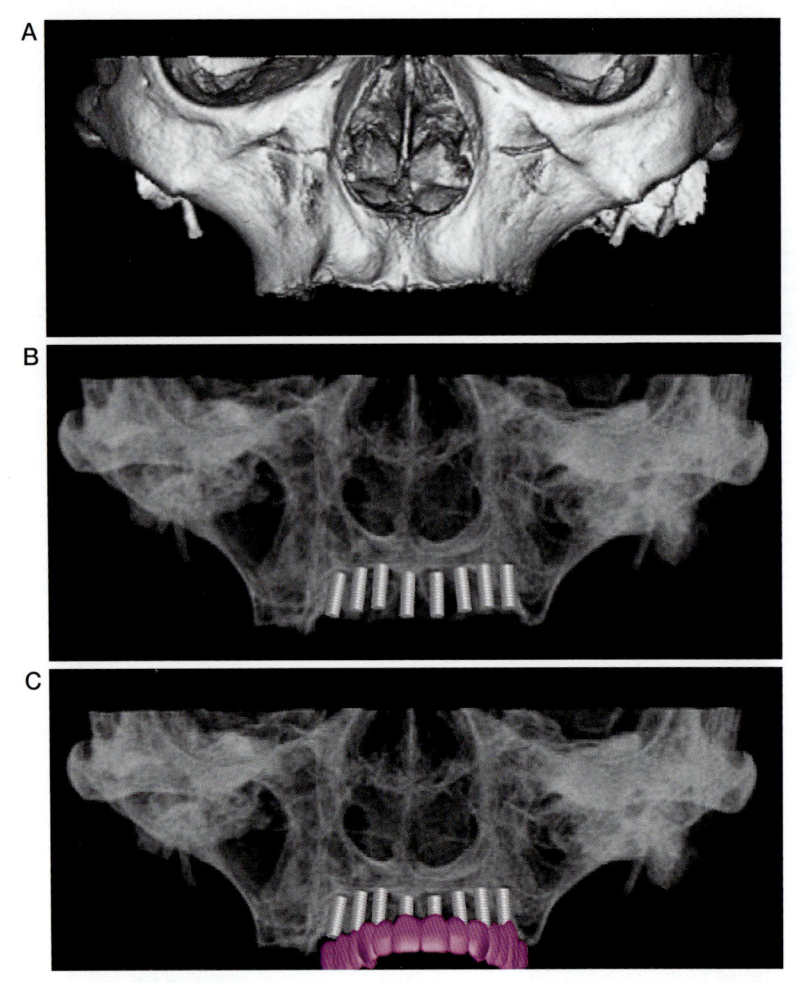

図 8-1 現代の口腔インプラント治療
A：CT 3 次元画像，B：インプラント埋入のシミュレーション，C：最終補綴物装着のシミュレーション　CT データ（A）を用いて最終上部構造物からインプラントの本数や方向を決定して治療を行う（B, C）．最終補綴物から計算するようにインプラントの本数や方向を実際の患者のデータから診断することが，現代のインプラント治療では必定になっている．

なっている（図 8-2）．これら骨内インプラント埋入のため，顎骨の形態や解剖学的構造物を正確に術前に把握する必要性が生じ，CT 検査が行われるようになった．特に 1990 年以降，現在のインプラント治療は審美的要求を満たすため，最終補綴主導のいわゆる "top down treatment" が主流になっている．インプラントの術前 CT 検査もともに進歩し，"top down treatment" を正確に施行できるようなシミュレーションソフトやナビゲーションシステムが開発されてきた．現在，正解な術前 CT による画像診断はインプラント治療を成功に導く必要条件といっても過言ではない[3]．

近年，インプラント治療の 10 年残存率は 93％といわれている．義歯，ブリッジの 10 年残存率はそれぞれ 50％，90％であり，インプラント治療は他の欠損補綴治療と比較しても高い残存率を示している[3]．

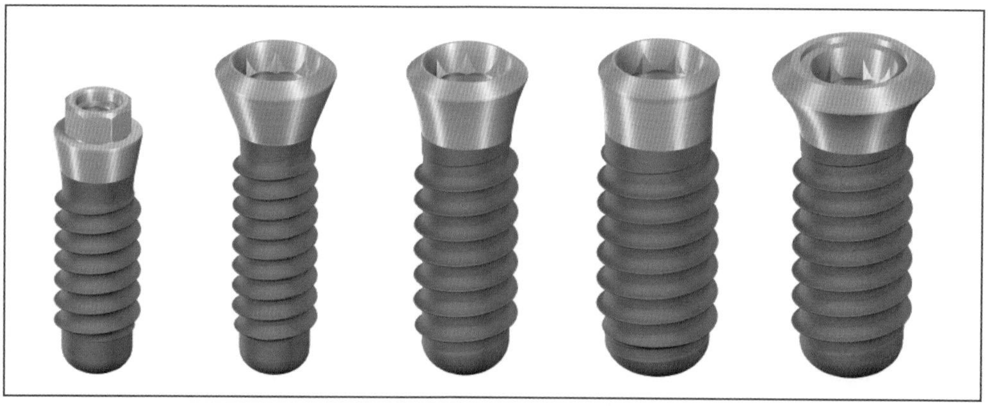

図 8-2 口腔インプラントの種類
チタンのシリンダータイプが主流である．1980年以降，スウエーデンの Branemark がチタンインプラントの開発による osseointegration の概念を確立してから，現在までこの手法が踏襲されている．

現代のインプラント治療は，1) top down treatment（骨造成術などを含む）の実践，2) 治療期間の短縮化，患者負担の軽減，3) リスクファクターの明確化，4) 審美性の追求，5) 医療安全を満たすことが求められており，これらの実践には CT による正確な画像診断が必要である[3]．

b. インプラントの埋入手順

一次手術にて顎骨の適正な位置にインプラントを埋入し，その後，顎骨内でいわゆるチタンと骨が結合する osseointegration が得られた後に，二次手術にて上部構造物を装着し，最終補綴物装着，そしてその後のインプラント維持のためのメインテナンスとなる（図 8-3）．インプラント埋入は抜歯後の即時埋入，早期埋入，通常埋入と，抜歯後の埋入時期により分類されるが，顎骨の抜歯窩治癒後に埋入する方法が最も一般的である[6]．

c. インプラント埋入計画への基本的事項：インプラント埋入時の歯槽骨の頰舌的幅径とインプラント間の間隔の基本

本邦で最も使用頻度の高い口腔インプラントの大きさは，径 4 mm 前後，長さ 10 mm 前後である[6]．太さ 4 mm 前後，長さ 10 mm 前後のインプラントが，下顎管や上顎洞および鼻腔と適切な位置関係を保ちながら，顎骨に埋入されるイメージをもつことが口腔インプラントの画像診断時には肝要である．

インプラント周囲には，頰舌的に最低 1 mm は顎骨を確保する必要がある[6]．よって図 8-4 に示すように，たとえばインプラント径が 4.1 mm のものを使用するのであれば，最低 6.1 mm 以上の歯槽骨の頰舌的厚さが必要である．また近遠心の位置関係として，チタンインプラント体間の間隔は最低 3 mm，チタンインプラント体と天然歯との間隔は最低 2 mm を確保した設計をする（図 8-5）．これらはインプラント長期安定のために必要な基本設計である[6]．

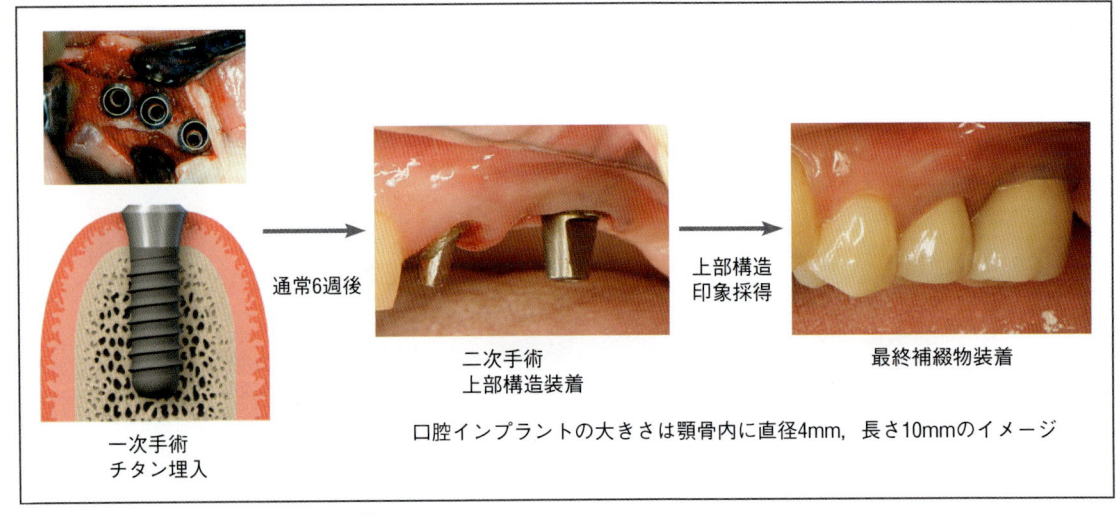

図 8-3　口腔インプラントの埋入手順
チタン埋入後，いわゆる osseointegration（チタンと骨が光学顕微鏡レベルで直接的に一体化した状態）を得て，上部構造を装着する．通常，2段階の手術をする．

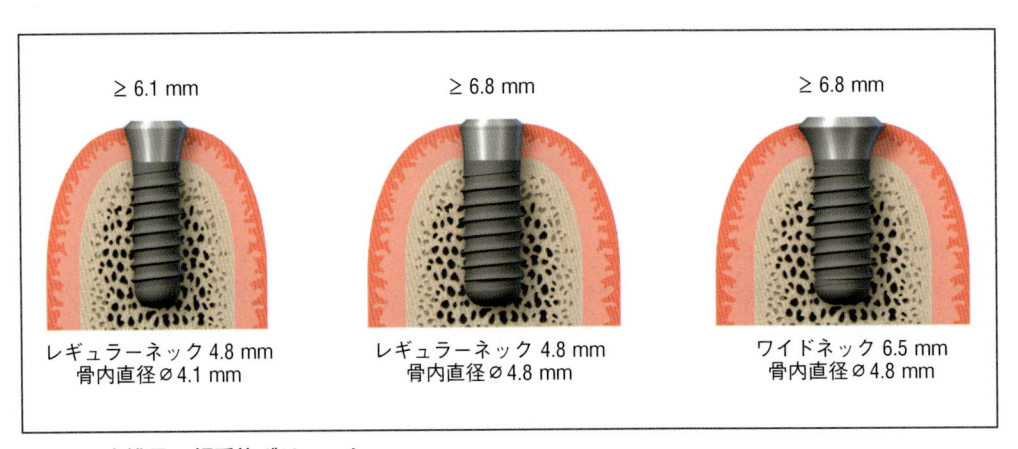

図 8-4　歯槽骨の頰舌的ボリューム
基本：チタン周囲に最低 1 mm は顎骨を確保する．

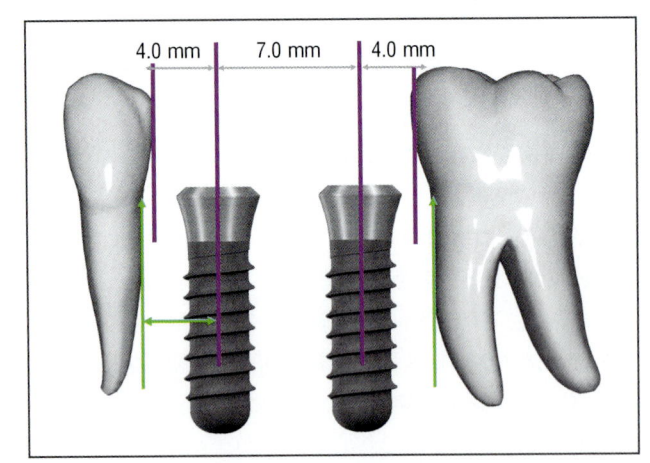

図 8-5　インプラントスペースの基本
インプラント体間はネック部で最低 3 mm 離す，天然歯とはその根面よりネック部で最低 2 mm 離して埋入する．すなわち，直径が 4 mm のインプラントの場合，その中心間は 7.0 mm，天然歯の根面からは約 4 mm 離して埋入する．

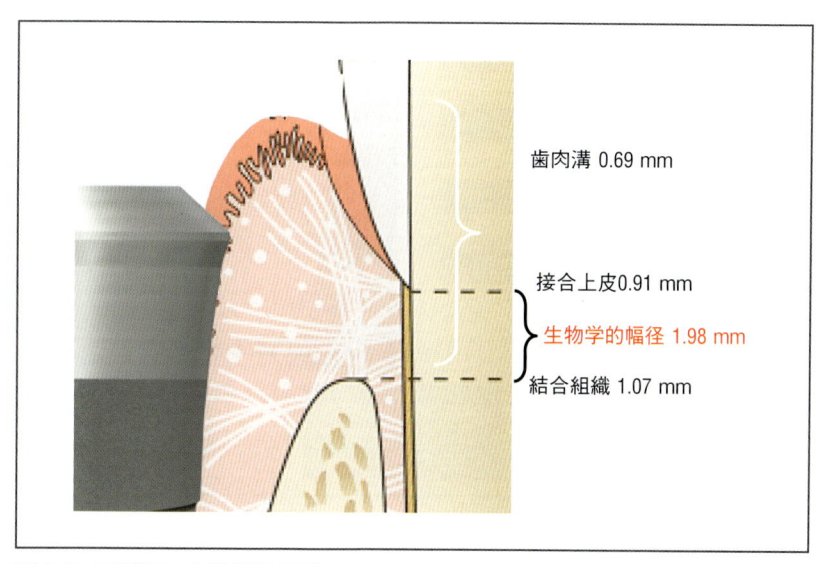

図 8-6 天然歯の生物学的幅径
ヒト天然歯の生物学的幅径は 2 mm 程度である．

d. 画像診断医が知っておくべきインプラントと天然歯の生物学的幅径

　口腔インプラントは，通常の天然歯のような生物学的幅径が存在しないことを画像診断医は知っておくべきである（図 8-6, 7）．天然歯は歯肉溝（歯周ポケット）を介し，歯の周囲に接合上皮と結合組織をもつため，細菌の侵入を防いでいるが，口腔インプラントには生物学的幅径が存在しないため，インプラント粘膜炎やインプラント周囲炎に罹患すると，急速に顎骨に細菌が侵入し，炎症が顎骨内に波及する[6]．

e. 画像診断医が知っておくべき顎骨の骨造成

　本邦のインプラント希望患者の上顎臼歯部の平均残存歯槽骨は，高径が 7 mm 前後である．そのため，長さ 10 mm のインプラント埋入のためには上顎洞底部までの歯槽骨高径が不足する症例が圧倒的に多い．そのためインプラント埋入に不足する骨高径を上顎で確保するために，上顎洞底挙上術であるサイナスリフト（インプラント体を埋入するために行う側方開窓術による洞底部の骨造成）や，ソケットリフト（インプラント体を埋入するために行う歯槽頂アプローチによる骨造成）などによる上顎洞底部の骨造成術が行われる（図 8-8）．
　これらの手技は，インプラント体を埋入するために行う術式であり，上顎洞底の Schneider（シュナイダー）膜を破らずに挙上し，同部に骨を補塡し，インプラント維持のための骨高径を確保する方法である[6]（図 8-9）．
　画像診断時には，サイナスリフトやソケットリフトを困難とする 1) 上顎洞隔壁の有無や 2) 位置，および 3) 上顎洞炎の有無の評価が大切である[7]．

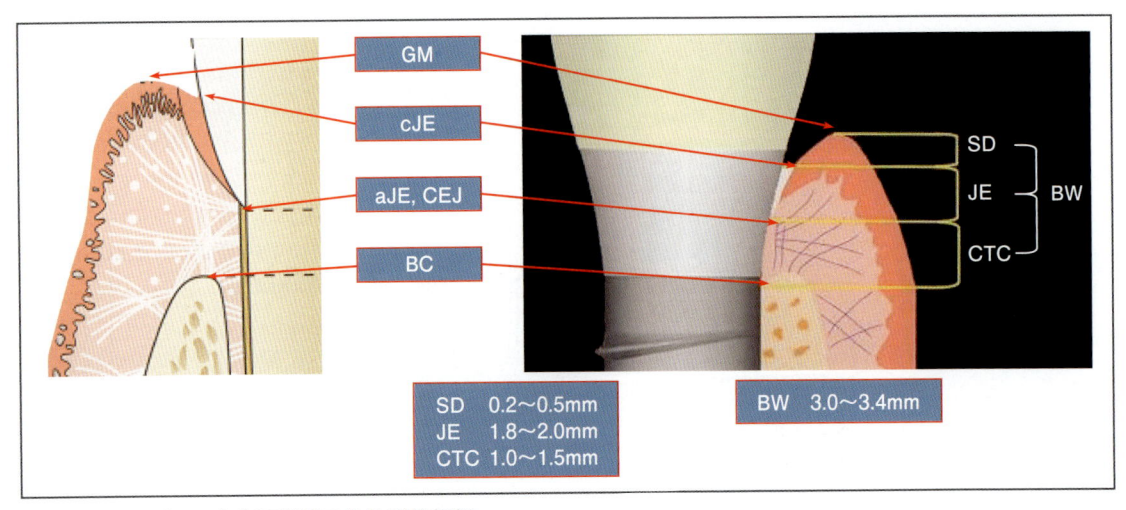

図 8-7　インプラントと天然歯の生物学的幅径
口腔インプラントには天然歯のような生物学的幅径が存在しない．
GM：gingival margin（歯肉辺縁），cJE：coronaly junctional epithelium（歯冠側接合上皮），aJE：apically junctional epithelium（歯根側接合上皮），CEJ：cement enamel junction（セメントエナメル境），BC：bone contact（歯槽骨頂），SD：sulcular depth（歯肉溝），JE：junctional epithelium（接合上皮），CTC：connective tissue contact（結合組織付着），BW：biologic width（生物学的幅径）

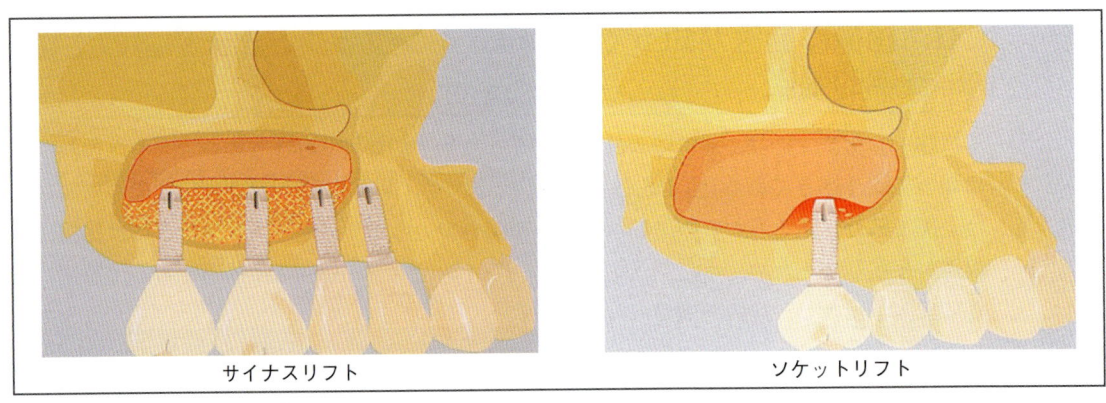

図 8-8　上顎埋入時の骨造成
日本人の上顎大臼歯の欠損顎堤は高径が 7 mm 前後である．そのため何らかの骨造成をする必要がある．その時は顎動脈の分枝の後上歯槽動脈の走行に注意する．（Jensen OT（ed）：The sinus bone graft, 2 ed. Chicago：Quintessence publishing, 1999. より許可を得て転載）

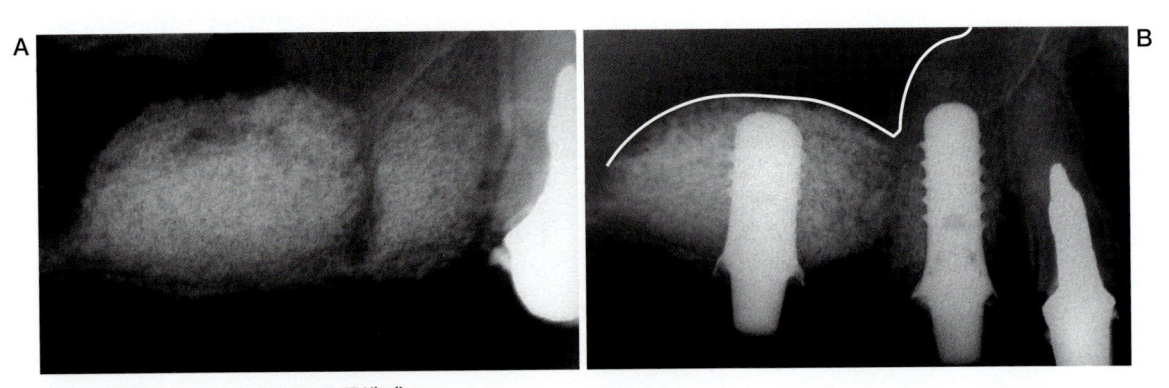

図 8-9　サイナスリフトによる骨造成
単純X線写真　A：骨造成前，B：骨造成後のインプラント埋入　サイナスリフトにより臼歯部にインプラント埋入が可能となった．白線は骨造成後の上顎洞底縁のラインを示す．

8.2 CTを中心としたインプラント臨床に必要な画像検査のポイント

a. CTを用いたインプラント治療の流れ

CTを用いたインプラント治療の流れを図8-10に示す．

依頼医は，最終補綴物をイメージした診断用テンプレートを用いてCT検査を行う必要がある．近年ではCT検査後，コンピュータ上でシミュレーションし，CAD/CAM(computer-aided design/computer-aided manufacturing：コンピュータ支援設計/製造)による，ガイドサージェリーの計画を行う方法もあるが，いまだ一般的ではないため，本稿ではCT検査時に診断用テンプレートを用いる手順を示す．

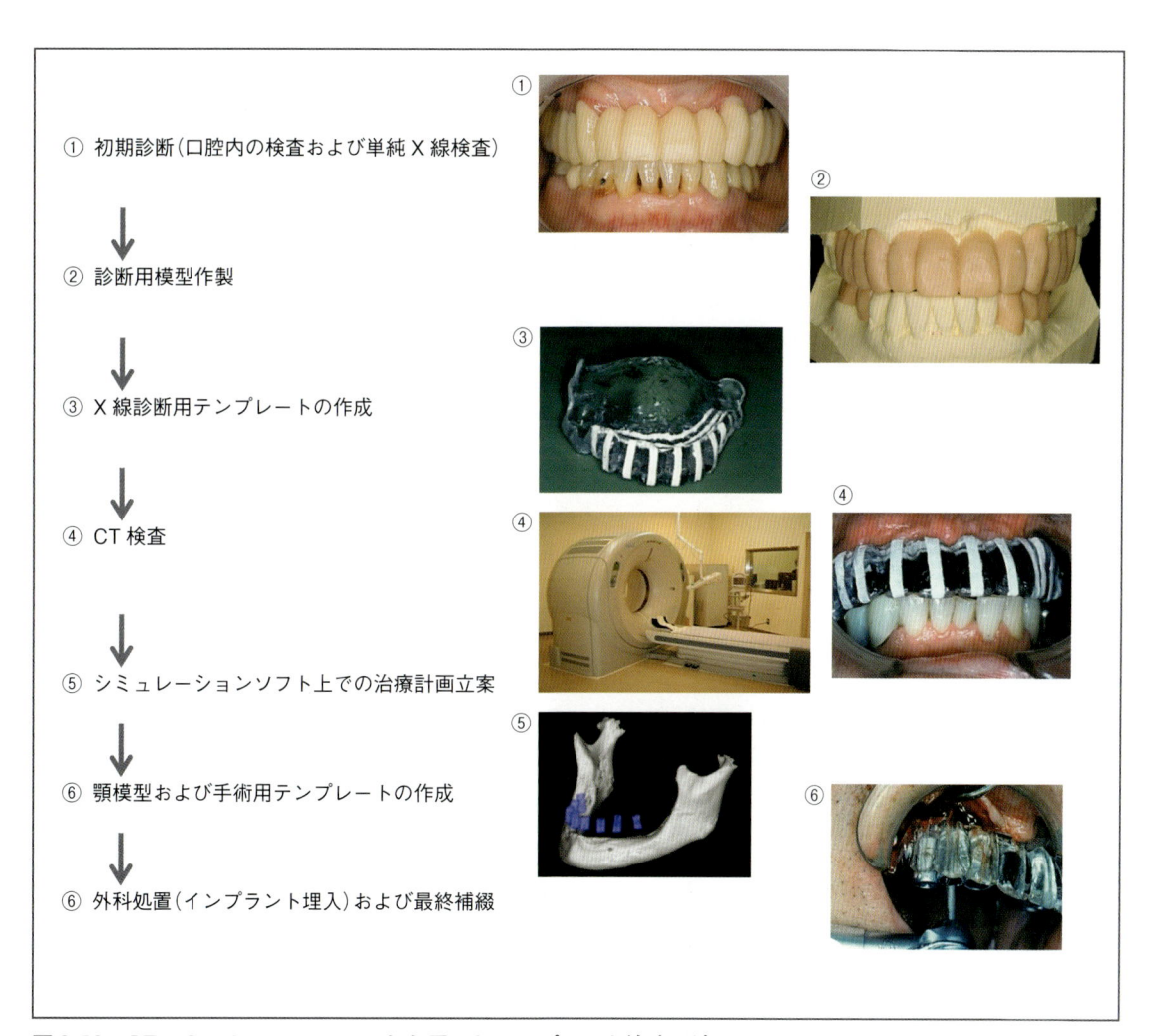

① 初期診断（口腔内の検査および単純X線検査）
↓
② 診断用模型作製
↓
③ X線診断用テンプレートの作成
↓
④ CT検査
↓
⑤ シミュレーションソフト上での治療計画立案
↓
⑥ 顎模型および手術用テンプレートの作成
↓
⑥ 外科処置（インプラント埋入）および最終補綴

図8-10 CTシミュレーションソフトを用いたインプラント治療の流れ

b. 診断用テンプレートを用いたインプラント CT 検査

1) 外科処置時の埋入位置確認，2) 審美や咬合のリハビリテーションのため，最終補綴物の状態から位置，方向を決定するために，CT 撮影時に診断用テンプレートを用いる（図 8-11）．

CT 検査は，依頼歯科医が最終補綴物をイメージした診断用テンプレートを装着したまま撮影を行う．CT 検査時に，テンプレート装着位置を間違えない，また，咬合時に歪まない診断用テンプレートを用いることも，インプラント成功に欠かせない要因であり，CT 検査時に知っておく必要がある[6]．

その後，シミュレーションを用いて治療計画を立案し，顎骨への埋入手術時の外科用テンプレートに移行し，インプラント埋入外科処置，そしてチタンと骨が結合する osseointegration を経て，最終補綴物装着となる．現在では術前の治療計画の具現化，手術時の事故回避や患者説明のため，CT データを用いて光造型モデルを作成することも行われている．

c. インプラント CT 検査上のポイント

いかに口腔内の金属アーチファクトを避けるかが，重要である．撮影領域に金属の入る範囲をできるだけ小さくするために咬合平面に沿って，できるだけ薄いスライスで撮影し，再構成画像を用いて診断を行う[3]．

MDCT と CBCT の比較およびインプラント治療への応用

依頼医からの歯科用 CT（cone-beam CT：CBCT）と全身用 CT（MDCT）の選択などにかかわる問い合わせについては，両者の利点・欠点を熟知し対応する必要があるが，通常のインプラント治療のため CT では被曝量を除いて問題はなく，双方で検査可能である．歯科用 CT と全身用 CT の比較を示す（表 8-1）．MDCT では骨表示画像を中心に読影する．軟組織画像はインプラント術前の画像診断で重要な骨の計測には不適である．必ず骨条件表示を用いて，計測およびシミュレーションを行う．

骨条件表示にて 3 次元方向から評価することが重要である．顎骨の曲線に合わせた縦断像である cross sectional（クロスカット）画像がインプラント埋入の評価に最も有用である[3]．

d. インプラント画像診断の目的

インプラント術前の画像診断の目的はおもに 3 つである．1) 顎骨の骨量，骨質の検査，2) インプラント治療の障害となる疾患の診断，3) インフォームドコンセント取得時の患者への説明の補助，であり，これらを踏まえて読影する必要がある[3]（BOX 8-1）．

図 8-11 診断用テンプレート（インプラント CT 検査用）

埋入位置の確認のため，CT 撮影時に診断用テンプレートを装着して CT を撮影する．診断用テンプレートは，1) 埋入時の外科的処置のため，2) 最終補綴物の状態から位置，方向を決定するため（審美，咬合のリハビリテーション），3) 最終補綴主導治療の実践のために使用する．

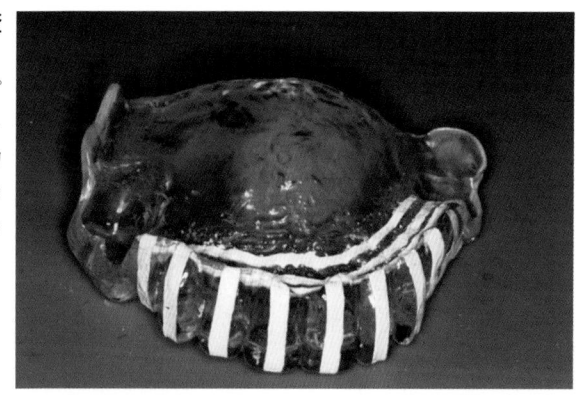

表 8-1 インプラント治療における MDCT と CBCT の比較

	全身用 CT（MDCT）	歯科用 CT（CBCT）
軟組織の描出	○	△
硬組織の描出	○	◎
コントラスト分解能	○	△ 正確な CT 値は出ない
空間分解能	○ 0.3 mm×0.3 mm×0.3 mm	◎ 0.1 mm×0.1 mm×0.1 mm
撮影時間	◎	○ or △
被曝線量	大	小 （ただし，大照射野ではほとんど被曝が変わらなくなることに注意）
装置の大きさ	大	小

◎：とても優れている，○：優れている，△：やや劣る．

Box 8-1　インプラント画像診断の目的

1) 顎骨の骨量，骨質の検査
2) インプラント治療の障害となる疾患のサーベイ
3) インプラント治療へのインフォームドコンセントへの利用

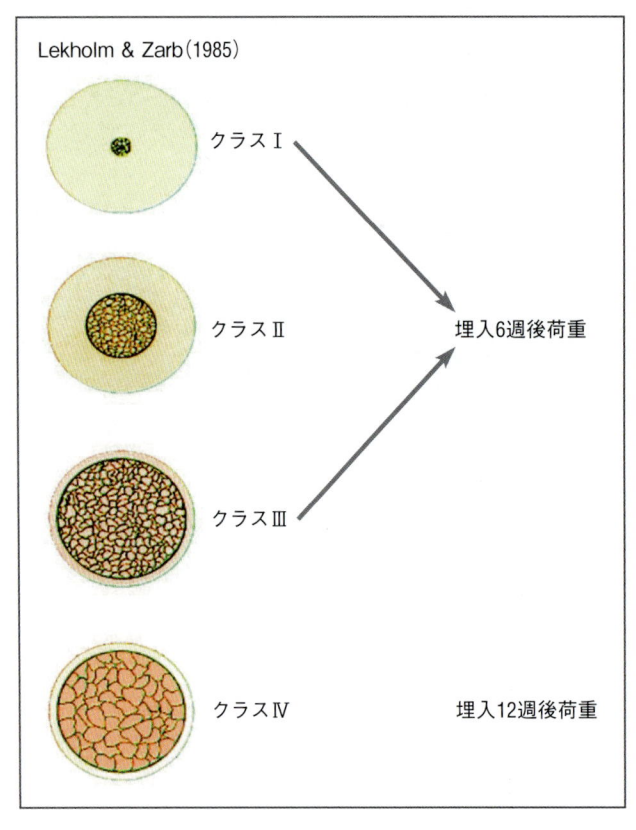

図 8-12　骨質の分類と荷重時期
クラスⅠ～Ⅳの説明は本文を参照．2年～5年のフォローアップで，99％以上のインプラント残存率が得られる．（文献8）より改変）

e. インプラント画像診断による骨質評価：欠損部顎堤の骨質

　インプラント治療前に有用な骨質検査については，いまだ明確な解答が得られていない．
　欠損部顎堤の骨質検査は主観を伴う方法だが，LekholmとZarbの分類が有名[8]で，20年以上経過した今でも引用されている．これは単純X線検査を用いて，骨質を4つに分類する方法である（図8-12）．通常，クラスⅡやクラスⅢがインプラント治療に適するとされ，皮質骨のようなクラスⅠでは埋入時に熱を発生させるため，最適な骨とは言いがたく，埋入後6週後の二次手術が推奨されている．また，クラスⅣは皮質骨も薄く，骨量も疎な状態であり，埋入後12週以上後の二次手術が推奨されている．下顎骨下縁皮質骨の状態が予後判定に有効とされている報告もある[9]．さらに，CT値による骨質分類もなされ，CT値は骨密度をほぼ反映しているとの報告もあるが，現時点でインプラント治療における骨質をCTですべて表現することは困難とされている[10〜12]（図8-13）．今後，長期にわたる経過症例も含め，骨質評価についてはさらなる研究が待たれるところである．

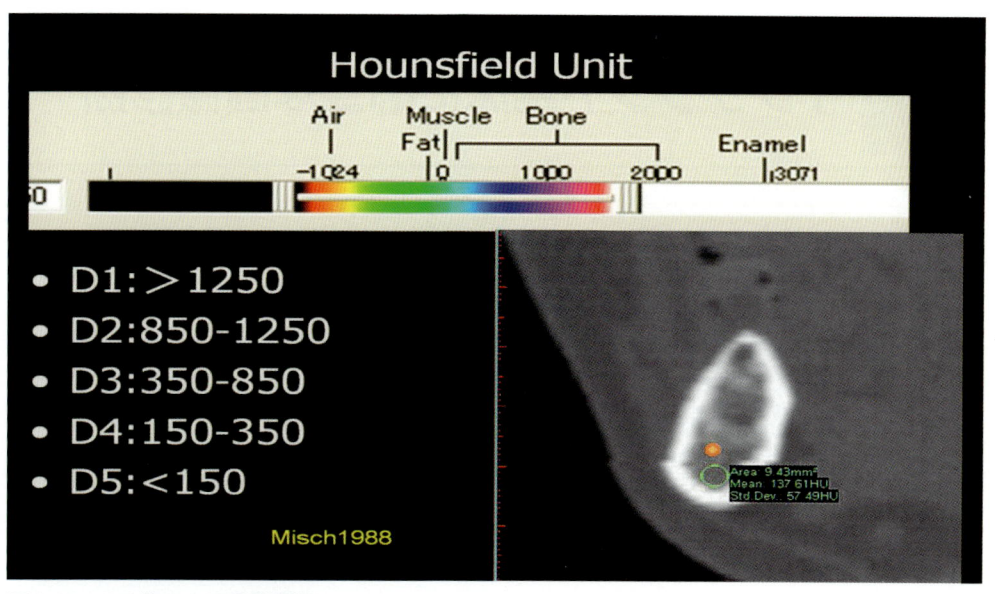

図 8-13 CT 値による骨質評価
D1〜D5：CT 値 1250 以上は骨質 D1（硬い皮質骨）に分類される．850〜1250 は骨質 D2（硬い皮質骨に包まれた密度の高い海綿骨）に分類される．350〜850 は骨質 D3（中等度の皮質骨に包まれた海綿骨）に分類される．150〜350 は骨質 D4（薄い皮質骨に包まれた粗な海綿骨）に分類される．150 以下は骨質 D5（皮質骨のない海綿骨）．Hounsfield 値（CT 値）は水を 0 としたときの各組織の値である．骨組織はおおむね 1000 周囲であるが，Misch はさらに詳細に骨質分類との相関関係を表した．

f. 骨の緻密度の低い，または高い骨へのインプラント治療の注意点

　骨の緻密度の低い骨はインプラントの初期固定が遅い傾向がある．代表的な例が骨粗鬆症だが，近年では骨粗鬆症はインプラント治療の積極的なリスクファクターではない．しかし，骨粗鬆症は骨をつくる能力が通常より低いため，二次手術への時間的配慮の必要がある．また，骨粗鬆症でビスホスホネート製剤の投与を受けている患者では，インプラント治療時に骨壊死などの障害を発生する頻度が高いため，投与期間や製剤の種類などについての術前の問診に注意を要する．

　一方，骨の緻密度の高すぎる骨は，骨削時に発熱の可能性が高く，血液供給が困難で，逆に osseointegration が得られにくく，予後不良なことがある[3]．

8.3 インプラント臨床に必要な画像診断

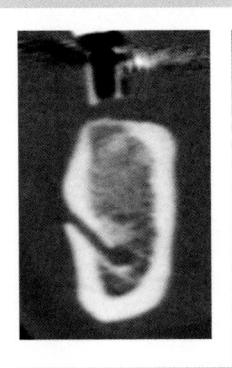

　上下顎の正常CT像を示す(図8-14, 15)．インプラント臨床にはCTでの画像診断は不可欠である．避けるべき神経，脈管も含め，顎骨の正常像を十分把握して治療に臨む必要がある．

a. CT検査時の読影ポイント

　インプラント治療におけるCTの利点を示す(BOX 8-2)．歯槽頂部の吸収の程度，歯槽骨の高径および骨幅を評価することが重要である．

1）欠損部顎堤の形態

　十分な頰舌的な幅があるかどうか(インプラント周囲に最低1 mmの骨幅をもつ)，下顎管，上顎洞，鼻腔などと余裕をもった位置関係であるかどうか(下顎管からは最低2 mm離す)(図8-16)について評価することが重要である．特に，下顎では下歯槽神経損傷の危険について十分注意する必要がある．また，インプラントの顎骨の舌側への穿孔および埋入時の舌およびオトガイ動静脈の損傷の危険性を考慮した読影を行う[3]．

2）皮質骨の厚さ

　特に上顎の症例では，審美面での配慮が必要である．そのため前歯の審美面のカギとなる唇側の皮質骨の有無がインプラント維持のために重要である．また，インプラント埋入部位の歯槽頂の皮質骨が存在するほど，インプラント埋入時にインプラント初期固定が容易になる．そのため，CTによる縦断像(cross sectional画像)は歯槽頂の皮質骨の有無の診断に有用である．

Box 8-2　インプラント治療におけるCTの利点

1）単純X線撮影では得られない，3次元情報が得られる．
　　→下顎管，上顎洞底の位置が正確にわかる．
　　→インプラント体の太さ，長さの決定に有用である．
2）単純X線撮影では得られなかった情報が検出できる．
　　→抜歯窩，皮質骨の欠損の検出
　　→骨粗鬆症，上顎洞炎，その他の疾患の検出
3）患者へのインプラントの説明に有用である．

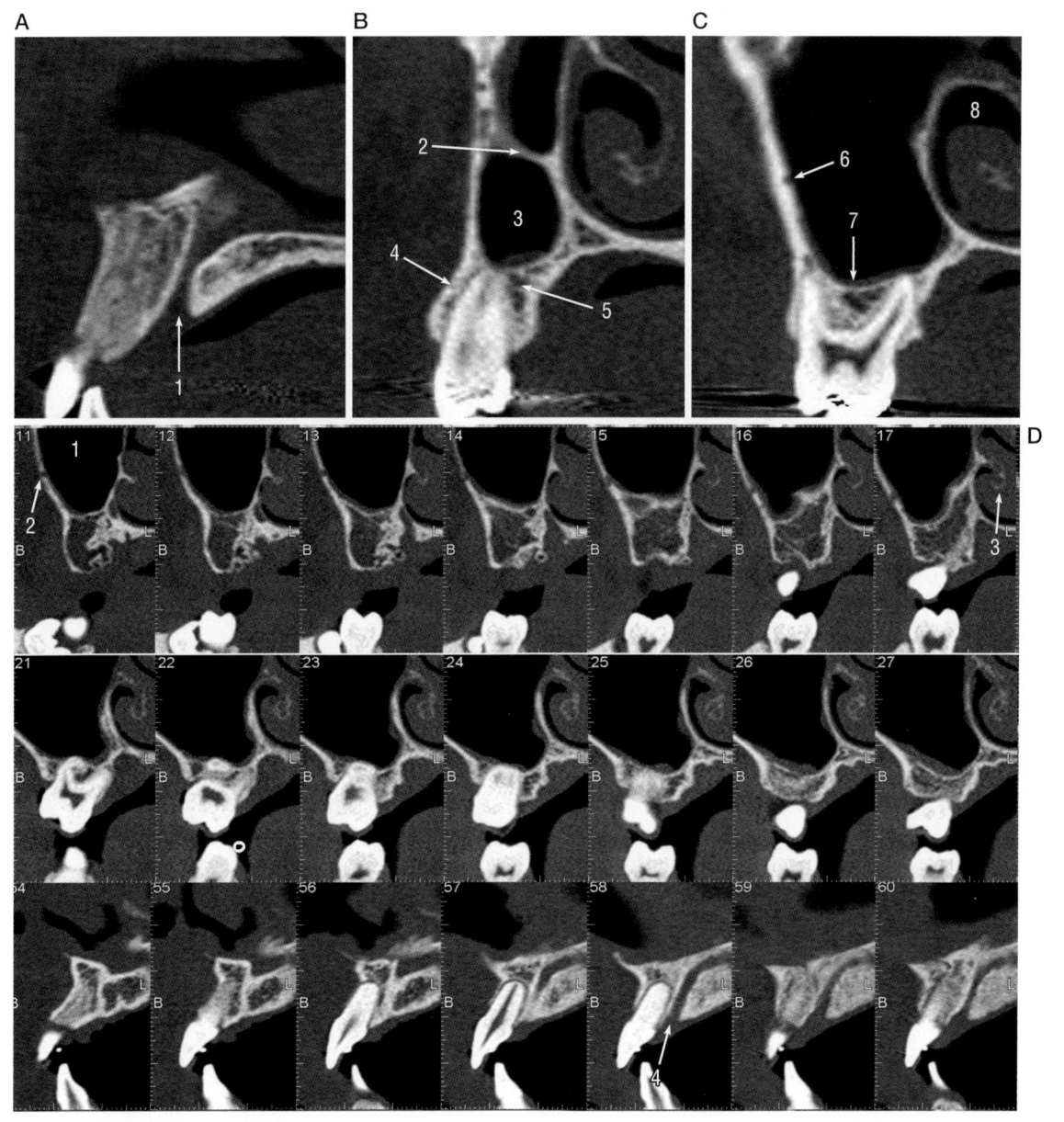

図8-14 上顎の正常CT像

A〜C：上顎のCT cross sectional画像（骨条件） 1：鼻口蓋管，2：上顎洞隔壁，3：上顎洞，4：皮質骨，5：海綿骨，6：後上歯槽動脈，7：上顎洞底，8：鼻腔．D：上顎骨のcross sectional画像（上顎前歯部から臼歯部）
1：上顎洞 2：後上歯槽動脈 3：下鼻甲介 4：鼻口蓋管．

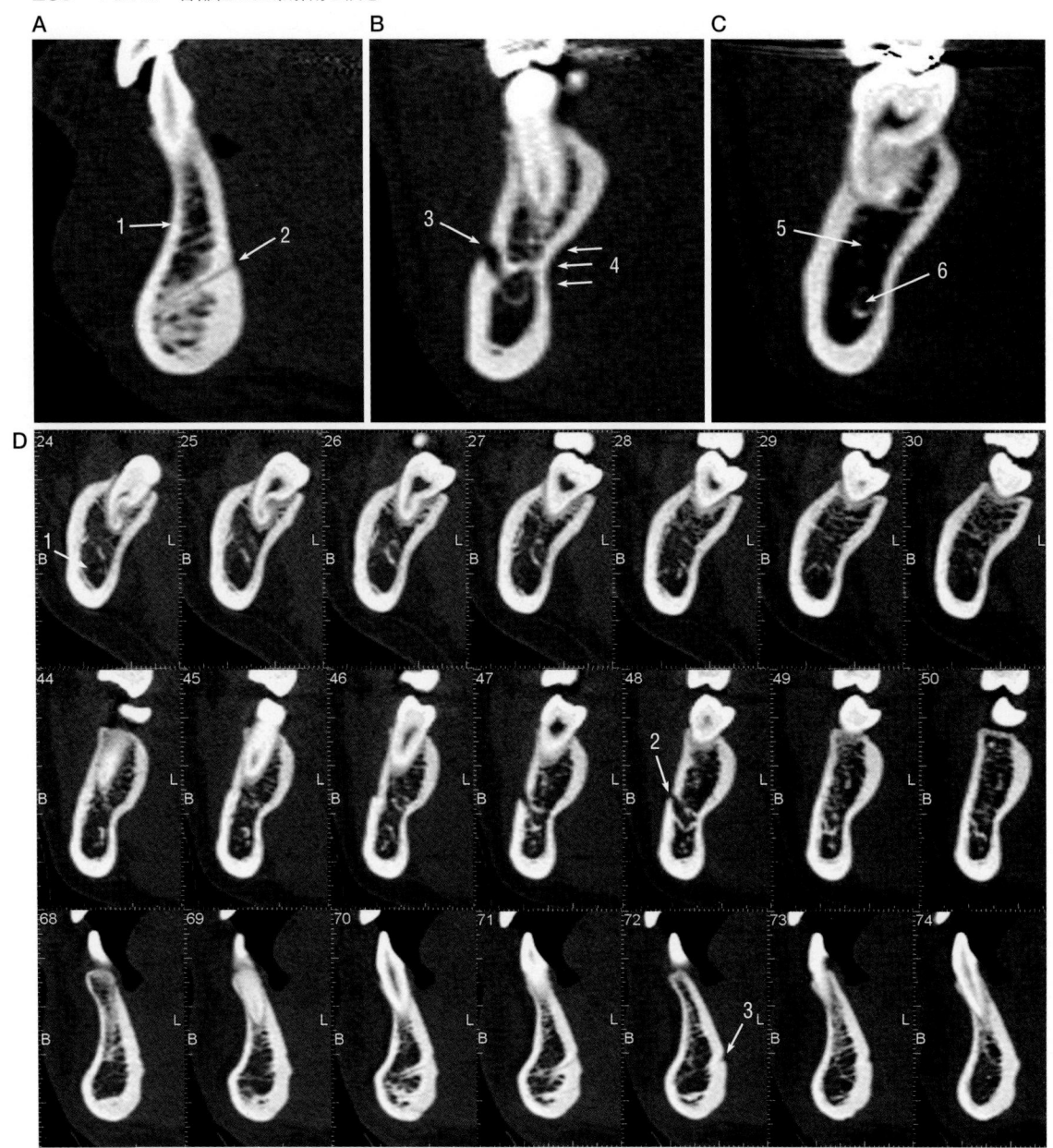

図 8-15 下顎の正常 CT 像
A〜C：下顎の CT cross sectional 画像（骨条件） 1：皮質骨，2：オトガイ棘孔，3：オトガイ孔，4：舌下腺窩，5：海綿骨，6：下顎管． D：下顎の cross sectional 画像（下顎前歯部から臼歯部） 1：下顎管，2：オトガイ孔，3：舌孔．

図 8-16 下顎管との距離
1) 下顎管から最低 2 mm 離す設計. 2) オトガイ孔からは近心方向は 5 mm 離す設計が必要である. 特にオトガイ孔からの解剖学的な折り返しに注意して埋入の設計をする.

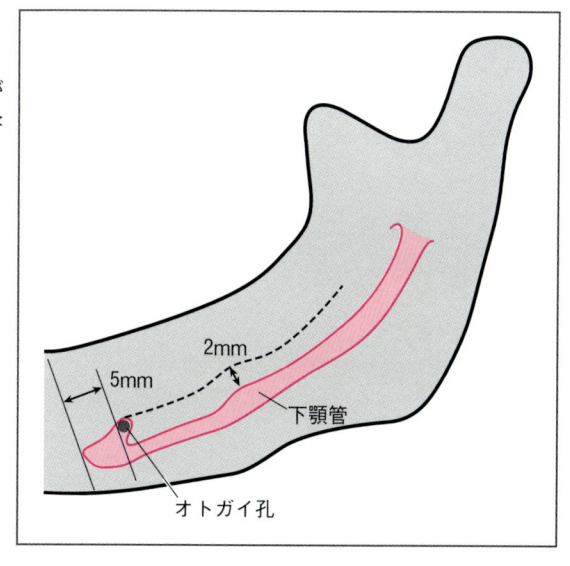

b. 下顎のインプラント埋入の注意点(特に下顎に注意)

下顎のインプラント埋入の際, 1) 下顎管からインプラントは最低 2 mm 離す, 2) オトガイ孔から近心方向は最低 5 mm 離す(ループ状の折り返しを考慮)ことが重要である(図 8-16). 顎骨の成長が終了した, 成人の顎骨ではオトガイ孔からの下歯槽神経のループ状の折り返しがある. インプラント埋入時に下顎管やオトガイ孔の神経, 脈管を損傷しないように十分注意する必要がある[3](図 8-17).

c. インプラント術前 CT 画像において注意する解剖構造

1) 下顎骨のインプラント術前 CT 画像

下顎は, 下歯槽管本体の損傷および下歯槽神経の分枝となる臼後管, 切歯管および副オトガイ孔の位置に注意する(BOX 8-3). CT 連続画像にて下顎管と変わらない太さの臼後管, 切歯管損傷は止血困難となるので, 十分配慮するように画像診断時に指摘することが肝要である[4](図 8-18, 19).

2) 上顎骨のインプラント術前 CT 画像

上顎は, 顎動脈の分枝である後上歯槽動脈の走行に注意し, 損傷に十分注意する. 後上歯槽動脈は小児では軟組織に分布し, 成人は上顎歯槽骨の下方 1/3 を走行し, 無歯顎は歯槽骨の吸収を伴うため, 上顎骨の下方 1/3 よりもさらに下方を走行することがある(図 8-20). CT 冠状断像にてこれら走行を十分注意して, 画像診断する. サイナスリフトなどの骨造成は後上歯槽動脈の下方で処理し, 損傷に十分留意するよう画像診断時に指摘することが肝要である.

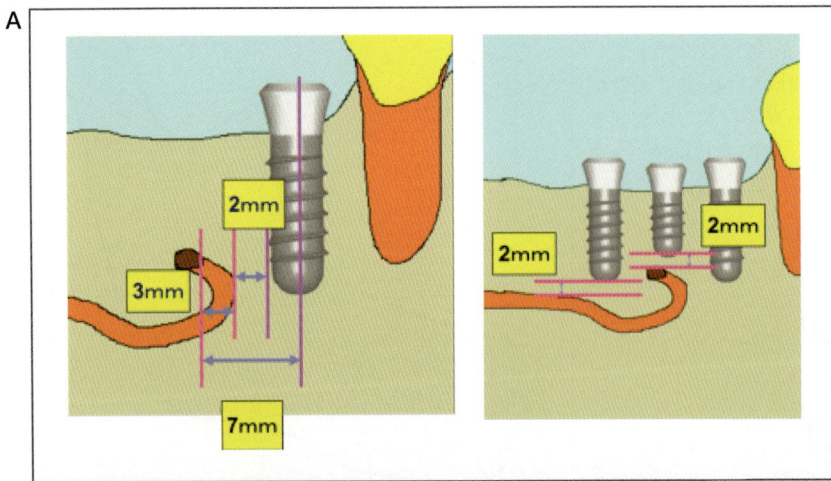

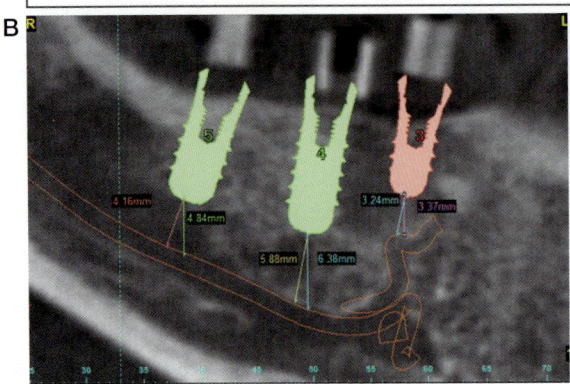

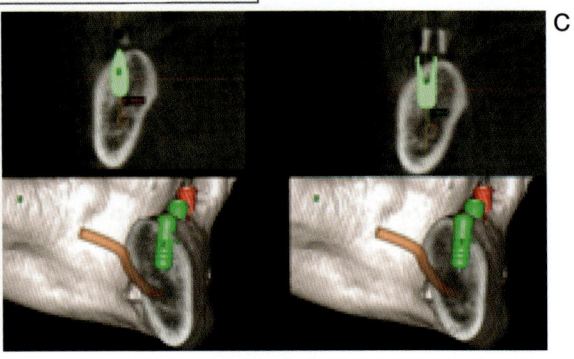

図 8-17　オトガイ孔のループと CT シミュレーション
A：下歯槽神経とインプラントの関係，B,C：診断用ソフトによる詳細な治療計画と計測の必要性（B：矢状断面，C：縦断面）　CT シミュレーションにより，下顎管やオトガイ孔からの距離測定と治療計画立案を行う．

Box 8-3　インプラント埋入時の解剖学的留意事項

1) 上顎
   - 鼻腔，上顎洞との適切な位置関係
   - 上行歯槽動脈の走行や位置の確認
   - 上顎洞炎の有無
   - 自然孔閉塞の有無

2) 下顎
   - 下顎管との適切な位置関係（最低 2 mm 離す）
   - オトガイ孔の近心 5 mm は埋入を避ける．
   - 舌側への穿孔に要注意．

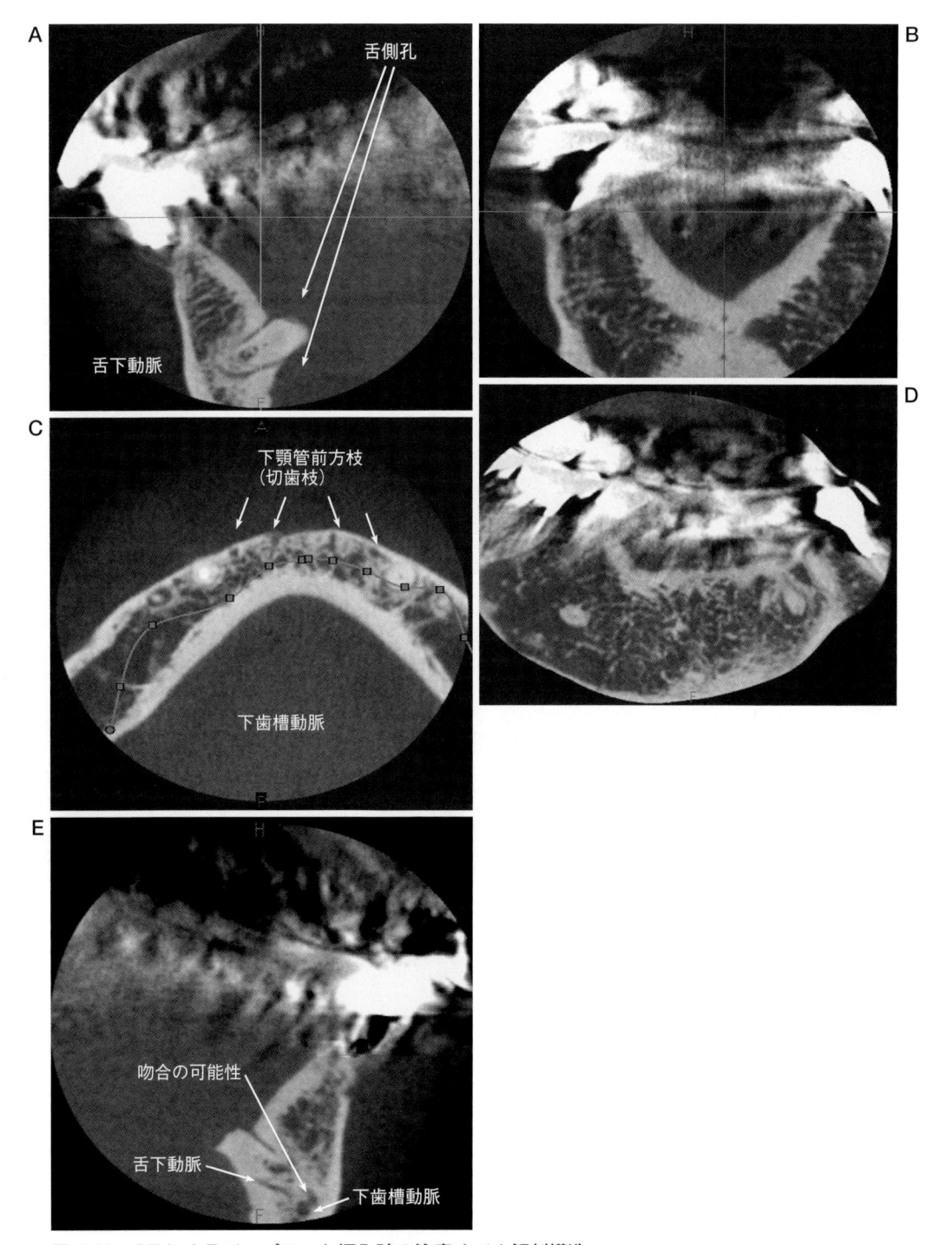

図8-18 CTによるインプラント埋入時の注意すべき解剖構造
CT(骨条件) A：矢状断像，B：冠状断像，C：横断像，D：冠状断像，E：矢状断像 下歯槽動脈の分枝である切歯枝と舌側孔より入ってきている舌下動脈が吻合している可能性がある．

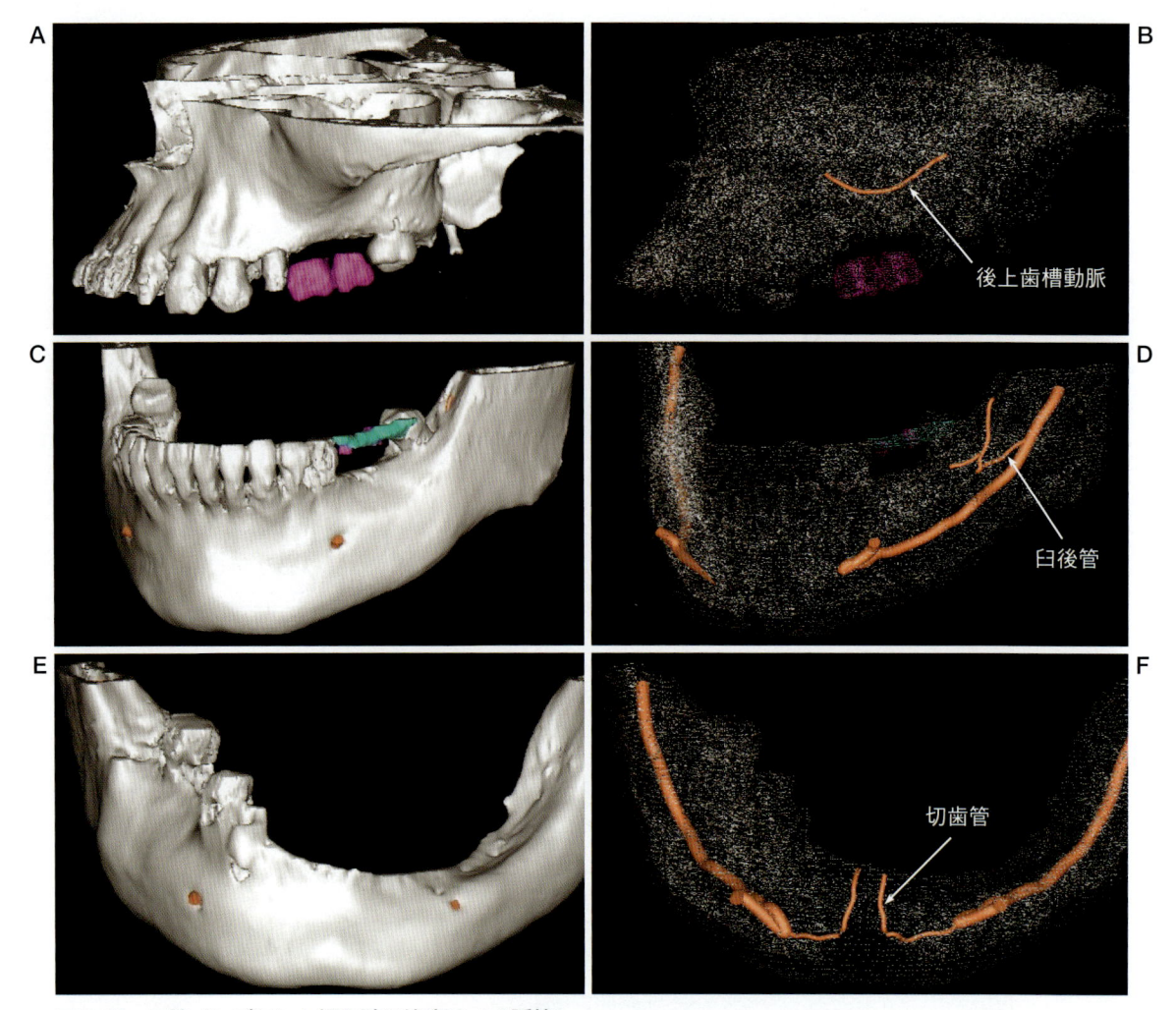

図 8-19 口腔インプラント埋入時に注意すべき脈管
A, C, E：CT 3D 画像，B, D, F：3D 画像（骨を消去し，脈管のみ描出）　A, B：上顎　後上歯槽動脈に注意．C, D：下顎　臼後管に注意．E, F：下顎　切歯管に注意．これらの脈管が走行しているときは避けて埋入する．

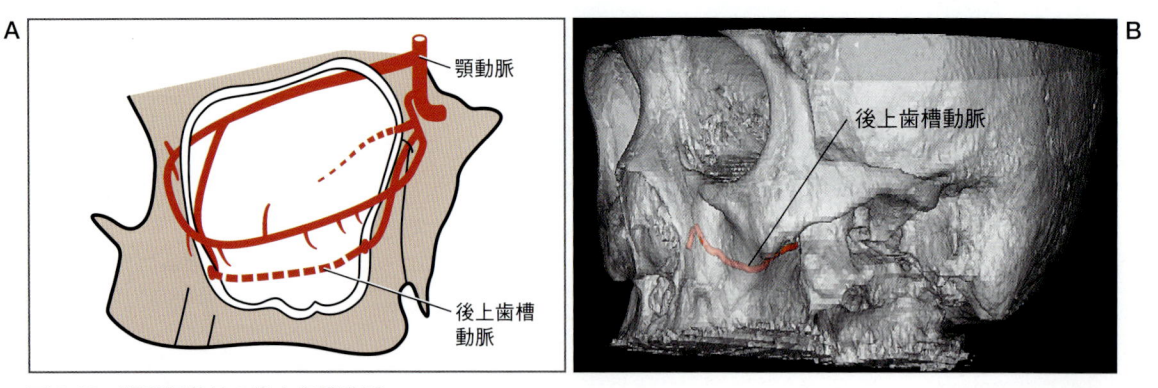

図 8-20 顎動脈分枝の後上歯槽動脈
A：後上歯槽動脈の走行，B：CT 3D 画像　上顎骨の下方 1/3 を走行する．小児は軟組織に分布する．無歯顎は歯槽堤近くなる．

8.4 インプラント臨床に必要な鑑別診断とリスクファクターとなる疾患

術後合併症を避けるために，インプラント術前検査時に指摘すべき疾患について述べる．

a. 放射線治療後の顎骨

放射線治療後の顎骨は，放射線性骨髄炎を発症する可能性があるので十分注意し，インプラント治療を行うか否かを検討する必要がある．頭頸部癌（特に上咽頭や中咽頭および口腔癌）の治療で，顎骨に直接 40 Gy 以上の放射線が照射をされた可能性のある顎骨は，インプラント治療を施行しないことが推奨される[3]．

b. 骨粗鬆症　osteoporosis

古くは禁忌とされていた骨粗鬆症は材料の進歩に伴い，近年では積極的なリスクファクターとはなっていない．しかしながら，骨をつくる能力が衰えているので，初期固定を得るまでの時間をやや長めにとるなどの配慮が必要である．また BP 製剤や薬剤の服用は骨髄炎のリスクファクターとなるので注意が必要である（「4. 下顎骨」の p. 125 参照）．

c. 炎症性疾患

上顎洞炎や骨髄炎などの炎症性疾患は，インプラント治療後にこれら炎症症状を増悪させる可能性があるので注意する必要がある．通常はこれら炎症性疾患の治療を優先し，その後にインプラント治療を行うことが推奨される．

8.5 CTシミュレーションのポイントとCTデータの取扱い

　インプラントCT検査にて頻用される画像とシミュレーション画像について述べる．撮影されたCTデータはDICOM処理され，インプラントシミュレーションソフトなどにて画像処理される[4]．そのうち，インプラントCT検査にて頻用される画像はMPR（multiplanar reconstruction）と3次元立体画像のおもに2つである（BOX 8-4）．特にMPRはインプラント臨床で最も用いられる顎骨のCT画像のひとつである（図8-21）．

MPR（multiplanar reconstruction）

　顎骨のボリュームデータをある平面で切り出した画像である．MPRは任意断面での切り出しが可能であり，特殊な機能として，切離面を変えながらその短軸に沿って次々と断面を作成された画像および分析するものを，いわゆるcross sectional画像あるいはクロスカット画像といい，インプラントCTでよく用いられる[10]．またCPR（curved planar reconstruction）はボリュームデータを曲面で切り出した画像で，よく用いられるものとして，インプラントCTシミュレーションでの再構成（図8-22, 23）によるパノラマ画像がある[4]．

　インプラントシミュレーションソフトは，骨造成時に必要な骨量も術前に正確に測定できるため，十分な術前シミュレーションを繰り返し，術中のリスクを回避できる（図8-24, 25）．インプラントシミュレーションソフトを使用することにより，1回のCT検査で得られたCTデータを繰り返し使用し，失敗のリスクをできるだけ低くすることができ，今後も推奨される方法である（BOX 8-5）．

最後に

　歯科医師国家試験出題基準に「インプラント」の用語が用いられ，現在ではインプラント治療は正しいインプラント教育を受けた歯科医師が施行する時代と国民が認識している．国民に誤解のない安全なインプラント治療に，CTを中心とした画像診断の応用は必要不可欠なものである．適切な画像診断を用いることで，臨床医の先生方がより安全にインプラント治療が行えることに少しでも役に立てば幸いである．

Box 8-4　インプラントCT像について

インプラントCTで用いられる画像は
1) 立体構築して表示する方法
2) 面で切り出して観察する方法

のおもに2種類が高頻度で使用されている．

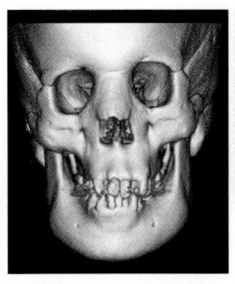

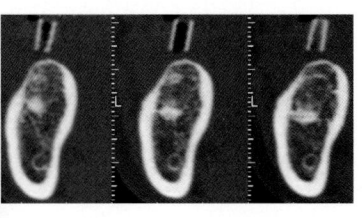

8. 口腔インプラントの画像診断　243

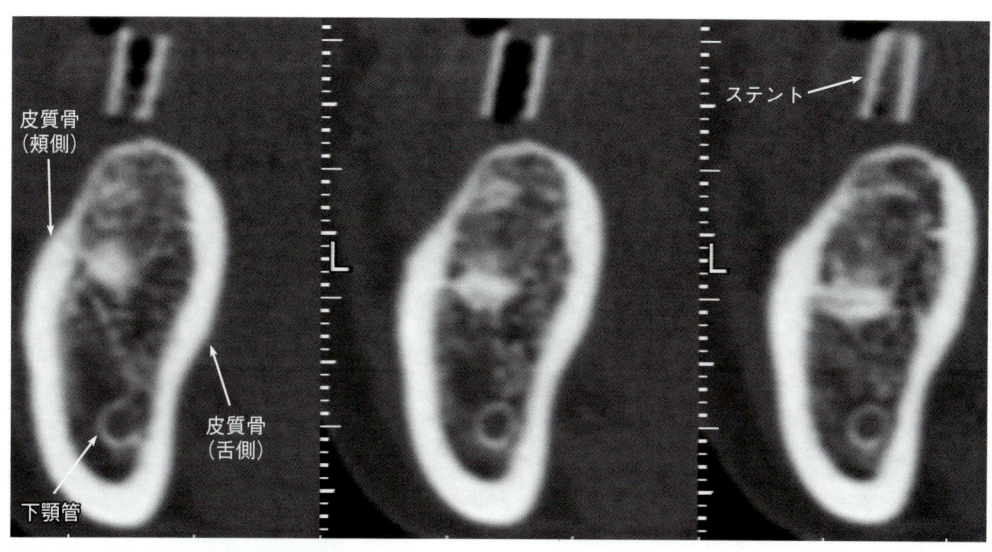

図 8-21　CBCT による MPR 画像
ボリュームデータをある平面で切り出した画像　任意断面での切り出しが可能である．cross sectional 画像またはクロスカット画像ともいう．

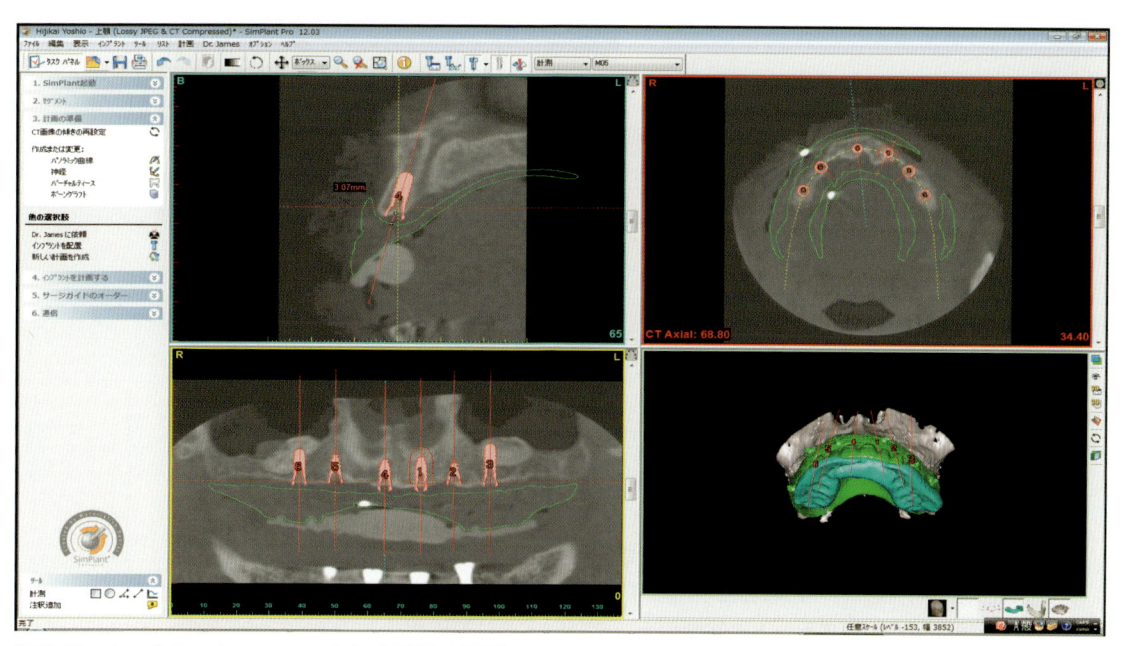

図 8-22　シュミレーションソフトによる治療計画
左上：矢状断像によるシミュレーション画像，右上：横断像によるシミュレーション画像，左下：パノラマ再構成画像によるシミュレーション画像，右下：3D 画像によるインプラント埋入位置のシミュレーション画像　矢状断シミュレーション画像(**左上**)にてインプラントの埋入角度と粘膜の厚みが確認できる．横断像(**右上**)ではインプラントショルダー間の距離が把握できる．パノラマ再構成画像(**左下**)ではインプラント位置と上顎洞および鼻腔との関係性が把握でき，なおかつインプラントの平行性も確認できる．

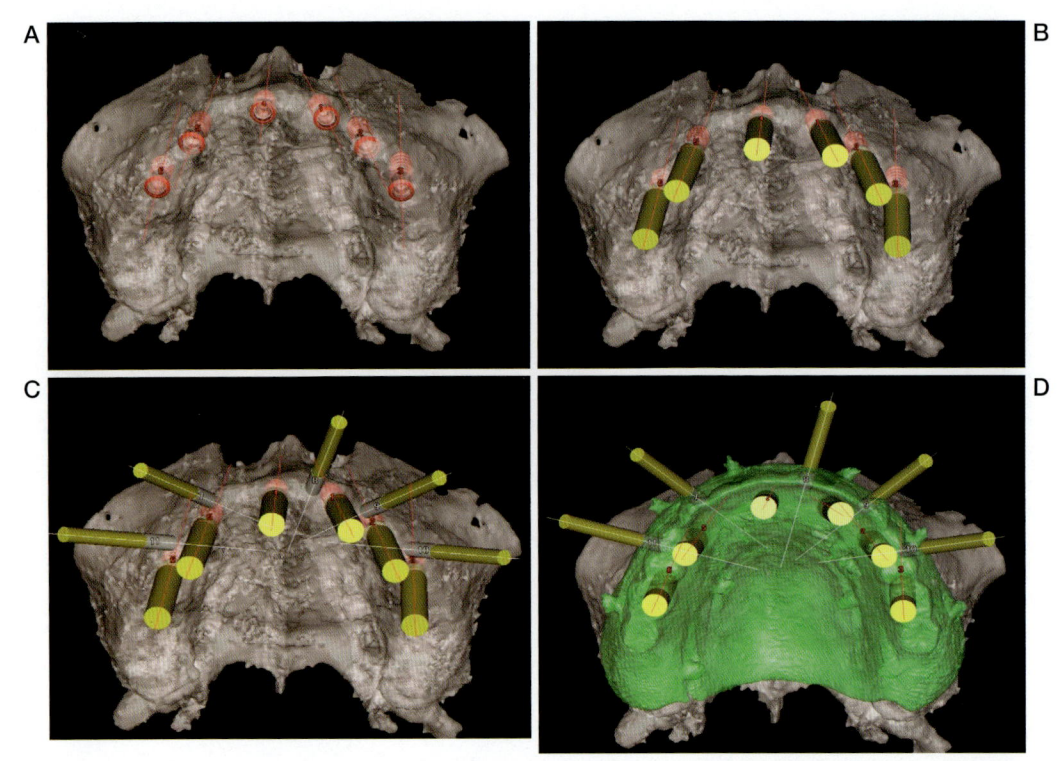

図 8-23　シュミレーションソフトによるインプラントの本数と方向性の治療計画立案（無歯顎症例）
A：3D 画像で確認するインプラントの配置状態．B：インプラントの埋入軸をシミュレーションして，上顎骨に対しての力学的な問題を起こす可能性があるインプラント配置を確認する．C：デジタルサージカルテンプレート作製のため側方の固定ピンの位置を決定する．D：最終補綴の位置とインプラント配置およびインプラント埋入軸の関連性を 3D シミュレーションにて最終確認する．

Box 8-5　CT シミュレーションによる治療計画の立案

1) 診断画像のセットアップ
   - 画像診断：横断像やパノラマ画像による治療に障害となる病変の検出，
   - 脈管系の描出（下顎管，オトガイ孔のループや開孔位置，後上歯槽動脈の走行など）
2) 診断用テンプレートの位置を基にしたインプラントの配置，軸の決定
3) cross sectional 画像でのインプラント埋入方向の確認
4) インプラントの平行性と隣在歯や隣在インプラントとの距離の確認
5) 3D 画像によるインプラントと診断用テンプレートの位置確認
6) 上顎洞内部への突出程度と骨造成量の予測および造成量の計測
7) 骨質の決定
   - CT 値によるおおよその骨質の推定と荷重時期の決定
8) 外科用テンプレートの設計
   - CAD/CAM によりソフト上で作成可能だが，ドリルシリンダーの高さや患者の開口量によりソフト上では解決できないこともあるので注意が必要である．

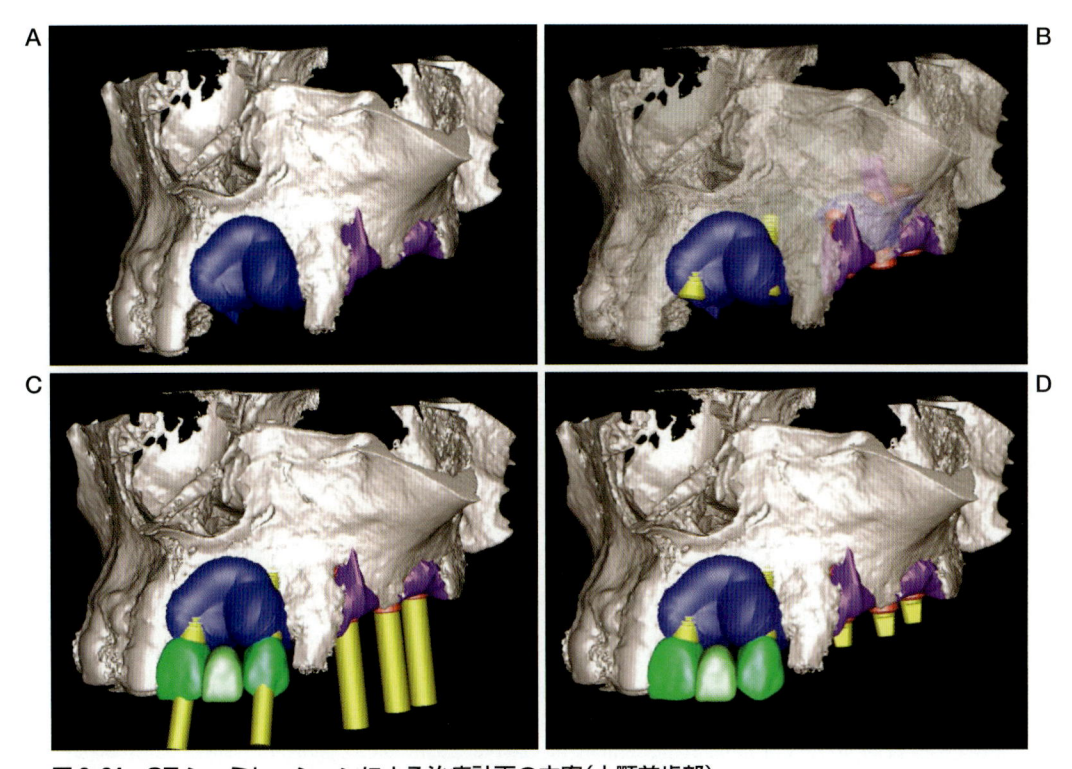

図 8-24 CT シュミレーションによる治療計画の立案（上顎前歯部）
A：造成，B：埋入，C：荷重，D：補綴　上顎前歯部の骨造成とインプラント本数と方向の立案を行う．

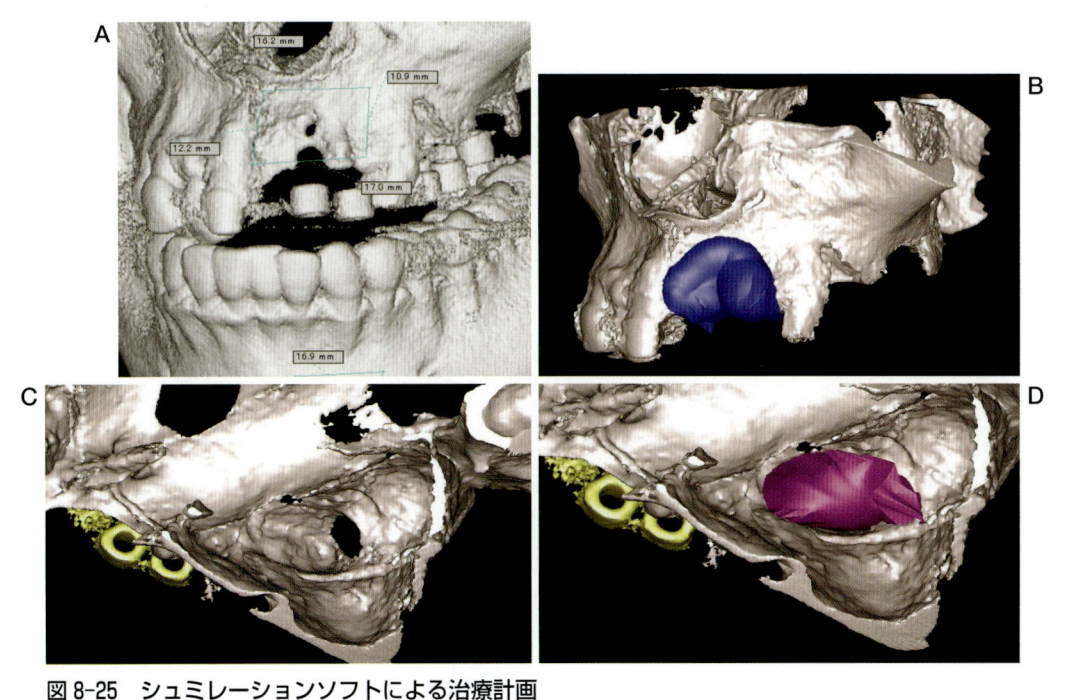

図 8-25 シュミレーションソフトによる治療計画
CT 3D 画像　A, B：ブロック骨移植，C, D：側方開窓術　CT シミュレーションからインプラント埋入時に必要な骨造成量を測定する．

文 献

1) Ring ME：A thousand years of dental implants：a definitive history-part one. Compend Contin Educ Dent 1995；16：1060-1069.
2) Ring ME：A thousand years of dental implants：a definitive history-part two. Compend Contin Educ Dent 1995；16：1132-1142.
3) 金田　隆：インプラント治療におけるCT検査のポイント．金田　隆・編：基本から学ぶインプラントの画像診断．砂書房，2008：70-107．
4) 金田　隆：インプラントCTシミュレーションの基本的事項．金田　隆・編：インプラントCTシミュレーションのすべて．砂書房，2012：8-23．
5) 金田　隆：口腔インプラントの画像診断．口腔インプラント学会・編：口腔インプラントの治療指針．医歯薬出版，2015．
6) 金田　隆：口腔インプラント治療時に知っておくべきCT正常像．金田　隆・編著：画像診断に学ぶ難易度別口腔インプラント治療，永末書店，2014：11-16，17-27，28-49．
7) 金田　隆：CT画像解剖．金田　隆・編：顎口腔領域画像解剖アトラス．砂書房，2008：10-27．
8) Leckholm U, Zarb GA：Patient selection and preparation. In：Brånemark P-I, Zarb GA, Albrektsson T (eds)：Tissue-integrated prostheses：osseointegration in clinical dentistry. Chicago：Quintessence, 1985：199-209.
9) Tsukioka T, Sasaki Y, Kaneda T, et al：Assessment of relationships between implant insertion torque and cortical shape of the mandible using panoramic radiography：preliminary study. Int J Oral maxillofac Implants 2014；29；622-626.
10) Shapurian T, Damoulis PD, Reiser GM, et al：Quantitative evaluation of bone density using the Hounsfield index. Int J Oral Maxillofac Implants 2006；21：290-297.
11) Homolka P, Beer A, Birkfellner W, et al：Bone mineral density measurement with dental quantitative CT prior to dental implant placement in cadaver mandibles：pilot study. Radiology 2002；224：247-252.
12) Abrahams JJ, Poon CS, Hayt MW：Dental implants and related pathology. In：Som PM, Curtin HD (ed)：Head and neck imaging, 5th ed. St Louis：CV Mosby, 2011：1459-1468, 1443-1457.

Part III

必要な関連事項

CT and MRI of
the Jaw and
Oral Cavity

9. 唾液腺の画像診断

　唾液腺は，唾液を産生および分泌する外分泌腺であり，左右一対ずつの大唾液腺(耳下腺，顎下腺，舌下腺)と，おもに口腔内の粘膜下に分布する小唾液腺に分類される．CTやMRIで大唾液腺は容易に同定できるが，小唾液腺は小さくて同定できないため，口腔内などには小唾液腺が広範に分布していることを認識して画像診断に臨むことが重要である．唾液腺には多彩な病変が生じるが，臨床所見のみから正確に診断することは難しく，画像診断の重要性が高い．唾液腺腫瘍は多くの組織型に分類され，画像診断には正確な良悪性診断や組織診断が要求される．唾液腺の非腫瘍性病変の診断では，臨床所見と画像所見を総合的に評価することが重要である．

9.1 唾液腺の解剖

a. 耳下腺

1) 耳下腺

　耳下腺は最大の唾液腺であり，重量20〜30 g，前後径3〜3.5 cm，上下径4〜5 cm，厚さ2〜2.5 cmとされる[1,2] (BOX 9-1)．耳下腺は純粋な漿液性唾液を分泌する純漿液腺であり，全唾液の25〜35%を分泌する[3]．耳下腺は深頸筋膜浅葉に囲まれた耳下腺間隙に存在し，耳下腺間隙は前方部で咀嚼筋間隙，深部で狭義の傍咽頭間隙および頸動脈間隙に接する(図9-1)．

　耳下腺腺体の大部分は下顎後領域に存在し，一部は咬筋の外側表面上に存在し，咀嚼筋の運動とともに耳下腺が受動的に伸展・圧縮することで，唾液分泌が促進される[3]．耳下腺被膜は深頸筋膜浅葉由来であり，咬筋筋膜と深頸筋膜浅葉に連続する．被膜は耳下腺後尾側で胸鎖乳突筋と強く癒着するが，下極では被膜形成が不完全なことがある．被膜は腺内に小葉

> **Box 9-1** 耳下腺解剖の特徴

- 耳下腺を含む耳下腺間隙は咀嚼筋間隙，傍咽頭間隙，頸動脈間隙に接する．
- 耳下腺は最大の唾液腺で純漿液腺である．
- 耳下腺浅部と深部は顔面神経の通過する面によって分けられる．
- 耳下腺実質は脂肪細胞を多く含み，加齢とともに脂肪細胞が増加する．
- 耳下腺は耳下腺内リンパ節を含む．
- 耳下腺における重要な血管は外頸動脈，顎動脈，浅側頭動脈，下顎後静脈である．
- 耳下腺における重要な神経は顔面神経，大耳介神経，耳介側頭神経である．
- 耳下腺管は咬筋外側を前進して耳下腺乳頭に開口する．
- 咬筋外側に副耳下腺が存在することがある．

間結合組織となって伸び，無数の小葉に区分している[3]．耳下腺小葉内の終末部には漿液細胞で構成される腺房が充満している．耳下腺小葉内の導管系は介在導管と線条導管が主体で，終末部〜介在導管〜線条導管の順に連なる．線条導管が集合して形成された導管は小葉内や小葉間結合組織を走行し，最終的に耳下腺管となる．

　耳下腺小葉内には多数の脂肪細胞が存在する[3]．胎生期における被膜形成(被包化)は，大唾液腺のなかでは耳下腺が最も遅いため，耳下腺のみが実質内にリンパ節を含む．耳下腺内リンパ節の数は3〜32個(平均20個)であり，顔面上2/3皮膚や前頭部頭皮からのリンパ流が耳下腺内リンパ節へ注ぎ，耳下腺内リンパ節からのリンパ流が上内深頸リンパ節へ注ぐ[1]．耳下腺内を浅部から深部に向かって，神経(顔面神経，大耳介神経，耳介側頭神経)，静脈(下顎後静脈と分枝)，動脈(外頸動脈と分枝)の順に通過する．

2) 血 管

　耳下腺には外頸動脈，顎動脈，浅側頭動脈，後耳介動脈の分枝などから血液が供給される．外頸動脈は後内側面から耳下腺内に進入して，顎動脈と浅側頭動脈に分岐する．顎動脈は耳下腺内で深耳介動脈と前鼓室動脈を分岐し，浅側頭動脈は耳下腺内で顔面横動脈や耳下腺枝を分岐する[3,5]．また外頸動脈から後耳介動脈，茎乳突孔動脈が分岐し，顔面神経主幹は茎乳突孔動脈の1〜3 mm上部深層に存在する[5]．浅側頭静脈に中側頭静脈が合流して下顎後静脈となり，下顎後静脈に耳下腺静脈，顔面横静脈，前耳介静脈などが流入する[5]．下顎後静脈は耳下腺を貫通して顔面神経下顎縁枝に伴走するため，顔面神経同定のガイドとなる．

3) 神 経

　顔面神経は茎乳突孔から頭蓋外へ出て，後耳介神経，顎二腹筋枝，茎突舌骨筋枝を分岐した後，耳下腺後方深部から耳下腺内に進入し，外頸動脈と下顎後静脈の外側，耳下腺管の内側を走行する[5]．耳下腺は顔面神経の通過する面によって浅部と深部に分かれるが，浅部と深部を隔てる特別な構造物は存在せず，顔面神経は小葉間結合組織中を走行する[3]．顔面神経主幹は通常，側頭顔面枝(上枝)と頸顔面枝(下枝)に二分岐し，その後，枝分れや吻合を繰り返して耳下腺神経叢(側頭枝，頬骨枝，頬筋枝，下顎縁枝，頸枝)を形成する[5]．耳下腺神

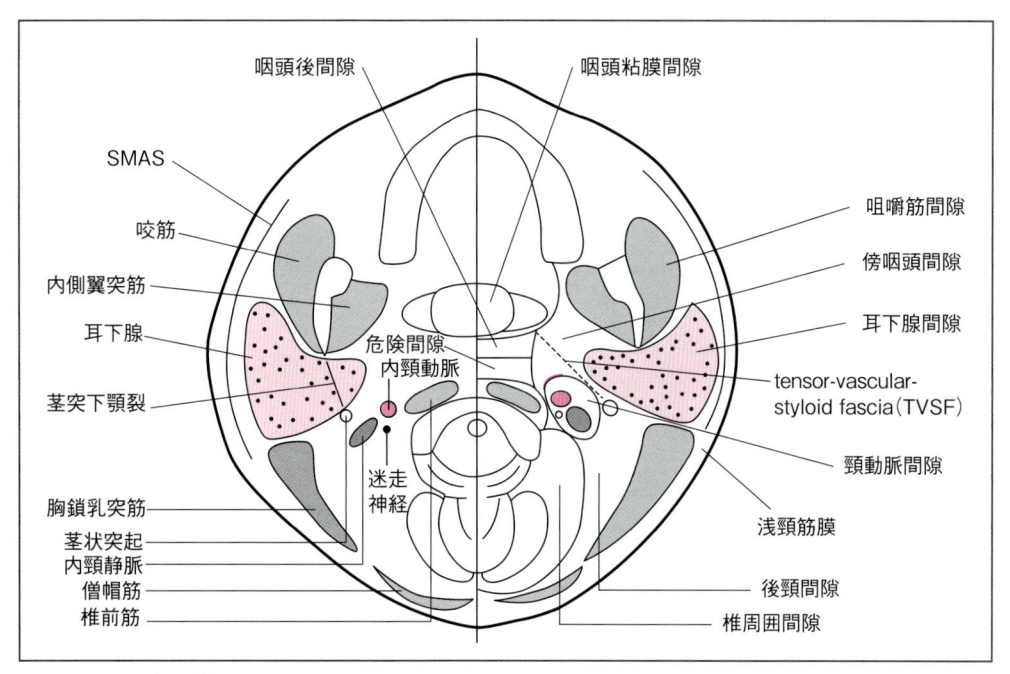

図9-1　耳下腺間隙のシェーマ
耳下腺は深頸筋膜浅葉に囲まれた耳下腺間隙に存在する．耳下腺間隙の前方に咀嚼筋間隙，深部に傍咽頭間隙と頸動脈間隙，後方に胸鎖乳突筋が存在する．SMAS：superficial musculoaponeurotic system．（田中宏子：頸部軟部組織・深部組織間隙．尾尻博也・編：頭頸部画像診断に必要不可欠な臨床・画像解剖．学研メディカル秀潤社，2015：196-209．より改変）

経叢は耳下腺の前縁から扇形に出て表情筋に分布する．耳下腺内における顔面神経の分岐吻合様式は個人差が大きいが，最も太い上枝が，前額部の諸筋と眼輪筋を主とする顔面上1/2の表情筋を支配し，下枝が口輪筋，口角部・オトガイ部の諸筋，広頸筋を支配することが多い[5]．

大耳介神経は第2-3頸神経(C2-3)を由来とする頸神経叢中の最大の分枝である．胸鎖乳突筋の表面(耳下腺被膜の中または表面)を耳介に向かって分枝しながら上行する[4]．大耳介神経の前枝は耳下腺部皮膚の知覚を支配し，耳下腺実質内に入ることが多い．大耳介神経の後枝は耳介の知覚を支配する．

耳介側頭神経は三叉神経の下顎神経(V3)の分枝である．耳介側頭神経は下顎神経から分岐した後，外側翼突筋の内面に沿って外側へ走行し，下顎関節突起の後内面を上方に曲がり，浅側頭動静脈とともに走行する．耳下腺には副交感神経と交感神経が分布するが，耳下腺の唾液分泌に関与する副交感神経は，耳介側頭神経との吻合枝を介して顔面神経と交通し，耳下腺の腺細胞に到達する[5]．

4）耳下腺管

耳下腺の排泄管である耳下腺管(Stenon管またはStensen管)は長さ5～6 cmであり，耳下腺浅部および深部の唾液導管が耳下腺前縁近くで集合して形成される．耳下腺を出て咬筋の外側面に沿って前進した後，咬筋の前縁で内側に曲がって頰筋および頰粘膜を貫通し，上顎

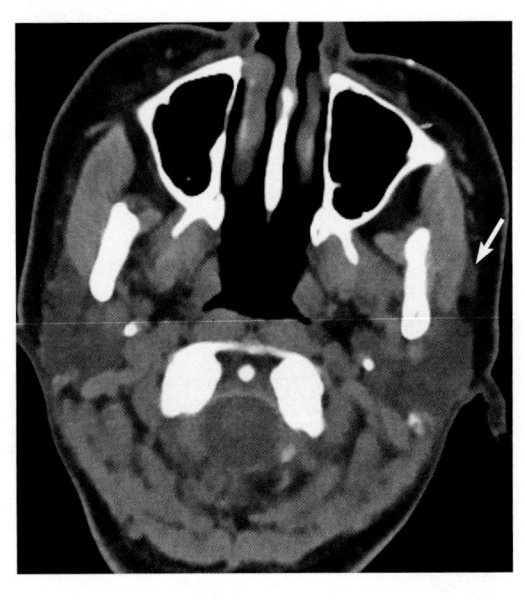

図9-2 20歳台女性 副耳下腺
単純CT 左咬筋外側に正常耳下腺と等しい濃度を示す腫瘤を認め(→)，耳下腺との連続性はない．

第2大臼歯近傍の耳下腺乳頭で口腔に開口する[2]．

5) 副耳下腺

副耳下腺は主耳下腺より分離独立した唾液腺であり，主耳下腺の前方に主耳下腺から離れて位置する．長径は1～2 cmで楕円形のことが多く，多くは耳下腺管上方の咬筋外側表面に存在する(図9-2)．副耳下腺は耳下腺管に注ぐ固有の副管(排泄管)をもち，唾液分泌機能を有する．病理学的には漿液腺が優位であるが，耳下腺と比べると粘液腺の割合が多い．

b. 顎下腺

1) 顎下腺

顎下腺は2番目に大きい唾液腺であり，耳下腺の約半分の大きさで，重量10～15 g，長さ2.5～3.5 cm，厚さ1.5 cmとされる[1,2](BOX 9-2)．顎下腺は，大部分(90%)を占める漿液腺と少数(10%)の粘液腺からなる混合腺であり[1]，全唾液の60～70%を分泌する[3]．顎下腺は顎二腹筋の前腹と後腹および下顎骨で形成される顎下三角に位置する．顎下腺は顎下間隙(顎舌骨筋の外側下方)に位置して，大部分を占める浅部と顎舌骨筋後縁から舌下間隙に侵入した深部に分類されるが，浅部と深部には病理学的および解剖学的な違いはない．顎下間隙の深部は顎舌骨筋の外層の筋膜，顎下間隙の浅部は広頸筋の内層の筋膜で囲まれる(図9-3)．

顎下腺は下顎骨と舌骨上筋や広頸筋に囲まれているため，顎運動に伴う筋収縮により圧迫され，唾液分泌が促進される[3]．顎下間隙は後方部で傍咽頭間隙の下部および舌下間隙の後方部と筋膜の境がなく連続する．顎下間隙と舌下間隙の間には口腔底の床を形成する顎舌骨筋が存在するが，後方では筋膜がなく，ガマ腫などの舌下間隙病変は増大すると容易に顎下間隙へ進展する．

顎下腺は全周性に結合組織性の顎下腺被膜で覆われているが，耳下腺とは異なり顎下腺被

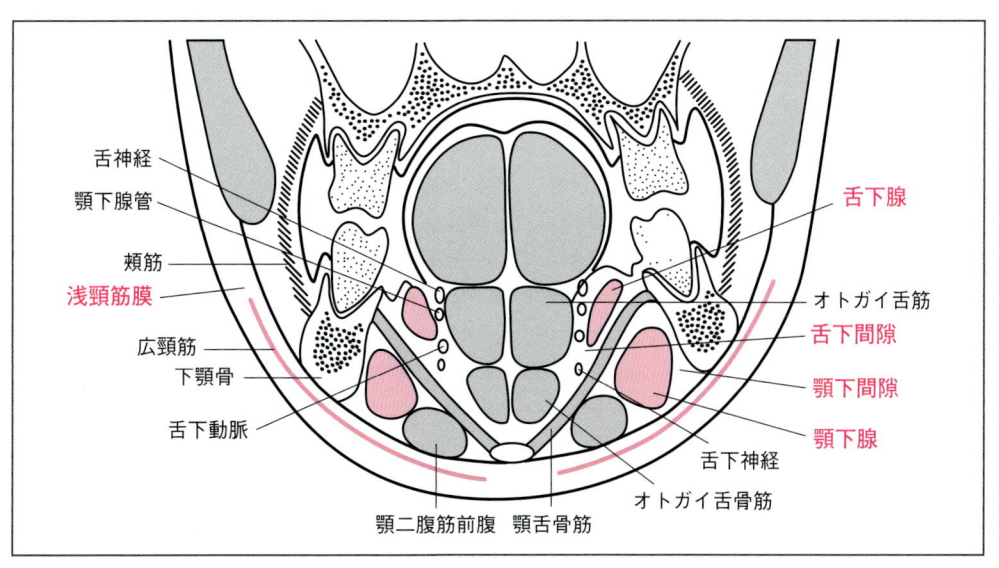

図 9-3　顎下間隙・舌下間隙のシェーマ
顎下腺と舌下腺は顎舌骨筋を挟んで対峙している．顎下腺と舌下腺は周囲の筋膜から独立している．
（文献 3) より改変）

> **Box 9-2　顎下腺解剖の特徴**
>
> - 顎下腺は，多数の漿液腺と少数の粘液腺による混合腺である．
> - 顎下腺を含む顎下間隙は，舌下間隙と顎舌骨筋で境界される．
> - 顎下腺は，顎下間隙に位置する浅部と舌下間隙に侵入した深部に分けられる．
> - 顎下腺における重要な血管は顔面動脈，オトガイ下動脈である．
> - 顎下腺における重要な神経は鼓索神経，舌神経である．
> - 顎下腺管は，口腔底でオトガイ舌筋と舌下腺の間を前進して舌下小丘に開口する．

膜は深頸筋膜浅葉から独立している[3]．顎下腺小葉内の終末部には，耳下腺に似た漿液性細胞からなる腺房と大きく明るい粘液細胞からなる腺房が混在し，大部分を占める漿液性部分では介在導管および線条導管が耳下腺よりも発達している[2,3]．顎下腺小葉内の脂肪細胞は耳下腺小葉内よりはるかに少ない．

2) 血　管

顎下腺には，顔面動脈本幹から直接分岐する分枝と顔面動脈から分岐するオトガイ下動脈の分枝から大部分の血液が供給されるが，これらの分岐には変異が多く，両者から分岐する複数の分枝が存在する場合がある[3]．

3) 神　経

顎下腺と舌下腺の分泌線維は，顔面神経の分枝である鼓索神経を通り，三叉神経の舌神経に乗り換えて顎下神経節に達し，それぞれの腺細胞に到達する．

> **Box 9-3** 舌下腺解剖の特徴
>
> - 舌下腺は多数の粘液腺と少数の漿液腺による混合腺である．
> - 舌下腺を含む舌下間隙は，顎下間隙と顎舌骨筋で境界される．
> - 舌下腺における重要な血管は舌下動脈，オトガイ下動脈である．
> - 舌下腺における重要な神経は鼓索神経，舌神経である．
> - 舌下腺から舌下ヒダに開口する多数の短い小舌下腺管が存在する．
> - 大舌下腺が存在する場合は大舌下腺管が顎下腺管または舌下小丘に開口する．

4）顎下腺管

　顎下腺の排泄管である顎下腺管（Warton管）は，長さ5〜6 cmであり，顎下腺の導管が集合して形成され，顎下腺深部（後端）から腺外に出る[2]．腺外に出た顎下腺管は顎舌骨筋の後縁を通って前上方に向かい，舌下間隙に入ってオトガイ舌筋と舌下腺の間を前進し，舌小帯基部の舌下小丘で口腔内に開口する．

C. 舌下腺

1）舌下腺

　舌下腺は最も小さい大唾液腺であり，顎下腺の約半分の大きさで，重量2 g，長さ3〜4 cm，幅および厚さ1 cmとされる[1,2]（BOX 9-3）．舌下腺は顎下腺と同じく混合腺であるが，大部分は粘液腺で，一部に漿液腺を認める[1]．全唾液の約5％を分泌する．舌下腺は口腔底下部外側の舌下間隙に存在し，舌下間隙と顎下間隙の前方部は顎舌骨筋で境界される（図9-3）．舌下腺間隙の後方部には顎下腺深部が入り込んでいる．舌下腺にも薄い結合組織性の舌下腺被膜が存在するが，他の筋膜との強固な結合はなく，舌下間隙の開放により舌下腺を容易に分離できる．舌下腺小葉内の終末部には粘液細胞が発達しており，漿液性部分は非常に少ない．舌下腺小葉内には導管系の発達が乏しく，介在導管を欠き，痕跡的な線条導管を認めるのみである[3]．舌下腺小葉内には脂肪細胞をほとんど認めない．

2）血 管

　舌下腺には舌動脈から分岐する舌下動脈などの分枝と，顔面動脈から分岐するオトガイ下動脈などの分枝から血液が供給される．

3）神 経

　顎下腺と舌下腺の分泌線維は，顔面神経の分枝である鼓索神経を通り，三叉神経の舌神経に乗り換えて顎下神経節に達し，それぞれの腺細胞に到達する．

4）小舌下腺管と大舌下腺管

　舌下腺による舌下粘膜の高まりが舌下ヒダで，舌下ヒダと舌下腺の間には8〜20本の短い小舌下腺管（Rivinus管）が存在し，舌下ヒダに直接開口する[3]．2/3で舌下腺の内面に接して

> **Box 9-4** 小唾液腺解剖の特徴
>
> - 小唾液腺は口腔，咽頭，喉頭，鼻腔，副鼻腔，気管の粘膜下に広く分布する．
> - 小唾液腺は軟口蓋-硬口蓋境界付近，口唇，頬粘膜下に多い．
> - 小唾液腺は硬口蓋前方部や歯肉に存在しない．
> - 口蓋における重要な血管は大口蓋動脈，小口蓋動脈である．
> - 口蓋における重要な神経は大口蓋神経，小口蓋神経である．

大舌下腺とよばれる独立した浅葉群がみられることがあり，この場合は個々の排泄管が集まって大舌下腺管（Bartholin管）を形成する．大舌下腺管は顎下腺管内に開口する場合と，顎下腺管とは別に舌下小丘に開口する場合がある．

d. 小唾液腺

1）小唾液腺

小唾液腺の総数は600〜1000個と推定され，口腔，咽頭，喉頭，鼻腔，副鼻腔，気管の粘膜下に広く分布している（BOX 9-4）．小唾液腺は口腔内に多く分布し，特に軟口蓋-硬口蓋境界付近，口唇，頬粘膜下に多いが，硬口蓋前方部や歯肉には存在しない．小唾液腺腫瘍は小唾液腺が多い口蓋に最も多く発生する．

口腔内小唾液腺は局在から口唇腺，頬腺，臼歯腺，口蓋腺，舌腺に分類されている（図9-4）[6]．口唇腺は口唇粘膜に存在する混合腺で，上口唇に存在する上唇腺，下口唇に存在する下唇腺に分けられる．頬腺は頬粘膜に分布する混合腺で，浅葉は耳下腺管の前後で前葉と後葉に分けられる．臼歯腺は最後臼歯（第2または第3大臼歯）の後方の臼後三角の粘膜隆起に存在する混合腺である．口蓋腺は口蓋粘膜に存在する粘液腺で，浅葉は口蓋縫線を中心に左右対称に山形に分布し，前方は左右第1大臼歯を結ぶ線，後方は軟口蓋後縁に達する．舌腺は舌背側粘膜および舌下面に広がり，その局在により前舌腺（Blandin-Nuhn腺），後舌腺，外側舌腺（Ebner腺）に分類される．前舌腺は舌尖下面付近の粘膜下に分布する混合腺，後舌腺は舌根部および舌側縁の後方部粘膜下に分布する粘液腺，外側舌腺は有郭乳頭・葉状乳頭部の直下に位置する漿液腺である．

2）血 管

顎動脈は翼口蓋窩で後上歯槽動脈，眼窩下動脈，翼突管動脈，下行口蓋動脈，蝶口蓋動脈に分岐する．下行口蓋動脈は大口蓋動脈と小口蓋動脈に分岐する．大口蓋動脈は大口蓋管を通って硬口蓋に分布し，切歯孔を経由して鼻腔に分布する蝶口蓋動脈に吻合する．小口蓋動脈は小口蓋管を通って軟口蓋や口蓋扁桃に分布し，顔面動脈の分枝である上行口蓋動脈に吻合する．

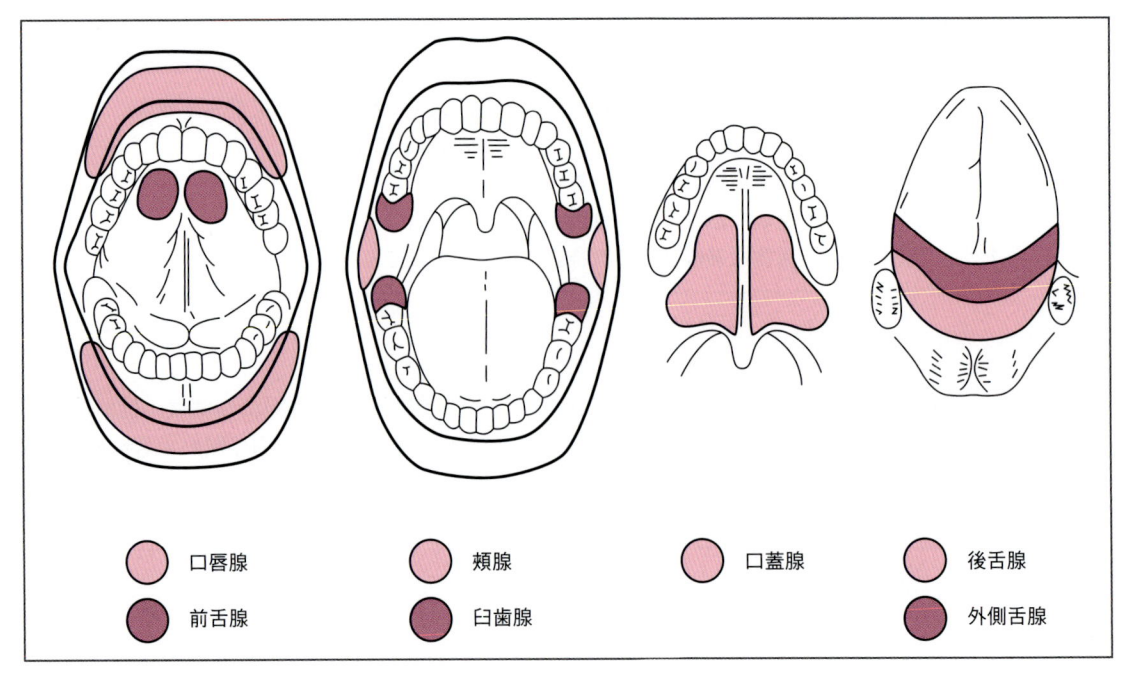

図 9-4 小唾液腺の分布
口腔内小唾液腺は局在から口唇腺（上唇腺，下唇腺），頰腺，臼歯腺，口蓋腺，舌腺（前舌腺，後舌腺，外側舌腺）に分類されている．（文献 6）より許可を得て転載）

3）神　経

　口蓋の支配神経は，おもに三叉神経第 2 枝（上顎神経）の分枝である大口蓋神経，小口蓋神経，鼻口蓋神経であり，いずれも翼口蓋窩に存在する翼口蓋神経節を経由する．大口蓋神経は翼口蓋窩から大口蓋管を通って硬口蓋に分布し，硬口蓋部の歯肉，粘膜，唾液腺を支配する．小口蓋神経は翼口蓋窩から小口蓋管を通って軟口蓋に分布し，軟口蓋粘膜や口蓋垂を支配する．鼻口蓋神経は鼻中隔に沿って鼻腔を通過し，切歯管を通って口蓋に分布する．大口蓋神経の前端部は鼻口蓋神経の末端部に吻合する．

9.2 正常唾液腺の CT・MRI

a. 耳下腺

　耳下腺は頬骨弓下縁を底辺とし，下顎角後縁を頂とする逆三角形を示す．耳下腺の前方には咀嚼筋間隙（下顎枝・咬筋・内側翼突筋），後方には乳様突起・胸鎖乳突筋，頭側には頬骨弓・顎関節・外耳道などが位置し，下端は下顎角後方に達する（図9-5 A, B，図9-6 A）．耳下腺の後内側には顎二腹筋後腹が存在する（図9-5 A, B）．耳下腺の深部には下顎枝後縁と茎状突起または茎突下顎靱帯の間に茎突下顎トンネルが存在し，耳下腺腫瘍が傍咽頭間隙に進展する経路となる（図9-6 A）．

　耳下腺は腺実質に脂肪細胞を多く含むため，単純CTで筋肉より低吸収を示し，T1強調像やT2強調像で比較的高信号を示す（図9-5 A, B，図9-6 A）．加齢や慢性炎症により実質細胞である腺房の萎縮や消失とともに間質に脂肪細胞が増生し，単純CTで脂肪に近い低吸収を示し，T1強調像やT2強調像で強い高信号を示す（図9-7）．

　耳下腺浅葉と深葉は顔面神経の通過する面によって分けられる．顔面神経主幹を同定して浅葉と深葉を区別することは，術式選択や顔面神経損傷回避の観点で重要である．顔面神経主幹を同定できる確率は撮像法により異なるが，1.5T MRI装置では表面コイルの使用により75〜100％[7]，3T MRI装置では表面コイルを用いなくても74〜100％で同定できる[8,9]．横断像で基準線を設定して顔面神経が通過する面を推定し，浅葉と深葉を区別する方法では，顎二腹筋後腹の外側縁と下顎骨外側縁を結ぶ線（FNライン）[10]や，下顎後静脈の後縁と椎体の最後縁を結んだ線（Uライン）[11]を用いる方法がある．顔面神経は下顎後静脈の外側を走行するため，下顎後静脈のみを指標とする方法もある[12,13]．基準線を用いる方法（71〜88％）[10,11]と下顎後静脈のみを用いる方法（81〜86％）[12,13]の診断能には大差はなく，臨床現場では下顎後静脈のみで判断することが多い．耳下腺管を指標とする方法では浅葉と深葉を100％で区別できるが，耳下腺管が描出されない場合は判定できない[13]．

b. 顎下腺

　顎下腺が含まれる顎下間隙は顎舌骨筋の外側下方，下顎骨の内側下方，舌骨の外側上方に位置する（図9-5 C〜E，図9-6 B）．顎下間隙には，脂肪を主体に顎二腹筋前腹，顎下腺浅部，オトガイリンパ節，顎下リンパ節，顔面動静脈，舌下神経が含まれる．顎下腺はやや平らな楕円体の形態を示す．顎下腺は腺実質に少量の脂肪細胞を含むため，単純CTで筋肉よりやや低吸収を示し，T2強調像で筋肉より高信号を示す（図9-5 C〜E，図9-6 B）．造影後は中等度の増強効果を示す．加齢とともに間質に膠原線維が増生することが多く，加齢による脂肪化は耳下腺より軽度である．舌尖，下顎切痕とその歯肉，下唇正中部，オトガイ部からのリンパ流がオトガイ下リンパ節へ注ぎ，オトガイ下リンパ節からのリンパ流が顎下および内深頸リンパ節へ注ぐ．前頭部皮膚，鼻，頬部，副鼻腔（蝶形骨を除く），上顎歯肉，下顎

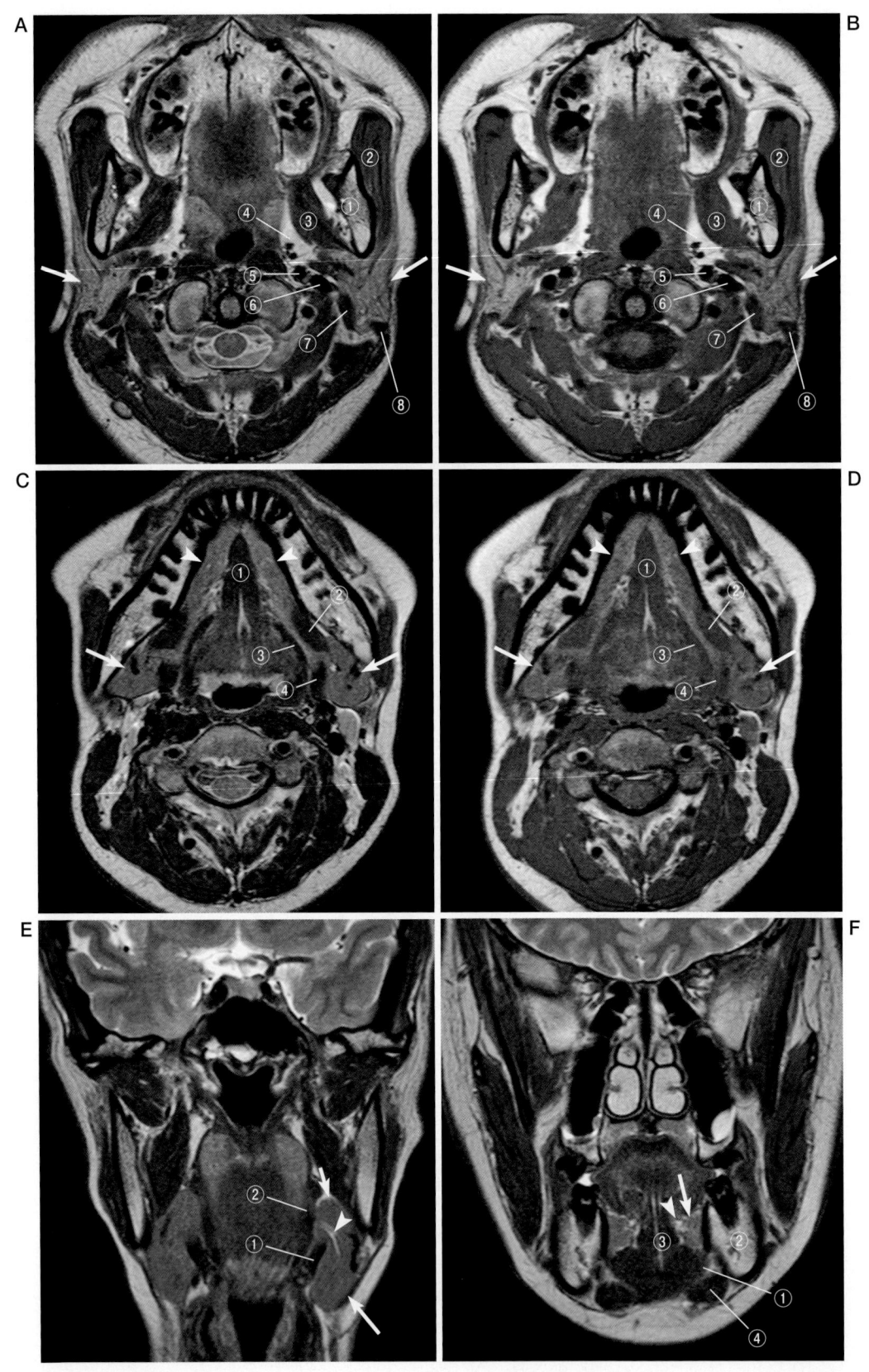

図 9-5（説明は右頁）

◀ 図 9-5　正常耳下腺・顎下腺・舌下腺の MRI 解剖(30 歳台女性)
A, B：耳下腺レベル(A：T2 強調像，B：T1 強調像)　正常耳下腺(→)は皮下脂肪に比べて明らかに信号が低い．耳下腺の前方に咀嚼筋間隙(下顎枝①，咬筋②，内側翼突筋③)，内側前方に傍咽頭間隙の脂肪(④)，内側に内頸動脈(⑤)と内頸静脈(⑥)，内側後方に顎二腹筋後腹(⑦)，後方に胸鎖乳突筋(⑧)が存在する．C, D：顎下腺・舌下腺レベル(C：T2 強調像，D：T1 強調像)　正常顎下腺(→)と正常舌下腺(▶)は正常耳下腺(A, B，→)より信号が低い．顎下腺や舌下腺に接する筋肉として，オトガイ舌筋(①)，顎舌骨筋(②)，舌骨舌筋(③)，顎二腹筋後腹(④)が存在する．E：顎下腺レベル(T2 強調冠状断像)　顎下腺は顎舌骨筋(①)の外側下方に位置する浅部(大矢印)と顎舌骨筋後縁から舌下間隙に進入した深部(小矢印)に分類される．顎下腺内を走行する顎下腺管(▶)を認める．顎下腺深部(小矢印)は舌骨舌筋(②)に接する．F：舌下腺レベル(T2 強調冠状断像)　舌下腺(→)は顎舌骨筋(①)の内側上方，下顎骨(②)の内側，オトガイ舌筋(③)の外側に位置する．舌下腺(→)とオトガイ舌筋の間を顎下腺管(▶)が走行する．オトガイ舌筋の尾側に顎二腹筋前腹(④)が存在する．

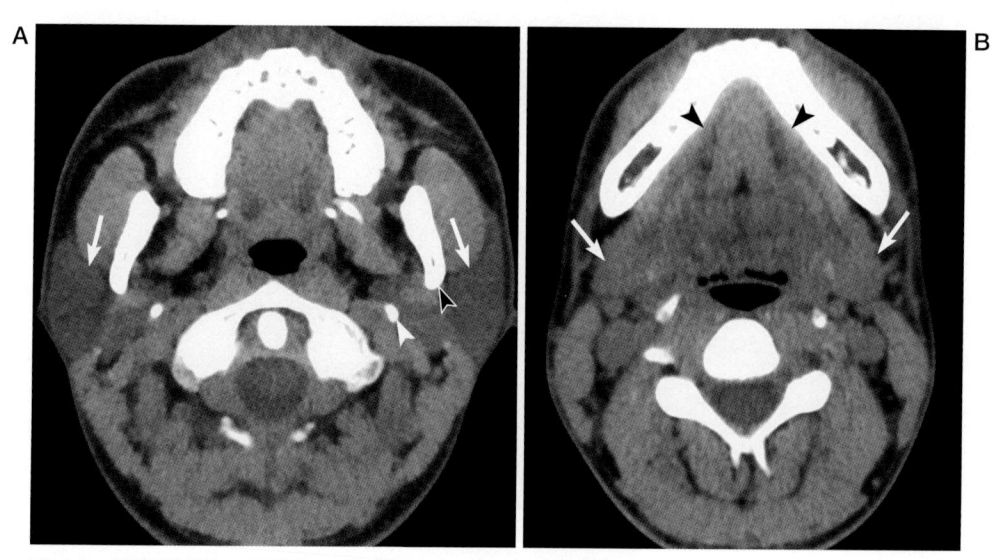

図 9-6　正常耳下腺・顎下腺・舌下腺の CT 解剖(20 歳台男性)
A：単純 CT(耳下腺レベル)，B：単純 CT(顎下腺・舌下腺レベル)　耳下腺レベルの単純 CT(A)では，正常耳下腺(→)は筋肉より低吸収を示す．茎状突起(白矢頭)と下顎枝後縁(黒矢頭)の間を茎突下顎トンネルとよび，耳下腺腫瘍が傍咽頭間隙へ進展する経路となる．顎下腺・舌下腺レベル(B)では，正常顎下腺(→)と正常舌下腺(▶)は筋肉よりわずかに低吸収を示すが，正常耳下腺(A，→)よりは高吸収を示す．

歯肉，舌尖を除く舌の前 2/3，口腔前庭，口腔底からのリンパ流が顎下リンパ節へ注ぎ，顎下リンパ節からのリンパ流が内深頸リンパ節へ注ぐ．オトガイ下リンパ節や顎下リンパ節は短径 10 mm 以上を有意な腫大とすることが多い．

C. 舌下腺

　舌下腺が含まれる舌下間隙は，顎舌骨筋の内側上方，下顎骨の内側，オトガイ舌筋の外側に位置する(図 9-5 C, D, F，図 9-6 B)．舌下間隙には，脂肪を主体に舌骨舌筋，茎突舌筋の

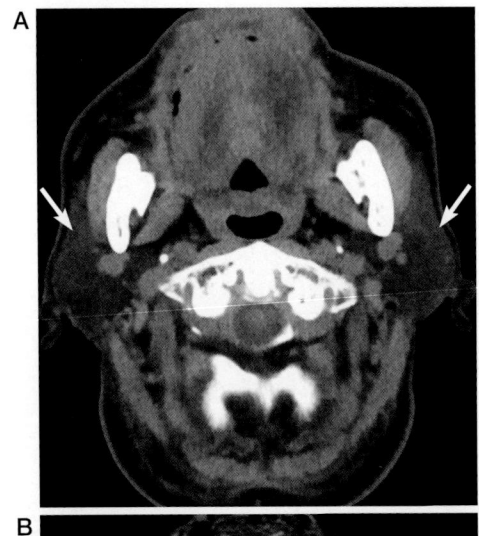

図9-7 70歳台女性　正常例
A：単純CT，B：T2強調像，C：T1強調像
高齢者の耳下腺(→)は単純CT(A)で脂肪に近い低吸収を示す．T1強調像(B)やT2強調像(C)で強い高信号を示す(→)．

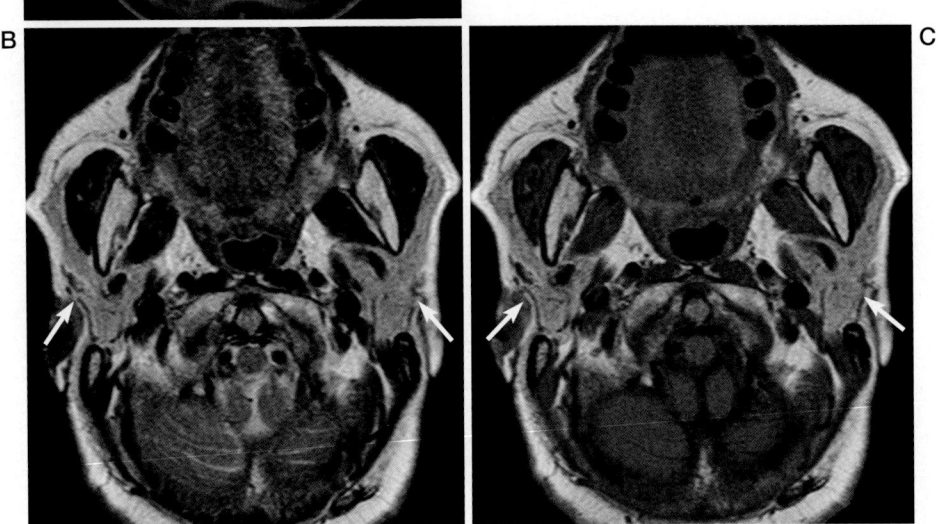

一部，舌神経(三叉神経第3枝の感覚神経)，鼓索神経(顔面神経末梢枝)，舌咽神経，舌下神経，舌動脈，舌下腺，顎下腺深部，顎下腺管が含まれる．舌下腺は前方が大きく後方が小さなアーモンド型の形態を示す．舌下腺は腺実質に脂肪細胞をほとんど含まないため，単純CTで筋肉に近い吸収値を示し，T2強調像で筋肉より高信号を示す(図9-5 C, D, F，図9-6 B)．造影後は中等度の増強効果を示す．

9.3 検査法

a. 唾液腺腫脹に対する画像診断

疼痛や腫脹などから唾石症などによる閉塞性唾液腺炎が疑われる場合は，単純 X 線写真や単純 CT で唾石の存在を確認する．CT は唾石の位置，サイズ，形態を評価するのに最も有用な検査である．超音波検査で小さな唾石の検出は困難である．また，MRI は石灰化の検出感度が低く，唾石の検出を目的とした場合は最初に行うべき検査ではない．唾液腺造影検査は微細な導管を描出することができ，かつては頻繁に行われた検査だが，現在の適応はSjögren症候群や唾液腺症の診断に限られる．MR sialography は唾液腺造影に類似した画像が提供できるが，唾石を直接同定することは困難である．

b. 唾液腺腫瘍に対する画像診断

表在臓器である耳下腺や顎下腺には超音波検査が有用であり，超音波ドプラ法は非侵襲的に腫瘍内の血流や栄養血管を評価できる．CT や MRI は超音波検査で観察しにくい深部病変の診断に優れ，特に MRI は病理組織像を正確に反映した画像所見を示すため，装置の性能や画質が向上するにつれて，唾液腺腫瘍の質的診断に貢献できる機会が増えた．従来は形態情報のみで唾液腺腫瘍を評価していたが，CT または MRI のダイナミック造影検査による血流情報や MRI の拡散強調画像による拡散情報を加えることでより精度の高い画像診断が可能となる（BOX 9-5）．

Box 9-5 唾液腺病変の鑑別診断の進め方

- 病変の辺縁は整か？　不整か？
- T2 強調像で被膜が描出されているか？
- T2 強調像で充実成分の信号強度は？
- 囊胞成分の有無や性状は？
- ダイナミック造影の造影パターンは？
- 拡散強調画像の ADC 値は？

9.4 唾液腺腫瘍の疫学

唾液腺腫瘍の発生頻度を部位別に示すと，耳下腺が60〜84％と最も高く，顎下腺が7〜11％，小唾液腺が9〜23％であり，舌下腺には1％以下しか発生しない[14]．唾液腺腫瘍全体では，良性腫瘍の占める割合が54〜79％，悪性腫瘍の占める割合が21〜46％であり，良性腫瘍の頻度が高い[14]．唾液腺腫瘍のなかで悪性腫瘍の占める割合は，舌下腺が70〜90％と最も高く，小唾液腺が50％，顎下腺が41〜45％であり，耳下腺が11〜32％と最も低い[14]．唾液腺腫瘍の発生頻度を組織型別に見ると，全唾液腺腫瘍の約半数を占める多形腺腫が最も多く，2番目に多い良性腫瘍はWarthin（ワルチン）腫瘍であり，最多の悪性腫瘍は粘表皮癌である[14]．

9.5 良性腫瘍

a. 多形腺腫　pleomorphic adenoma

多形腺腫は最多の唾液腺腫瘍であり，40歳台をピークとした中年に多いが，若年成人から高齢者まで幅広く発生する．やや女性に多い．緩徐な増大を示す無痛性の硬い腫瘤として触れる．大唾液腺では耳下腺（図9-8），小唾液腺では口蓋腺に好発する．口蓋では硬口蓋後方の傍正中部に好発する（図9-9）．上皮系細胞と筋上皮系細胞で構成されるが，上皮系細胞は腺管形成や索状および充実性の増殖を示し，筋上皮系細胞は粘液腫様間質や軟骨様間質を産生するため，上皮成分と間葉成分がさまざまな割合で混在する．さまざまな厚みの線維性被膜を有する境界明瞭な腫瘍であるが，多彩な病理組織が混在して部位による増殖速度が異なると分葉状の形態を示す．多形腺腫は術後再発しやすく，安全域を広く取った切除範囲が必要だが，被膜を超えた増殖を示す"finger-like tumor projection"が術後再発の一因と考えられている．

CTでは低吸収を示すが，異栄養性石灰化を伴うことがあり，まれに軟骨内骨化や化生性筋上皮細胞に起因する著明な石灰化または骨化を伴う．嚢胞変性を伴うことがあり，まれに嚢胞成分が腫瘍全体を占拠することがある．MRIでは被膜の存在と分葉状の形態が診断に有用である[15]（図9-8〜12）．多形腺腫の特徴である粘液腫様間質を豊富に含むと，T2強調像で強い高信号を示し，ダイナミック造影で漸増型の造影パターンを示し，拡散強調画像の見かけの拡散係数（apparent diffusion coefficient：ADC）値が高い[16]．一方，粘液腫様間質が少なく上皮成分の細胞密度が高いと，T2強調像で中等度の信号を示し，ダイナミック造影で早期

図 9-8　30 歳台女性　多形腺腫（耳下腺）
T2 強調像　左耳下腺に境界明瞭な分葉状の高信号腫瘤を認め（→），部分的に被膜を示す低信号縁を伴っている（▶）．

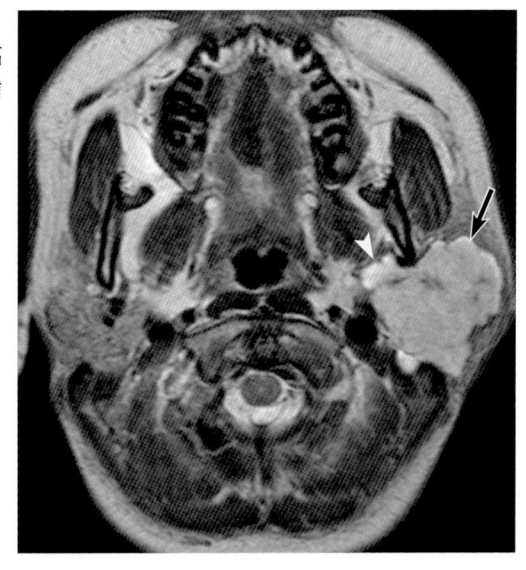

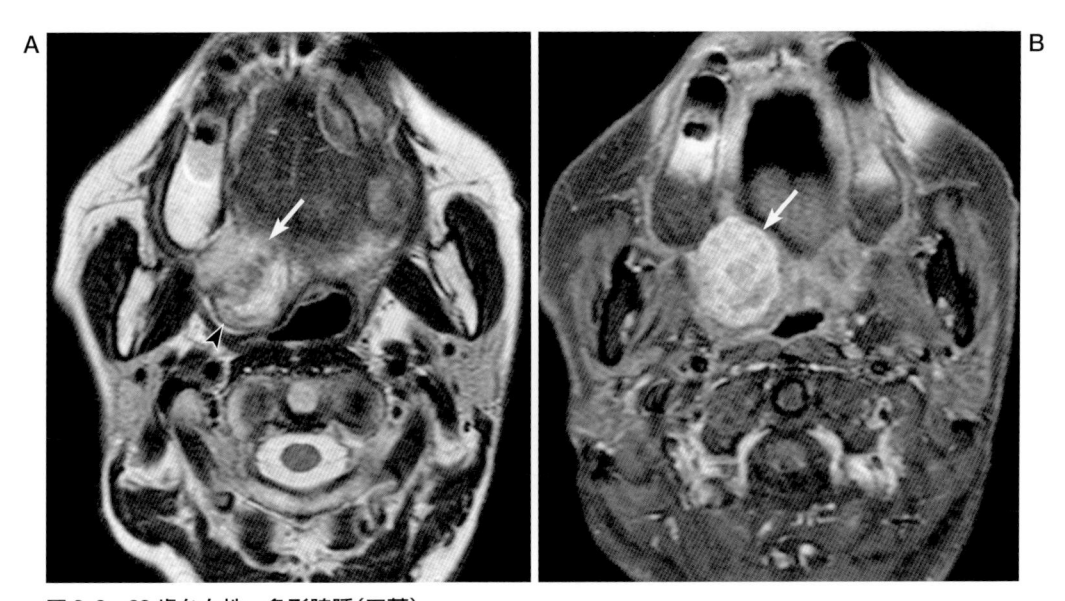

図 9-9　60 歳台女性　多形腺腫（口蓋）
A：T2 強調像，B：脂肪抑制造影 T1 強調像　T2 強調像（A）では右軟口蓋に境界明瞭な分葉状の高信号腫瘤を認め（→），被膜を示す低信号縁を伴っている（▶）．脂肪抑制造影 T1 強調像（B）では，右軟口蓋の腫瘤は不均質に全体が増強されている（→）．

濃染と洗い出し（washout）を示し，ADC 値が低くなり，悪性腫瘍との鑑別が難しい[16]．耳下腺深葉から傍咽頭間隙に進展した多形腺腫は，茎突下顎トンネルを拡大し，傍咽頭間隙の脂肪を内側前方に圧排する（図 9-11）．口蓋に発生した多形腺腫は隣接する骨に圧排性の骨びらんを生じることがある．多形腺腫の再発例は T2 強調像で高信号の多発腫瘤を形成することが多い．

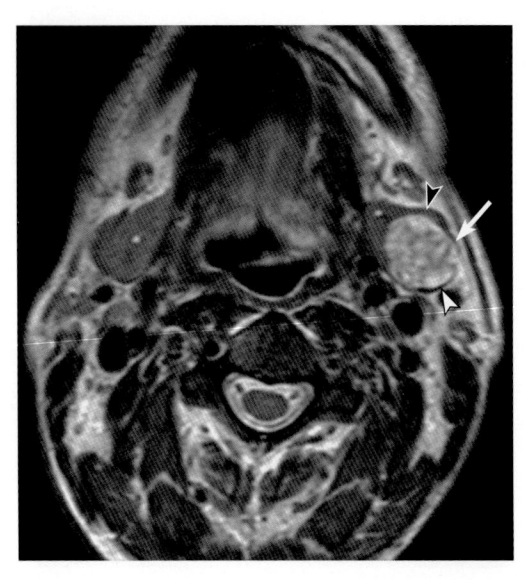

図9-10　50歳台男性　多形腺腫(顎下腺)
T2強調像　左顎下腺の後方に境界明瞭な円形の高信号腫瘤を認め(→)，被膜を示す低信号縁を伴っている(白矢頭)．辺縁に延びる顎下腺組織を認め(嘴状陰影 beak sign，黒矢頭)，顎下腺由来の病変であることがわかる．

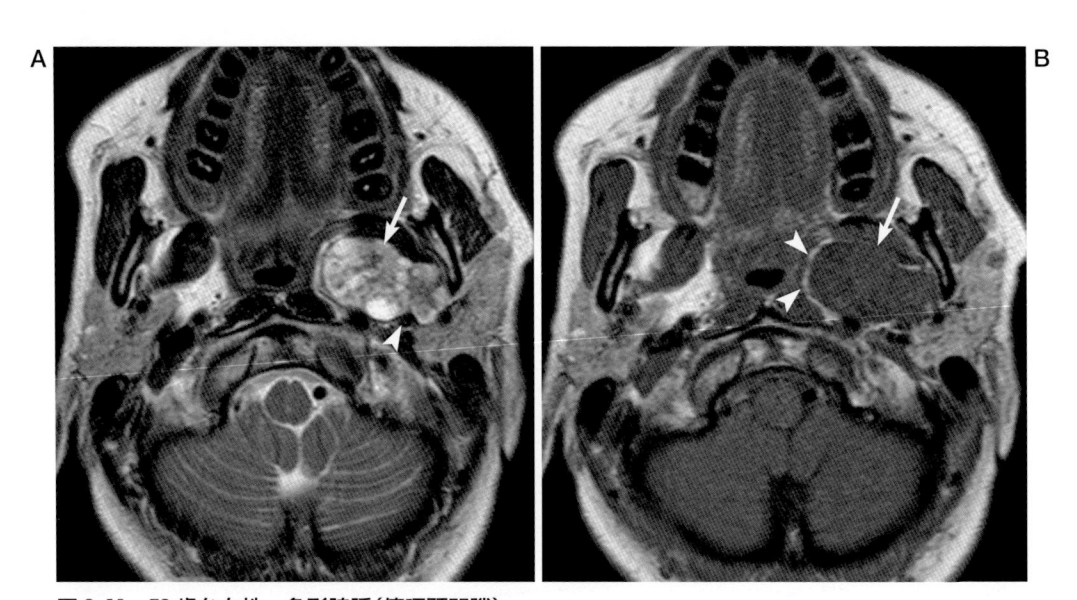

図9-11　50歳台女性　多形腺腫(傍咽頭間隙)
A：T2強調像，B：T1強調像　T2強調像(A)では，左耳下腺から傍咽頭間隙に境界明瞭な高信号腫瘤を認め(→)，茎状突起(➤)の圧排によるくびれを認める．T1強調像(B)では，左耳下腺から傍咽頭間隙の腫瘤(→)によって傍咽頭間隙の脂肪(➤)は内側に偏位しており，外側から傍咽頭間隙へ進展した病変であることがわかる．

b. Warthin 腫瘍

　Warthin腫瘍は50歳以上の中高年男性に好発し，喫煙との関連性が示唆されている．緩徐に発育する無痛性腫瘤である．耳下腺内リンパ節に迷入した異所性腺上皮の過敏性反応が発生要因と考えられ，耳下腺以外の唾液腺にはほとんど発生しない．耳下腺下極に好発し，10〜

図 9-12　70 歳台女性　多形腺腫（頬粘膜）
T2 強調像　左頬粘膜から連続する境界明瞭な円形の高信号腫瘤を認め（→），被膜を示す明瞭な低信号縁を伴っている（▶）．

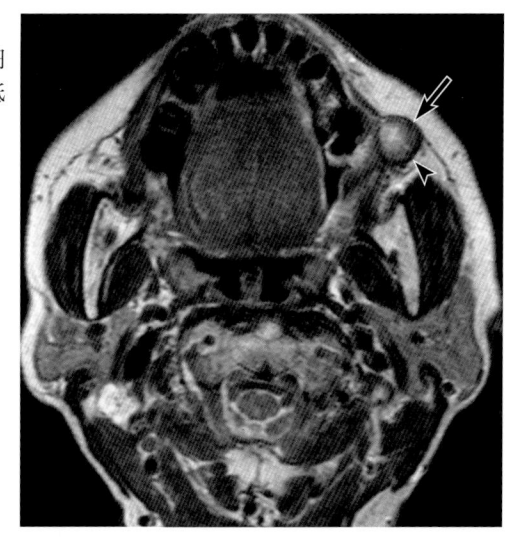

　15％が両側性または多発性に発生する．耳下腺下極の被膜は不完全な場合があり，まれに耳下腺外の耳下腺周囲リンパ節に発生する．好酸性顆粒状の細胞質を有する 2 層性の上皮性細胞による囊胞状の管腔構造と，濾胞形成を伴うリンパ組織性間質から構成される．通常，薄い被膜を有する境界明瞭な腫瘤だが，被膜を欠くこともある．吸引細胞診での Warthin 腫瘍の診断率は高いが，化生した扁平上皮細胞，著明な壊死，線維化，炎症細胞浸潤を伴って"infarcted（梗塞型），infected（感染性），metaplastic（化生性）"とよばれる特殊な病理組織像を示すことがあり，細胞診のピットフォールとなる．これらは吸引細胞診後や外傷後に生じることが多いが，誘因なく生じることもあり，時に悪性腫瘍に類似した画像所見を示す．通常，再発や悪性化はなく，単純な核出術が施行される．
　Warthin 腫瘍の大部分は CT で低吸収，T1 強調像で低信号を示す．内部に大小の囊胞変性を伴うことが多く，高蛋白成分を含む囊胞は CT で高吸収，T1 強調像で高信号を示す[17,18]（図 9-13）．T2 強調像で充実成分はリンパ組織性間質を反映して低信号を示すことが多く[18]（図 9-13, 14），漿液性の囊胞成分は強い高信号を示す．ダイナミック造影での急増急減型[18]が特徴で，造影後に撮像時間の長いスピンエコー法で撮像すると，造影剤の washout により増強効果は弱い．拡散強調画像の ADC 値はリンパ組織性間質を反映して低く[18]，悪性腫瘍との鑑別が問題となる．

C.　基底細胞腺腫　basal cell adenoma

　基底細胞腺腫は 50～70 歳台での発生が多く，多形腺腫より高齢発症の傾向がある．やや女性に多い．通常は 3 cm 以下であり，多形腺腫より小型である．発生部位は頻度が高い順に，耳下腺（75％），上唇（6％），顎下腺（5％）である．通常は無痛性だが，まれに自発痛を伴うことがある．多形腺腫の近縁疾患であるが，基底細胞に類似した細胞の核に柵状配列が認められ，多形腺腫に特徴的な粘液腫様間質は乏しい．管腔形成が顕著な場合は囊胞状に拡張することがあり，病理学的には半数以上の症例に囊胞形成を認める．

図9-13　50歳台男性　Warthin腫瘍（耳下腺）
A：T2強調像，B：T1強調像　T2強調像(A)では右耳下腺下極に境界明瞭な楕円形の腫瘤を認め(→)，大部分を占める充実成分は耳下腺実質より低信号を示している．内部の囊胞成分は高蛋白成分を反映して強い低信号を示す(▶)．T1強調像(B)では，右耳下腺下極の腫瘤(→)の囊胞成分(▶)は高蛋白成分を反映して高信号を示す．

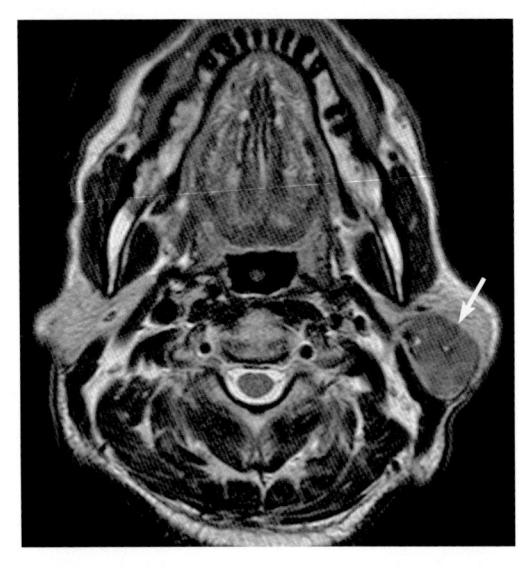

図9-14　60歳台男性　Warthin腫瘍（耳下腺）
T2強調像　左耳下腺下極に境界明瞭な楕円形の腫瘤を認める(→)．囊胞成分は伴っておらず，全体を占める充実成分は均質な低信号を示す．

　境界明瞭で辺縁平滑な円形または類円形の腫瘤であり，分葉状の形態が特徴である多形腺腫との鑑別点となる．浅部発生では全体が充実性を示し，深部発生では囊胞成分を伴う傾向がある．単純CTと造影CT（造影剤注入30秒後）における充実成分のCT値はいずれも多形腺腫より基底細胞腺腫が高い．造影CTで均質または不均質に増強されるが，線状や放射状の造影不良域を認めることがあり，それぞれ出血と膠原線維束に相当する．MRIで約半数に囊胞成分を認め，囊胞形成の頻度は多形腺腫より高い[19]（図9-15）．T2強調像で充実成分は

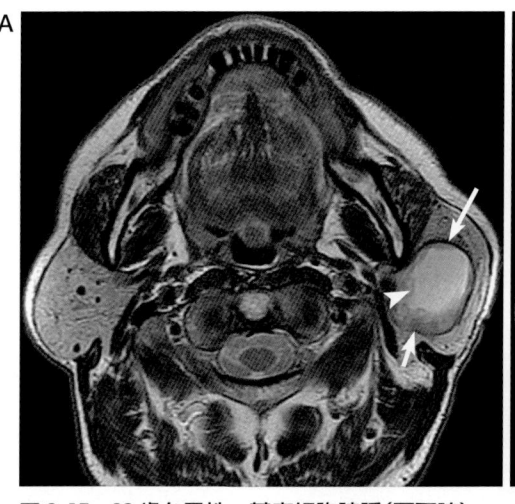

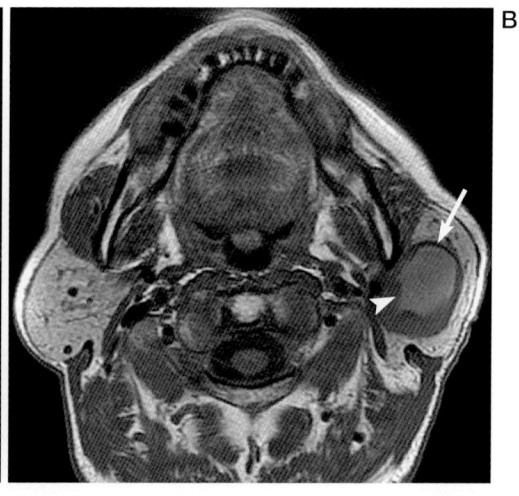

図9-15　60歳台男性　基底細胞腺腫（耳下腺）
A：T2強調像，B：T1強調像　T2強調像(A)では左耳下腺に境界明瞭な腫瘤(大矢印)を認め，被膜を示す明瞭な低信号縁を伴っている．大部分を占める囊胞成分(▶)が強い高信号を示し，辺縁の三日月状の充実成分(小矢印)が耳下腺実質より軽度低信号を示す．T1強調像(B)では，左耳下腺の腫瘤(大矢印)は大部分を占める囊胞成分(▶)が高信号を示す．

周囲耳下腺よりやや低い信号を示し，低信号の被膜が描出されることがある[19](図9-15)．ダイナミック造影で早期濃染(急増型)を示し，後期相で遷延性濃染または緩徐なwashout(漸減型)を示す．基底細胞腺腫のADC値に関するまとまった報告はないが，多形腺腫のADC値より低い数値が示されている．多形腺腫と比べて上皮成分が優位で間質成分が少ないため，基底細胞腺腫は上記所見を示す．

d. 好酸性腺腫　oncocytoma

　好酸性腺腫は50歳以上に好発し，女性にやや多い．3 cm以下の小型病変が多い．両側性，多発性の報告が散見され，無痛性で緩徐な増大を示す．発生部位は頻度が高い順に，耳下腺(80％)，顎下腺(9％)である．20％に放射線治療や放射線被曝の病歴があるとされる．Warthin腫瘍に類似した好酸性顆粒状の細胞質を有する大型の上皮性細胞が索状ないし小胞巣状に増殖するが，通常は管腔形成が目立たない．Warthin腫瘍と違い，リンパ球成分は含んでもごくわずかである．悪性例も報告されている．

　境界明瞭な腫瘤で，分葉状形態を示すことがあり，大きくなると変形しやすい(図9-16)．造影CTでは約半数が不均質に増強され，曲線状の造影不良域や囊胞成分を認めることがあり，それぞれ中心性瘢痕と囊胞変性に相当する．脂肪抑制T2強調像と造影後T1強調像で耳下腺実質に等しい信号を示すため，"vanishing parotid mass"とよばれる[20]．Warthin腫瘍に類似して，ダイナミック造影で急増急減型を示し，拡散強調画像のADC値は低いとする報告がある．

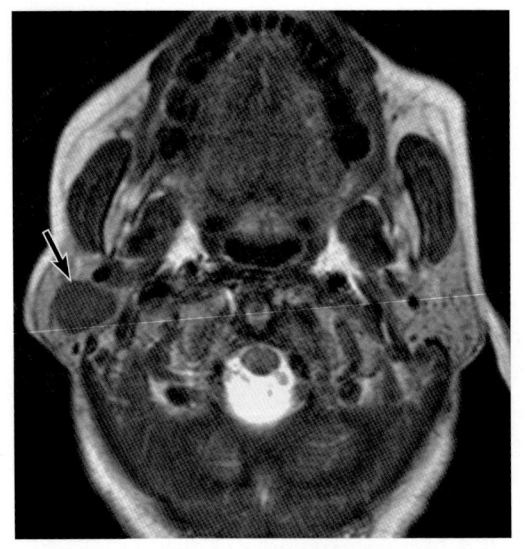

図9-16 70歳台女性　好酸性腺腫（耳下腺）
T2強調像　右耳下腺に境界明瞭な楕円形腫瘤を認め（→），内部は均質な低信号を示している．

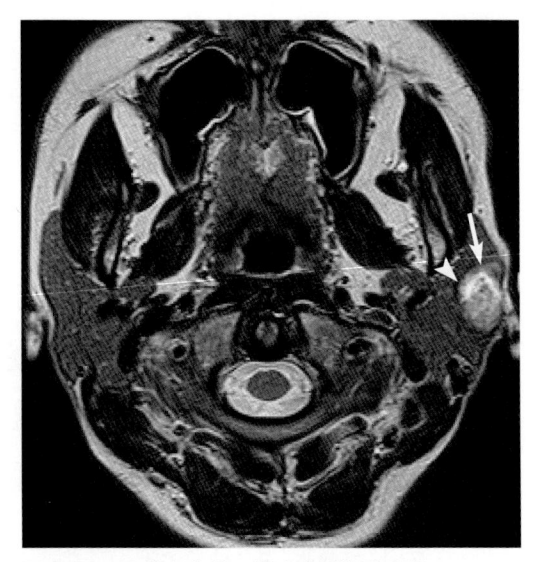

図9-17 30歳台女性　筋上皮腫（耳下腺）
T2強調像　左耳下腺に境界明瞭で一部が分葉状の腫瘤を認め（→），内部は不均質な高信号を示している．被膜を示す明瞭な低信号縁を伴っており（▶），多形腺腫との鑑別が難しい．

e. 筋上皮腫　myoepithelioma

　筋上皮腫はまれな良性唾液腺腫瘍であり，20～60歳台の幅広い年代に発生し，性差はない．3cm以下の小型病変が多く，緩徐な発育を示す無症候性腫瘤として発見されることが多い．発生部位は頻度が高い順に，耳下腺（40％），口蓋（20％）である．病理組織像は多形腺腫の構成成分が偏ったものとされるが，多形腺腫とは違って基本的に腺管形成が認められない．腫瘍性の筋上皮系細胞で構成され，腫瘍細胞の形態から紡錘形型，形質細胞様細胞型，上皮様細胞型，淡明細胞型に亜分類される．周囲の間質は粘液腫様であったり，膠原線維が豊富であったりする．筋上皮腫は被膜を有するが，被膜外へ浸潤する悪性筋上皮腫も報告されている[21]．

　筋上皮腫は境界明瞭な腫瘤であり，平滑または分葉状の辺縁を示す[22]（図9-17）．造影効果の均質性や程度はさまざまである．粘液腫様間質を反映してT2強調像で高信号を示すが，画像所見が非特異的であるため，多形腺腫を含めた他の唾液腺腫瘍と鑑別が難しい（図9-17）．多形腺腫と同様に，口蓋に発生した筋上皮腫は隣接する骨に圧排性の骨びらんを生じることがある．

f. 神経鞘腫　schwannoma

　神経鞘腫は末梢神経の構成細胞であるSchwann（シュワン）細胞由来の頻度の高い良性腫瘍で，全身のあらゆる部位に発生する．耳下腺内には顔面神経，耳介側頭神経，大耳介神経，交感神経，副交感神経などが走行し，そのいずれもが神経鞘腫の起源神経となりうるが，耳

図 9-18　30 歳台女性　神経鞘腫（耳下腺）
T2 強調像　左耳下腺に境界明瞭な楕円形の高信号腫瘤を認め（→），被膜を示す明瞭な低信号縁を伴っている（▶）．多形腺腫との鑑別が難しい．

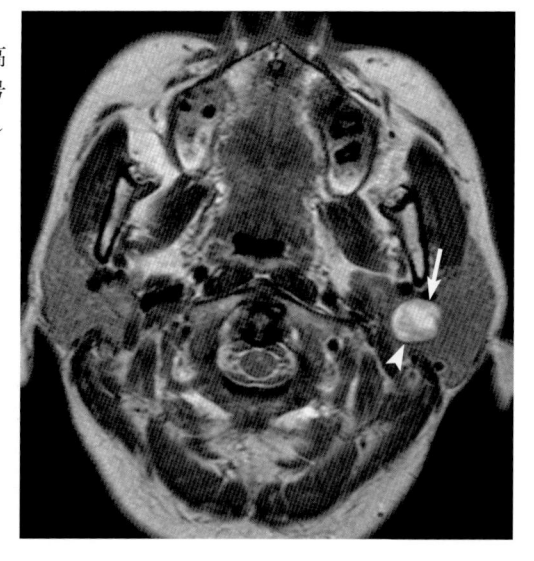

下腺内神経鞘腫の多くは顔面神経由来である．耳下腺内顔面神経鞘腫は 40〜50 歳台に好発し，女性に多い．耳下腺内神経鞘腫は緩徐に増大する無痛性の硬い腫瘤であることが多く，顔面神経麻痺を伴うことがある．顔面神経鞘腫は他部位と比較し多発する頻度が高い．神経鞘腫が口腔内に発生することはまれだが，口腔内での発生部位は頻度が高い順に，舌，頬粘膜，口蓋，口腔底，歯肉，口唇である．病理学的には紡錘形細胞を多く含む Antoni A 成分と粘液腫様間質を多く含む Antoni B 成分が混在しており，それぞれの構成成分の多寡により画像所見が決まる．経過が長い神経鞘腫は"ancient schwannoma"とよばれ，出血，石灰化，囊胞変性などの二次性変化を生じる．

神経鞘腫は CT で境界明瞭な円形または楕円形の低吸収腫瘤として描出される．由来神経に沿った紡錘形を示した場合は神経鞘腫を疑う．神経鞘腫には特徴的な MRI 所見が報告されており，以下に解説する．T2 強調像でみられる"target sign"は，Antoni A 成分が豊富な中心部が低信号，Antoni B 成分が豊富な辺縁部が高信号を示し，"的（射的の標的）"のようにみえる[23]．T2 強調像でみられる"fascicular sign"は紡錘形細胞の柵状配列を反映した所見であり，内部に多数の微細なリング状構造を認める[23]．T2 強調像でみられる"thin hypointense rim"は線維性被膜を反映した所見であり，腫瘤辺縁部にリング状の低信号帯を認める[23]（図 9-18）．神経鞘腫はダイナミック造影で遅延性に増強され，拡散強調画像の ADC 値は高い．T2 強調像での粘液腫様間質を反映した高信号・被膜を反映した低信号帯，遅延性増強効果，高 ADC 値はいずれも多形腺腫と画像所見が重なる（図 9-18）が，分葉状辺縁を認めた場合は，神経鞘腫より多形腺腫を疑う根拠となる．

g. 血管腫　hemangioma，血管奇形　vascular malformation

血管性病変に対して慣用的に"血管腫"という用語が用いられることがあるが，国際血管腫血管奇形学会（International Society of Studying Vascular Anomaly：ISSVA）は，腫瘍性あるいは過形成の性格を有する血管原性腫瘍と，脈管が異常な吻合や構造をもち増殖所見に乏

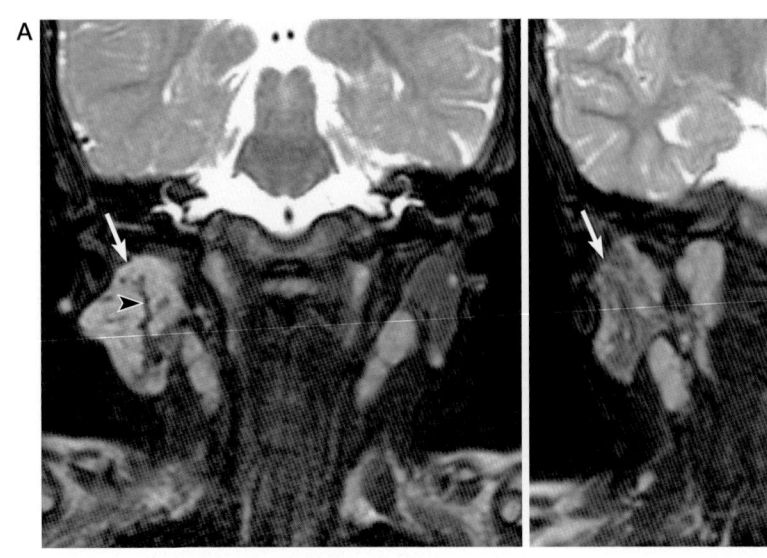

図 9-19　1 歳女児　乳児血管腫（耳下腺）
T2 強調像　A：初診時，B：初診から 1 年 8 か月後　初診時の T2 強調像（A）で右耳下腺に境界明瞭な分葉状の高信号腫瘤を認め（→），内部に血流の速い血管を反映した線状の無信号域（flow void）を認める（▶）．初診から 1 年 8 か月後（B），右耳下腺の腫瘤（→）は無治療で縮小し，内部信号は初診時より低下している．

しい性格を有する血管奇形を明確に分類している．血管原性腫瘍には乳児血管腫，先天性血管腫，Kaposi（カポジ）肉腫様血管内皮腫などが含まれる．頻度の高い乳児血管腫の典型的な経過は，生後数週間以内に発症し，1 歳頃まで急速に増大するが，その後，数年間で消退もしくは消失する．乳児血管腫は幼児期の耳下腺腫瘍で最も頻度が高いが，耳下腺以外の唾液腺に発生することはほとんどない．一方の血管奇形は静脈奇形，リンパ管奇形，毛細血管奇形，動静脈奇形，動静脈瘻が単独もしくは混合で形成される血管性病変であり，自然消退することはない．従来"海綿状血管腫"とよばれていた病変の多くは静脈奇形であり，頭頸部のあらゆる部位に発生する．静脈奇形が口腔内に発生することは比較的まれだが，舌，口唇，頬粘膜，歯肉，口蓋などに発生することがある．

　乳児血管腫は耳下腺内の境界明瞭な分葉状腫瘤として描出され，大部分は T2 強調像で高信号を示し，しばしば内部に血流の速い血管を反映した線状または点状の無信号域（flow void）を認める（図 9-19）．静脈奇形も T2 強調像で高信号を示し，分葉状またはブドウの房状の形態を示す．静脈奇形は内部の血流が遅いため，高頻度で静脈石を伴い，静脈石は CT で高吸収，MRI で無信号の結節として描出される（図 9-20）．静脈奇形には出血を反映した液面形成（fluid-fluid level）を認めることがある．リンパ管奇形は単房性または多房性の囊胞性病変であり，乳児血管腫や静脈奇形と違って内部に造影効果は認めない（図 9-21）．動静脈奇形や動静脈瘻は血流の速い血管が主体の病変であり，造影 CT では血管内と同等の増強効果を示す管腔状病変として描出され，MRI では線状または点状の無信号域（flow void）として認められ，充実成分は認めない（図 9-22）．

9. 唾液腺の画像診断　271

図 9-20　40 歳台男性　静脈奇形（口蓋）
単純 CT　軟口蓋に分葉状の軟部濃度腫瘤を認め（→），内部に静脈石を示す点状高吸収が散見される（▶）．

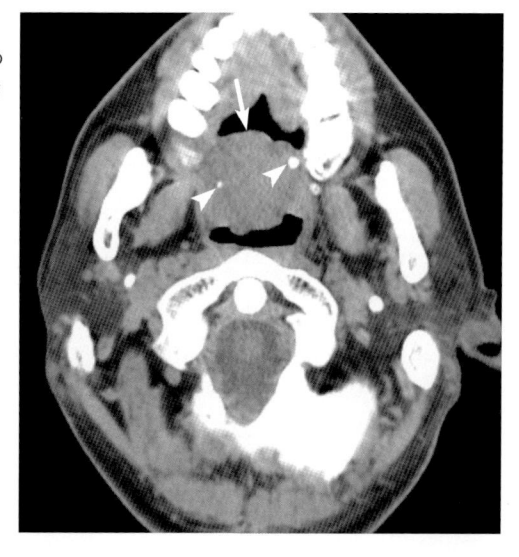

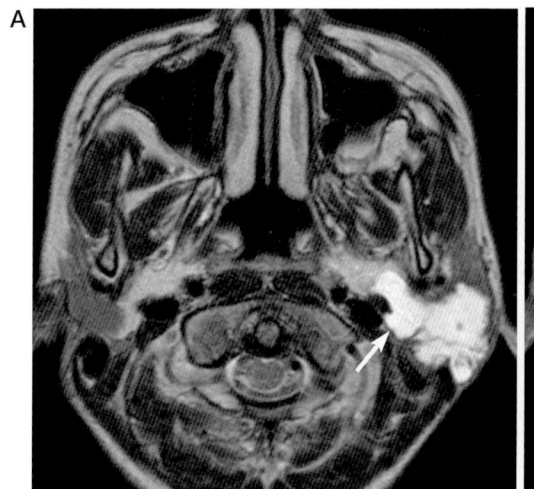

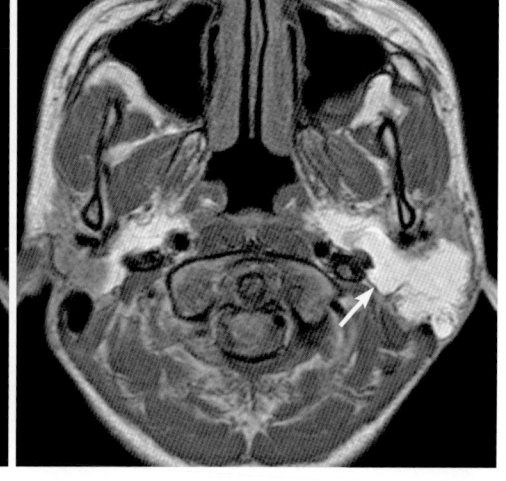

図 9-21　12 歳女児　リンパ管奇形（耳下腺）
A：T2 強調像，B：T1 強調像　T2 強調像（A）では左耳下腺に境界明瞭な分葉状の腫瘤を認め（→），内部は囊胞成分を示唆する強い高信号を示している．T1 強調像（B）では，左耳下腺の分葉状腫瘤は囊胞内出血により高信号を示す（→）．

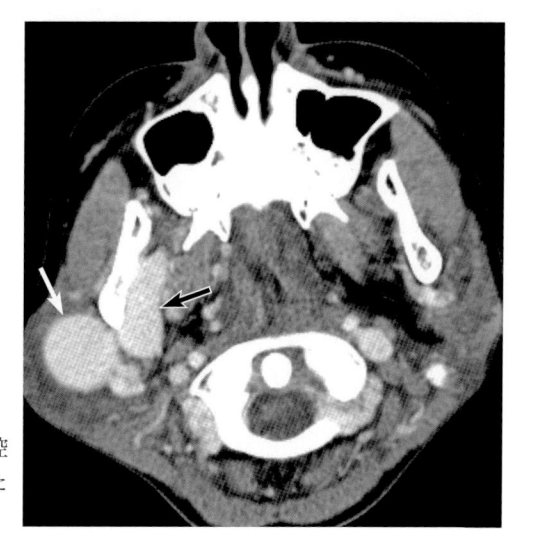

▶**図 9-22　11 歳女児　動静脈奇形（耳下腺）**
造影 CT　右耳下腺から下顎枝内側に血管内腔と等しい高吸収腫瘤を認め（→），拡張した nidus（ナイダス）を示す所見である．

9.6 悪性腫瘍

a. 粘表皮癌　mucoepidermoid carcinoma

　粘表皮癌は耳下腺で最多の悪性唾液腺腫瘍であり，顎下腺や小唾液腺では腺様嚢胞癌に次いで2番目に多い．40歳台を中心として30〜60歳台での発生が多いが，20歳以下の小児を含めた幅広い年齢層に発生し，小児では最多の悪性唾液腺腫瘍である．性差はないか，やや女性に多い．発生部位は頻度が高い順に，耳下腺(50％)，口蓋腺や頬粘膜(45％)である．口腔内ではその他に臼後部，口腔底，口唇にも発生する．病理学的に低悪性度から高悪性度に分類され，粘液細胞(杯細胞)と扁平上皮細胞およびその中間型細胞がさまざまな割合で混在し，線維性間質が多い．低悪性度腫瘍は豊富な粘液細胞が産生する粘液による嚢胞が優位であり，高悪性度腫瘍は扁平上皮細胞や中間型細胞が主体の充実性腫瘍である．

　一般的に低悪性度唾液腺腫瘍は境界明瞭および辺縁平滑で，良性唾液腺腫瘍との鑑別が難しいとされるが，低悪性度粘表皮癌の半数が腫瘍周囲の炎症によって不整な辺縁を示す[24](図9-23)．低悪性度粘表皮癌は貯留した粘液を反映して，T1強調像およびT2強調像で点状の高信号域を伴うことがある．高悪性度粘表皮癌は浸潤性発育により浸潤性辺縁を示し，内部は不均質で，変性や壊死を示す不整形の造影不良域を伴うことがある[24](図9-24〜26)．低悪性度粘表皮癌は豊富な膠原線維を，高悪性度粘表皮癌は高細胞密度を反映し，充実成分はT2強調像で低信号を示すことが多い[24](図9-23〜26)．ダイナミック造影では急増漸減型を示し，拡散強調画像のADC値は低い傾向にある．

b. 腺様嚢胞癌　adenoid cystic carcinoma

　腺様嚢胞癌は顎下腺や舌下腺，小唾液腺で最多の悪性唾液腺腫瘍であり，舌下腺では良性腫瘍を含めても最多の唾液腺腫瘍である．40〜60歳台での発生が多く，20歳以下にはまれである．約30％が小唾液腺由来で，小唾液腺での発生部位は頻度が高い順に，口蓋，舌，頬粘膜，口唇，口腔底である．緩徐に増大するが，侵襲性が高い．導管上皮系細胞と筋上皮または基底細胞系細胞から構成され，これらが胞巣状に増殖する．管状(tubular)，篩状(cribriform)，充実性(solid)の3つの組織型に分類され，充実性の占める割合が高いほど悪性度が高い．腺様嚢胞癌に特徴的な篩状は，筋上皮または基底細胞系細胞が偽腺管構造を形成し，内腔に粘液様物質や基底膜物質を含む．管状は導管上皮系細胞と筋上皮または基底細胞系細胞が2相性の腺管構造を形成し，充実性は筋上皮または基底細胞系細胞の増殖が顕著である．肺への血行性転移が多く，治療後20年以内に遅発性再発を生じることがある．腺様嚢胞癌は神経周囲進展(後述)を伴う頻度が高く，高い再発率の原因である．口蓋に発生した腺様嚢胞癌は大口蓋管や小口蓋管を介して翼口蓋窩へ進展するため，進展範囲の正確な診断が重要である．

　一般的には浸潤性辺縁を示すが，境界明瞭な場合もある(図9-27〜30)．口蓋に発生した高

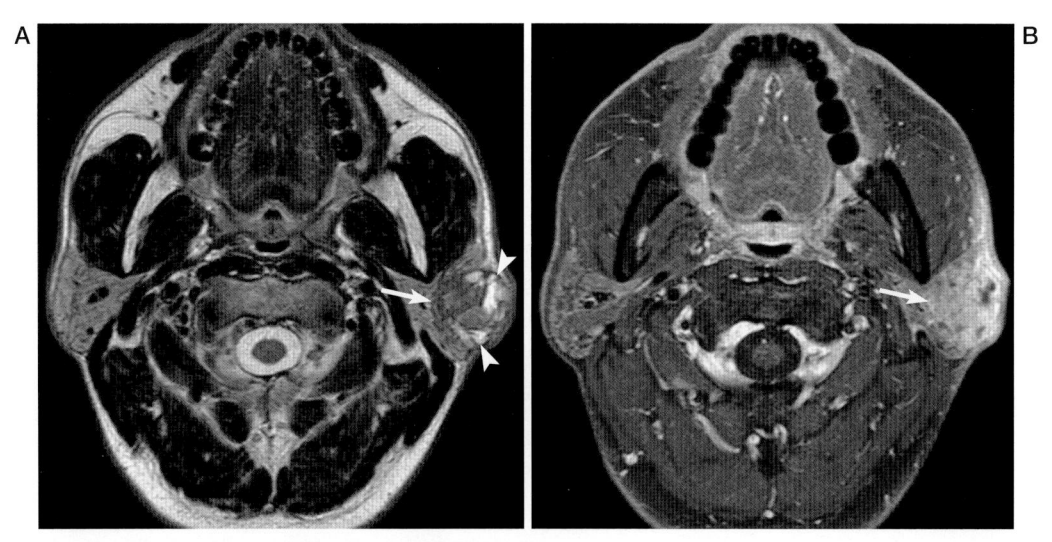

図9-23　40歳台男性　低悪性度粘表皮癌(耳下腺)
A：T2強調像，B：脂肪抑制造影T1強調像　T2強調像(A)では左耳下腺に境界明瞭な腫瘤を認め(→)，内部に多数の小囊胞を認める(▶)．脂肪抑制造影T1強調像(B)では，左耳下腺の腫瘤(→)と腫瘤の周囲組織が境界不明瞭に増強されている．

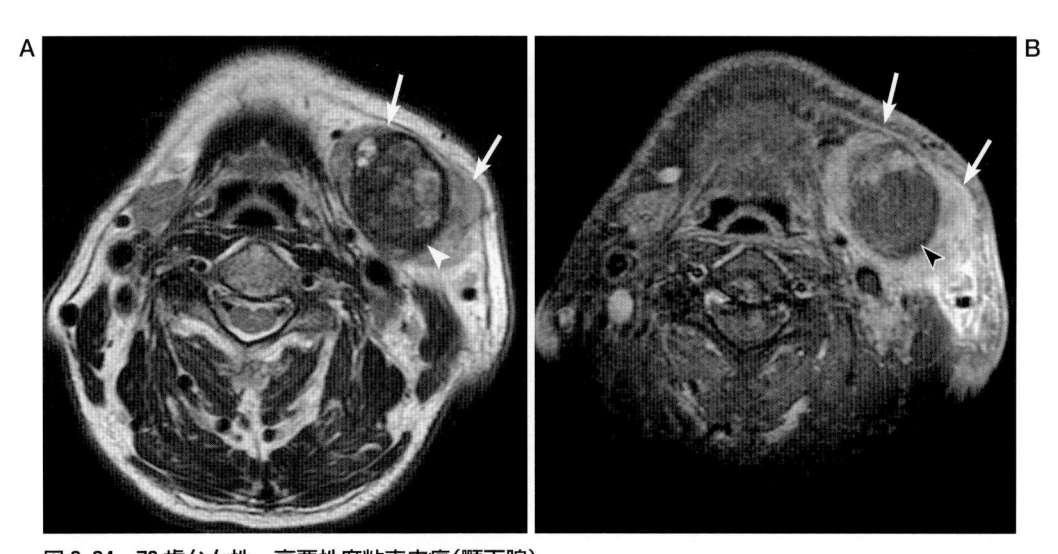

図9-24　70歳台女性　高悪性度粘表皮癌(顎下腺)
A：T2強調像，B：脂肪抑制造影T1強調像　T2強調像(A)では左顎下腺を置換する腫瘤を認め(→)，内部に低信号域を認める(▶)．脂肪抑制造影T1強調像(B)では，左顎下腺の腫瘤(→)と腫瘤の周囲組織が境界不明瞭に増強されており，内部に変性壊死を示す造影不良域を認める(▶)．

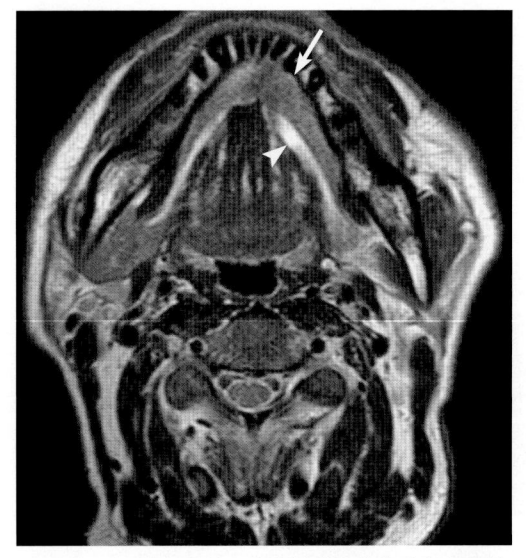

図 9-25 50 歳台男性 高悪性度粘表皮癌(舌下腺)
T2 強調像 左舌下腺を置換する低信号腫瘤を認め(→)，腫瘤の内側を通過する左顎下腺管が拡張している(➤).

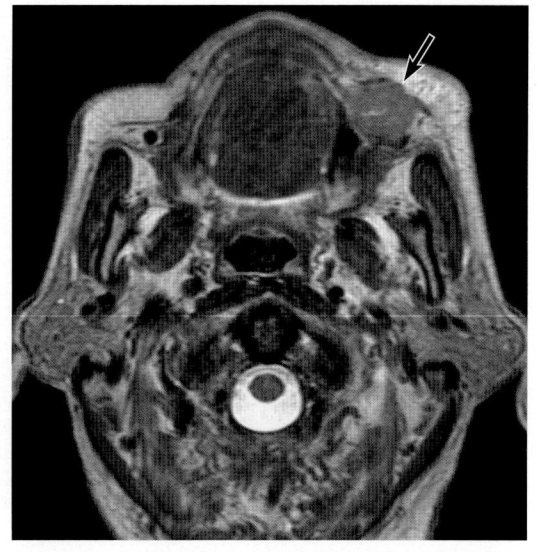

図 9-26 70 歳台男性 高悪性度粘表皮癌(頬粘膜)
T2 強調像 左頬粘膜から連続する低信号腫瘤を認め(→)，一部は境界不明瞭である.

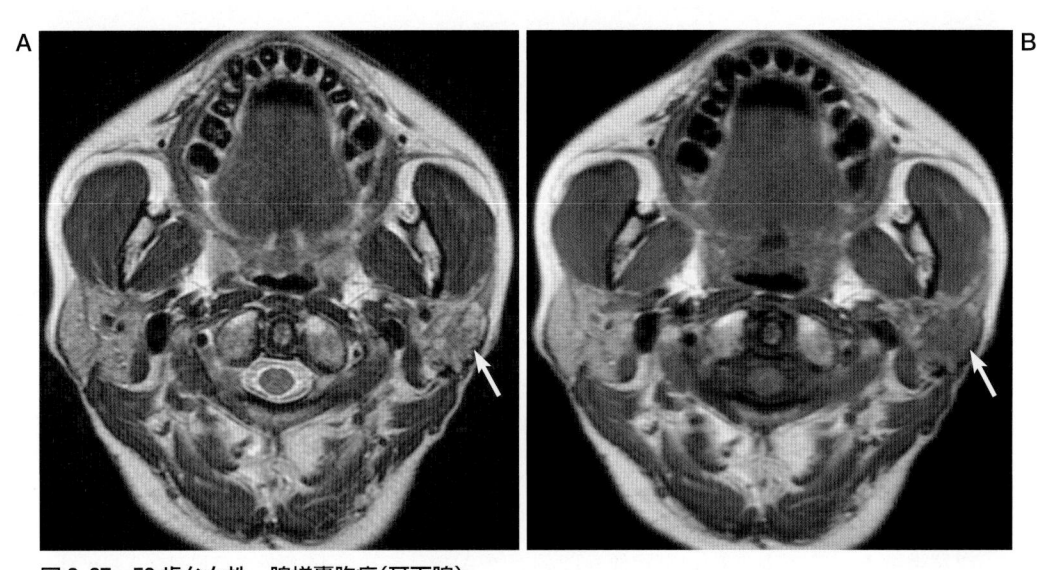

図 9-27 50 歳台女性 腺様嚢胞癌(耳下腺)
A：T2 強調像，B：T1 強調像 T2 強調像(A)では左耳下腺に境界不明瞭な腫瘤を認め(→)，耳下腺実質より軽度低信号を示している．T1 強調像(B)では左耳下腺の腫瘤は低信号を示す(→)が，辺縁は不整である．

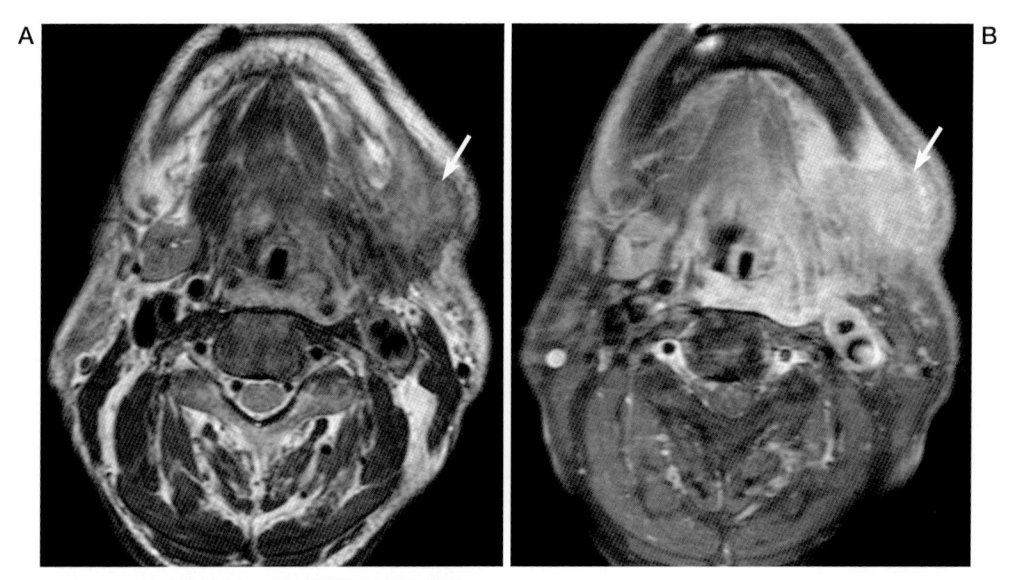

図9-28　60歳台男性　腺様嚢胞癌（顎下腺）
A：T2強調像，B：脂肪抑制造影T1強調像　T2強調像（A）では左顎下腺を置換する腫瘤を認め（→），周囲脂肪組織への浸潤が明らかである．脂肪抑制造影T1強調像（B）では，左顎下腺の腫瘤（→）と腫瘤の周囲組織が境界不明瞭に増強されている．

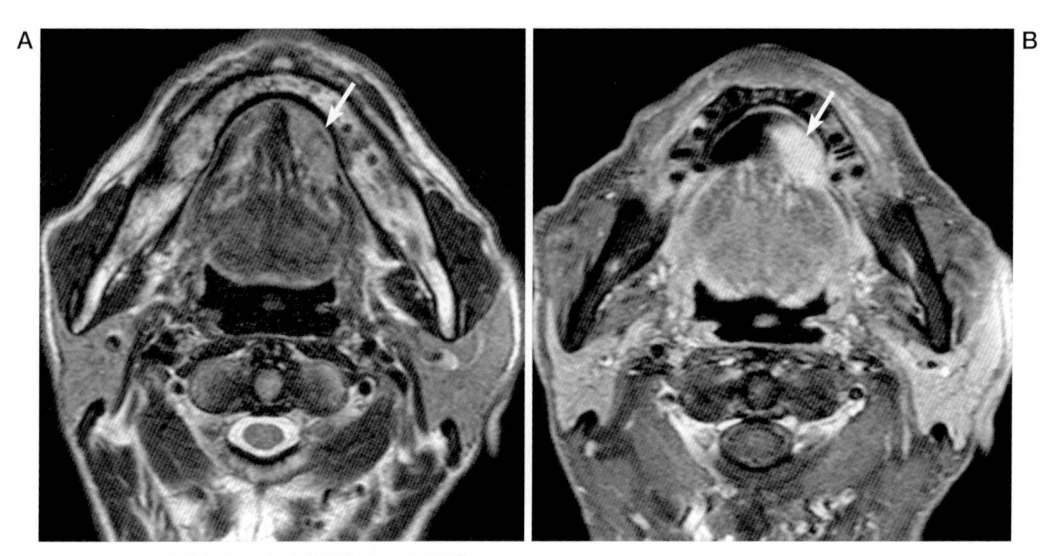

図9-29　70歳台男性　腺様嚢胞癌（舌下腺）
A：T2強調像，B：脂肪抑制造影T1強調像　T2強調像（A）では，左舌下腺を置換する低信号腫瘤を認める（→）．脂肪抑制造影T1強調像（B）では，左舌下腺の腫瘤は均質に増強されている（→）．

悪性度の腺様嚢胞癌は隣接する骨に浸潤することがある．管状や篩状は低細胞密度を反映してT2強調像の信号が高いが，充実性は高細胞密度を反映してT2強調像の信号が低いため，悪性度の推定に寄与する[25]（図9-27～30）．出血性壊死を反映してT1強調像で高信号を示すことがある．ダイナミック造影で漸増型または急増漸減型を示し，拡散強調画像のADC値は低い傾向にある．

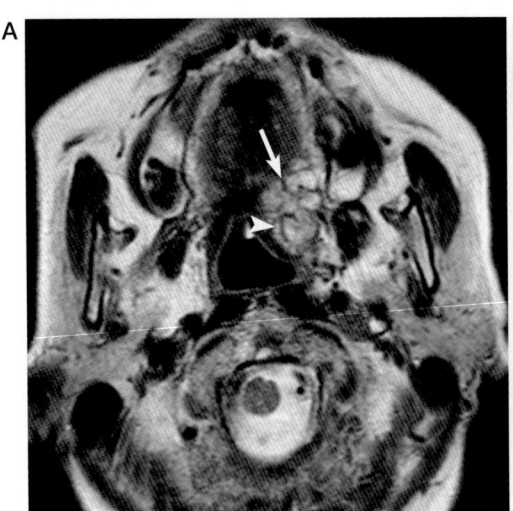

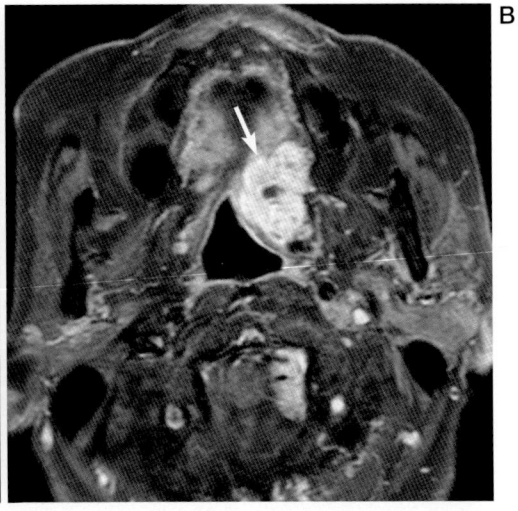

図9-30 70歳台女性　腺様嚢胞癌（口蓋）
A：T2強調像，B：脂肪抑制造影T1強調像　T2強調像（A）では左軟口蓋に境界明瞭な高信号腫瘤を認め（→），内部に隔壁様の低信号域を含む（▶）．脂肪抑制造影T1強調像（B）では，左軟口蓋の腫瘤は大部分が強く増強されている（→）．

C. 腺房細胞癌　acinic cell carcinoma

　腺房細胞癌は耳下腺で2番目に多い悪性唾液腺腫瘍である．30〜50歳台に多いが，20歳以下の小児を含めた幅広い年齢層に発生し，粘表皮癌に次いで2番目に多い小児の悪性唾液腺腫瘍である．やや女性に多い．無痛性で緩徐な増大を示す．発生部位は頻度が高い順に，耳下腺（80％），小唾液腺（17％）である．約3％が両側性に発生し，多発することもある．低悪性度腫瘍に分類され，転移は少ない．漿液性腺房細胞へ分化した腫瘍細胞の充実性増殖を特徴とするが，介在部導管上皮への分化を示す細胞も混在し，多彩な細胞型および組織型を示す．組織型は，充実型，小嚢胞型，乳頭嚢胞型，濾胞型に分類される．

　低悪性度腫瘍であることを反映し，境界明瞭で良性腫瘍に似る．一般的に充実性腫瘤として認められるが，内部に嚢胞成分を伴うことも多い[26]（図9-31, 32）．石灰化を認めることもある[27]．嚢胞成分は病理学的に観察される小嚢胞，出血，壊死を反映した所見とされ，出血によりT1強調像で高信号を示すことがある[26]．多彩な病理組織像を反映して充実成分はT2強調像で低〜高信号とさまざまであるが，嚢胞成分は強い高信号を示す[26,27]（図9-31, 32）．ダイナミック造影でWarthin腫瘍に似て急増急減型を示すが，拡散強調画像のADC値はWarthin腫瘍より高い．

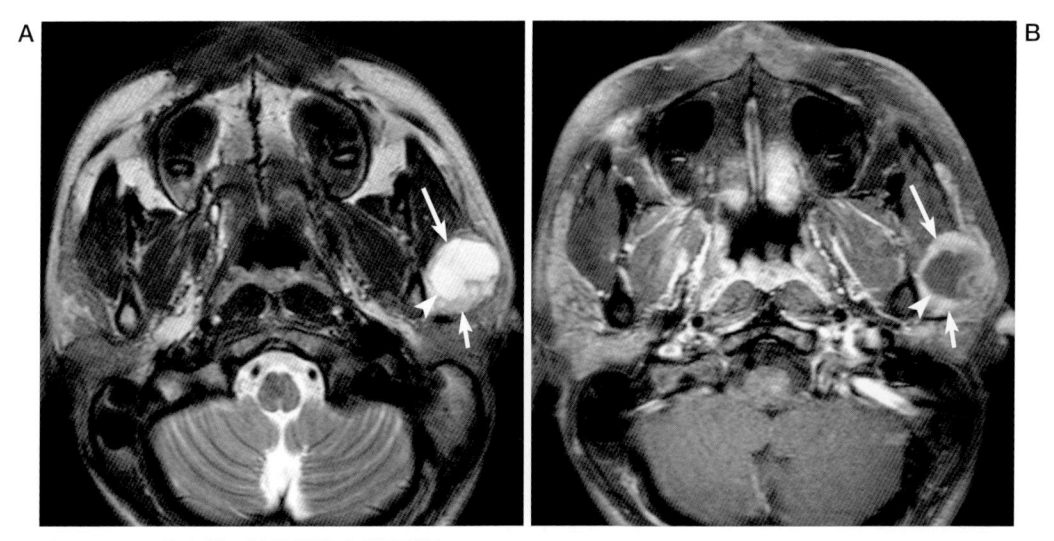

図 9-31　17歳女性　腺房細胞癌(耳下腺)
A：T2 強調像，B：脂肪抑制造影 T1 強調像　T2 強調像(A)では左耳下腺に境界明瞭な腫瘤を認める(大矢印)．大部分を占める囊胞成分は強い高信号を示し(➤)，辺縁の三日月状の充実成分(小矢印)は耳下腺実質より軽度高信号を示す．脂肪抑制造影 T1 強調像(B)では，左耳下腺の腫瘤(大矢印)は，大部分を占める囊胞成分(➤)が増強されず，辺縁部の三日月状の充実成分(小矢印)が増強される．

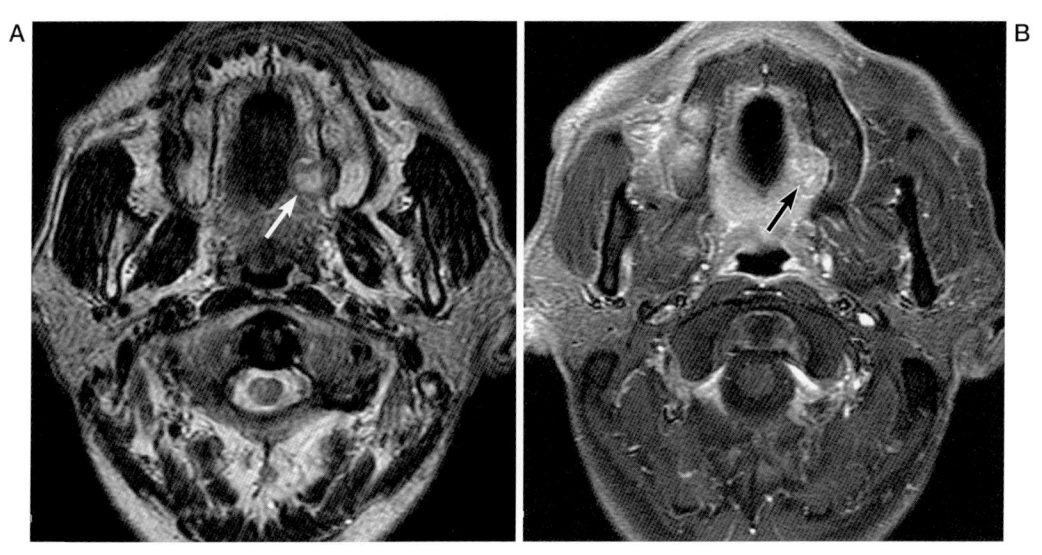

図 9-32　50歳台男性　腺房細胞癌(口蓋)
A：T2 強調像，B：脂肪抑制造影 T1 強調像　T2 強調像(A)では左軟口蓋に境界明瞭な高信号腫瘤を認める(→)．脂肪抑制造影 T1 強調像(B)では，左軟口蓋の腫瘤は不均質に増強される(→)．

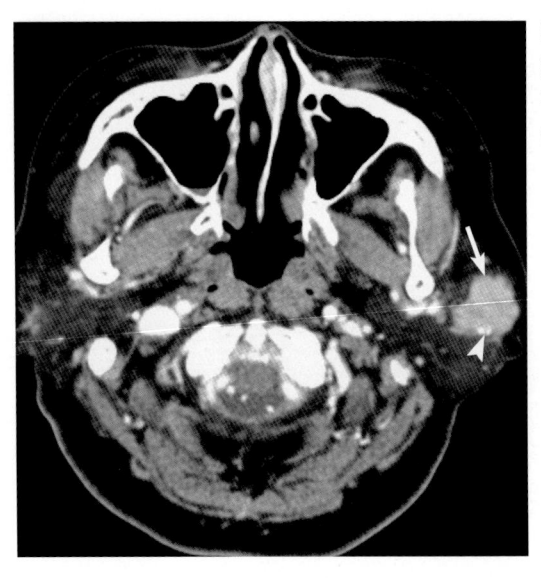

図9-33 70歳台女性 唾液腺導管癌(耳下腺)
造影CT 左耳下腺に全体が増強される辺縁不整な腫瘤を認め(→)，辺縁部には石灰化を伴っている(▶).

d. 唾液腺導管癌　salivary duct carcinoma

　唾液腺導管癌は最も侵襲的な高悪性度腫瘍だが，低悪性度のvariantも報告されている．50歳以上の男性に多い．耳下腺に好発するが，顎下腺，舌下腺，小唾液腺にも発生する．導管上皮系細胞のみからなる腫瘍で，浸潤性乳管癌に類似した病理組織像を示し，篩状構造や胞巣中心性の麺胞状(コメド)壊死が特徴である．中心部には密度の高い線維化を伴うことが多い．多形腺腫由来癌の癌成分としても発生するため，病理学的に多形腺腫成分の混在の有無を確認する必要がある．半数以上にリンパ節転移を伴い，遠隔転移の頻度も高く，予後不良である．

　浸潤性発育により浸潤性辺縁を示し，耳下腺病変では耳下腺外の皮下組織や傍咽頭間隙へ浸潤することがある[28](図9-33, 34)．充実性腫瘤の中に出血や壊死を示唆する囊胞成分を含むことも多い[28](図9-33, 34)．CTで約半数に石灰化を認める(図9-33)．T2強調像で充実成分は低〜等信号を示し，高細胞密度や線維組織を反映した所見と考えられている[28](図9-34)．ダイナミック造影で急増漸減型を示し，拡散強調画像のADC値は低い傾向にある．

e. 多形腺腫由来癌　carcinoma ex pleomorphic adenoma

　悪性多形腺腫は，2005年のWHO分類で3型〔多形腺腫由来癌(carcinoma ex pleomorphic adenoma)，癌肉腫(carcinosarcoma)，転移性多形腺腫(metastasizing pleomorphic adenoma)〕に分類され，このなかでは多形腺腫由来癌が最多である．悪性転化は全多形腺腫の3〜4%に生じる．悪性転化までの期間は2〜50年，平均20年とされ，5年以内で1.5%，15年以上で9.5%が悪性転化し，経過が長いほど悪性転化の確率が上昇する．多形腺腫と同様に多形腺腫由来癌も耳下腺に好発するが，顎下腺や小唾液腺にも発生する．好発年齢は50〜60歳台であり，多形腺腫より10歳以上高い．長期間にわたって存在した多形腺腫が，悪性転化

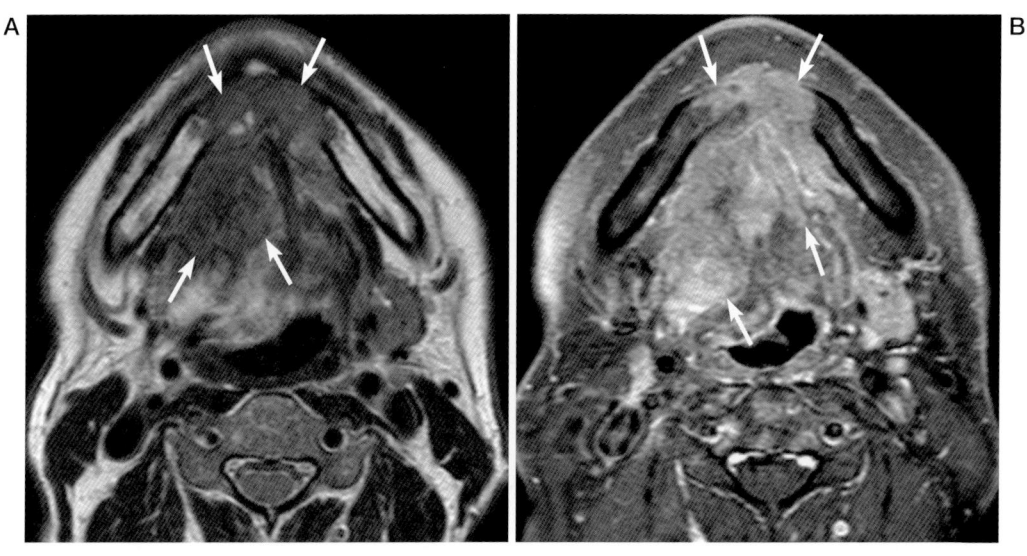

図9-34 60歳台男性 唾液腺導管癌（口腔底）
A：T2強調像，B：脂肪抑制造影T1強調像　T2強調像（A）では口腔底前部を置換する辺縁不整な低信号腫瘤を認め（→），下顎骨オトガイ部を破壊している．脂肪抑制造影T1強調像（B）では，口腔底前部を置換する腫瘤は浸潤性発育を示し（→），不均質に増強される．

図9-35 60歳台女性 多形腺腫由来癌（耳下腺）
T2強調像　右耳下腺に境界明瞭な腫瘤を認める（→）．腫瘤辺縁部に多形腺腫を示唆する高信号域（▶）を認めるが，その他の大部分を占める低信号域から病理学的に唾液腺導管癌が証明された．

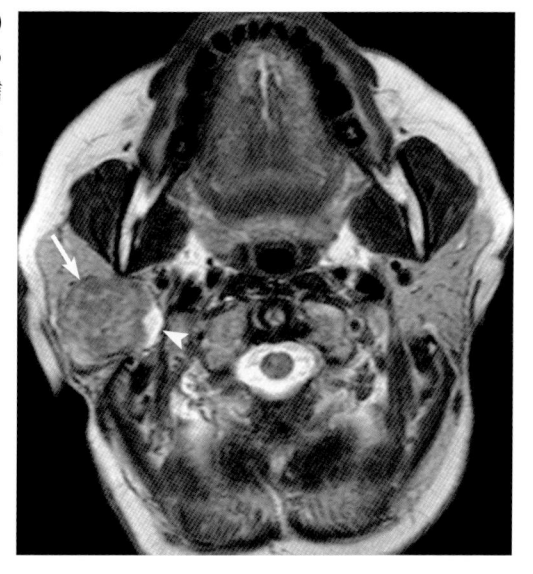

とともに急速な増大傾向や疼痛を示し，顔面神経麻痺が出現する経過を辿る．悪性成分は腺癌が多く，診断時に25～50％でリンパ節転移を認める．

　多形腺腫と悪性成分の比率によって多彩な画像所見を示す．悪性成分が多形腺腫内に限局していれば，境界明瞭な腫瘤として認められる（図9-35）．多形腺腫と悪性成分の両者が画像で認識できれば，被膜を伴う境界明瞭な多形腺腫と浸潤性辺縁を示す悪性成分が混在する[29]．全体が悪性成分に置換されると，他の悪性腫瘍と鑑別が困難となる．高細胞密度の悪

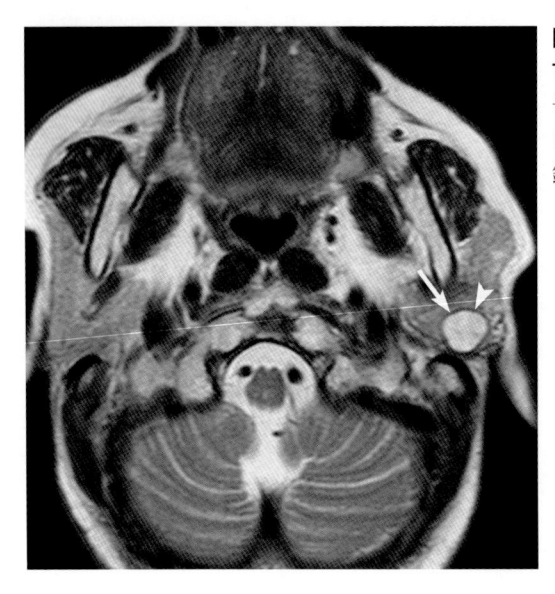

図9-36 80歳台女性 上皮筋上皮癌(耳下腺)
T2強調像 左耳下腺に境界明瞭な円形の高信号腫瘤を認める(→). 被膜を示す低信号縁(➤)を伴っているようにみえ, 多形腺腫との鑑別は難しい.

性成分はT2強調像で低信号を示す傾向にあるが, 多形腺腫成分の存在や悪性成分に生じた壊死や出血により, 腫瘍全体はT2強調像で不均質な低〜高信号を示す[29](図9-35). 多形腺腫はADC値が高く, 悪性成分はADC値が低いため, 拡散強調画像は多形腺腫内に生じた悪性成分の存在を診断できることがある.

f. 上皮筋上皮癌　epithelial-myoepithelial carcinoma

　上皮筋上皮癌はまれな低悪性度唾液腺腫瘍であり, 50〜60歳台の女性に多い. 大唾液腺のなかでも特に耳下腺(60%)に発生することが多いが, 顎下腺や小唾液腺にも発生する. 基本的には緩徐に増大する無痛性腫瘤であるが, 顔面神経麻痺や痛みを伴って急速増大する場合は高悪性度成分の併存を疑う. 病理学的には介在導管に似た導管上皮系細胞と腫瘍性の筋上皮系細胞が2層性に増殖することを特徴とする. 多形腺腫とは異なり, 粘液腫様間質や軟骨様間質は認めない.

　上皮筋上皮癌の画像所見に関するまとまった報告はないが, 低悪性度腫瘍を反映して境界明瞭であることが多く, CTでは不均質に増強され, T2強調像では高信号を示す(図9-36). 大きくなると内部に壊死を示す造影不良域を認め, 出血を反映してT1強調像で高信号を示すことがある[30]. ダイナミック造影で悪性腫瘍は急増漸減型を示すことが多いが, 上皮筋上皮癌は多形腺腫に類似した漸増型を示すとされる[30]. 粘液腫様間質や軟骨様間質に乏しいため, 拡散強調画像のADC値は低い傾向にある.

図9-37 50歳台女性　多形低悪性度腺癌（口蓋）
造影CT　口蓋を占居する巨大な腫瘤を認め
（→），内部は不均質に増強されている．左外側
咽頭後リンパ節が壊死を伴って腫大しており
（▶），リンパ節転移の所見である．

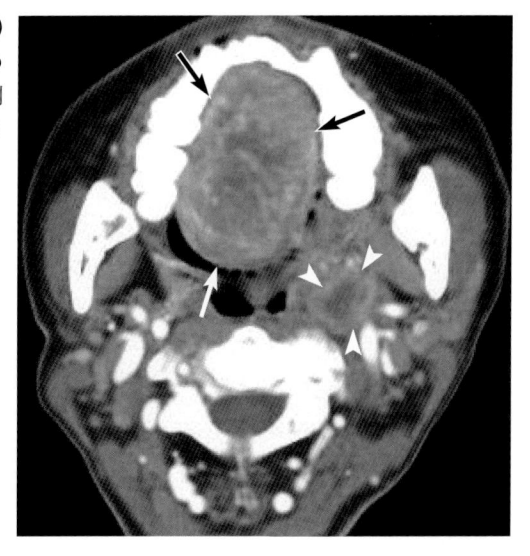

g. 多形低悪性度腺癌　polymorphous low-grade adenocarcinoma

　多形低悪性度腺癌は，小唾液腺に発生することを特徴とする低悪性度唾液腺腫瘍であり，大唾液腺に発生することはまれである．口腔内では60％が口蓋に発生するが，頬粘膜，舌，口唇，口腔底などにも発生する．50～60歳台の女性に多い．緩徐に増大する無痛性腫瘤で，臨床経過が数年～数十年に及ぶことがある．病理学的には乳頭状構造を含む多彩な組織構築を特徴とし，管状，索状，充実性の増殖に加えて篩状構造を形成するため，腺様嚢胞癌との鑑別が問題となる．被膜は不明瞭で浸潤性発育を示すが，異型や多形には乏しいため，多形腺腫も鑑別診断の対象となる．吸引細胞診や生検での病理診断は難しい．
　多形低悪性度腺癌の画像所見に関するまとまった報告はないが，多彩な組織構築を反映してT2強調像で不均質な信号を示し，造影CTまたは造影MRIで不均質に増強される（図9-37）．病理学的には浸潤性発育を示すが，長期経過で緩徐に増大する病変のため，画像では境界明瞭にみえることが多い．大きくなると隣接する骨に圧排性骨びらんを生じ，鼻腔や上顎洞に進展することもある．

h. 腺癌NOS　adenocarcinoma, not otherwise specified

　腺癌NOSは腺管への分化傾向を示すが，他の組織型の腫瘍と診断できるような特徴的な病理組織像を欠く悪性腫瘍である．悪性唾液腺腫瘍の4～17％を占め，悪性唾液腺腫瘍のなかで2～6番目に多いと報告されている．50～60歳台の女性に多い．60％が大唾液腺（特に耳下腺）に，40％が小唾液腺（硬口蓋，頬粘膜，口唇）に発生する．無症候性の腫瘍であることが多いが，約20％に痛みや顔面神経麻痺が生じる．
　浸潤性発育を反映した境界不明瞭な腫瘤であり，初診時にかなり大きく，内部に壊死や出血による嚢胞成分または造影不良域を認めることが多い（図9-38）．他の高悪性度唾液腺腫瘍と同様に，高細胞密度を反映して充実成分はT2強調像で等～低信号を示す．

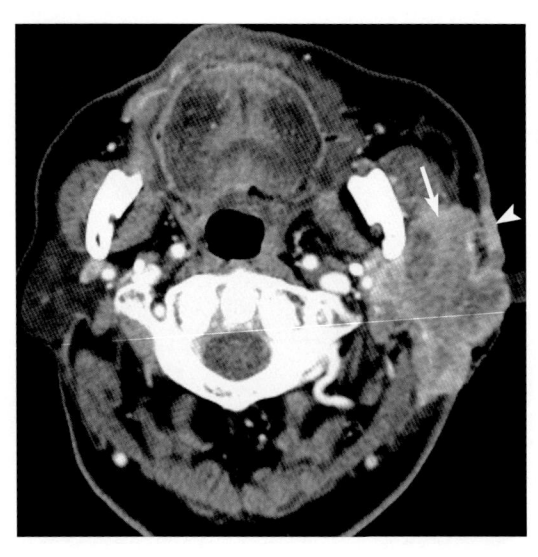

図9-38　80歳台男性　腺癌 NOS(耳下腺)
造影 CT　左耳下腺に辺縁不整な腫瘤を認め(→)，内部に壊死を示唆する広範な造影不良域を伴っている．隣接する皮膚が肥厚しており(▶)，皮膚浸潤の所見である．

I. 転移性腫瘍　metastatic tumor

　耳下腺転移は顔面の上中部に発生した皮膚癌からの耳下腺内リンパ節転移がほとんどで，原発巣の組織型は扁平上皮癌が最も多く，悪性黒色腫が2番目に多い．頭頸部以外の原発巣が耳下腺に転移する頻度は少ないが，肺癌，腎癌，乳癌が原発巣となりうる．一方，顎下腺転移の大部分は頭頸部以外の原発巣からの転移である．60〜70歳台の男性に多い．
　原発巣の性質を反映した画像所見を示し，画像所見は多彩なため，原発性唾液腺腫瘍との鑑別は難しい(図9-39)．唾液腺腫瘍の診断の際には，悪性腫瘍の既往の有無を確認する必要がある．

J. 悪性リンパ腫　malignant lymphoma

　唾液腺原発リンパ腫は，全原発性節外性リンパ腫の約5%であり，50歳以上の高齢者に好発する．80%が耳下腺に発生するが，耳下腺リンパ腫は発生母地が腺内リンパ節と耳下腺実質に分類される．ほとんどがB細胞型(びまん性大細胞型，MALT，濾胞性)リンパ腫で，びまん性大細胞型リンパ腫は二次性，MALTリンパ腫は原発性のことが多い．MALTリンパ腫はSjögren症候群や関節リウマチなどの自己免疫性疾患に合併することが多い．いずれの組織型も両側性や多発性にリンパ腫が浸潤することがある．
　一般的に，耳下腺内リンパ節に発生した節性リンパ腫は辺縁平滑，耳下腺実質に浸潤した節外性リンパ腫は辺縁不整の傾向を示す．唾液腺原発MALTリンパ腫はCTで石灰化を認めることがある．MRIで40%の結節に単発または多発の囊胞成分を伴い，リンパ上皮性囊胞や拡張した唾液腺管を反映した所見と考えられている[31](図9-40)．MALTリンパ腫は境界明瞭であることが多いが，30%の結節が境界不明瞭である[31]．MALTリンパ腫の充実成分におけるADC値は他の組織型のリンパ腫と同様に著明に低下するため，低いADC値を根拠にして悪性リンパ腫を疑うことができる[31]．

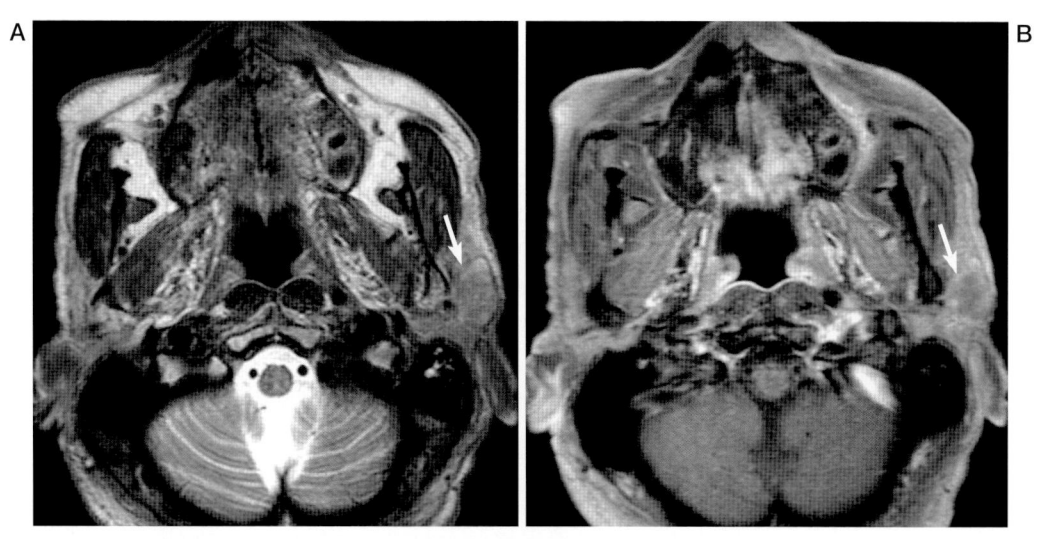

図9-39 70歳台男性 耳下腺内リンパ節転移（血管肉腫）
A：T2強調像，B：脂肪抑制造影T1強調像　T2強調像(A)では左耳下腺に軽度高信号を示す腫瘤を認める(→)．脂肪抑制造影T1強調像(B)では，左耳下腺の腫瘤には壊死を示す造影不良域を認める(→)．頭皮血管肉腫術後の病歴があり，耳下腺腫瘤が病理学的に血管肉腫と診断されたため，耳下腺内リンパ節転移と判断された．

図9-40 60歳台女性 MALTリンパ腫（耳下腺）
T2強調像　左耳下腺を占居する低信号腫瘤を認め(→)，内部に小嚢胞を示す高信号結節が多発している(▶)．

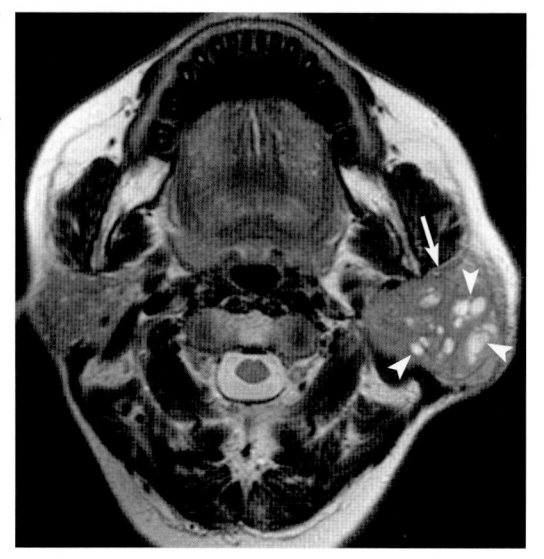

9.7 非腫瘍性病変

a. 唾液腺炎　sialadenitis

　流行性耳下腺炎は小児から思春期に好発するウイルス感染症で，ムンプスウイルスを含む唾液の飛沫感染が原因である．多くは両側耳下腺が腫脹するが，片側耳下腺のみが腫脹する場合や顎下腺・舌下腺が腫脹する場合もある．2～3週間の潜伏期を経て，唾液腺の腫脹・圧痛，嚥下痛，発熱を主症状として発症し，1～2週間で軽快する．最多の合併症は無菌性髄膜炎であり，睾丸炎・卵巣炎，膵炎を合併することもある．画像診断の対象となることは少ないが，CTでは罹患した唾液腺が腫脹して耳下腺実質の濃度が上昇し，T2強調像では耳下腺実質の信号が上昇する[32] (図9-41)．

　急性化膿性唾液腺炎は，黄色ブドウ球菌や溶血性連鎖球菌などの細菌感染により，化膿性炎症が唾液腺組織に波及した状態を指す．通常は片側性であり，唾液腺部の自発痛を伴う発赤，腫脹，所属リンパ節の腫脹・圧痛，全身の発熱，倦怠感などを生じ，唾液腺管開口部から排膿を見ることがある．大唾液腺では耳下腺が最も多く，耳下腺管開口部付近に大量あるいは強毒性の細菌の存在，全身状態悪化，唾液分泌減少，唾液中の殺菌成分減少などによる耳下腺管経由の上行感染が原因とされている．急性化膿性顎下腺炎の原因の多くは唾石である．急性化膿性唾液腺炎が適切に治療されないと，膿瘍形成とその自壊により周囲組織に炎症が波及し，頸部深部に蜂窩織炎を生じる．CTでは罹患した唾液腺が腫脹し，唾液腺管が拡張し，唾液腺管の壁が増強される[32] (図9-42)．T2強調像では浮腫や炎症細胞浸潤に伴って信号が上昇し，造影MRIではびまん性に唾液腺が増強される[32]．膿瘍はリング状増強効果を示す腫瘤として描出され，膿瘍腔は拡散強調画像で高信号を示す．

　若年性反復性耳下腺炎は再発性の耳下腺炎で，診断には複数回の耳下腺腫脹歴が前提となる．3～6歳に好発する．疼痛を伴う両側または片側の耳下腺腫脹を認め，流行性耳下腺炎に類似する．病因として細菌感染，ウイルス感染，アレルギー，自己免疫，先天的形態異常，遺伝などが考えられている．非閉塞性の導管拡張を示し，耳下腺末梢導管の囊状拡張が特徴的である．超音波検査では腫脹した耳下腺内に小囊胞構造物が多発する低エコー域を認める．末梢導管の囊状拡張は唾液腺造影やMR sialographyでSjögren症候群に類似した"apple tree appearance"として描出される(図9-43)．

　線維素性唾液管炎(Kussmaul病)は，唾液腺導管内の線維素塊形成による導管閉塞が原因で，反復性に唾液腺腫脹をきたす疾患である．腫脹時に唾液腺を圧迫すると，導管から白色ゼリー状の線維素塊が排出される．多くの症例で気管支喘息，蕁麻疹，アレルギー性鼻炎などのアレルギー性疾患を合併している．成人に好発する．血液検査で好酸球，IgEの上昇を認めることが多く，唾液管からの排出物中に多数の好酸球を認めることから，病因としてI型アレルギーの関与が考えられている．耳下腺に好発するが，顎下腺にも発生し，耳下腺と顎下腺の両方に発生した報告もある．画像検査では唾液腺導管の拡張所見が特徴的であり，MRI，CT，唾液腺造影で導管拡張所見が確認できる(図9-44)．

9. 唾液腺の画像診断　285

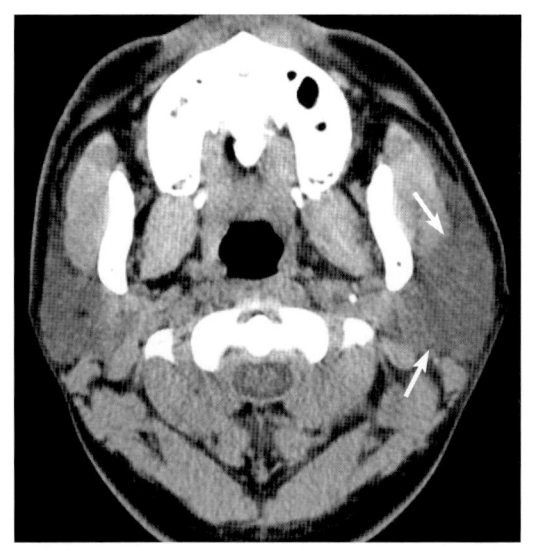

図 9-41　20 歳台男性　流行性耳下腺炎
単純 CT　左耳下腺が対側と比べてびまん性に腫脹している(→)．ムンプス(風疹)のウイルス抗体価が上昇していたため，流行性耳下腺炎と診断された．

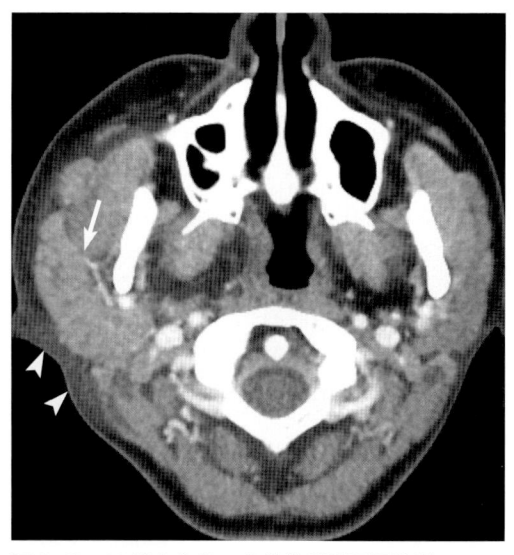

図 9-42　20 歳台女性　急性化膿性耳下腺炎
造影 CT　右耳下腺が対側と比べてびまん性に腫脹し，強く増強されている(→)．明らかな膿瘍形成は認めない．隣接する皮下組織の脂肪濃度上昇を認め(▶)，炎症波及が示唆される．

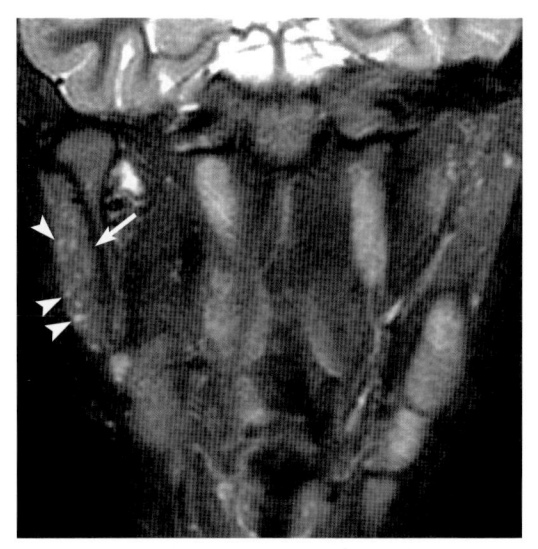

図 9-43　13 歳女児　若年性反復性耳下腺炎
脂肪抑制 T2 強調冠状断像　右耳下腺の信号がびまん性に軽度上昇しており(→)，内部に末梢導管の拡張を示す点状高信号が散見される(▶)．(自治医科大学　藤田晃史先生のご厚意による)

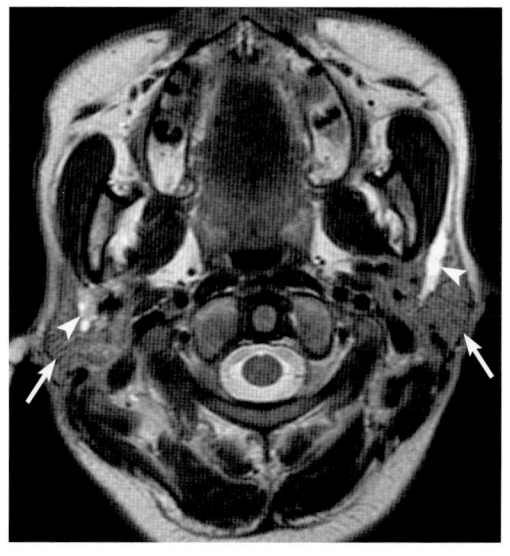

図 9-44　30 歳台女性　線維素性唾液管炎
T2 強調像　両側耳下腺の信号がびまん性に軽度低下しており(→)，慢性耳下腺炎を反映した所見である．両側耳下腺管の拡張を認める(▶)．

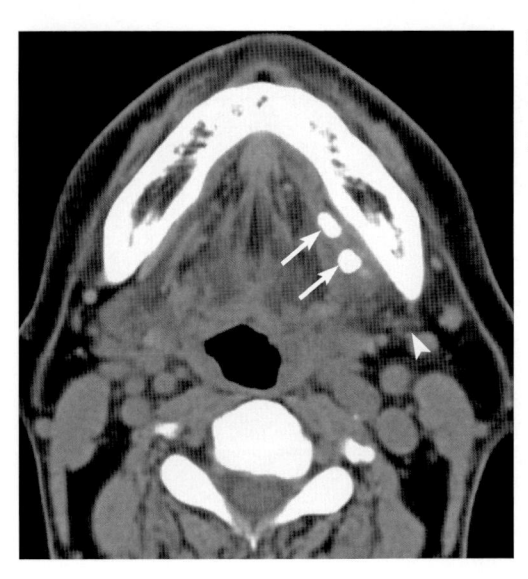

図 9-45　50歳台男性　顎下腺唾石
単純CT　左口腔底の顎下腺管の走行に一致して2個の高吸収結節を認め(→)，顎下腺管内唾石の所見である．左顎下腺は著明に萎縮している(▶)．

b. 唾石症　sialolith

　唾石は唾液に含まれるカルシウムなどの石灰化成分により形成され，顎下腺炎の原因として最多である．唾石は80％以上が顎下腺に生じ，多くは屈曲して走行する顎下腺管(特に腺体導管移行部)に発生するが，顎下腺実質内にも発生する．唾石は耳下腺で少なく，舌下腺や小唾液腺ではまれである．典型的には摂食時に腺体の腫脹と唾疝痛とよばれる疼痛を生じる．唾石は同心円状の層状構造を示し，その中心部には上皮細胞や細菌，真菌，異物が核をなすことがある．唾石により閉塞した部位から逆行性に管内感染が広がると，急性唾液腺炎を生じる．慢性唾液腺炎に移行すると拡張した唾液腺管とともに腫大した唾液腺が描出され，炎症が長期化すると唾液腺に脂肪浸潤や萎縮を認める[32])(図9-45, 46)．ほとんどの唾石はパノラマX線撮影や咬合法撮影などの単純X線写真で同定可能である．唾石はCTで点状または棒状高吸収域として認められ，CTは唾石の局在やサイズ・形態の評価に有用である(図9-45, 46)．唾石は唾液腺体から唾液腺管の走行に一致して生じるため，唾液腺管の走行部位の理解が必要である．

c. 粘液貯留嚢胞　mucinous retention cyst,　がま腫　ranula

　粘液貯留嚢胞は，唾液流出障害によって生じた嚢胞性病変で，大部分は嚢胞壁内面が上皮に被覆されない偽嚢胞であるが，まれに上皮に被覆されることがある．がま腫は舌下腺あるいは口腔底小唾液腺に由来する舌下間隙の粘液貯留嚢胞で，若年成人に好発する．唾液流出障害の原因には外傷，炎症，医原性などがある．舌下間隙に限局する単純性がま腫(simple ranula)と，単純性がま腫の破綻などによって顎下間隙などに進展した潜入性がま腫(plunging/diving ranula)の2種類がある．舌下間隙から顎下間隙への進入は，顎舌骨筋後方の筋膜欠損部，顎舌骨筋の裂隙，顎舌骨筋の筋束欠損部を経由するとされる．単純性がま腫は舌下

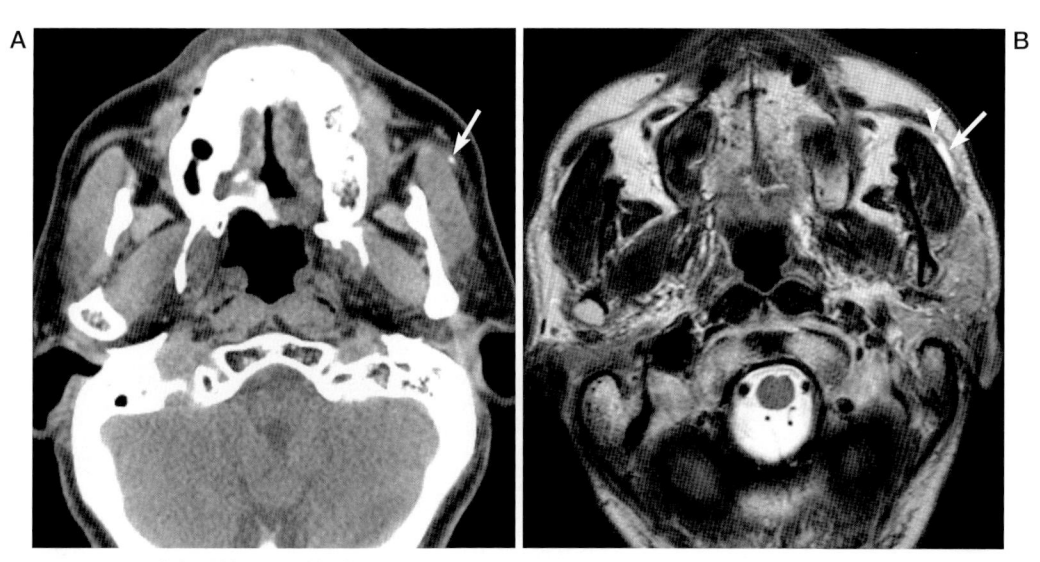

図9-46 60歳台男性 耳下腺唾石
A：単純CT，B：T2強調像　単純CT(A)では左咬筋外側の耳下腺管の走行に一致して点状高吸収を認め(→)，耳下腺唾石の所見である．T2強調像(B)では，左咬筋外側に拡張した耳下腺管を示す管腔状高信号を認め(→)，内部に耳下腺管内唾石を示す点状低信号を認める(▶)．

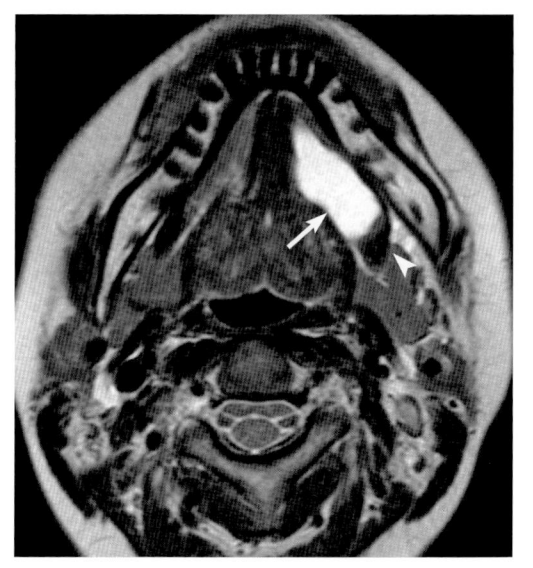

図9-47 16歳女性 単純性がま腫
T2強調像　左舌下間隙に強い高信号を示す単房性の囊胞性病変を認め(→)，左顎舌骨筋(▶)の内側に位置している．

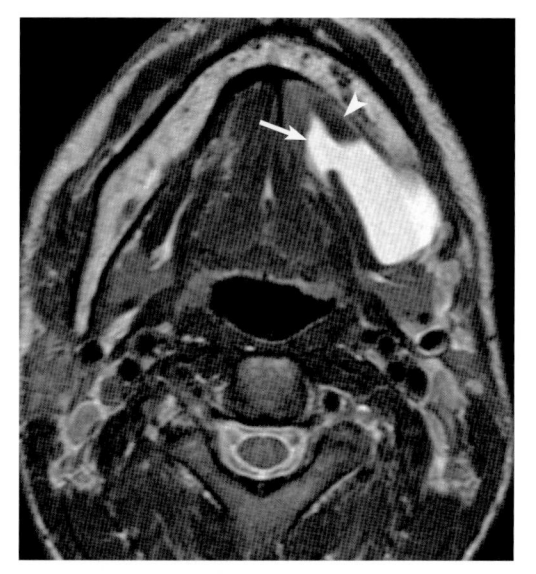

図9-48 20歳台男性 潜入性がま腫
T2強調像　左舌下間隙に強い高信号を示す単房性囊胞性病変を認め(→)，左顎舌骨筋(▶)の欠損部から外側の顎下間隙に進展している．

間隙に限局した囊胞性病変として描出される(図9-47)．潜入性がま腫は顎下間隙を主体とした囊胞性病変だが，舌下間隙との連続性を認め(図9-48)，リンパ管腫などとの鑑別に役立つ．がま腫の多くは単房性であり，感染を伴うと囊胞壁が肥厚する．

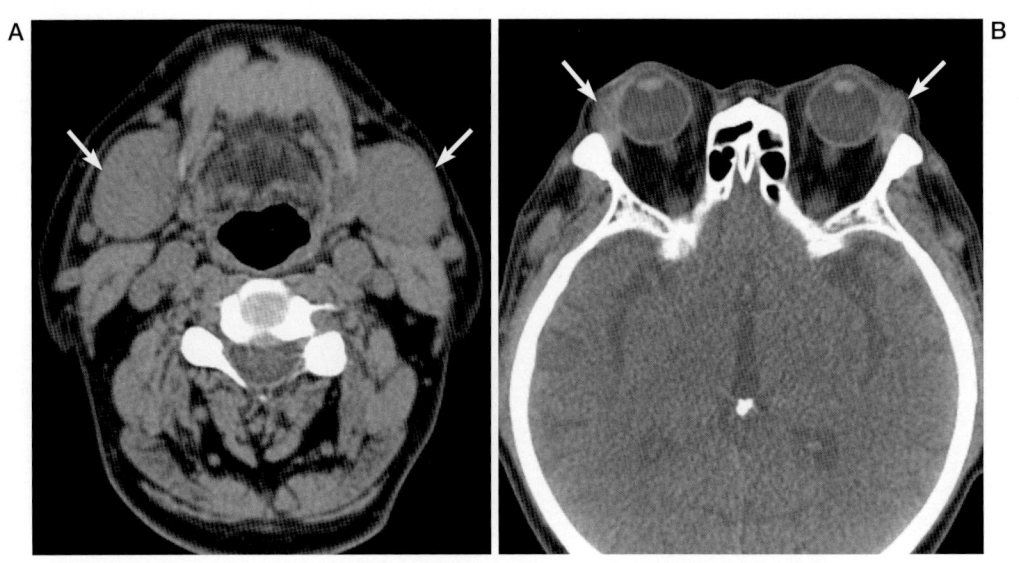

図 9-49　60 歳台男性　IgG4 関連疾患(慢性硬化性涙腺炎，慢性硬化性唾液腺炎)
A, B：単純 CT　両側顎下腺(A，→)および両側涙腺(B，→)がいずれも左右対称性に腫大している．

d. IgG4 関連疾患　IgG4-related disease

　IgG4 関連疾患は，血清 IgG4 高値と IgG4 陽性形質細胞の組織浸潤または腫瘤形成を特徴とする疾患群である．頭頸部領域の IgG4 関連疾患には，慢性硬化性唾液腺炎(Küttner's tumor：キュットナー腫瘍)，慢性硬化性涙腺炎(Mikulicz's disease：ミクリッツ病)，自己免疫性下垂体炎，眼窩偽腫瘍，三叉神経(特に眼窩下神経)腫脹，橋本甲状腺炎，Riedel 甲状腺炎などがある．慢性硬化性唾液腺炎と慢性硬化性涙腺炎の頻度が高い．

　慢性硬化性唾液腺炎は 50～70 歳台の男性に多い．発生部位は顎下腺が最多だが，舌下腺，耳下腺，小唾液腺にも発生する．無痛性の唾液腺腫大をきたすことが多く，しばしば両側性に発生する．口腔内乾燥症状よりも唾液腺の腫脹症状を示すことが多い．肉眼的に唾液腺が腫大し，灰白色充実性で線維性の弾性硬となる．病理学的には多数のリンパ球・形質細胞浸潤と線維増生を特徴とする．単純 CT では片側または両側顎下腺が均質な軟部組織吸収値を示して腫脹する[33](図 9-49 A)．T2 強調像では均質な低～等信号を示し，T1 強調像では筋肉と等しい低信号を示す[33]．造影後は均質に増強される．

　慢性硬化性涙腺炎は 50～60 歳台の女性に多い．乾燥性角結膜炎の合併は少なく，慢性硬化性唾液腺炎に比べると両側性であることがやや多い．病理学的には先に述べた慢性硬化性唾液腺炎とほぼ同様の所見を示す．単純 CT では両側涙腺が均質な軟部組織吸収値を示して左右対称性に腫脹する[33](図 9-49 B)．T2 強調像では高細胞密度や線維化を反映して比較的低信号を示し，T1 強調像では筋肉と等しい低信号を示す[33]．造影後は均質に増強される．

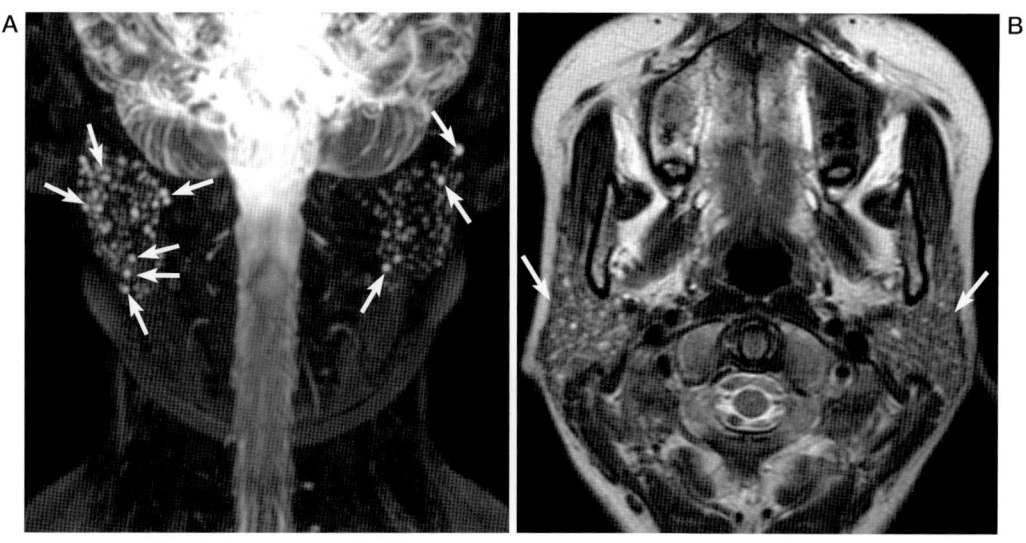

図 9-50　20歳台女性　Sjögren症候群
A：MR sialography，B：T2強調像　MR sialography（A）では，両側耳下腺に末梢の唾液腺管拡張を反映した点状高信号が無数に認められ（→），apple tree appearanceとよばれる所見である．T2強調像（B）では，両側耳下腺に高信号と低信号の結節状構造が無数に認められ（→），salt and pepper appearanceとよばれる所見である．

e. Sjögren症候群

　Sjögren（シェーグレン）症候群は，唾液腺や涙腺などの外分泌腺へのリンパ球浸潤，腺組織の破壊，腺実質の萎縮などによる乾燥症状を主体とする自己免疫疾患であり，40～60歳台の女性に好発する．乾燥性角結膜炎による眼乾燥と慢性唾液腺炎による口腔乾燥および反復性耳下腺腫脹を特徴とする．Sjögren症候群は，他の膠原病を合併しない一次性と全身性エリテマトーデスや関節リウマチなどの膠原病を合併する二次性に分類される．悪性リンパ腫や原発性マクログロブリン血症を合併することがある．病理学的には唾液腺や涙腺などの導管や腺房周囲の著しいリンパ球浸潤が特徴的であり，導管周囲リンパ球浸潤は末梢導管から始まる．

　唾液腺造影では末梢の唾液腺管拡張を反映した"apple tree appearance"を示し，同様の所見がMR sialographyでも認められる（図9-50 A）．初期にはCT・MRIで唾液腺がびまん性に腫大する．MRIで唾液腺に高信号と低信号の結節状構造が混在することがあり，"salt and pepper appearance"とよばれる[32]（図9-50 B）．慢性期には唾液腺組織に萎縮や脂肪沈着が生じるため，唾液腺の大部分はCTで脂肪濃度を示し，T1強調像，T2強調像で強い高信号を示す（図9-51）．CTでは多発する点状石灰化を認めることがある（図9-52）．

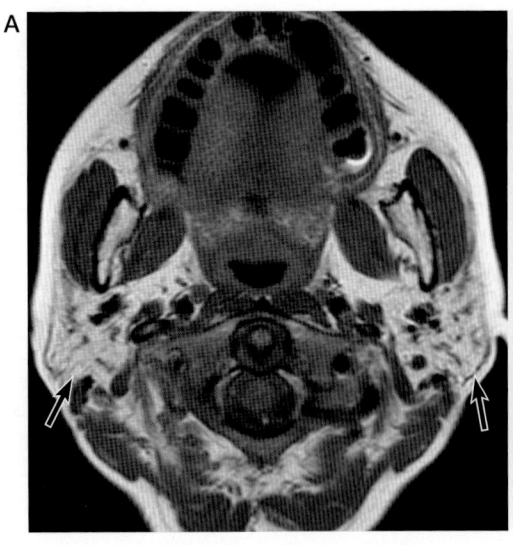

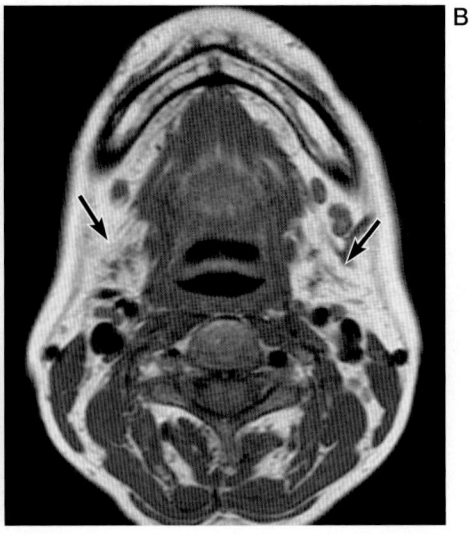

図 9-51　60 歳台女性　Sjögren 症候群
A, B：T1 強調像　両側耳下腺 (A, →) および両側顎下腺 (B, →) には高度な萎縮と脂肪沈着を認め，皮下脂肪と同等の強い高信号を示している．

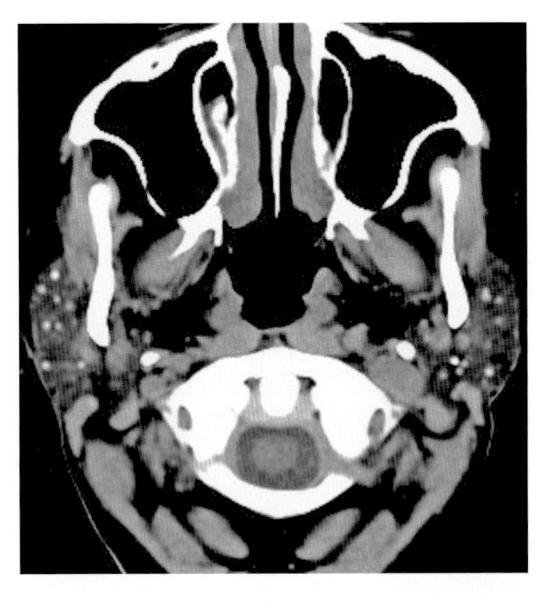

図 9-52　50 歳台女性　Sjögren 症候群
単純 CT　両側耳下腺には高度な萎縮と脂肪沈着を認め，多数の点状石灰化を認める．

f. リンパ上皮性病変　lymphoepithelial lesion

　リンパ上皮性病変は，基礎疾患を伴わない場合と Sjögren 症候群 (図 9-53) や HIV 感染 (図 9-54) に合併する場合に分類され，基礎疾患を伴わないと単発であることが多く，Sjögren 症候群や HIV 感染に合併すると多発することが多い．病理学的には重層扁平上皮で裏打ちされた嚢胞性病変であり，上皮下のリンパ組織にはリンパ濾胞を形成する．基礎疾患を伴わないリンパ上皮性病変は耳下腺浅葉の薄壁の単房性嚢胞性病変であることが多いが，感染を合併

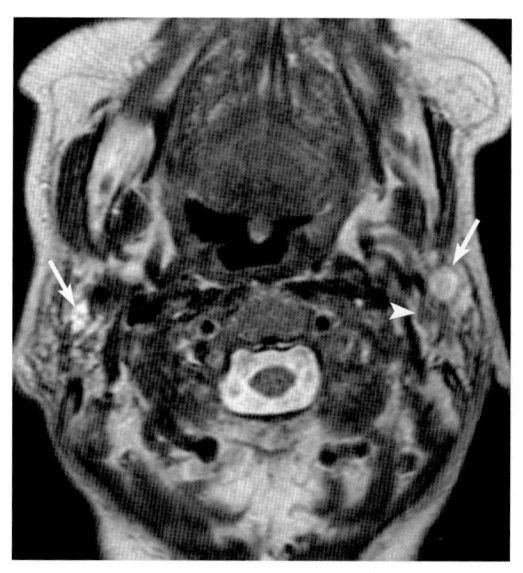

図9-53 70歳台女性　リンパ上皮性病変（Sjögren症候群）
T2強調像　両側耳下腺に強い高信号を示す小嚢胞が多発している（→）．左耳下腺には低信号結節を認め（▶），充実性のリンパ上皮性病変である．

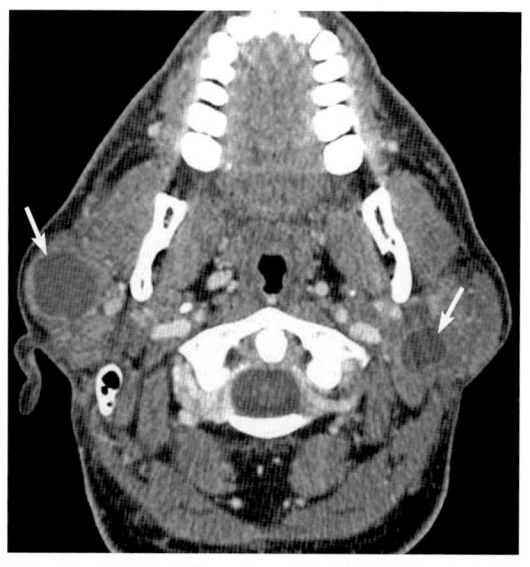

図9-54 50歳台男性　リンパ上皮性病変（HIV陽性）
造影CT　両側耳下腺に嚢胞性病変を認める（→）．

すると嚢胞壁が肥厚する．Sjögren症候群やHIV感染に合併するリンパ上皮性病変には壁在結節を伴うことがあり，この場合は悪性腫瘍との鑑別が難しい．HIV感染はリンパ上皮性病変のほかに，扁桃腫大・頸部リンパ節腫大を伴うことを特徴とする．

g. 木村病　Kimura's disease

　木村病は軟部好酸球性肉芽腫ともよばれ，アジアに多い原因不明の慢性炎症性疾患であり，20〜30歳台の男性に多い．頭頸部に無痛性のリンパ節腫大または皮下腫瘤を認め，耳下腺内や耳下腺周囲に病変を形成することが多い．病理学的には好酸球浸潤とリンパ濾胞形成を伴う肉芽腫性病変であり，さまざまな程度の線維化や血管増生を認める．末梢血や骨髄に著明な好酸球増多を認め，IgEの著明な上昇が特徴的である．CTやMRIでは，境界不明瞭で均質に増強される耳下腺内腫瘤，皮下腫瘤，頸部リンパ節腫大を認める[32]．特に耳下腺周囲皮下組織から耳下腺内に連続する腫瘤として描出されることが特徴的である（図9-55）．T2強調像では線維化の程度によりさまざまな信号を示すが，高信号を示すことが多い[32]．慢性に経過して線維化が強い病変は，T2強調像で低信号を示し，造影効果が弱い．

h. 神経周囲進展　perineural spread

　神経周囲進展とは，腫瘍が神経に沿って広がる進展様式である．さまざまな組織型の悪性腫瘍が神経周囲進展を生じるが，神経周囲進展を最も高頻度で生じる組織型は腺様嚢胞癌で

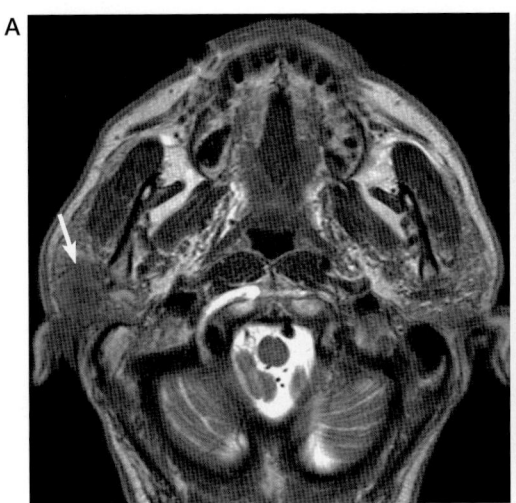

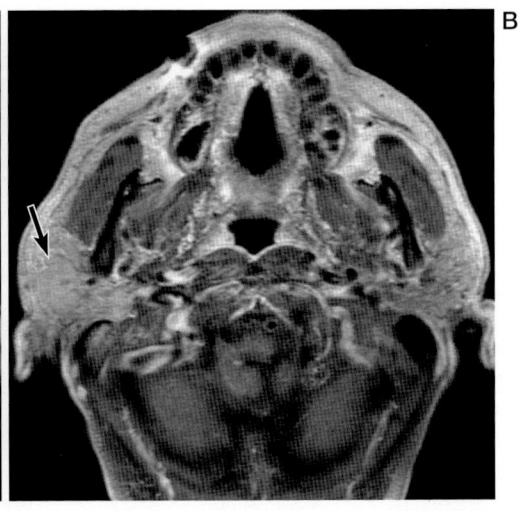

図9-55 80歳台男性　木村病
A：T2強調像，B：脂肪抑制造影T1強調像　T2強調像（A）では右耳下腺に境界不明瞭な低信号腫瘤を認める（→）．脂肪抑制造影T1強調像（B）では，右耳下腺の腫瘤（→）と周囲耳下腺実質が境界不明瞭に増強される．

ある．神経周囲進展を生じるその他のおもな組織型として，扁平上皮癌，悪性リンパ腫，横紋筋肉腫などがあげられる．頭頸部領域では腺様嚢胞癌より扁平上皮癌の発生頻度が圧倒的に多いため，日常臨床で遭遇する神経周囲進展は扁平上皮癌によるものが多い．

耳下腺腫瘍が神経周囲進展をきたしうる神経として，三叉神経第3枝（下顎神経）と顔面神経が重要である[34]．卵円孔から頭蓋外へ出た後の下顎神経から分岐した耳介側頭神経は，外側翼突筋と口蓋帆張筋の間を外側後方に進展し，耳下腺被膜を穿通して耳下腺下顎後部に進入する．耳介側頭神経に神経周囲進展が生じると，耳介周囲や側頭部，顎関節に痛みを生じるが，画像では外側翼突筋後面に沿った索状の病変を認める[35]（図9-56 A）．耳介側頭神経は耳下腺内で顔面神経と吻合するため，顔面神経の神経周囲進展を合併することがある[35]．下顎神経（図9-56 B）は卵円孔，顔面神経は茎乳突孔を介して頭蓋内へ進展する経路となる[34]．

口蓋腫瘍が神経周囲進展をきたしうる神経として，三叉神経第2枝（上顎神経）の分枝である口蓋神経が重要である．大口蓋神経は翼口蓋窩から大口蓋管を通って硬口蓋に分布し，小口蓋神経は翼口蓋窩から小口蓋管を通って軟口蓋に分布する（図9-57）．上顎神経は正円孔を介して頭蓋内へ進展する経路となる．

CT・MRIでは罹患した神経が走行する部位の脂肪組織の消失，通過する神経孔や神経管の拡大や破壊を認める．直接所見として罹患した神経の腫大や異常増強効果を示す[34]（図9-56，57）．患側海綿静脈洞の腫大も神経周囲進展を示す所見である[34]．間接所見として，罹患した神経の支配筋に脱神経性筋炎を認め，急性期から亜急性期（1〜20か月）に筋肉の腫大と炎症・浮腫，慢性期（20か月以降）に筋肉の萎縮と脂肪変性を示す．

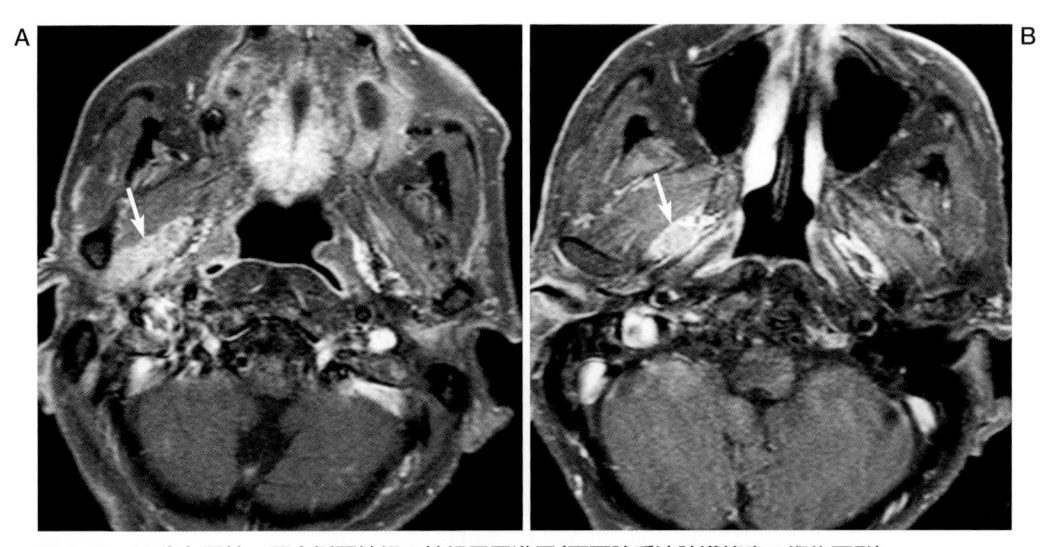

図 9-56　80歳台男性　耳介側頭神経の神経周囲進展（耳下腺唾液腺導管癌の術後再発）
A, B：脂肪抑制造影 T1 強調像　右外側翼突筋の後方で，耳介側頭神経(A, →)および三叉神経第3枝(下顎神経, B, →)に増強効果を認め，神経周囲進展の所見である．

図 9-57　70歳台女性　腺様嚢胞癌（口蓋）：図 30 と同一症例
T1 強調像　左軟口蓋に低信号腫瘤を認める(→)．健側では大口蓋管（白矢頭），小口蓋管（黒矢頭）の内部に脂肪を示す高信号を認めるが，患側では高信号を同定できず，口蓋神経に沿った神経周囲進展が疑われる．

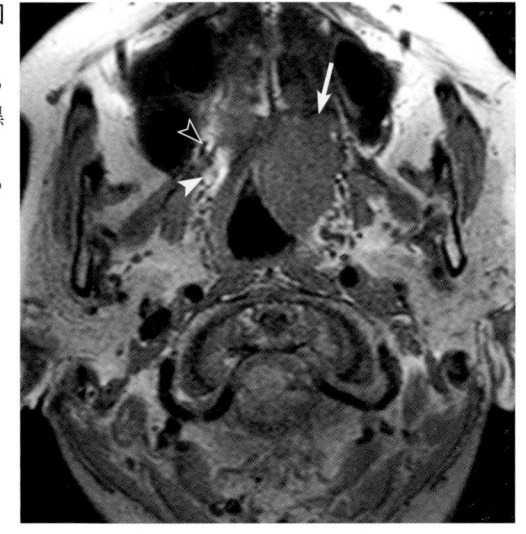

最後に

　唾液腺には独特の腫瘍性病変や非腫瘍性病変が発生することが多く，頭頸部領域の画像診断では唾液腺疾患の疾患概念や画像所見に関する知識が必要となる．常に唾液腺の分布を意識し，唾液腺疾患を念頭に置いて画像診断に臨むことが重要である．

文　献

1) Som PM, Brandwein MS：Salivary glands：Anatomy and pathology. In：Som PM, Curtin HD (eds)：Head and neck imaging, 4th ed. St Louis：CV Mosby, 2002：2005-2133.
2) 小川鼎三：内臓学・唾液腺．小川鼎三・原著，山田英智，養老孟司・改訂：分担解剖学 3．第 11 版，金原出版，1982：140-146．
3) 天野　修：唾液腺．臨床と研究のための解剖学．日口腔外会誌 2011；57：384-393．
4) 岩井　大：手術のための大唾液腺の臨床解剖．JOHNS 2010；26：141-145．
5) 沼田　勉，今野昭義：耳下腺手術に必要な血管と神経の解剖．JOHNS 1996；12：1002-1003．
6) 片橋立秋：小唾液腺の頭頸部における分布．JOHNS 1996；12：1426-1428．
7) Takahashi N, Okamoto K, Ohkubo M, et al：High-resolution magnetic resonance of the extracranial facial nerve and parotid duct：demonstration of the branches of the intraparotid facial nerve and its relation to parotid tumours by MRI with a surface coil. Clin Radiol 2005；60：349-354.
8) Li C, Li Y, Zhang D, et al：3D-FIESTA MRI at 3T demonstrating branches of the intraparotid facial nerve, parotid ducts and relation with benign parotid tumours. Clin Radiol 2012；67：1078-1082.
9) Chu J, Zhou Z, Hong G, et al：High-resolution MRI of the intraparotid facial nerve based on a microsurface coil and a 3D reversed fast imaging with steady-state precession DWI sequence at 3 T. AJNR Am J Neuroradiol 2013；34：1643-1648.
10) Ariyoshi Y, Shimahara M：Determining whether a parotid tumor is in the superficial or deep lobe using magnetic resonance imaging. J Oral Maxillofac Surg 1998；56：23-26.
11) de Ru JA, van Benthem PP, Hordijk GJ：The location of parotid gland tumors in relation to the facial nerve on magnetic resonance images and computed tomography scans. J Oral Maxillofac Surg 2002；60：992-994.
12) Divi V, Fatt MA, Teknos TN, et al：Use of cross-sectional imaging in predicting surgical location of parotid neoplasms. J Comput Assist Tomogr 2005；29：315-319.
13) Imaizumi A, Kuribayashi A, Okochi K, et al：Differentiation between superficial and deep lobe parotid tumors by magnetic resonance imaging：usefulness of the parotid duct criterion. Acta Radiol 2009；50：806-811.
14) Eveson, JW, Auclair P, Gnepp DR, et al：Tumours of the salivary glands：indroduction. In：Barnes L, Eveson JW, Reichart P, Sidransky D (eds)：Pathology and genetics head and neck tumors. Lyon：IARC Press, 2005：212-213.
15) Ikeda K, Katoh T, Ha-Kawa SK, et al：The usefulness of MR in establishing the diagnosis of parotid pleomorphic adenoma. AJNR 1996；17：555-559.
16) Motoori K, Yamamoto S, Ueda T, et al：Inter- and intratumoral variability in magnetic resonance imaging of pleomorphic adenoma：an attempt to interpret the variable magnetic resonance findings. J Comput Assist Tomogr 2004；28：233-246.
17) Minami M, Tanioka H, Oyama K, et al：Warthin tumor of the parotid gland：MR-pathologic correlation. AJNR 14：209-214, 1993.
18) Ikeda M, Motoori K, Hanazawa T, et al：Warthin tumor of the parotid gland：diagnostic value of MR imaging with histopathologic correlation. AJNR 2004；25：1256-1262.
19) Okahara M, Kiyosue H, Matsumoto S, et al：Basal cell adenoma of the parotid gland：MR imaging findings with pathologic correlation. AJNR 2006；27：700-704.
20) Patel ND, van Zante A, Eisele DW, et al：Oncocytoma：the vanishing parotid mass. AJNR 2011 32：1703-1706.
21) Nagao T, Sugano I, Ishida Y, et al：Salivary gland malignant myoepithelioma：a clinicopathologic and immunohistochemical study of ten cases. Cancer 1998；83：1292-1299.
22) Wang S, Shi H, Wang L, Yu Q：Myoepithelioma of the parotid gland：CT imaging findings. AJNR 2008；29：1372-1375.
23) Jee WH, Oh SN, McCauley T, et al：Extraaxial neurofibromas versus neurilemmomas：discrimination with MRI. AJR 2004；183：629-633.
24) Kashiwagi N, Dote K, Kawano K, et al：MRI findings of mucoepidermoid carcinoma of the parotid gland：correlation with pathological features. Br J Radiol 2012；85：709-713.
25) Sigal R, Monnet O, de Baere T, et al：Adenoid cystic carcinoma of the head and neck：evaluation with MR imaging and clinical-pathologic correlation in 27 patients. Radiology 1992；184：95-101.

26) Suh SI, Seol HY, Kim TK, et al：Acinic cell carcinoma of the head and neck：radiologic-pathologic correlation. J Comput Assist Tomogr 2005；29：121-126.
27) Sakai O, Nakashima N, Takata Y, et al：Acinic cell carcinoma of the parotid gland：CT and MRI. Neuroradiology 1996；38：675-679.
28) Kashiwagi N, Takashima S, Tomita Y, et al：Salivary duct carcinoma of the parotid gland：clinical and MR features in six patients. Br J Radiol 2009；82：800-804.
29) Kashiwagi N, Murakami T, Chikugo T, et al：Carcinoma ex pleomorphic adenoma of the parotid gland. Acta Radiol 2012；53：303-306.
30) Takumi K, Fukukura Y, Kamiyama T, et al：Epithelial-myoepithelial carcinoma of the parotid gland：correlation of dynamic magnetic resonance imaging,(18)F-fluorodeoxyglucose-positron emission tomography, and pathological findings. Jpn J Radiol 2010；28：618-622.
31) Kato H, Kanematsu M, Goto H, et al：Mucosa-associated lymphoid tissue lymphoma of the salivary glands：MR imaging findings including diffusion-weighted imaging. Eur J Radiol 2012；81：e612-617.
32) Gadodia A, Bhalla AS, Sharma R, et al：Bilateral parotid swelling：a radiological review. Dentomaxillofac Radiol 2011；40：403-414.
33) Fujita A, Sakai O, Chapman MN, et al：IgG4-related disease of the head and neck：CT and MR imaging manifestations. RadioGraphics 2012；32：1945-1958.
34) Caldemeyer KS, Mathews VP, Righi PD, et al：Imaging features and clinical significance of perineural spread or extension of head and neck tumors. RadioGraphics 1998；18：97-110.
35) Schmalfuss IM, Tart RP, Mukherji S, et al：Perineural tumor spread along the auriculotemporal nerve. AJNR 2002；23：303-311.

10. 頭頸部リンパ節の画像診断

　頭頸部領域はリンパ組織が豊富であり，咽頭や口蓋の扁桃組織に加えて多数のリンパ節が存在する．頭頸部リンパ節の腫大は，小児や若年者においては必ずしも病的ではなく，反応性リンパ節腫大であることが多い．日常臨床において腫瘍性および非腫瘍性のリンパ節腫大の精査としてCTやMRIが施行されることは多く，画像所見による鑑別診断は治療方針の決定にとても重要である．特に頭頸部癌の治療前評価におけるリンパ節転移の診断(有無，個数，領域，周囲組織への進展など)は，治療法の選択および予後に大きく影響するため，画像診断の果たす役割は大きい．本章では頭頸部リンパ節の正常解剖，画像解剖，検査法，および代表的な疾患の画像所見について述べる．

10.1 リンパ節の正常解剖

　リンパ節の形態は通常，扁平な楕円形(そら豆状)であり，リンパ門(hilum)とよばれる陥凹が認められる．多数の輸入リンパ管がリンパ門以外の辺縁より流入しており，輸入リンパ管から流入したリンパ液は，リンパ洞(辺縁洞・中間洞・髄洞)を経て，リンパ門から輸出リンパ管を介して流出する(図10-1)．リンパ節は，その過程でリンパ節の皮質・傍皮質・髄質において，外来性あるいは内因性の抗原に対する免疫を担い，濾過機能としての役割を果たす末梢リンパ器官である．リンパ門には動静脈の流出入も認められる．

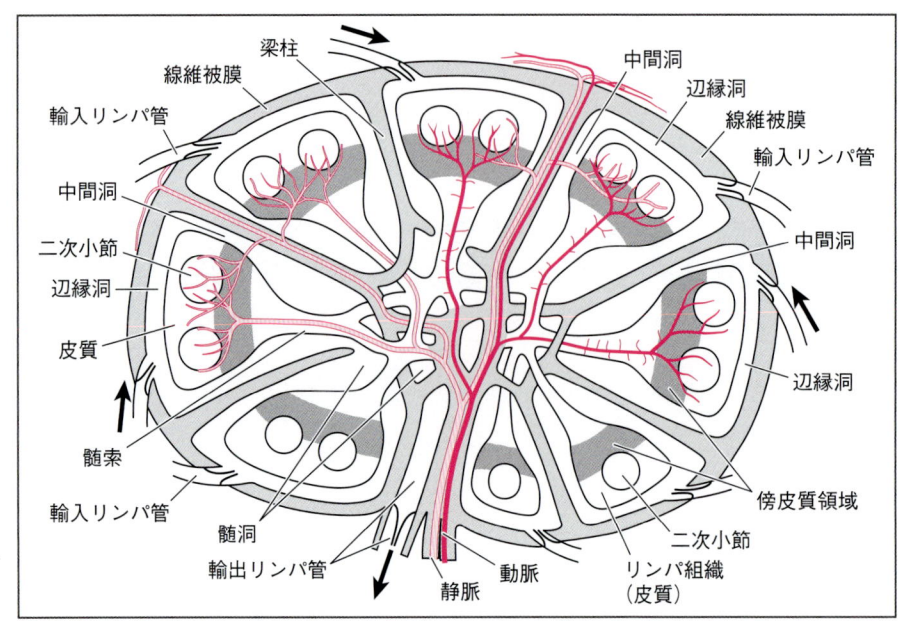

図10-1 正常リンパ節の模式図
リンパ門部には動脈の流入，静脈の流出が認められる．辺縁部から多数の輸入リンパ管が流入し，辺縁洞・中間洞・髄洞を経てリンパ門部の輸出リンパ管より流出する．

10.2 リンパ節のCT・MRI検査法および正常リンパ節の画像所見

　正常人において，頭頸部のリンパ節は必ず認められるものではなく，CTあるいはMRIでリンパ節が指摘できなくても異常ではない．また「リンパ節の存在＝病的」ではなく，小児や若年者では反応性腫大として正常人でも多数のリンパ節を指摘できることが多い[1]．病的意義のない反応性リンパ節腫大を正常範囲としてリンパ節の検査法および画像解剖を述べる（BOX 10-1）．

　頭頸部リンパ節の評価には，動静脈との分離が容易な造影CTを第一選択とすることが望ましい．240〜300 mgI/mLのヨード造影剤80〜100 mLを1.5〜2.0 mL/秒で自動注入器により急速静注し，頭頸部動静脈に造影剤が満たされる50〜60秒後の撮影が適している．右上肢より血管確保を行い，造影剤に続いて後押しの生理食塩水を注入することで，造影剤原液の貯留によるアーチファクトを軽減することができる．再構成スライス厚は3 mm以下が望ましく，1〜2 mmであれば，後に述べるリンパ節転移などの病的リンパ節と正常リンパ節との鑑別の精度が上がる．造影CTでは，正常リンパ節は扁平な楕円形として認められることが多く，実質部分は均一な軟部組織濃度を示す（図10-2 A）．リンパ門部は周囲脂肪組織と連続する陥凹として描出される．厚いスライス厚での1断面のみの観察ではリンパ節中央部に脂

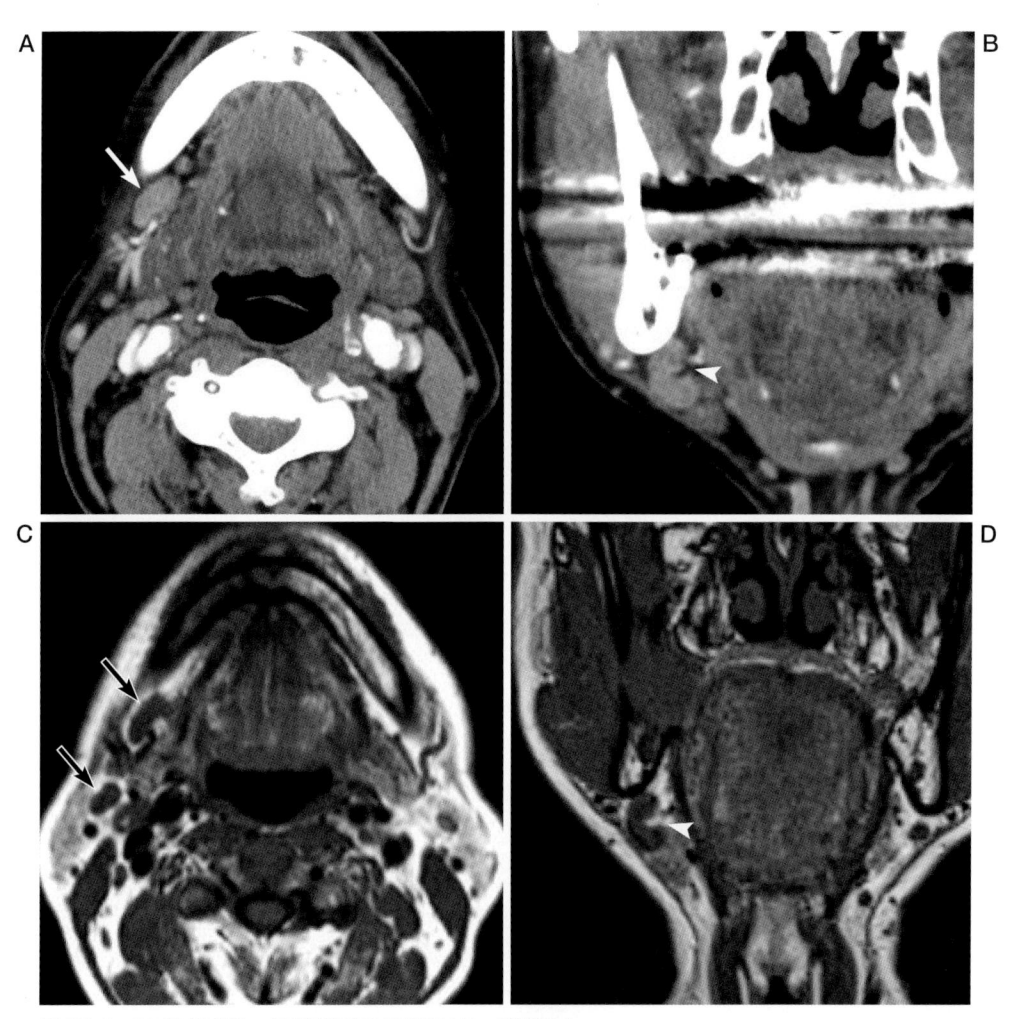

図 10-2　60 歳台男性　正常範囲の反応性リンパ節腫大
A：造影 CT，B：造影 CT 冠状断再構成像，C：T1 強調像，D：T1 強調冠状断像　造影 CT（A）で右顎下部に均一な濃度を示す楕円形のリンパ節腫大を認める（→）．冠状断像（B）では，リンパ門の脂肪濃度が確認できる（►）．T1 強調像（C）では右顎下腺周囲に多発する楕円形の筋肉と同等の低信号結節を認める（→）．T1 強調冠状断像（D）ではリンパ門の脂肪の高信号が明瞭に描出されており（►），反応性リンパ節腫大の所見である．

肪濃度を認められる場合があり，また部分容積効果によってリンパ門部が水濃度として描出されることもあり，壊死や囊胞変性との鑑別が問題となる．薄いスライス厚（1～2 mm）や多断面再構成（multiplanar reconstruction：MPR）による観察で，リンパ門と内部低吸収との鑑別ができるように努力するべきである（図 10-2 B）．リンパ門部の血管は造影 CT で線状の増強効果として認められ，正常リンパ節の鑑別の一助となる．
　MRI による頭頸部リンパ節の評価は CT と同等に可能であるが，近年の多列検出器型 CT（multidetector-row CT：MDCT）の発達により空間分解能は CT が優れている．MRI は組織コントラストのよさから周囲組織への浸潤の評価などに適しているが，患者の体動などの影響を受けていない良好な画質での評価が前提となる．スピンエコー（SE）法による撮像では，

> **Box 10-1** 頭頸部リンパ節腫大の画像診断のポイント
>
> 1) 造影 CT(MRI)での評価が望ましい.
> 2) リンパ節腫大の検出には拡散強調画像が有用である.
> 3) 反応性腫大(正常範囲)か？　病的腫大(炎症性，腫瘍性)か？
>   - 類円形か？　楕円形か？
>   - 片側性か？　両側性か？
>   - リンパ門は？
>   - 造影効果は？
>   - 内部構造は？　(壊死・嚢胞変性・隔壁・石灰化)
>   - 壁は？　(厚さ・性状)
>   - 周囲脂肪組織は？　(周囲筋肉や脈管との境界)

T1強調像および脂肪抑制併用T2強調像がリンパ節の検出に有用であり，T2強調像および造影後T1強調像はリンパ節の内部性状の評価に適している．3～5 mm厚での撮像によりCTと同様にリンパ門を描出(脂肪信号の検出)することで，正常リンパ節の診断が可能である(図10-2 D)．近年は短時間での3D撮像法の発達により，CT同様にMPRによる評価や，頭蓋底から鎖骨上窩までの広範囲撮像による評価も可能になってきている．正常リンパ節の実質はT1強調像で筋肉と同等の信号か軽度高信号(図10-2 C)，脂肪抑制併用T2強調像で高信号を示す．造影後は均一に造影されるが，CTと同様にリンパ門から流入する血管が線状に造影されてみえることがある．腫瘍の節外進展の診断には造影後脂肪抑制併用T1強調像が有用である．頭頸部リンパ節の評価には，拡散強調画像による鑑別診断の報告があるが，定量的な評価は各施設の装置に依存するところがあり，今後のさらなる検討が必要である[2]．現時点において拡散強調画像はリンパ節腫大の検出に有用であり，他のMRI撮像法に付加する補助的な役割として日常臨床に用いられている(図10-3)．

　超音波検査は，個々のリンパ節腫大の評価において，CTおよびMRIと同様にリンパ門の描出による正常と病的リンパ節腫大との鑑別に有用であり[3]，必要に応じて穿刺吸引細胞診による組織学的な検索が簡便に行える利点がある．ただし，咽頭後リンパ節などの深頸部を評価することはできないため，頭頸部癌の頸部リンパ節の評価には造影CTあるいはMRIが必須である．

　FDG-PETは頭頸部癌においても治療前評価や再発診断に有用であり[4]，CTおよびMRIでは判定が困難な際に追加検査として利用できる．CTおよびMRIと同様に5 mm以下の小リンパ節転移の検出は難しく，また扁平上皮癌に多い角化したリンパ節転移においては，FDG集積が軽度になることがあり注意が必要である．FDG-PET画像単独での評価は危険であり，造影CTあるいはMRIと対比した読影が必須である．

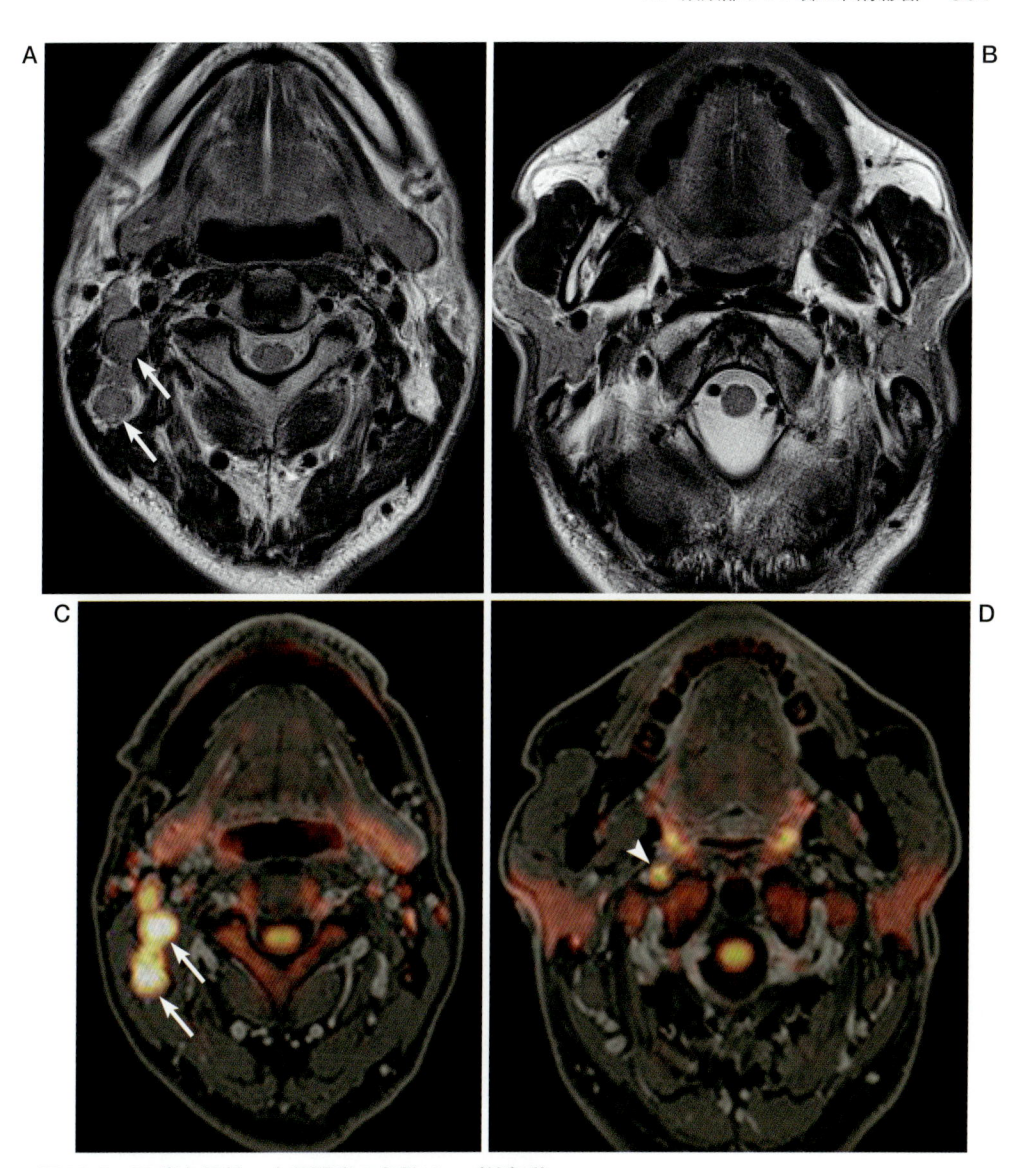

図 10-3 50 歳台男性 上咽頭癌の多発リンパ節転移
A, B：T2 強調像，C, D：拡散強調画像と脂肪抑制造影 T1 強調像との融合画像　顎下腺レベルの断面(A, C)では右レベルⅡ領域に多発するリンパ節腫大を認めており(→)，T2 強調像(A)でも指摘は容易であるが，中咽頭レベルの断面(B, D)では，拡散強調画像との融合画像(D)が右外側咽頭後リンパ節腫大の検出に有用である(▶)．

10.3 頭頸部リンパ節の部位による分類

　頭頸部リンパ節は，フランスの解剖学者Rouvièreによる分類をもとにした「頭頸部癌取扱い規約」による分類が本邦においては広く用いられているが，Somらが提唱した解剖学的指標の再現性がよいCT・MRIを用いたレベルシステムによる分類が近年普及している(図10-4)[5]．そもそもこの分類は頭頸部癌における頸部郭清術を意識したものであるが，頭頸部リンパ節のCT・MRI診断において依頼医とのコミュニケーションを取るのに便利であるため，以下に各レベル分類の画像解剖を記載する．なおレベルシステムに分類されない重要な頸部リンパ節(咽頭後リンパ節，耳下腺リンパ節など)についても後述する．なお，日本では，「甲状腺癌取扱い規約」が広く用いられているが，そのなかのリンパ節の解剖学的分類に付いているⅠ～ⅩⅠと以下のレベルシステムのⅠ～Ⅶは異なる．

a. レベルシステムによる分類

1) レベルⅠ (図10-5 A, B)
　顎舌骨筋より下部，舌骨より上部，顎下腺後縁の前方にあるリンパ節で以下の2群に分類される．
・ⅠA(オトガイ下リンパ節)：両側顎二腹筋前腹の内側縁間．
・ⅠB(顎下リンパ節)：両側顎二腹筋前腹の外側．

2) レベルⅡ (図10-5 A, B，図10-7, 8)
　頭蓋底頸静脈窩から舌骨体部下縁の範囲で，顎下腺後縁より後方，胸鎖乳突筋後縁より前方にあるリンパ節で以下の2群に分類される．前述の範囲で頸動脈および内頸静脈周囲にあるリンパ節をすべて含むが，頭蓋底から2cm以内で内頸動脈内側にあるリンパ節は咽頭後リンパ節とする(図10-6，後述)．
・ⅡA(上内深頸リンパ節)：内頸静脈の前方，内側，外側にあるリンパ節と内頸静脈に接して後方にあるリンパ節．
・ⅡB(最上部副神経リンパ節)：内頸静脈に接しないで(間に脂肪組織を挟む)後方にあるリンパ節．

3) レベルⅢ(中内深頸リンパ節) (図10-5 C)
　舌骨体部下縁から輪状軟骨下縁の範囲で，胸鎖乳突筋後縁より前方にあるリンパ節．

4) レベルⅣ(下内深頸リンパ節) (図10-5 E, F)
　輪状軟骨下縁から鎖骨の範囲で，胸鎖乳突筋後縁と前斜角筋後外側縁を結ぶ線より前方，総頸動脈の外側のリンパ節．

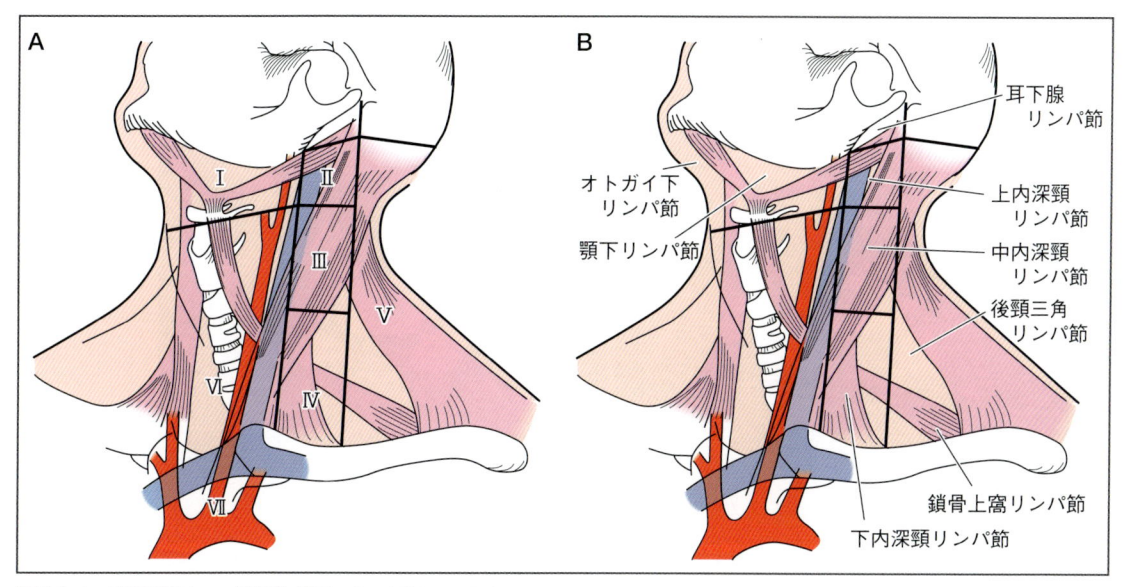

図 10-4　頭頸部リンパ節模式図　レベルシステム

5）レベルV（図 10-5 B, C）

頭蓋底胸鎖乳突筋付着部後縁から鎖骨の範囲で，胸鎖乳突筋後縁より後方，僧帽筋前縁より前方のリンパ節で以下の 2 群に分類される．

- VA（上部副神経リンパ節）：頭蓋底から輪状軟骨下縁の範囲で，胸鎖乳突筋後縁より後方にあるリンパ節．
- VB（下部副神経リンパ節）：輪状軟骨下縁から鎖骨の範囲で，胸鎖乳突筋後縁と前斜角筋後外側縁を結ぶ線より後外側方にあるリンパ節．

6）レベルVI（前頸リンパ節，喉頭前リンパ節，気管前リンパ節，気管傍リンパ節）（図 10-5 D, E）

舌骨体部下縁の下部，胸骨柄上縁の上部，左右の総頸動脈・内頸動脈内側縁間にあるリンパ節．

7）レベルVII（上縦隔リンパ節）

胸骨柄上縁の下部，腕頭（無名）静脈の上部，左右の総頸動脈内側縁間にあるリンパ節．

b. レベルシステムに含まれない重要な頭頸部リンパ節

1）咽頭後リンパ節（図 10-6）

咽頭後間隙にあるリンパ節で，頭蓋底から 2 cm 以内に存在するものと定義されている．内頸動脈と頸長筋の間に認められるものが外側咽頭後リンパ節（いわゆる Rouvière リンパ節）であり，頸長筋の前方に認められる内側咽頭後リンパ節は臨床的にはほとんど見ることはない．咽頭後リンパ節は触診や超音波検査では評価することができず，CT，MRI および FDG-PET などでしか評価ができないため，画像診断が非常に重要である．

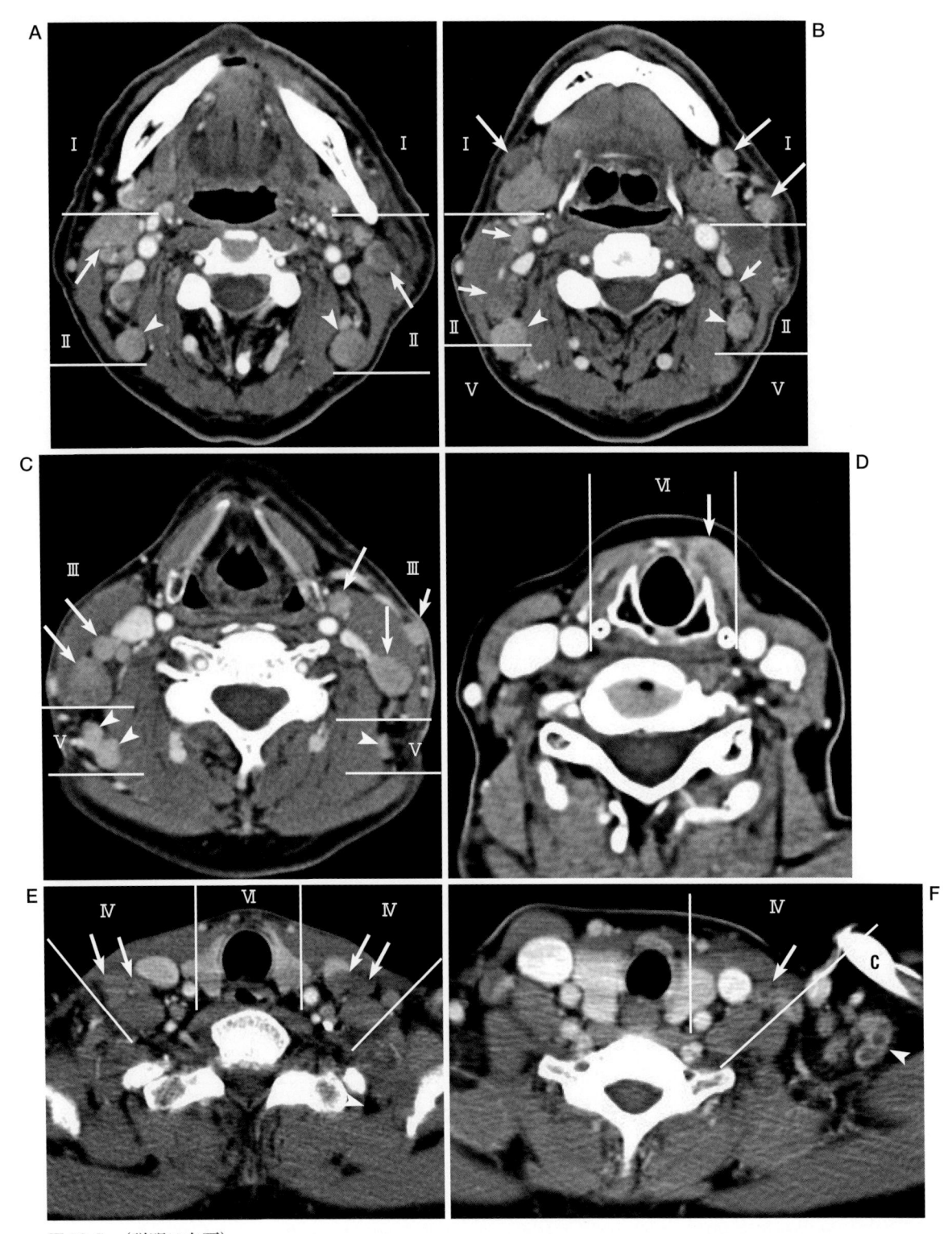

図 10-5 （説明は右頁）

2）耳下腺内リンパ節（図10-7）

耳下腺内にあるリンパ節であり，筋膜上，筋膜下および深耳下腺内などと分類される．

3）鎖骨上窩リンパ節（図10-5 F）

鎖骨が描出されている断面で，レベルⅣ，ⅤB，Ⅵとの区別として総頸動脈の外側で肋骨の内側に位置するリンパ節である．

4）その他のリンパ節

上述以外に，後頭リンパ節（外後頭隆起の外側方で，胸鎖乳突筋停止部後縁と僧帽筋起始部前縁の間），乳突部リンパ節（耳介後部の乳突部で，胸鎖乳突筋付着部前縁を覆う板状筋の表面），顔面リンパ節〔顔面動静脈の走行に沿って，顔面皮下組織内の superficial musculoaponeurotic system (SMAS) 深部〕，舌/舌下リンパ節（舌と口腔底との境界付近，図10-8），外頸静脈/浅側頸リンパ節（外頸静脈に沿って胸鎖乳突筋表層），および前頸静脈リンパ節（舌骨下頸部前面で左右の頸動脈鞘の間で舌骨下筋群より表層）がレベルシステムには含まれないリンパ節として重要であるが，実際に指摘できる頻度は低い．頸部郭清術後の再発リンパ節腫大として経験することが多い．

◀ 図10-5 頭頸部リンパ節 レベルシステム画像解剖
A～Fへ頭側から尾側のレベルを示す．
A：造影CT レベルⅡAリンパ節（→），レベルⅡBリンパ節（▶） 舌骨体部下縁より上方の高さで，顎下腺後縁より後方で，胸鎖乳突筋後縁より前方に位置するリンパ節はレベルⅡと分類される．内頸静脈周囲のリンパ節はレベルⅡA，内頸静脈と脂肪層を挟んで後方にあるリンパ節はレベルⅡBと亜分類される．
B：造影CT レベルⅠBリンパ節（大矢印），レベルⅡAリンパ節（小矢印），レベルⅡBリンパ節（▶）
顎下腺後縁より前方に位置するリンパ節はレベルⅠと分類される．さらに顎二腹筋前腹の外側はレベルⅠBと亜分類される．顎下腺後縁より後方で，胸鎖乳突筋後縁より前方に位置するリンパ節はレベルⅡと分類される．内頸静脈周囲のリンパ節はレベルⅡA，内頸静脈と脂肪層を挟んで後方にあるリンパ節はレベルⅡBと亜分類される．
C：造影CT レベルⅢリンパ節（大矢印），レベルⅤAリンパ節（▶），外頸静脈リンパ節（小矢印） 舌骨体部下縁から輪状軟骨下縁との間の高さで，胸鎖乳突筋後縁より前方，頸動静脈内側縁より外側に位置するリンパ節はレベルⅢと分類される．輪状軟骨下縁より上方の高さで，胸鎖乳突筋後縁より後方，僧帽筋前縁より前方に位置するリンパ節はレベルⅤAに分類される．
D：造影CT レベルⅥリンパ節（→） 舌骨体部下縁の下部および胸骨柄上縁の上部で，左右の総頸動脈・内頸動脈内側縁間にあるリンパ節はレベルⅥに分類される．
E：造影CT レベルⅣリンパ節（→） 輪状軟骨下縁と鎖骨との間の高さで，胸鎖乳突筋後縁と前斜角筋後外側縁を結ぶ線より前内側で，総頸動脈内側縁より外側に位置するリンパ節はレベルⅣと分類される．
F：造影CT 輪状軟骨下縁と鎖骨との間の高さで，胸鎖乳突筋後縁と前斜角筋後外側縁を結ぶ線より前内側で，総頸動脈内側縁より外側に位置するリンパ節はレベルⅣ（→）と分類される．鎖骨（C）よりも尾側に位置するリンパ節は鎖骨上窩リンパ節と定義される（▶）．

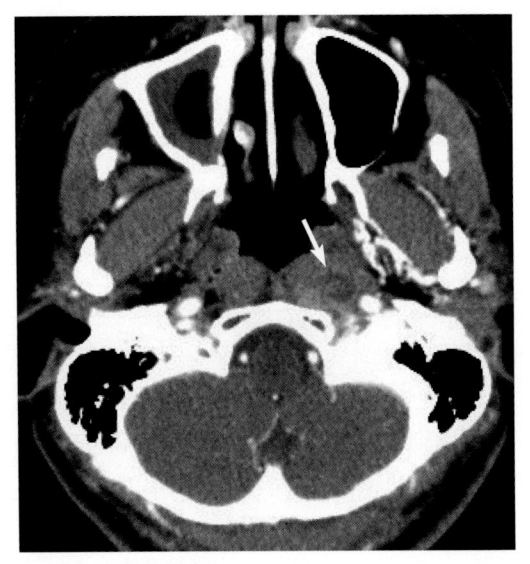

図 10-6　外側咽頭後リンパ節
造影CT　左咽頭後領域の椎前筋と内頸動脈との間に内部低吸収の結節状腫瘤を認める（→）．リンパ節転移の所見である．

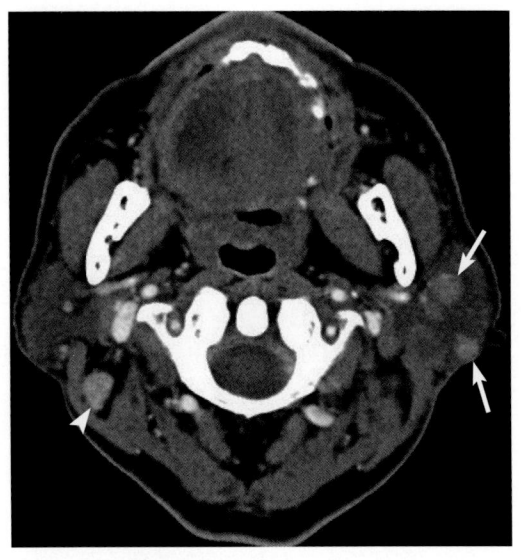

図 10-7　耳下腺内リンパ節
造影CT　左耳下腺内に多発する結節を認め，耳下腺内リンパ節の所見（→）．また右側にはレベルⅡBリンパ節を認める（▶）．

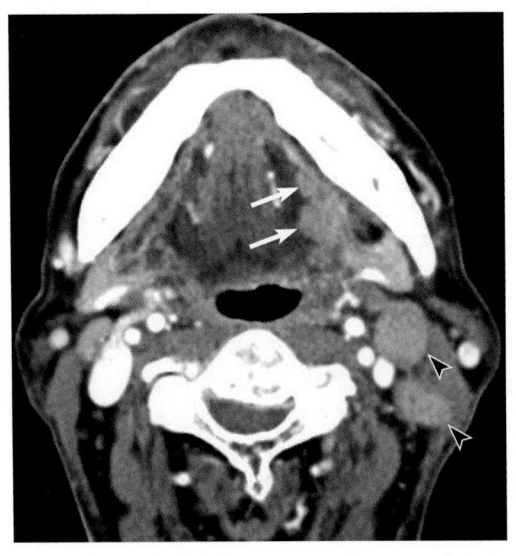

図 10-8　舌/舌下リンパ節
造影CT　左舌と口腔底部との間に多発する結節を認める（→）．舌/舌下リンパ節転移と考えられる．レベルⅡA領域にも多発するリンパ節転移を認める（▶）．

10.4 頭頸部領域のリンパ経路

　頭頸部領域のリンパ管は，解剖学的な部位によってある程度一定の経路があるため，おもな経路を理解することで，リンパ節腫大の部位からの腫瘍性病変や炎症の主座の同定，あるいは既知の頭頸部癌の画像診断における注意を払うべきリンパ節転移部位の推定に有用である（BOX 10-2）．

Box 10-2　頭頸部領域のリンパ経路

頭部	→耳下腺・乳頭部リンパ節→レベルⅡ，Ⅴ
顔面・口腔	→レベルⅠ，Ⅱ
上咽頭・鼻副鼻腔	→咽頭後リンパ節・レベルⅡ
中咽頭・下咽頭	→レベルⅡ，Ⅲ
喉頭	→レベルⅡ，Ⅲ，Ⅳ

　　レベルⅡ→レベルⅢ，Ⅳ ─┐
　　　　　　　　　　　　　├→鎖骨上窩リンパ節→リンパ本幹・胸管→静脈角
　　　　　　レベルⅤ ─────┘

10.5 頭頸部リンパ節腫大の画像診断 （BOX 10-3）

　前述したように正常人ではリンパ節は認められなくてもよい．CT，MRIで血管，筋肉および骨などの正常構造ではない軟部濃度結節を認めた際には，リンパ節腫大と認識する必要がある．リンパ節腫大を認めた場合でも，ほとんどは正常範囲のリンパ節（さまざまな病原体による病的意義の少ない反応性リンパ節腫大を含む）である．特に小児や若年者では反応性リンパ節腫大の検出頻度は高い．反応性リンパ節腫大は扁平な楕円形（そら豆状）で，リンパ門部が認められることが多い．炎症性のリンパ節腫大は，反応性腫大と同様に楕円形を示していることも多いが，リンパ門部およびリンパ節全体が強い造影効果を示し，周囲脂肪組織に毛羽立ちや濃度上昇を認める．腫瘍性のリンパ節腫大は，形態的には球形あるいは類球形を示し，リンパ門部が不明瞭になる．初期の腫瘍性リンパ節腫大では，そら豆状の形態を保っており，この場合には正常リンパ節との鑑別は困難となる．

　以下，各疾患の特徴について記載する．

Box 10-3 リンパ節腫大：性状による鑑別診断

1) 内部低吸収
   - 転移性リンパ節腫大（壊死，囊胞，角化）
   - 結核性リンパ節炎（壊死）
   - 化膿性リンパ節炎（膿瘍）
   - Kikuchi-Fujimoto 病（壊死）
   - 悪性リンパ腫（囊胞，梗塞）
   - 腫大リンパ節以外の疾患との鑑別
     - 鰓裂囊胞，甲状舌管囊胞（感染性）
     - 静脈リンパ管奇形
     - 類表皮囊胞
     - 神経原性腫瘍（変性）

2) 石灰化
   - 結核性/非結核性リンパ節炎（慢性期，治療後）
   - 転移性リンパ節腫大（甲状腺癌，粘液性腺癌）
   - 放射線治療後
   - 化学療法後（腺癌）

3) 周囲脂肪組織濃度上昇
   - 化膿性リンパ節炎（膿瘍）
   - 転移性リンパ節腫大（節外進展）
   - Kikuchi-Fujimoto 病
   - Kawasaki 病
   - Kimura 病

4) 両側対称性びまん性腫大
   - 反応性腫大
   - 感染性リンパ節炎
   - 結核性（非結核性）リンパ節炎
   - サルコイドーシス
   - IgG4 関連疾患
   - Rosai-Dorfman 病
   - HIV 感染
   - 悪性リンパ腫
   - 転移性リンパ節腫大（上咽頭癌）

a. 転移性リンパ節腫大　metastatic lymphadenopathy

　頭頸部領域のリンパ節腫大の画像診断において，最も重要な疾患は頭頸部癌のリンパ節転移である．日常臨床においては転移性リンパ節腫大と反応性リンパ節腫大，あるいはその他の炎症性リンパ節腫大との鑑別が求められることが専らである．画像診断の進歩により 5 mm 以下の小リンパ節腫大の検出も可能になってきているが，現時点でもリンパ節転移の画像診断は確立されてはいない．しかしながら理学的所見によるリンパ節転移の検出に，画像診断の情報を加えることで正診率が向上することは明らかであり，術前において画像診断で病理学的な最終病期診断に可能な限り近づく努力をするべきである．近年では，化学療法および放射線治療を主体とした非侵襲的な根治的治療が広く行われるようになってきており，治療前に画像診断によるリンパ節転移の有無，および広がりの判定がされるのが現状である．リンパ節転移の診断では典型的な画像所見とその限界を理解して日常臨床に望むべきである．

1) 大きさ（サイズ）よる判定

　転移性リンパ節腫大の判定には，大きさ（サイズ）による診断が広く用いられており，横断像における最大径（上内深頸リンパ節，顎下リンパ節は 15 mm 以上，その他は 10 mm 以上），最小径（上内深頸リンパ節は 11 mm 以上，その他は 10 mm 以上），咽頭後リンパ節は 8 mm 以上で転移と判定する基準が一般的である[6,7]．この 1992 年の Som によって提唱された判定基準以降にまとまった報告はない[6]が，大きさだけによる判定では偽陽性および偽陰性が多

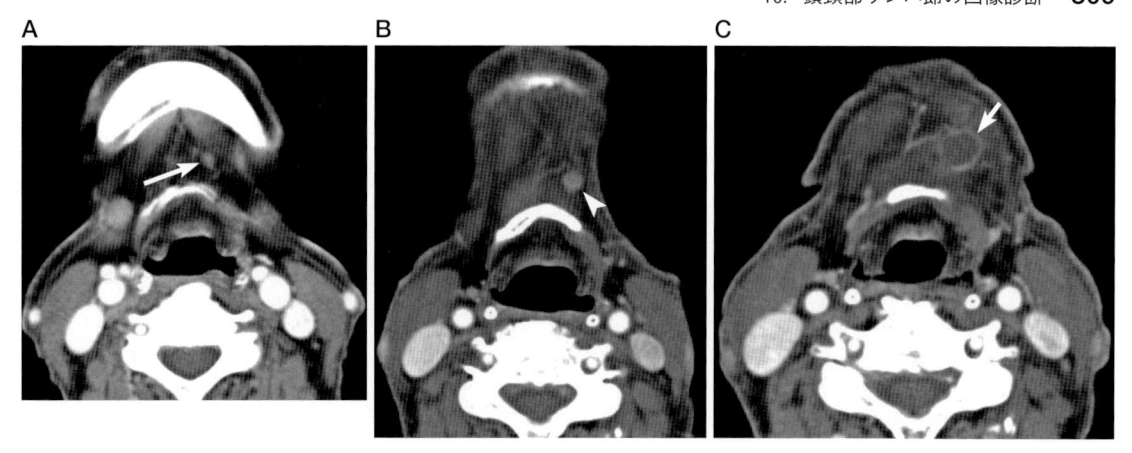

図10-9 80歳台男性 下口唇癌のリンパ節転移再発
A～C：造影CT（A：術前，B：術直後，C：1か月後） 術前の造影CT（A）ではレベルIA領域に小結節を認めるが，リンパ節転移とはいえない所見（大矢印）．術直後のCT（B）で術前に認められたリンパ節は明瞭になっており（▶），転移の可能性が示唆される．1か月後の経過観察のCT（C）で内部壊死を伴ったリンパ節転移が明らかである（小矢印）．

くなることは周知の事実と思われる．MPR画像により大きさの計測はかつてより正確ではあるが，10 mm以下のリンパ節転移を経験することは日常茶飯事であり，大きさだけの判定では不正確であることは十分に認識する必要がある．ただし，過去画像との比較によるリンパ節腫大の経時的な増大の所見は転移の判定に有用である（図10-9）．大きさによる転移の判定基準を満たさないリンパ節でも，経時的に増大傾向があるときには短期間での経過観察が重要である．

2）形態・内部性状による判定

　リンパ節転移の判定には，上記のサイズの計測とともに形態，内部性状および周囲脂肪組織変化などを総合的に評価する必要がある[7]．前述したように腫瘍性のリンパ節腫大では類円形の形態を示すことが多く，特にリンパ門の有無を判定することが重要である．CTによるMPRが容易である現在では，横断像だけではなく冠状断および矢状断のみならず任意の断面での評価が可能であり，形態評価はより詳細に可能である．頭頸部癌の大部分は扁平上皮癌であり，病理組織学的に壊死や角化傾向を示すことが多い．これらの病理所見を反映した画像所見は造影CTでの内部低吸収であり，局所欠損や中心壊死などともよばれる（図10-9，10）．頭頸部癌におけるリンパ節転移の判定に際して最も信頼できる所見である．ただし，化膿性リンパ節炎による膿瘍形成や結核性リンパ節炎による乾酪壊死も同様の所見を呈することは忘れてはならない．

　厚いスライスによる横断像のみでの評価では，リンパ門の脂肪濃度が内部低吸収として認識されることがあり，MPRによる再現性の評価が重要である．病理学的に低分化な扁平上皮癌を認めることが多い中咽頭癌のリンパ節転移では，内部均一な低吸収を示し囊胞性腫瘍にみえることがあり[8,9]，部位によっては鰓裂囊胞や囊胞変性を示した神経鞘腫などとの鑑別が問題になることもあり注意が必要である（図10-11，12）．内部性状の評価において，石灰化を伴うリンパ節腫大では甲状腺乳頭癌のリンパ節転移の可能性を考慮する必要がある[7]．こ

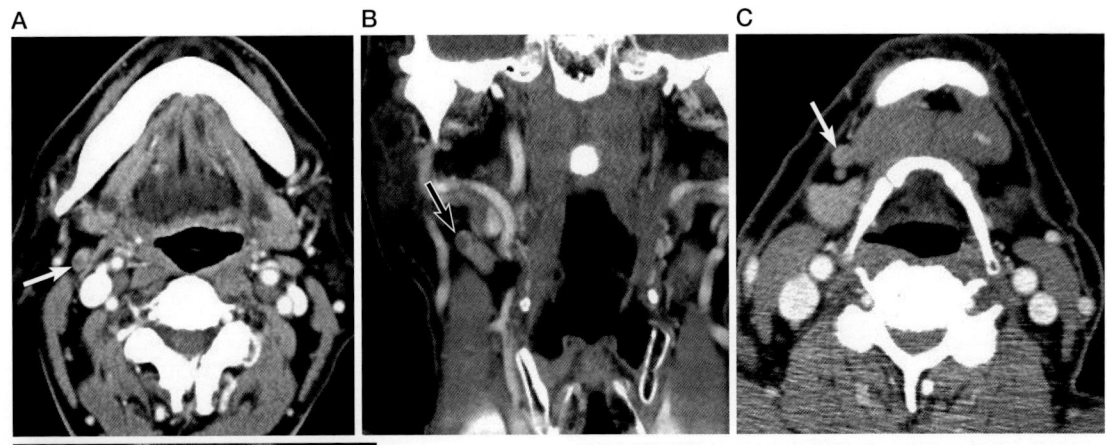

図 10-10　60 歳台男性　舌癌術後のリンパ節転移再発（内部低吸収，角化性）
A：造影 CT，B：造影 CT 冠状断再構成像，C：造影 CT，D：T2 強調像
造影 CT の横断像（A）では右レベル II A 領域に 10 mm 以下のリンパ節腫大があり（→），偏心性に内部低吸収を認める．大きさや形態からは反応性腫大でもよい所見であるが，冠状断像（B）でも内部低吸収が再現されており（→），リンパ節転移と診断できる．右顎下部の造影 CT（C）ではレベル I B 領域にリンパ節腫大を認める（→）．大きさは 5 mm と小さいが円形を示しており，MRI，T2 強調像（D）では正常リンパ節よりも内部低信号を示している．病理組織所見で角化したリンパ節転移が確認された．

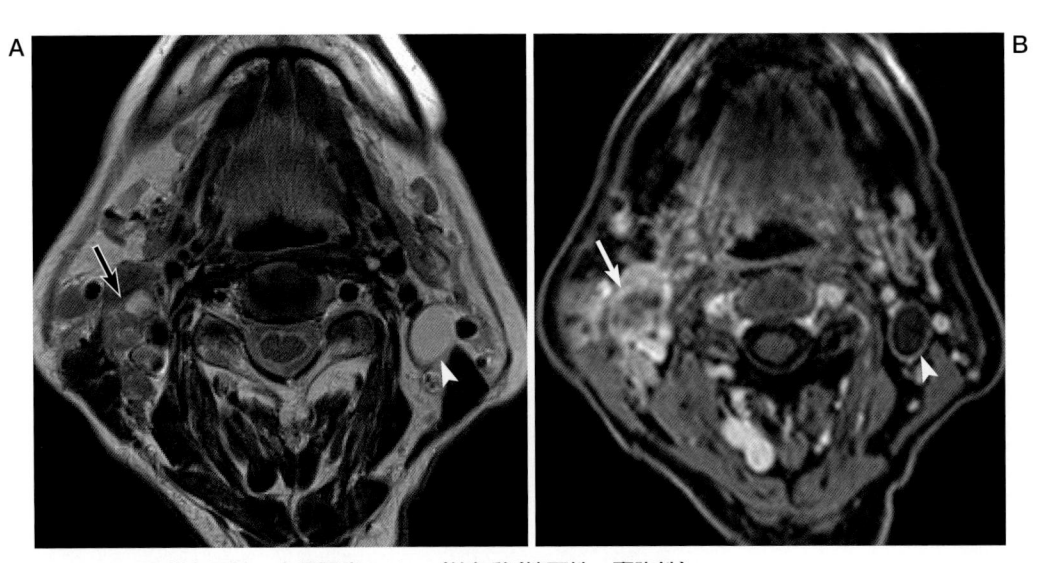

図 10-11　70 歳台男性　中咽頭癌のリンパ節転移（壊死性，囊胞性）
A：T2 強調像，B：脂肪抑制造影 T1 強調像　両側レベル II A 領域にリンパ節腫大が多発しており，右側は壊死性（→），左側は囊胞性（▶）を呈している．どちらもリンパ節転移を示唆する所見である．

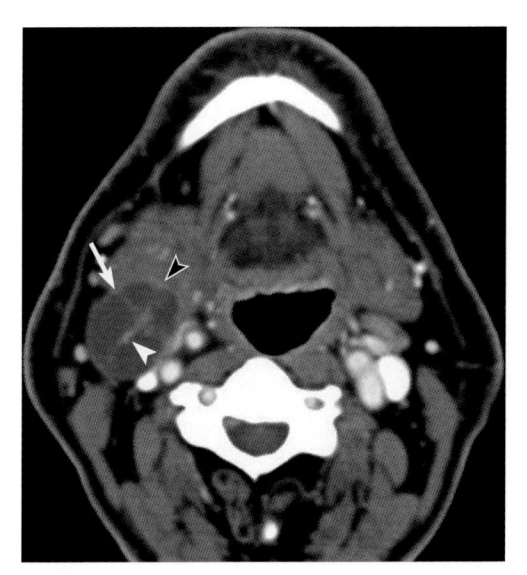

図 10-12　50 歳台男性　中咽頭癌のリンパ節転移（囊胞性）
造影 CT　右レベルⅡA 領域に囊胞性腫瘤を認める（→）．側頸囊胞に典型的な部位であるが，内部に隔壁構造があり（白矢頭），辺縁の壁も不整に厚い部分があり（黒矢頭），リンパ節転移が疑われる所見である．

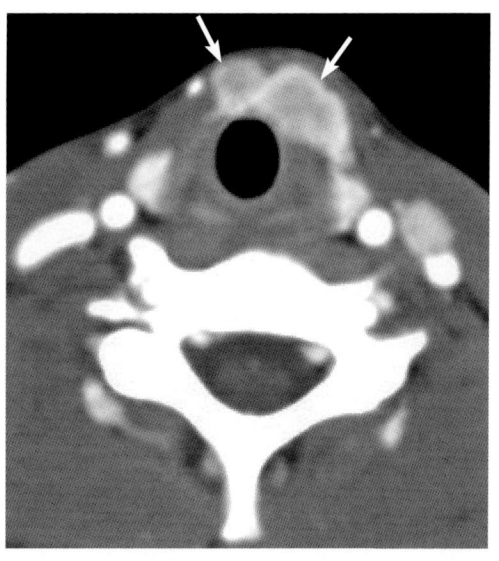

図 10-13　9 歳男児　異所性甲状腺癌リンパ節転移
造影 CT　レベルⅥ領域に増強効果が著明な多発する結節状腫瘤を認める（→）．

の場合，原発巣は必ずしも CT で検出できないことがあることも認識しておく必要がある．また，甲状腺癌のリンパ節転移では比較的造影効果が強く（図 10-13），出血や囊胞変性を認めることもまれではない[10, 11]（図 10-14）．

3）節外進展による判定

節外進展は，リンパ節の輪郭の不整や被膜の不整な造影効果として認められ，周囲脂肪組織の毛羽立ちや周囲筋肉や脈管構造への浸潤所見とも併せて判定される（図 10-15, 16）．また多発するリンパ節腫大の融合所見（matted node）も節外進展を示唆する重要な所見である[12]（図 10-17）．これらの所見はリンパ節転移の判定として重要であるのみならず，節外進展の存在は頭頸部癌における予後不良因子とされており，治療方針決定に重要である[13]．ただし，現時点で臨床病期診断基準に節外進展の有無は反映されておらず，転移性リンパ節の有無，場所および個数のみから決定される．また，病理学的な節外進展に対する画像所見による正診率は十分とはいえないことを認識しておく必要がある[14]．節外進展を伴うリンパ節転移の存在は局所再発の危険性を高めるため，術後療法として放射線治療などが選択されることが多いが，近年注目を浴びているヒトパピローマウィルス関連頭頸部癌，特に中咽頭癌においては，節外進展の有無を含めたリンパ節転移の存在は必ずしも予後不良因子とならない可能性が指摘されており[15]，今後の治療方針の見直しが検討されている[16]．

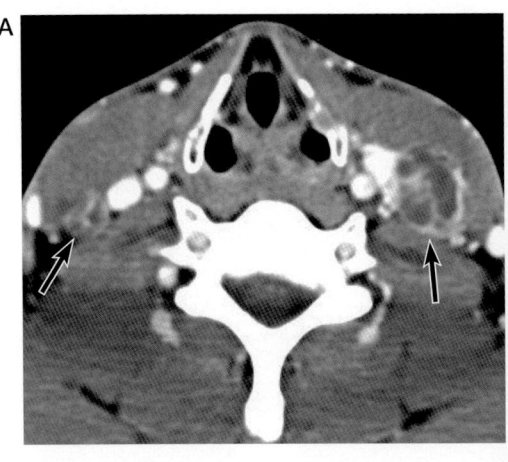

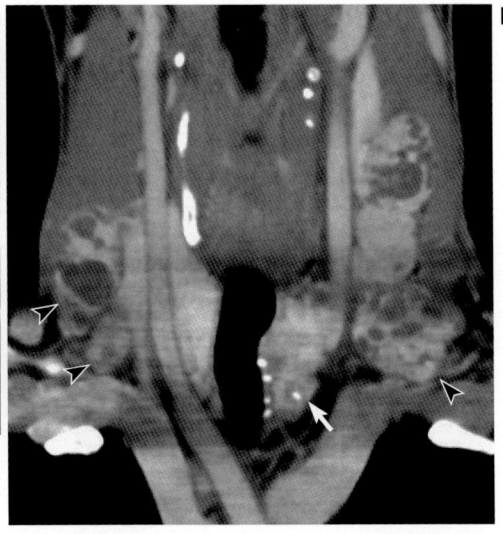

図 10-14 20 歳台女性 甲状腺癌の両側リンパ節転移
A：造影 CT，B：造影 CT 冠状断再構成像　造影 CT（A）では，両側レベルⅢ領域に内部壊死および嚢胞性変化を伴ったリンパ節腫大を認める（大矢印）．冠状断像（B）ではレベルⅣ領域にも腫大リンパ節があり（▶），甲状腺左葉には不均一な増強効果を示す原発巣が認められる（小矢印）．

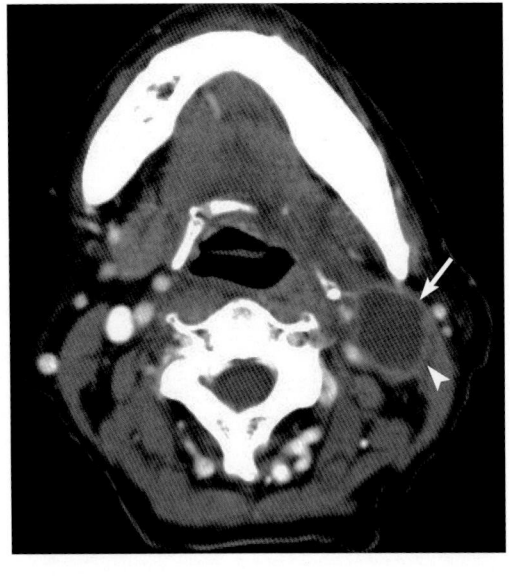

図 10-15 50 歳台女性 舌癌術後のリンパ節転移再発（節外進展）
造影 CT　左レベルⅡA 領域に内部低吸収の腫瘤を認め（→），リンパ節転移の所見である．辺縁の壁は不整で周囲脈管や筋肉との境界が不明瞭であり，節外進展が示唆される（▶）．

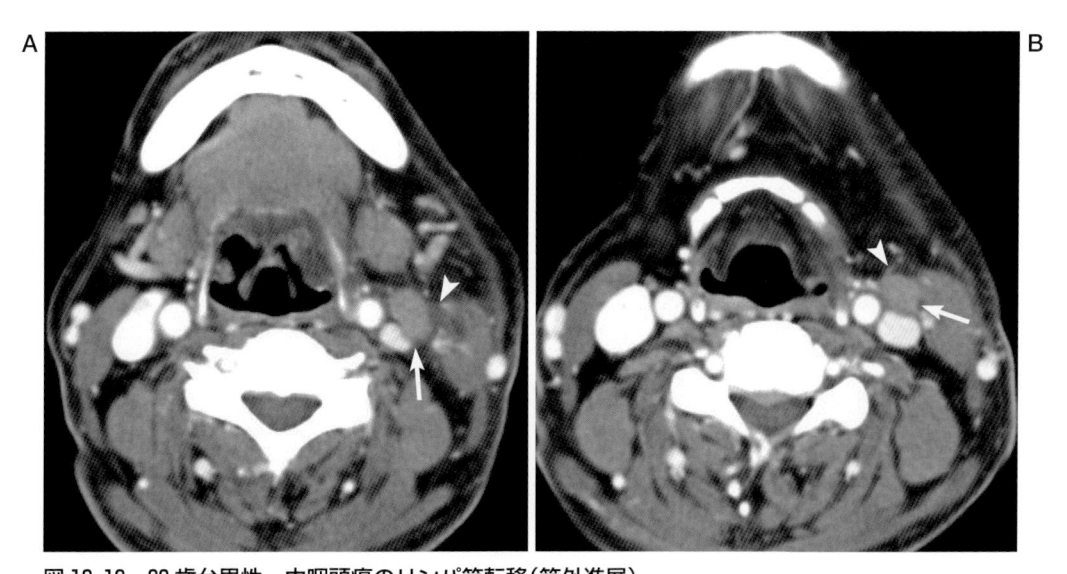

図10-16　60歳台男性　中咽頭癌のリンパ節転移(節外進展)
造影CT　左レベルⅡA領域に多発するリンパ節腫大を認める(→)．リンパ節周囲の脂肪組織の混濁があり(▶)，節外進展が示唆される．

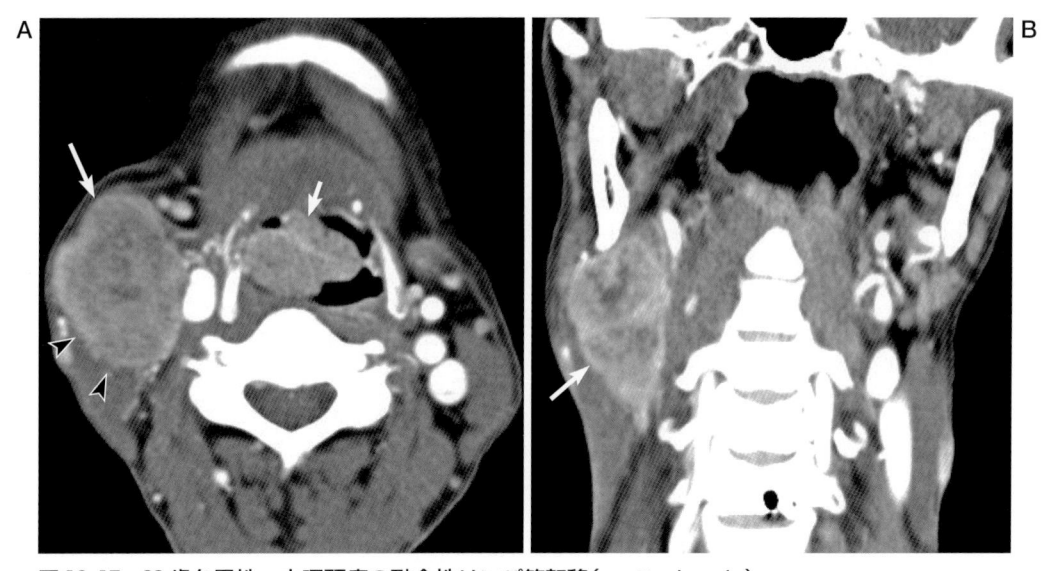

図10-17　60歳台男性　中咽頭癌の融合性リンパ節転移(matted node)
A：造影CT，B：造影CT冠状断再構成像　造影CT(A)では，右レベルⅡA領域に巨大なリンパ節転移を認める(大矢印)．辺縁が不整で，胸鎖乳突筋との境界は不明瞭であり，節外進展の所見がみられる(▶)．舌根部には原発巣を認める(小矢印)．冠状断像(B)では複数のリンパ節腫大が融合しているのがわかり，matted nodesとよばれる節外進展の所見である(→)．

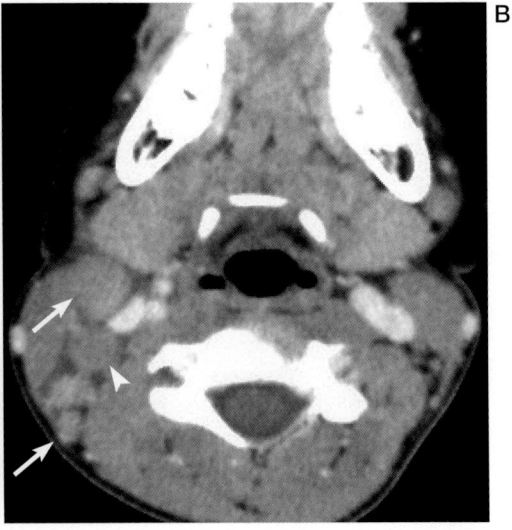

図 10-18　6 歳女児　化膿性リンパ節炎
A, B：造影 CT　右レベルⅡA，ⅡB，VA 領域に多発する増強効果を示すリンパ節腫大を認める（→）．周囲脂肪組織の濃度上昇が著明である．一部に造影不良なリンパ節を認める（▶）が，膿瘍形成の初期を見ている可能性が示唆される．

b. 化膿性リンパ節炎　suppurative lymphadenitis

　円形あるいは楕円形で周囲脂肪組織の毛羽立ちや濃度上昇を認める．造影 CT・MRI では強い増強効果を示し，内部の造影不良域は膿瘍形成を示唆する（図 10-18, 19）．治療が遅れると膿瘍が破裂して周囲頸部軟部組織に膿瘍形成をきたす．小児では咽頭後リンパ節の化膿性リンパ節炎・膿瘍の破裂により咽後膿瘍を形成すると重篤である[11,17]．成人では節外進展を伴う内部低濃度を示すリンパ節転移との鑑別が問題となることがあるが，一般的に化膿性リンパ節炎では周囲脂肪組織の変化が広範囲であり，臨床症状や検査所見とも合わせて評価する必要がある．

c. 結核性リンパ節炎　tuberculous lymphadenitis

　結核菌感染による乾酪壊死を伴う肉芽腫性疾患で，急性期では造影効果を伴うリンパ節腫大を認めるが，亜急性期には内部壊死を認めることが多い[1,7,11,18,19]．リンパ節転移との鑑別が重要であるが，結核性リンパ節炎は後頸部領域（レベルⅡ，Ⅴ）に集簇性に認めることが多い（図 10-20）．石灰化を伴っている場合には慢性期を強く疑う（図 10-21）が，甲状腺乳頭癌のリンパ節転移においても石灰化や囊胞変性をきたすことが知られており，注意が必要である．また，結核性リンパ節炎の治療後も石灰化を認める．非結核性抗酸菌による頸部リンパ節炎はまれであるが，画像所見は結核性リンパ節炎に類似し，耳下腺部や顎下部に発生することが多い[1]．

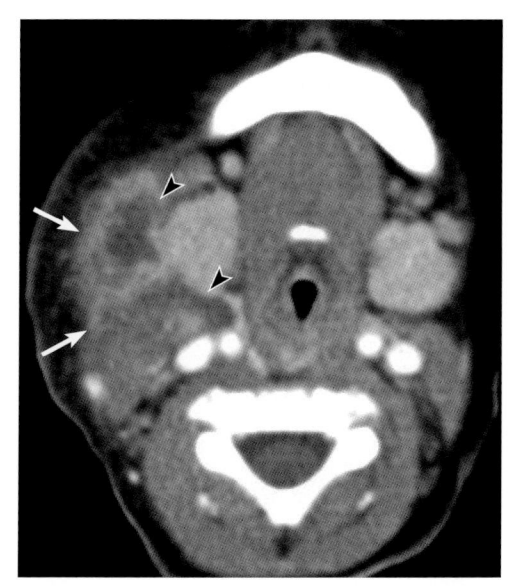

図10-19　1歳女児　化膿性リンパ節炎・膿瘍
造影CT　右レベルⅠB，ⅡA領域にリンパ節腫大が多発しており，周囲脂肪組織の濃度上昇を伴い融合傾向を示している(→)．内部に膿瘍を示唆する液体貯溜が認められる(▶)．

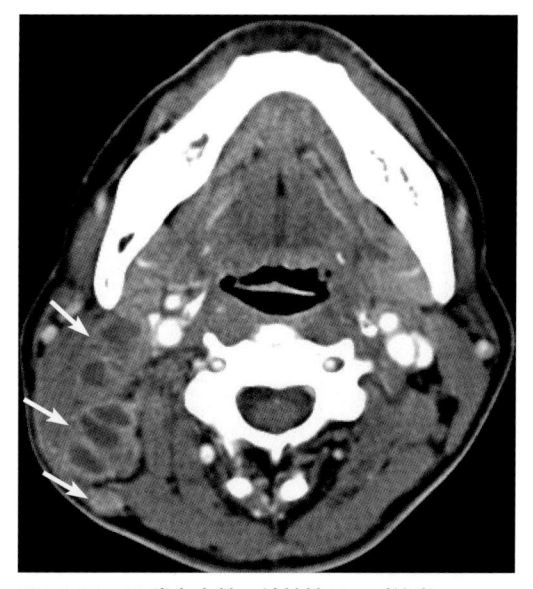

図10-20　30歳台女性　結核性リンパ節炎
造影CT　右レベルⅡ，Ⅴ領域に多発する融合傾向を示す内部壊死を伴ったリンパ節腫大を認める(→)．

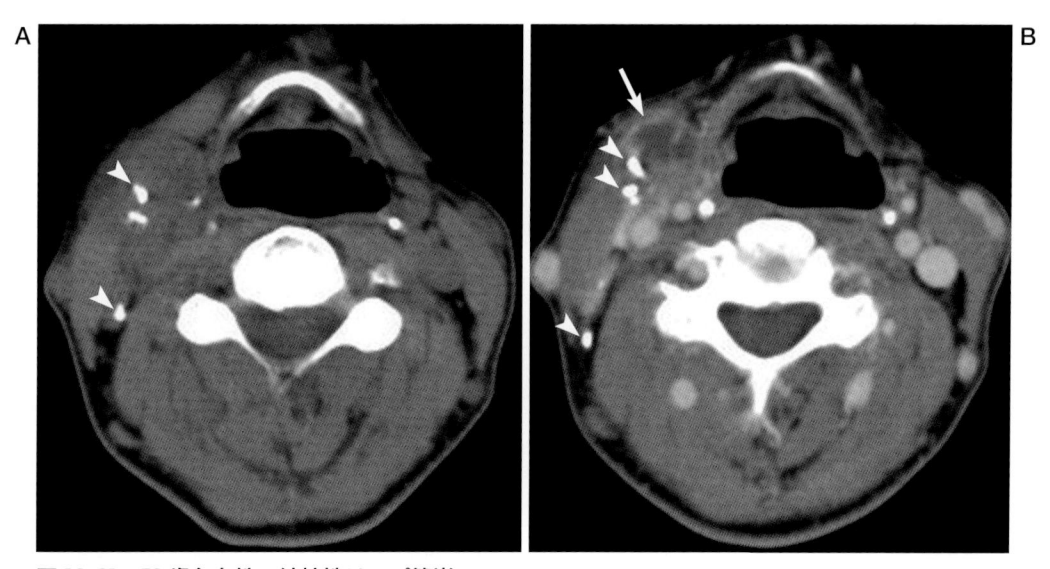

図10-21　50歳台女性　結核性リンパ節炎
A：単純CT，B：造影CT　右レベルⅡ，Ⅲ領域に多発するリンパ節腫大を認める．内部壊死(→)および石灰化(▶)を認める部分があり，結核性リンパ節炎が示唆される．

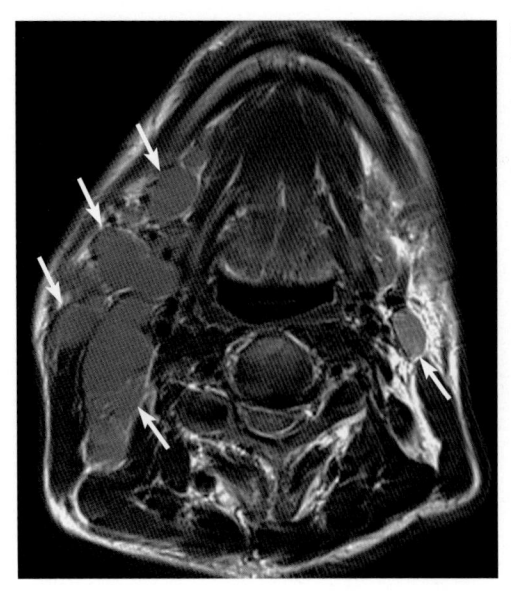

図10-22 50歳台男性　悪性リンパ腫
T2強調像　右レベルⅠB，ⅡA，ⅡB領域，左レベルⅡA領域に多発するリンパ節腫大を認める（→）．均一な低信号を示しており，内部壊死は認めない．

d. 悪性リンパ腫　malignant lymphoma

　無痛性の多発性リンパ節腫大として発生することが多く，中咽頭扁桃組織，眼窩，鼻副鼻腔，唾液腺，骨髄などに同時に病変を伴うことがあり，鑑別の一助となる．単発のリンパ節腫大もまれではない．病変が大きくても内部均一なリンパ節腫大を示すことが多い（図10-22）が，まれに内部壊死や囊胞変性を認めることもある（図10-23）[7]．細胞密度の高い腫瘍性病変であり，MRIではT2強調像で中等度信号，拡散強調画像で著明な拡散低下を示すことが多い．多発病変では融合傾向を示すことがある．大きな反応性リンパ節腫大（濾胞性過形成）では，悪性リンパ腫と類似の画像所見を示すことが多く，しばしば病理組織学的検索を要する（図10-24）．小児では白血病によるリンパ節腫大も類似の画像所見を呈する[1]．

e. Castleman病

　良性のリンパ増殖性疾患で，頭頸部では硝子血管型の単発病変として認められることが多い．強く造影されるリンパ節腫大が特徴的で，中心瘢痕様の造影不良域やT2強調像での低信号域が特徴的とされる（図10-25）[1,20]．

f. Kikuchi-Fujimoto病（組織球性壊死性リンパ節炎）

　若年女性に発生する原因不明の発熱および有痛性のリンパ節腫大を示す疾患で，自然消退することが多い．病理学的には凝固壊死を認めることが特徴的であるが，画像所見では内部壊死は必ずしも指摘できない．片側性あるいは非対称性で両側性の造影効果を示す多発する小リンパ節腫大が集簇するように認められ，周囲脂肪組織の濃度上昇を伴うことが多いが，

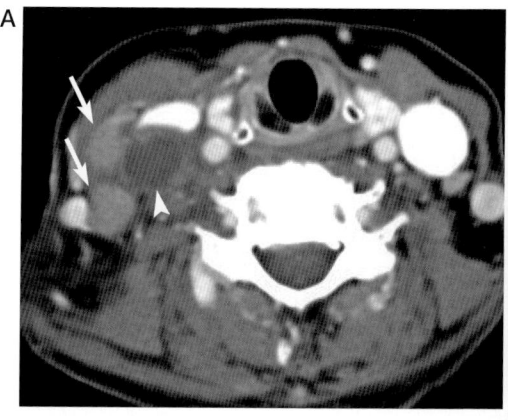

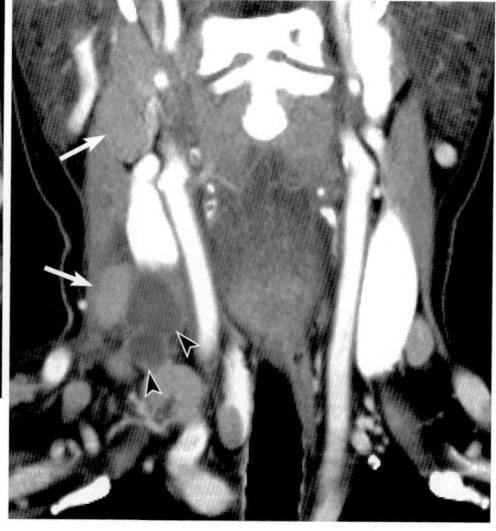

図 10-23　70 歳台女性　悪性リンパ腫
A：造影 CT，B：造影 CT 冠状断再構成像　右レベルⅢ領域に多発するリンパ節腫大を認める(→)が，一部に内部壊死あるいは囊胞変性と思われる低吸収が認められる(▶)．

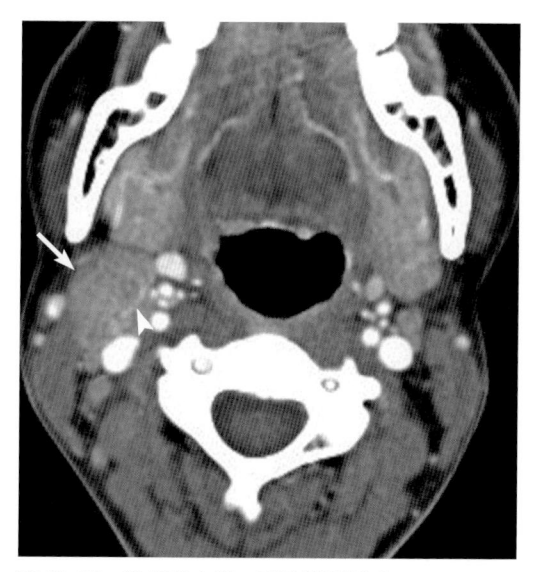

図 10-24　30 歳台女性　濾胞性過形成
造影 CT　右レベルⅡA 領域にリンパ節腫大を認める(→)．均一な濃度であり，内部に脈管構造が認められ(▶)，腫瘍性のリンパ節腫大としては非典型的と思われるが，悪性リンパ腫との鑑別は困難である．

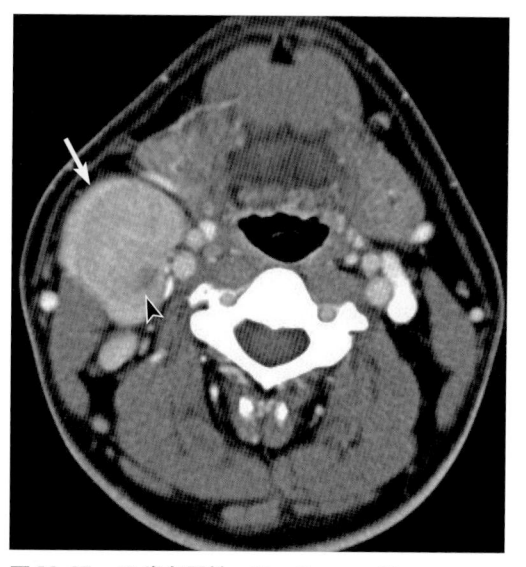

図 10-25　40 歳台男性　Castleman 病
造影 CT　右レベルⅡA 領域に均一な強い増強効果を示すリンパ節腫大を認める(→)．内部に中心瘢痕様の低吸収域を認める(▶)．

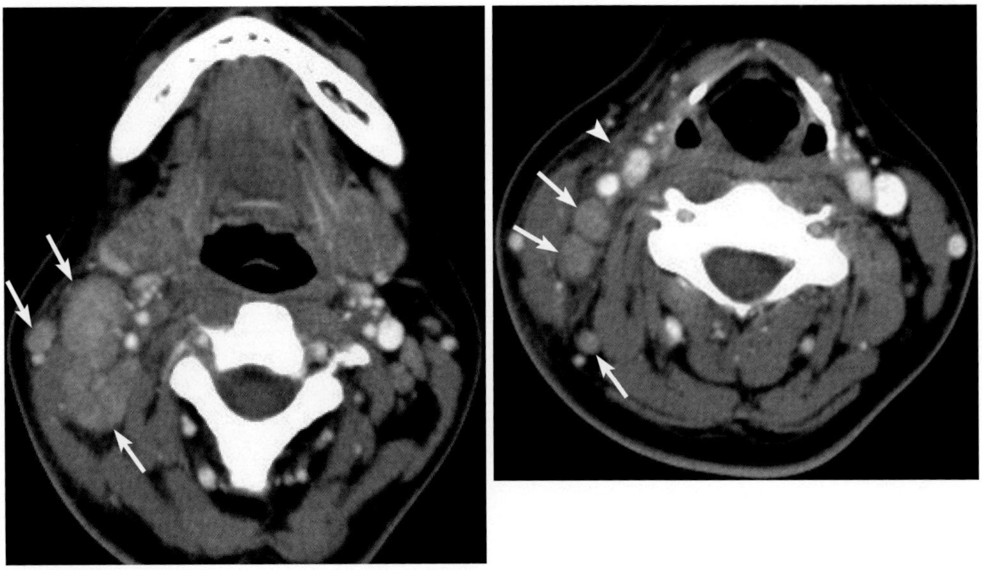

図 10-26　30 歳台女性　Kikuchi-Fujimoto 病(組織球性壊死性リンパ節炎)
A, B：造影 CT　右レベル Ⅱ，Ⅲ，Ⅴ領域に多発するリンパ節腫大を認める(→)．比較的均一な増強効果を示しており，周囲脂肪組織には濃度上昇が認められ(▶)，活動性炎症が示唆される．

融合傾向は示さない(図 10-26)[21]．悪性のリンパ節腫大との鑑別が困難なことも多いため，組織学的な検索が行われことがあるが，経過観察にて消退することで診断が可能である．

g. Kimura 病(木村病)

若年男性に発生する無痛性の片側性リンパ節腫大あるいは皮下軟部組織腫脹で，末梢血の好酸球増多や IgE 血症を伴うことが多い．耳下腺あるいは顎下腺病変を伴っていることが多い．非特異的なリンパ節腫大を認めるが，皮下や唾液腺病変は辺縁境界が不整で浸潤性変化を認めることが多い(図 10-27)[22]．

h. Kawasaki 病(川崎病)

小児に発生する発熱を伴ったリンパ節腫大を示す疾患で，他の臨床所見に先行して頭頸部リンパ節腫大を認めることがある．多発するリンパ節腫大に加えて，咽頭後間隙に浮腫による液体貯留が認められることがあり，非特異的ではあるが，鑑別の一助となりうる(図 10-28)．咽後膿瘍に類似した画像所見を呈することがあり鑑別が問題となるが，リング状の造影効果を認めないことや臨床的な重篤感に乏しい点が鑑別に有用である[1,23]．

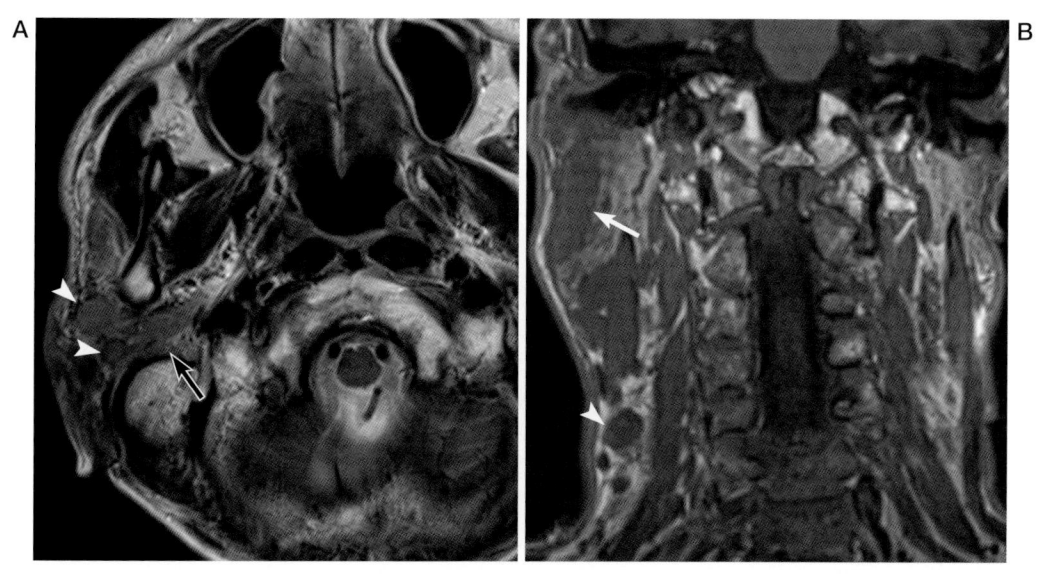

図 10-27　60 歳台男性　Kimura 病(木村氏病)
A：T2 強調像，B：T1 強調冠状断像　T2 強調像(A)では，右耳下腺内に結節が多発して認められ(➤)，耳下腺内リンパ節腫大と思われる．T1 強調冠状断像(B)では，右レベルⅢ領域にリンパ節腫大を認める(➤)．耳下腺には辺縁の境界が不明瞭な低信号が認められており(→)，耳下腺病変を伴っている．

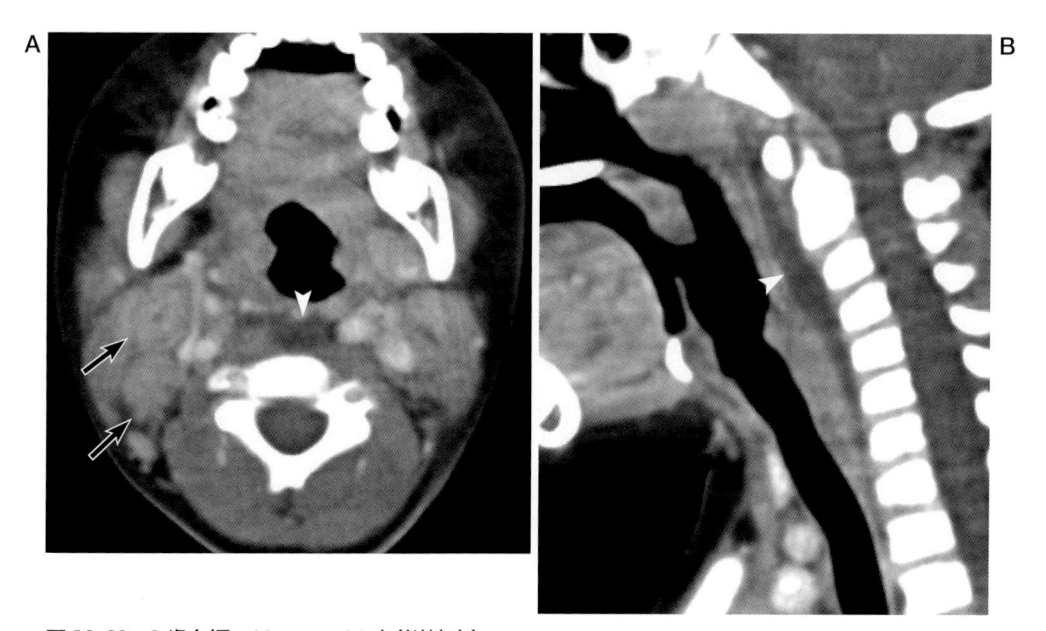

図 10-28　3 歳女児　Kawasaki 病(川崎病)
A：造影 CT，B：造影 CT 矢状断再構成像　造影 CT(A)では，右レベルⅡ領域に多発するリンパ節腫大を認める(→)．後咽頭間隙に低吸収の液体貯溜があり(➤)，浮腫による所見と思われる．

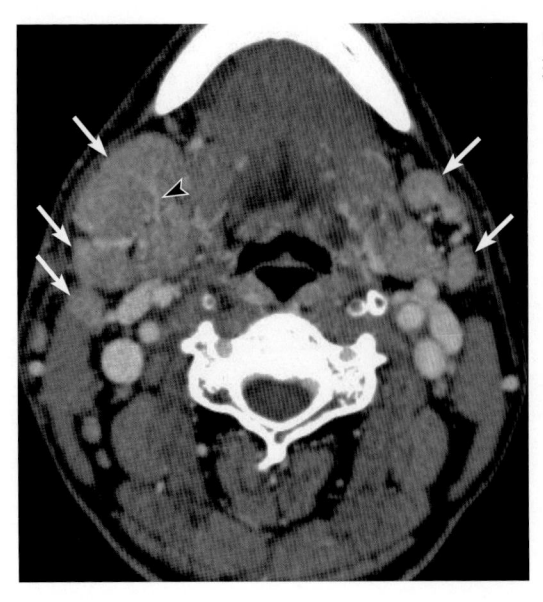

図 10-29 40歳台女性 IgG4 関連疾患
造影 CT　両側レベル I B，II A 領域に多発するリンパ節腫大を認める(→)．増強効果は乏しく内部に血管構造が入り込んでいる(▶)．

i. その他の疾患

　そのほか，発熱や疼痛を伴う頭頸部リンパ節腫大として，伝染性単核球症などのウイルス性リンパ節炎や猫引っ掻き病などが鑑別診断として重要である．また，非特異的な両側性の無痛性多発リンパ節腫大を示す疾患として，サルコイドーシス，IgG4 関連疾患(図 10-29)，Rosai-Dorfman 病，多中心性型の Castleman 病，HIV 感染症(図 10-30)などがあるが，画像所見のみからの確定診断は困難である[7, 19, 24]．涙腺や唾液腺病変を伴っている際にはサルコイドーシスや IgG4 関連疾患の可能性を疑う所見である．HIV 感染患者では，耳下腺のリンパ上皮囊胞やアデノイド腫大を伴っていることが多い[7]．

最後に

　頭頸部リンパ節腫大は日常臨床で経験することが多い病態であり，画像診断の果たす役割は大きい．ただし，リンパ節腫大の画像所見は非特異的なことが多く，その限界を十分に理解して臨床検査所見とも対比した読影が必要である．

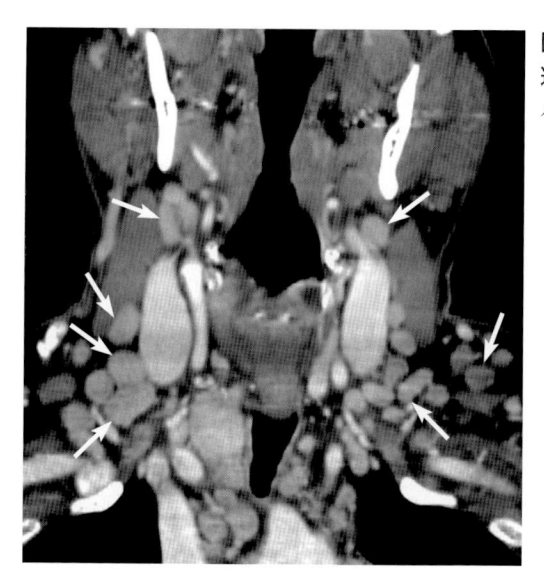

図 10-30　50 歳台男性　HIV 感染症
造影 CT　両側頸部に多発する非特異的なリンパ節腫大を認める(→).

文　献

1) Ludwig BJ, Wang J, Nadgir RN, et al：Imaging of cervical lymphadenopathy in children and young adults. AJR Am J Roentgenol 2012；199：1105-1113.
2) Thoeny HC, De Keyzer F, King AD：Diffusion-weighted MR imaging in the head and neck. Radiology 2012；263：19-32.
3) Giacomini CP, Jeffrey RB, Shin LK：Ultrasonographic evaluation of malignant and normal cervical lymph nodes. Semin Ultrasound CT MR 2013；34：236-247.
4) Subramaniam RM, Truong M, Peller P, et al：Fluorodeoxyglucose-positron-emission tomography imaging of head and neck squamous cell cancer. AJNR Am J Neuroradiol 2010；31：598-604.
5) Som PM, Curtin HD, Mancuso AA：Imaging-based nodal classification for evaluation of neck metastatic adenopathy. AJR 2000；174：837-844.
6) Som PM：Detection of metastasis in cervical lymph nodes：CT and MR criteria and differential diagnosis. AJR 1992；158：961-969.
7) Sakai O, Curtin HD, Romo LV, et al：Lymph node pathology：benign proliferative, lymphoma, and metastatic disease. Radiol Clin North Am 2000；38：979-998.
8) Cantrell SC, Peck BW, Li G, et al：Differences in imaging characteristics of HPV-positive and HPV-Negative oropharyngeal cancers：a blinded matched-pair analysis. AJNR 2013；34：2005-2009.
9) Morani AC, Eisbruch A, Carey TE, et al：Intranodal cystic changes：a potential radiologic signature/biomarker to assess the human papillomavirus status of cases with oropharyngeal malignancies. J Comput Assist Tomogr 2013；37：343-345.
10) Hoang JK, Vanka J, Ludwig BJ, et al：Evaluation of cervical lymph nodes in head and neck cancer with CT and MRI：tips, traps, and a systematic approach. AJR 2013；200：W17-25.
11) Ludwig BJ, Foster BR, Saito N, et al：Diagnostic imaging in nontraumatic pediatric head and neck emergencies. RadioGraphics 2010；30：781-799
12) Spector ME, Chinn SB, Bellile E, et al：Matted nodes as a predictor of distant metastasis in advanced-stage III/IV oropharyngeal squamous cell carcinoma. Head Neck 2016；38：184-190.
13) Kann BH, Buckstein M, Carpenter TJ, et al：Radiographic extracapsular extension and treatment

outcomes in locally advanced oropharyngeal carcinoma. Head Neck 2014 ; 36 : 1689-1694.
14) Chai RL, Rath TJ, Johnson JT, et al : Accuracy of computed tomography in the prediction of extra-capsular spread of lymph node metastases in squamous cell carcinoma of the head and neck. JAMA Otolaryngol Head Neck Surg 2013 ; 139 : 1187-1194.
15) Fujita A, Buch K, Truong MT, et al : Imaging characteristics of metastatic nodes and outcomes by HPV status in head and neck cancers. Laryngoscope 2016 ; 126 : 392-398.
16) Maxwell JH, Mehta V, Wang H, et al : Quality of life in head and neck cancer patients : impact of HPV and primary treatment modality. Laryngoscope 2014 ; 124 : 1592-1597.
17) Shefelbine SE, Mancuso AA, Gajewski BJ, et al : Pediatric retropharyngeal lymphadenitis : differentiation from retropharyngeal abscess and treatment implications. Otolaryngol Head Neck Surg 2007 ; 136 : 182-188.
18) Baek HJ, Lee JH, Lim HK, et al : Diagnostic accuracy of the clinical and CT findings for differentiating Kikuchi's disease and tuberculous lymphadenitis presenting with cervical lymphadenopathy. Jpn J Radiol 2014 ; 32 : 637-643.
19) Nwawka OK, Nadgir R, Fujita A, et al : Granulomatous disease in the head and neck : developing a differential diagnosis. RadioGraphics 2014 ; 34 : 1240-1256.
20) Jiang XH, Song HM, Liu QY, et al : Castleman disease of the neck : CT and MR imaging findings. Eur J Radiol 2014 ; 83 : 2041-2050.
21) Kwon SY, Kim TK, Kim YS, et al : CT findings in Kikuchi disease : analysis of 96 cases. AJNR 2004 ; 25 : 1099-1102.
22) Park SW, Kim HJ, Sung KJ, et al : Kimura disease : CT and MR imaging findings. AJNR 2012 ; 33 : 784-788.
23) Nomura O, Hashimoto N, Ishiguro A, et al : Comparison of patients with Kawasaki disease with retropharyngeal edema and patients with retropharyngeal abscess. Eur J Pediatr 2014 ; 173 : 381-386.
24) Fujita A, Sakai O, Chapman MN, Sugimoto H : IgG4-related disease of the head and neck : CT and MR imaging manifestations. RadioGraphics 2012 ; 32 : 1945-1958.

11. 顎・口腔領域での IVR

　顎・口腔領域での IVR(interventional radiology)は，この領域の繊細な機能や審美的要素も含めた形態回復，機能温存の必要性のうえで非常に有益な治療法であり，カテーテルやコイル，他のデバイスの発達あるいは cone-beam CT(コーンビーム CT)，IVR-CT などの導入が治療精度を向上させている．一般的には，腫瘍に対する超音波検査(US)や CT ガイド下針生検，グロムス腫瘍などの富血性腫瘍に対する術前塞栓術，悪性腫瘍に対する動注化学療法，および血管奇形に対する治療などの IVR が行われている．本章では，放射線併用動注化学療法と口腔内静脈奇形に対する治療法について概説する．

11.1 口腔癌に対する動注化学療法

　従来，口腔癌の高度進行例では，放射線併用全身化学療法でも根治性に乏しく，緩和療法としての役割が大きかった．現在では動注化学療法が臓器・機能温存性が高く，根治性に優れた治療法として普及してきており，根治的療法あるいはネオアジュバント療法，緩和療法など適応が広がってきている．動注療法のポイントは，カテーテルアクセス部位の決定，原発巣・転移リンパ節それぞれの動注標的血管の同定と灌流領域の確認，血管選択カテーテル技術，危険血管への配慮，薬剤分配の方法などである．治療成績については，2000 年の Robbins の報告では，Ⅲ期からⅣ期の頭頸部癌に対し，シスプラチンの大量動注(RADPLAT：radiation and intraarterial cisplatin)では，治癒率は 80％，局所制御率 74.3％，5 年粗生存率 38.3％，疾患特異性生存率では 53.6％ としている[1,2]．わが国でもその変法により十分高い成績が得られている[3]．一方，片側あるいは両側浅側頭動脈経由で，単一あるいは複数の動注標的血管へのドセタキセルとシスプラチンを用いた連日動注でも，高い 5 年生存率(70.2％)と局所制御率(73.0％)が得られている[4]．また，放射線化学療法が奏効しにくいと考えられていた広範な顎骨破壊を伴う下顎歯肉癌高度進行例でもドセタキセル，シスプラチンの動注と

フルオロウラシル(5-FU)の全身投与の組み合わせは，疾患特異的生存率，局所制御率がともに88％と高く，破壊された顎骨の再生も期待できる治療法と考えられる[5]．治療困難な高度リンパ節転移例でも積極的なリンパ節への動注により制御可能な症例も集積されてきている．

近年では，上顎洞癌に対して，RADPLATプロトコールによる放射線併用シスプラチン動注化学療法の全国多施設共同研究(JIVROSG-0808, JCOG-1212)が開始され，動注療法の標準化に向けて症例が集積されつつあるが，今後，口腔癌においても標準化の検討が待たれる(BOX 11-1)．

a. 検査法・手技

Robbinsの原法ではシスプラチン投与量は150 mg/m^{2}であるが，わが国においてはこれを減量して用いている施設も多く[6]，特に口腔癌ではその傾向が強い．この動注法の特徴はシスプラチンが扁平上皮癌に対し，濃度に依存した高い抗腫瘍効果を示し，さらにマイクロカテーテルを用いた超選択的カテーテリゼーションによって腫瘍血管への薬剤集中性を高めていることである[7]．また，中心静脈に投与されるチオ硫酸ナトリウム(STS)によってシスプラチンの中和をはかり抗腫瘍効果を保持しつつ，全身への副作用を軽減できるため，週1回のシスプラチンの大量投与が可能となり，腫瘍内濃度の高濃度化が維持される．RADPLATではチオ硫酸ナトリウムの併用により腎毒性が少ない．

カテーテルの挿入経路は，持続動注の場合は浅側頭動脈や後頭動脈から挿入して標的血管内に留置する．一方，ワンショット動注の場合は，Seldinger法により大腿動脈あるいは上腕動脈からのアプローチとなる．腫瘍が単一栄養血管であれば浅側頭動脈や後頭動脈からのアプローチにより理想的な動注が可能で，多栄養血管の場合はSeldinger法のほうが容易であるが，近年では，多栄養血管でも浅側頭動脈と後頭動脈からのアプローチによる複数血管への選択持続動注も行われている．

Seldinger法では一般にシース挿入時には全身ヘパリン化を行い，カテーテルはコアキシャルシステムによる5 Frあるいは4 Frの親カテーテルとマイクロカテーテルを併用し，カテーテル間の隙間にはヘパリン加生食による強制灌流で血栓形成を防止する．また，実際の動注手技では金属コイルを用いた血流改変を行った非選択的動注(擬似的超選択的動注)も施行される場合もある[8]．

口腔癌のおもな動注標的血管は舌動脈，顔面動脈，顎動脈であるが，これらの分枝である舌下動脈(舌動脈)，顎下腺枝，オトガイ下動脈や上行口蓋動脈(顔面動脈)，下行口蓋動脈や眼窩下動脈，前上・後上歯槽動脈，下歯槽動脈(顎動脈)などにも超選択的な動注が施行される場合も多く，インジゴカルミンやIVR-CTなどによる灌流領域の確認も必要である．転移リンパ節への動注ではレベルによって後頭動脈や上甲状腺動脈，鎖骨下動脈よりの各分枝が標的血管になる．

合併症としてカテーテル操作による脳梗塞があるが，本邦での頻度は0.1％以下である．口腔・咽頭粘膜炎はGrade III以上の粘膜炎を認めることがあるが，一過性である．その他の合併症として，失明，一過性顔面神経麻痺，嚥下障害，下位脳神経麻痺などがあり，危険血管への十分な配慮が必要である(図11-1, 2)．

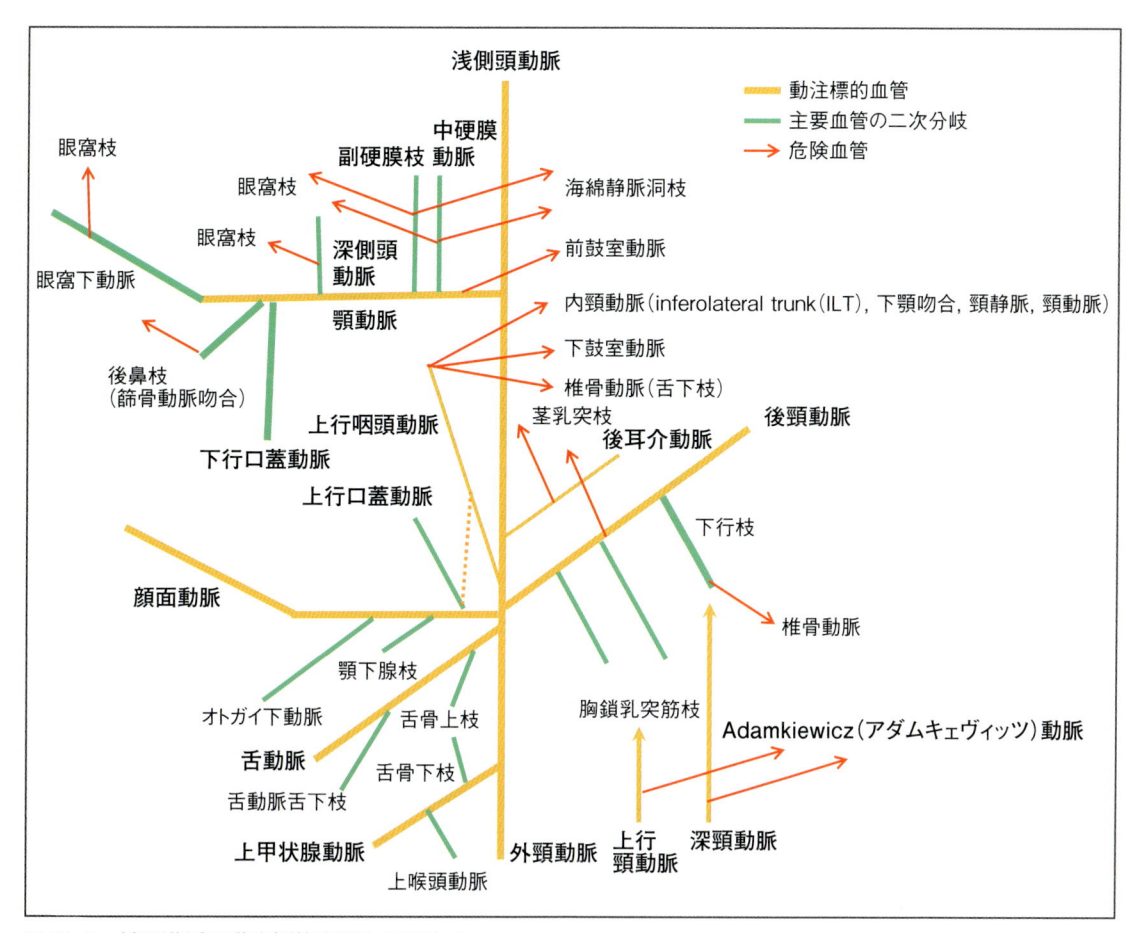

図 11-1　外頸動脈の動注標的血管と危険吻合

Seldinger法による超選択的動注では主要血管の二次分枝(緑色)まで選択する場合も多く，これらと吻合する危険血管(赤色)に注意が必要である．

Box 11-1　口腔癌の動注化学療法のポイント

- 各領域の血管解剖と危険血管への配慮．
- 動注抗癌剤の配分はDSA，IVR-CT(cone-beam CT)，インジゴカルミンで確認．
- 癌による骨破壊部分は治療経過中や治療後に硬化や骨再生がみられる．
- 下顎歯肉癌は下歯槽動脈からも高率に栄養されている．
- 転移リンパ節への選択的動注は有効である．

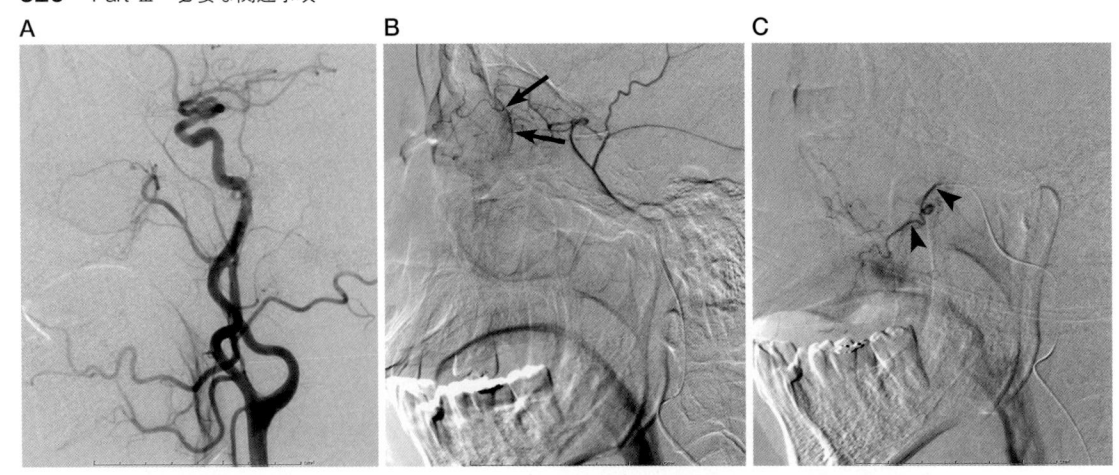

図 11-2　50 歳台男性　上顎歯肉癌(T4aN2cM0, stage ⅣA)：眼動脈中硬膜動脈起始症例
A：総頸動脈造影(側面像)，B：中硬膜動脈造影，C：後上歯槽動脈造影　総頸動脈造影(A)では内頸動脈からの眼動脈の分岐はみられず，中硬膜動脈から吻合を介して眼動脈が造影され choroidal crescent がみられる(B，→)．この中硬膜動脈への逆流を回避しながら後上歯槽動脈(▶)への動注を行った(C)．

b. 代表的疾患の治療

1) 舌癌・口腔底癌

　舌縁発生例が多いが，増大すると口腔底や下顎舌側歯肉への進展をきたす．腫瘍血管は一般的には病側の舌動脈であり，浅側頭動脈からの逆行性選択動注のよい適応である．舌癌の口腔底進展例や口腔底癌では，舌動脈から分岐する舌下動脈が関与することが多い．しかし，顔面動脈のオトガイ下動脈が発達し，口腔底領域を灌流している場合もあり，インジゴカルミンや IVR-CT などによる灌流領域の確認が重要である(図 11-3)．腫瘍が正中に及ぶ場合は対側の同名動脈からの供給もあり動注が必要となるが，病側一側から全体が栄養されている場合も多い(図 11-4)．

　舌癌の舌根部進展例では舌動脈舌骨上枝からの供給もあり，動注時のカテーテル尖端は舌動脈の中枢側に置いて，同動脈枝への動注を考慮する必要がある．また，腫瘍が舌前方にある場合は病側ではなく，対側の舌動脈から単一に供給されている場合もありうる[9]．口腔底腫瘍では歯槽動脈からの切歯枝からの供給も時にみられる．両側の舌動脈から供給されている腫瘍の動注薬剤の配分については，治療による腫瘍の縮小に伴い，左右での血流分布の度合いが変化してくるため，入念なフローチェックにより薬剤配分を設定する必要がある．舌癌の動注例では治療経過中に腫瘍が縮小し，硬結の軟化が顕著な例が多い．また，MRI では造影増強効果が顕著であるものの，腫瘍の輪郭は不明瞭となり，内部は線維化・瘢痕形成を反映する T2 強調像で低信号を示し，治療効果の判定の一助となる(図 11-5)．

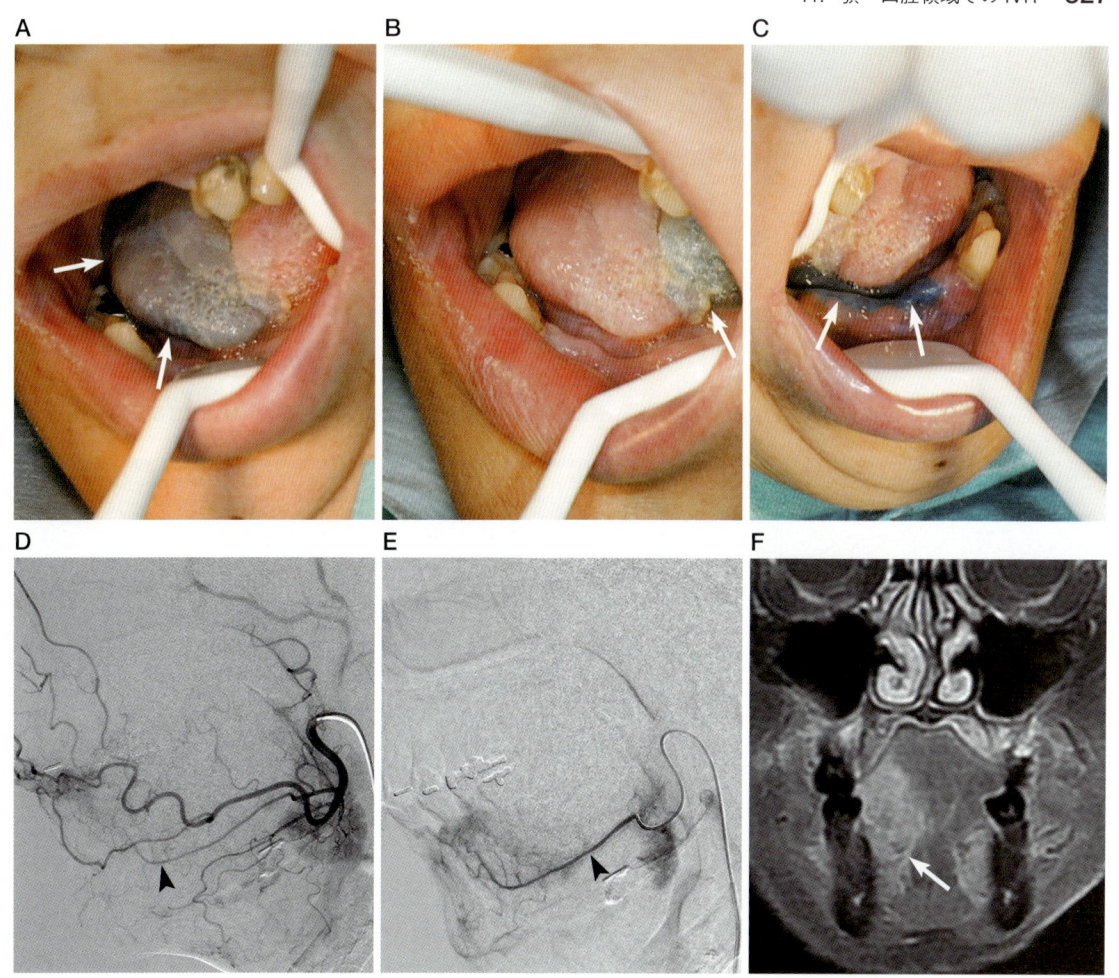

図 11-3 50歳台女性　舌癌（T4aN0M0, stage ⅣA）　インジゴカルミンによる染め出し
A：右側舌動脈，B：左側舌動脈，C：右側顔面動脈オトガイ下動脈，D：右側顔面動脈造影，E：右側オトガイ下動脈の選択的造影，F：造影 T1 強調冠状断像　右舌動脈へのインジゴカルミン注入により舌腫瘍の濃染が確認される（→）．正中部分は対側の舌動脈から供給され（A, B），口腔底進展部分は右側オトガイ下動脈（▶）から供給されている（C〜E）．造影 MRI（F）では舌癌の口腔底への浸潤が疑われる（→）．

2）下顎歯肉癌

　下顎歯肉癌も動注療法のよい適応であり，おもな動注血管は顔面動脈，舌動脈，下歯槽動脈である（図 11-6）．下顎正中歯肉では口腔底腫瘍と同様に，下歯槽動脈切歯枝，舌動脈の舌下動脈や顔面動脈のオトガイ下動脈が両側から分布することが多いが，腫瘍支配領域の分布が左右の動脈で異なる可能性がある．顎骨中心癌のみならず通常の下顎歯肉癌では，ほとんどで下歯槽動脈からの歯枝からの供給を認め，側方歯領域ではオトガイ動脈からの供給を認める．外頸動脈造影ではほとんど認識されない腫瘍濃染も，下歯槽動脈の超選択的造影では強い濃染像が確認されることが多く，重要な動注標的血管である（図 11-7）．

　臼歯部歯肉では多数の歯枝が灌流し，臼後部では下歯槽動脈の臼後枝（水平枝）が臼後部歯

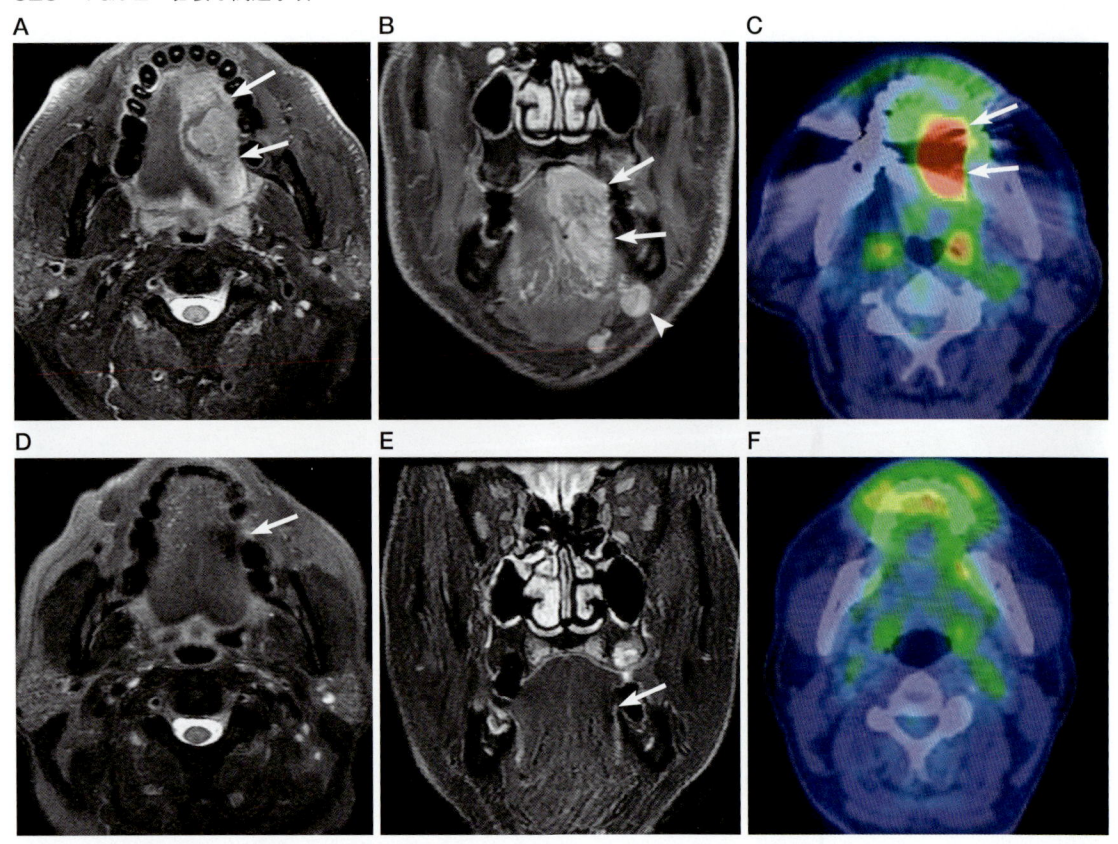

図11-4　60歳台男性　舌癌（T4aN2cM0, stage ⅣA）
A～C：治療前（A：T2強調像，B：造影T1強調冠状断像，C：PET/CT），D～F：治療後（D：T2強調像，E：T2強調冠状断像，F：PET/CT）　治療前MRI（A, B）では舌左側に広範な腫瘍を認め（→），外舌筋に進展しており，顎下リンパ節転移も認める（▶）．PET/CT（C）では腫瘍はSUV_{max} 14.1の高集積を示す（→）．両側舌動脈と顔面動脈，右顎下腺枝へのドセタキセルの動注とシスプラチン，5-FUの全身投与および放射線治療40 Gyを施行．治療後のMRIでは腫瘍は消失し，線維化による低信号を認める（D, E, →）．PET/CT（F）では異常集積を認めず，完全治癒である．

肉から前口蓋弓の間の粘膜を栄養しているため，この動脈枝への十分な動注が必要であり，インジゴカルミンによる灌流領域の確認が重要である[10]．また，下顎骨破壊の広範な歯肉癌でも治療奏効例では治療経過中や治療後に骨の造成による自然修復を見る症例も多く，顎堤の回復により将来の安定した補綴治療へ移行できる可能性がある（図11-8, 9）．

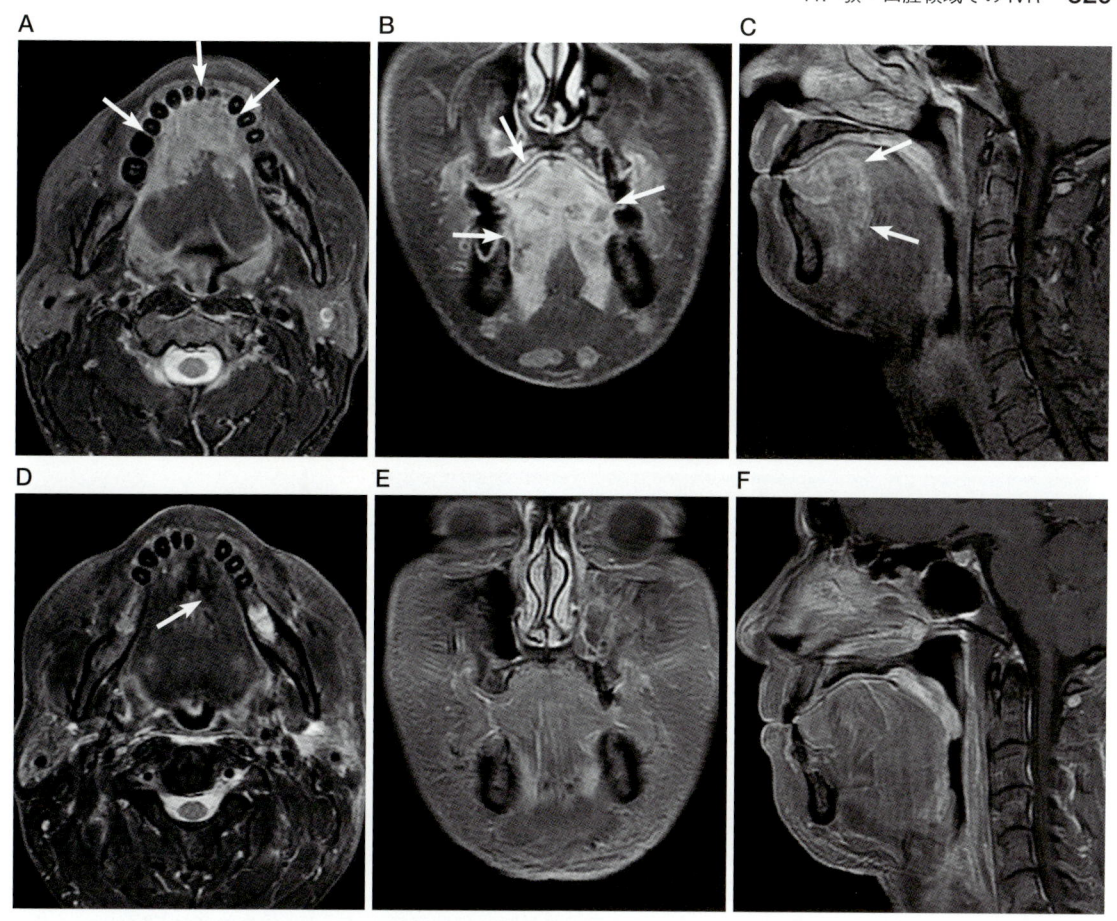

図 11-5 50歳台男性　口腔底癌(T4aN2cM0, stage ⅣA)
A〜C：治療前（A：T2強調像，B：造影T1強調冠状断像，C：造影T1強調矢状断像），D〜F：治療後（D：T2強調像，E：造影T1強調冠状断像，F：造影T1強調矢状断像）　治療前MRI(A〜C)では口腔底正中に広範な腫瘍を認め，舌に進展してみられる(→)．両側顔面動脈，舌動脈，下歯槽動脈，後頭動脈へのドセタキセルの選択動注とシスプラチン，5-FUの全身投与2コース，放射線治療60 Gy照射した．口腔底はT2強調像(D)で瘢痕組織と考えられる低信号を示し(→)，異常な造影増強効果もみられない(E, F)．

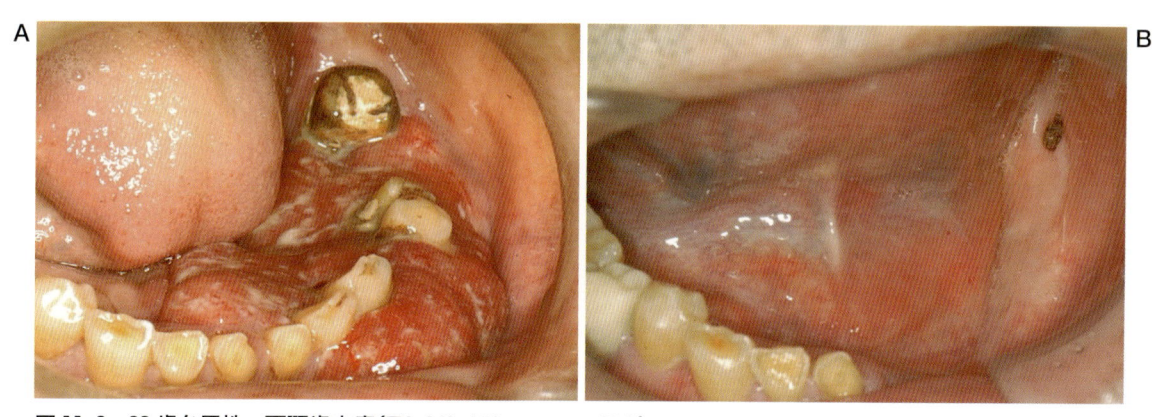

図 11-6 60歳台男性　下顎歯肉癌(T4aN2cM0, stage ⅣA)
治療前後の口腔内所見　A：動注前，B：動注3コース終了後　左側下顎大臼歯部から対側前歯部に及ぶ広範な歯肉腫瘍を認め，頬側と舌側への進展を伴っている(A)．治療後(B)では腫瘍は消失し，生検でも腫瘍細胞は認められなかった．左中切歯から第三大臼歯まで抜歯後．（文献5）より許可を得て転載）

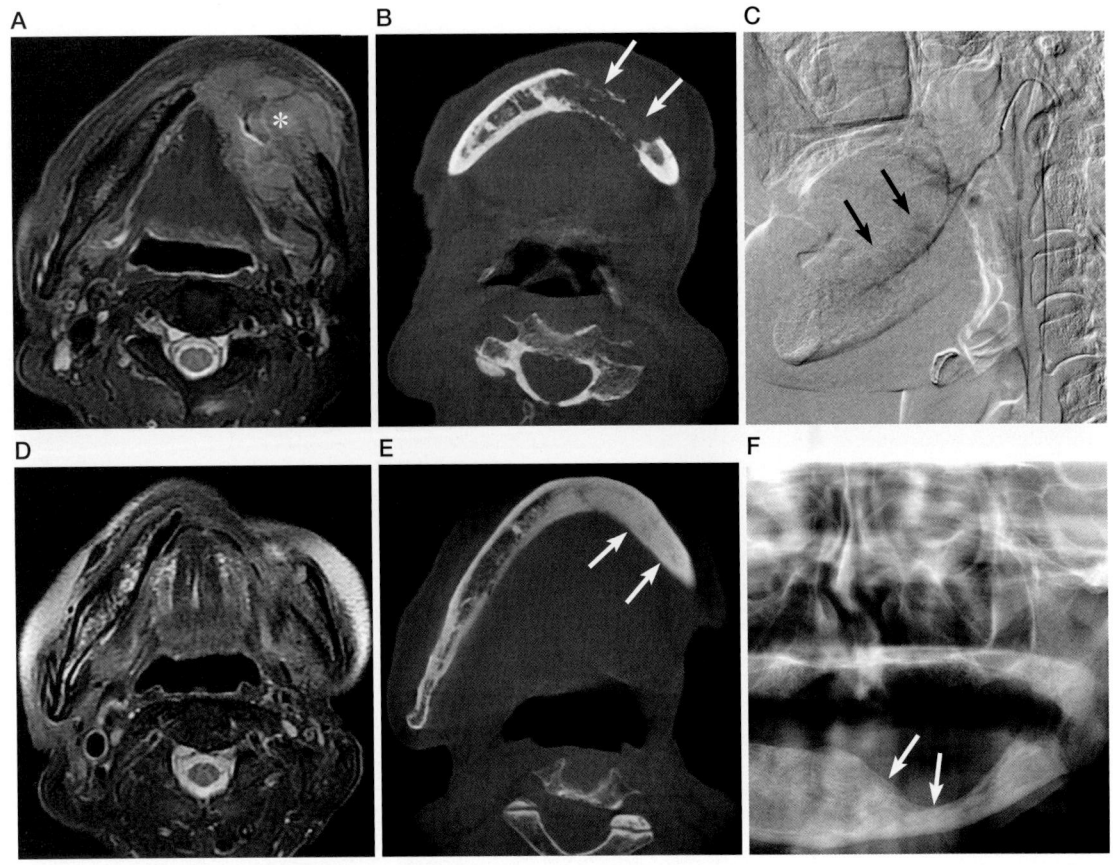

図11-7 70歳台男性 下顎歯肉癌（T4aN2bM0, stage ⅣA）
A〜C：治療前（A：T2強調像，B：CT骨条件，C：下歯槽動脈選択的造影），D〜F：治療後（D：T2強調像，E：CT骨条件，F：パノラマX線写真） 治療前MRI, CT（A, B）では下顎正中から左側臼歯部に及ぶ腫瘍（*）を認め，舌側や頬側への進展も顕著で，骨破壊も高度である（→）．下歯槽動脈造影（C）では下顎骨内に広範な腫瘍濃染を認める（→）．顔面動脈（中枢側，末梢側），下歯槽動脈へのドセタキセルとシスプラチンの動注および5-FUの全身投与3コース，放射線治療40 Gy施行．腫瘍は消失し，骨破壊部は骨硬化を示す（D〜F，→）．

▶図11-9 70歳台男性 下顎前歯部歯肉癌（T4aN0M0, stage ⅣA）
A：治療前口腔内所見，B：治療後所見，C〜E：CBCT（C：治療前，D：治療後1.5か月後，E：19か月後） 下顎前歯部に歯肉腫瘍を認め（A，→），治療後には消失している（B）．動注治療後，破壊されていた前歯部歯槽骨は経時的に再生され，最終的には歯槽頂の骨皮質（→）まで再生している（C〜E）．

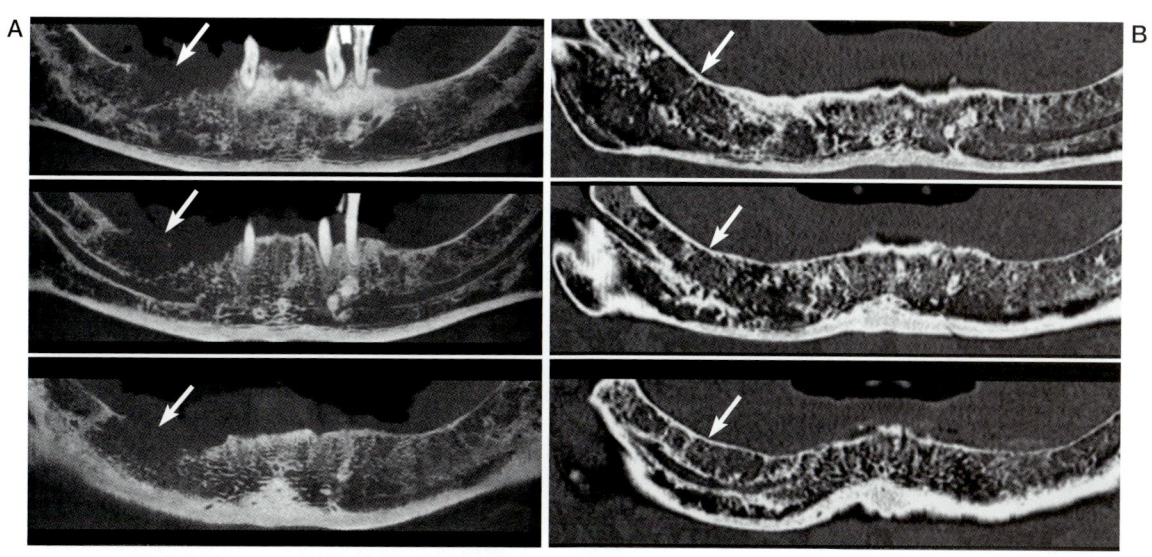

図 11-8　60 歳台男性　下顎歯肉癌(T4aN2bM0, stage ⅣA)
A：治療前 CBCT，B：治療後 MDCT　下顎右側臼歯部に辺縁不整で広範な骨破壊を認める(A，→)．右側舌動脈，下歯槽動脈，胸鎖乳突筋枝および顔面動脈へのドセタキセル，シスプラチン動注および 5-FU 全身投与を 2 コース，放射線治療 40 Gy 施行．下顎骨破壊部分の骨再生が顕著である(B，→)．PET/CT 上でも異常集積は認めなかった(非呈示)．

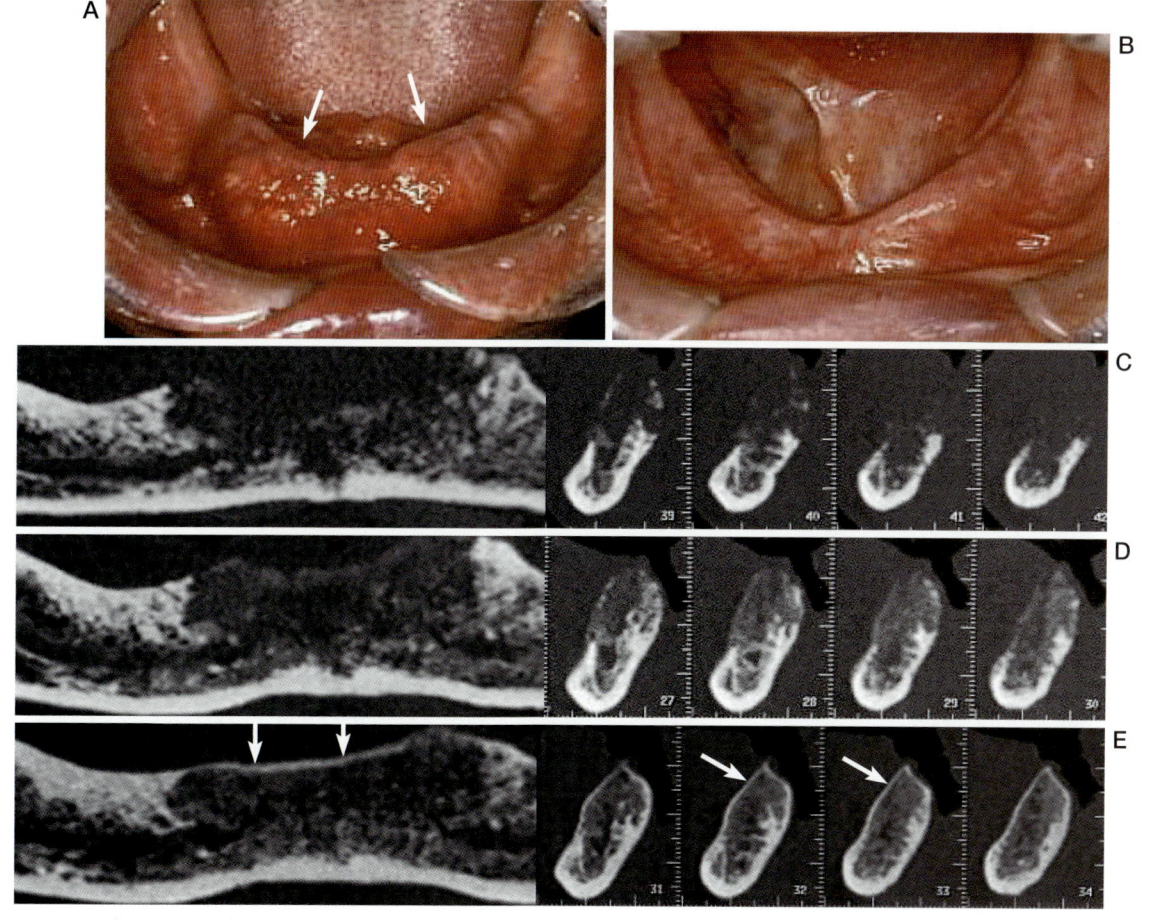

図 11-9　(説明は左頁)

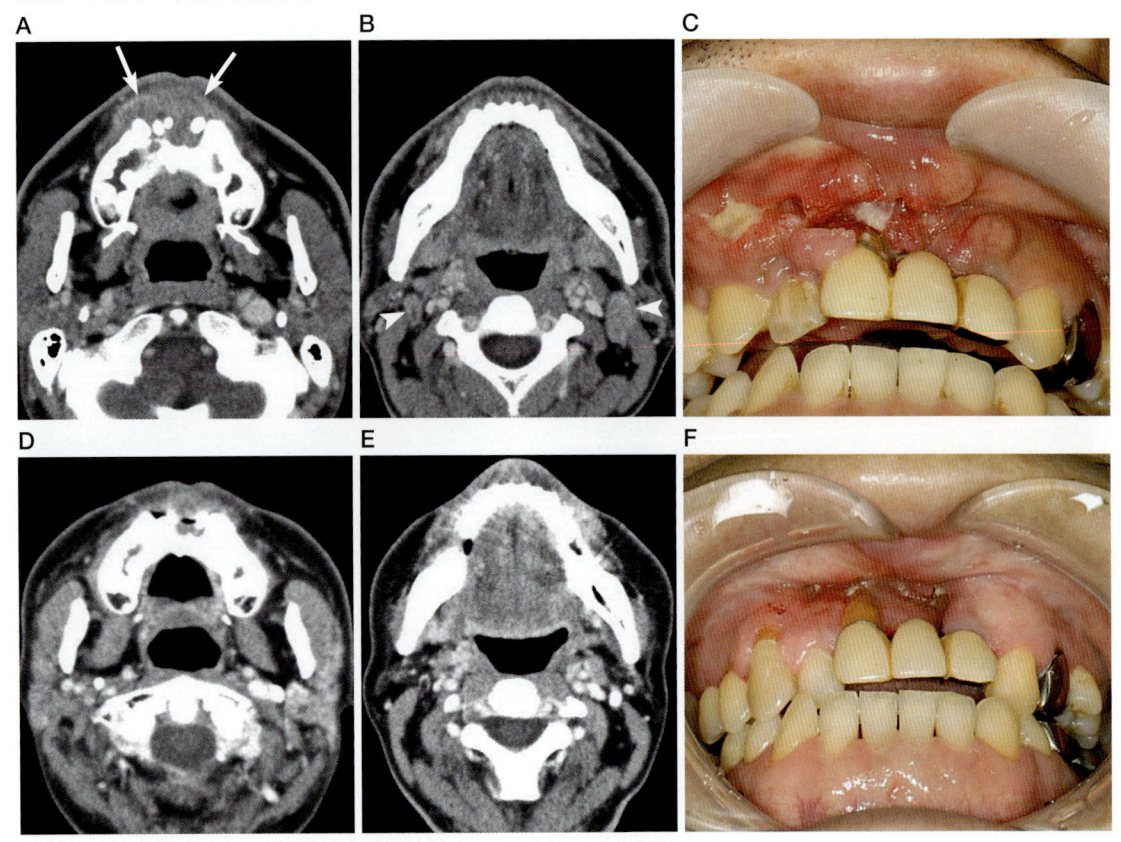

図11-10 40歳台男性 上顎前歯部歯肉癌（T4aN2cM0, stage ⅣA）
A〜C：治療前（A, B：造影CT, C：口腔内所見），D〜F：治療後（D, E：造影CT, F：口腔内所見） 治療前CT（A, B）では上顎前歯部歯槽骨を破壊する膨隆する腫瘍を認め（→），両側レベルⅡリンパ節腫大を認める（▶）．口腔内では唇側に隆起する不整な腫瘍を認める（C）．治療後CT（D, E）では歯槽骨の破壊は残存するが腫瘍は明らかでなく，両側リンパ節も縮小している．口腔内所見（F）でも腫瘍は消失している．同症例では右顎動脈，両側眼窩下動脈と下行口蓋動脈，両側顔面動脈，両側後頭動脈と胸鎖乳突筋枝にドセタキセルを動注し，全身化学療法と組み合わせて3コース，放射線治療は60 Gy施行し，治癒が得られた．

3）上顎歯肉癌

　上顎臼歯部を中心とする後方歯肉癌では，顎動脈からの下行口蓋動脈，後上歯槽動脈や顔面動脈の上行口蓋動脈などから供給され，時に中硬膜動脈の口蓋枝も関与することがある．また，前歯部領域では顔面動脈，前上歯槽動脈が関与しやすいが，時に顎動脈からの眼窩下動脈が前歯部歯肉癌の主たる栄養血管である場合もある（図11-10）．いずれも歯肉頬移行部や頬側歯肉では顔面動脈からの供給もみられ，頬粘膜癌の腫瘍栄養血管の分布となる．

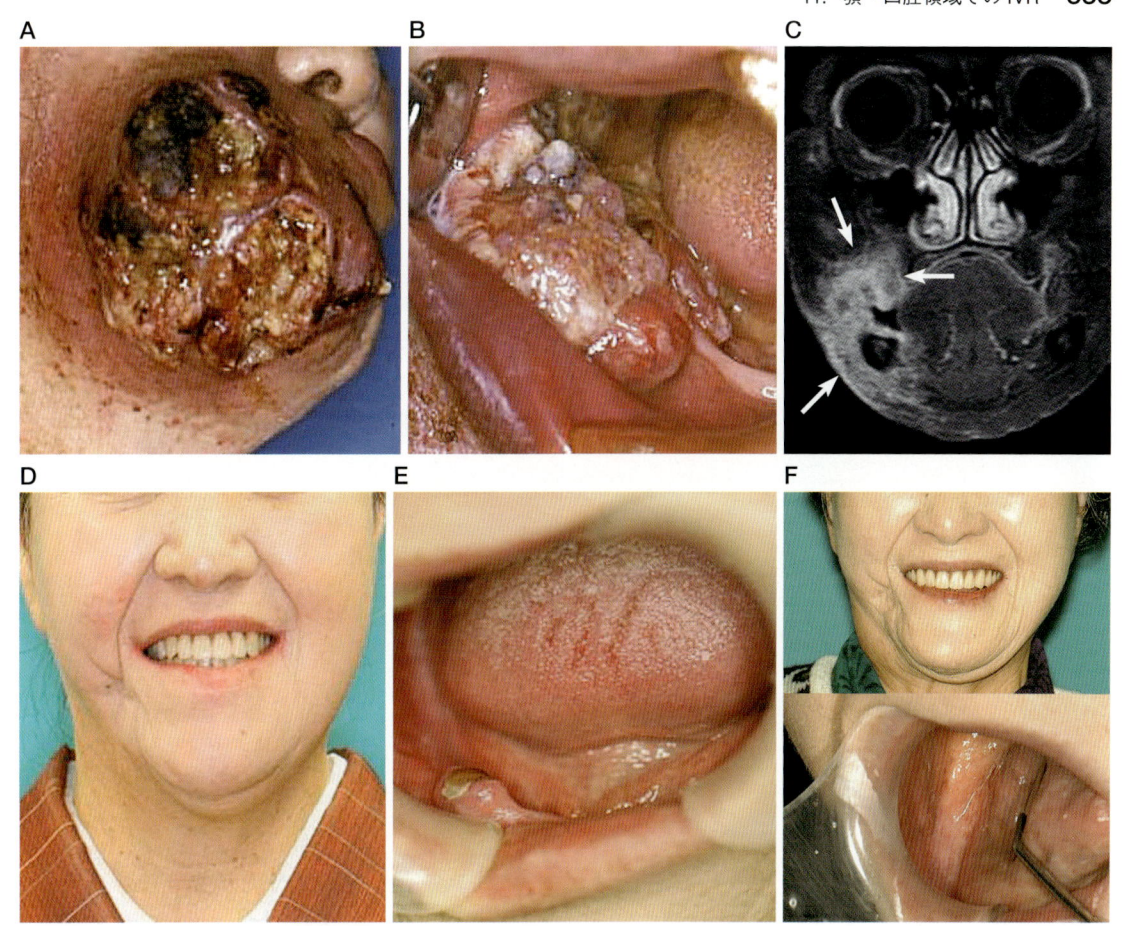

図 11-11　70歳台女性　頬粘膜癌(T4bN0M0, stage ⅣB)
A～C：治療前(A, B：治療前顔貌と口腔内所見，C：造影 T1 強調冠状断像)，D～F：治療後(D, E：1.5 年後の顔貌所見と口腔内所見，F：治療後 10 年後の顔貌と口腔内所見)　頬粘膜癌は体表にまで進展し，口腔内では下顎歯肉に広範に及んでいる(A, B)．MRI(C)では，右側頬粘膜から表皮に進展する造影腫瘤を認め(→)，上下顎歯肉，歯槽骨から顎下部まで進展．顔面動脈と顎動脈へのドセタキセルの動注とシスプラチン，5-FU の全身投与および 40 Gy の放射線治療を施行した．右側頬部に瘢痕を残しつつも，口腔内外ともに腫瘍の消失を認め，治療後の生検によっても腫瘍細胞の消失を認めた(D, E)．長期経過観察においては口腔粘膜の萎縮はあるものの再発を認めず，装着された床義歯も安定している(F)．

4）頬粘膜癌・口唇癌

　主たる動注標的血管は顔面動脈で，細い直接枝や顎動脈分岐の頬動脈などが入る．頬粘膜癌は容易に歯肉頬移行部を越えて上顎歯肉や下顎歯肉に進展しやすいため，それぞれの歯肉腫瘍への動注血管に準じて治療する必要がある(図 11-11)．口唇腫瘍では，顔面動脈の上および下唇動脈が栄養する(図 11-12)．

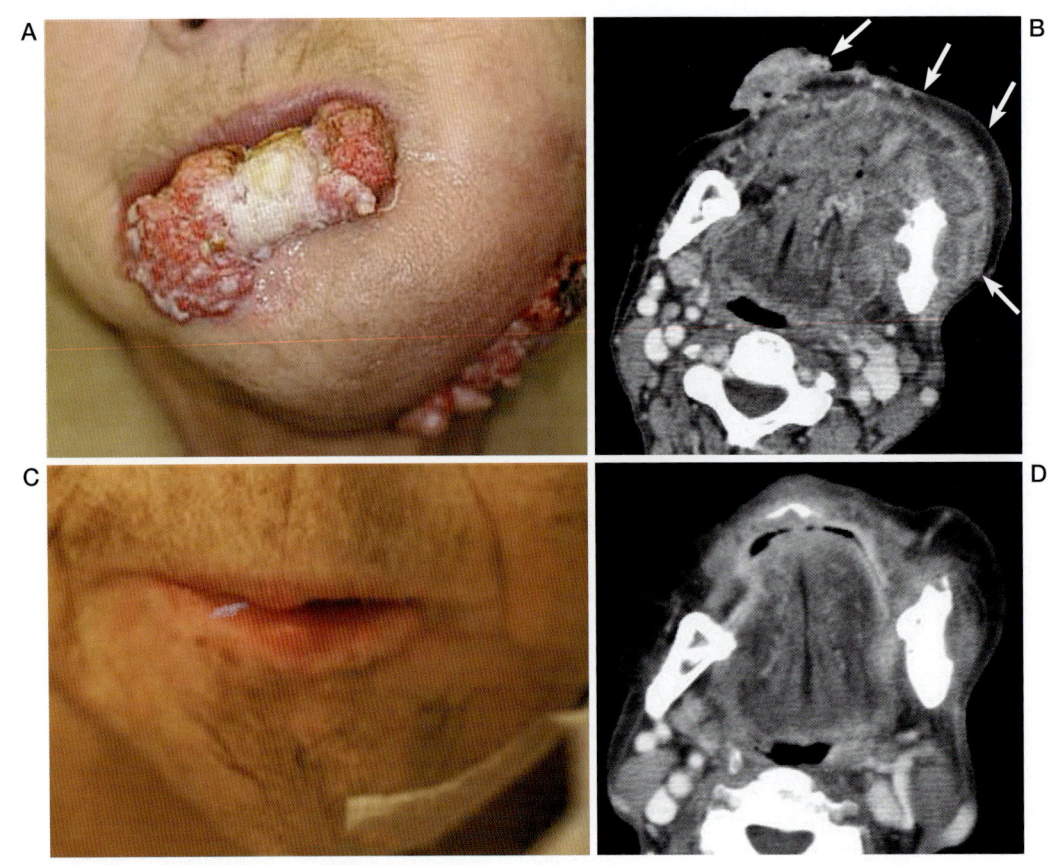

図11-12 85歳台女性　下口唇癌（有棘細胞癌，T4N2cM1，stage IVC）：緩和治療症例
A, B：治療前（A：病態写真，B：造影CT），C, D：動注化学療法2コース終了後（C：病態写真，D：造影CT）　腫瘍は口唇から下顎歯肉・下顎骨に進展し（→），顎下部皮膚に浸潤している（A, B）．顔面動脈，下歯槽動脈へのドセタキセルの動注とシスプラチンの全身投与，放射線治療60 Gyにて腫瘍の残存は認めたが，著明な縮小を示した（C, D）．（図A, Cは，中里龍彦，加藤健一：頭頸部におけるinterventional radiology．多田信平・監，尾尻博也，酒井　修・編：頭頸部のCT・MRI 第2版．メディカル・サイエンス・インターナショナル，2011：717-742．より転載）

5）頸部転移リンパ節への動注療法

　頸部転移リンパ節への選択的動注により，郭清不能例でも完全治癒が得られたり，予定されていた頸部郭清が回避される症例も多いが，CT，MRI，USのほかに^{18}F-FDG PET/CTなどによる入念な治療後の評価が重要である（図11-13）．口腔癌ではオトガイ下リンパ節（IA）・顎下リンパ節（IB）および上内深頸リンパ節（IIA，IIB）への転移の頻度が高い．

　レベルIA，IBでは顔面動脈のオトガイ下動脈，顎下腺枝が主要な栄養血管であるが，時に下歯槽動脈が顎骨を貫いてオトガイ下リンパ節を栄養する場合もある．また，治療後の完全治癒を示すリンパ節では石灰化を認めることもある（図11-14）．

　レベルIIA，IIBでは，後頭動脈から分岐する2～3本の胸鎖乳突筋枝が胸鎖乳突筋上半部に分布し，これらのリンパ節を栄養するが上甲状腺動脈の胸鎖乳突筋枝との吻合もある（図11-15）．そのほか，外頸動脈から直接分岐する胸鎖乳突筋枝も同リンパ節を栄養する．

　中内深頸リンパ節（レベルIII）ではおもに上甲状腺動脈からの筋枝であるが，下甲状腺動脈

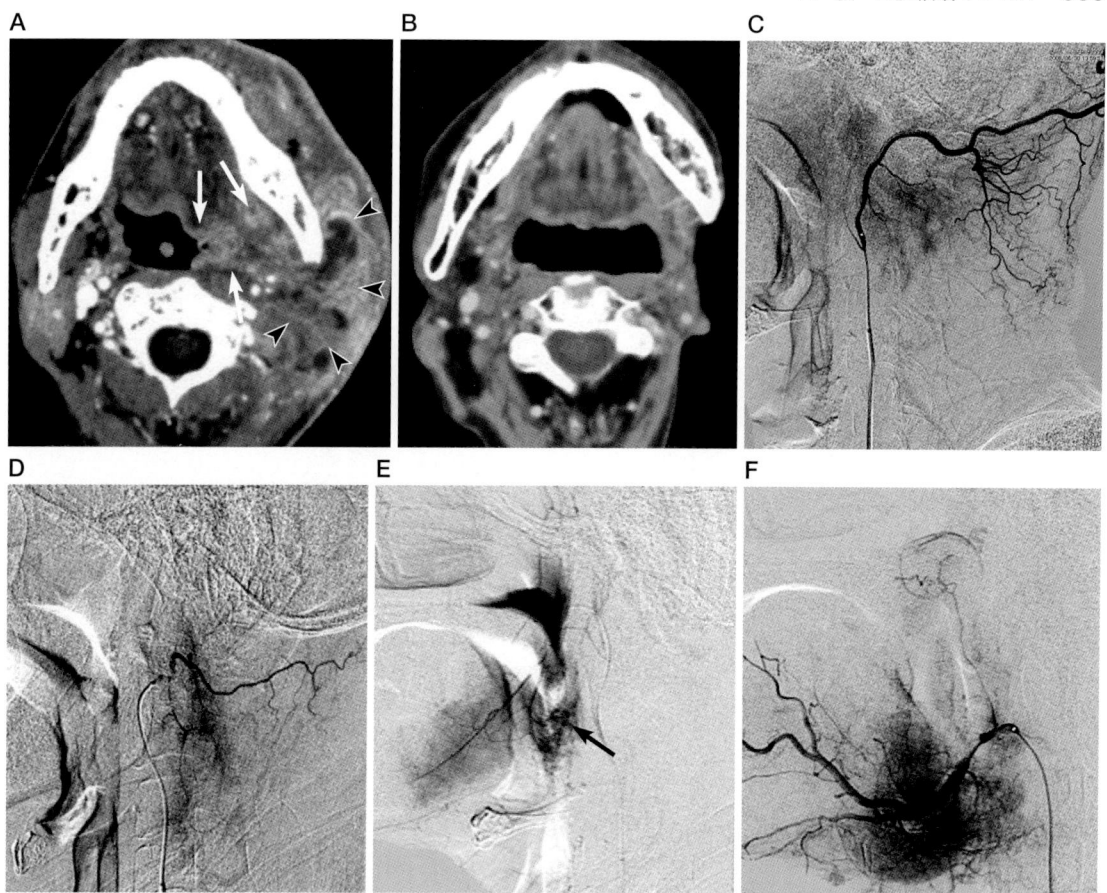

図11-13　50歳台男性　中咽頭側壁癌(T2N3M0, stage ⅣB)
A：造影CT(治療前)，B：造影CT(治療後)，C：後頭動脈造影，D：後耳介動脈造影，E：下歯槽動脈造影，F：顔面動脈造影　治療前造影CT(A)で中咽頭左側壁に原発巣を認め(→)，左レベルⅡリンパ節に広範の節外浸潤示すリンパ節腫大を認める(▶)．左側後頭動脈，後耳介動脈，下歯槽動脈，顔面動脈の各造影(C～F)で転移リンパ節の濃染を認め，特に下歯槽動脈では下顎後方にも濃染を認める(E，→)．

からの血流も関与する場合がある．さらに，下内深頸リンパ節(レベルⅣ)へは鎖骨下動脈からの上行頸動脈や頸横動脈から血流を受ける(図11-16)．

　注意すべき血管は後頭動脈や後耳介動脈から分岐する乳突動脈(stylomastoid artery)で，一過性顔面神経麻痺をきたす可能性がある．また，後頭動脈の髄膜枝と椎骨動脈の髄膜枝の吻合や後頭動脈下行枝と椎骨動脈の吻合がある．さらに，後頭動脈から下方に向かう枝は上行頸動脈や深頸動脈と吻合し，根髄動脈から前脊髄動脈への吻合もありうる．

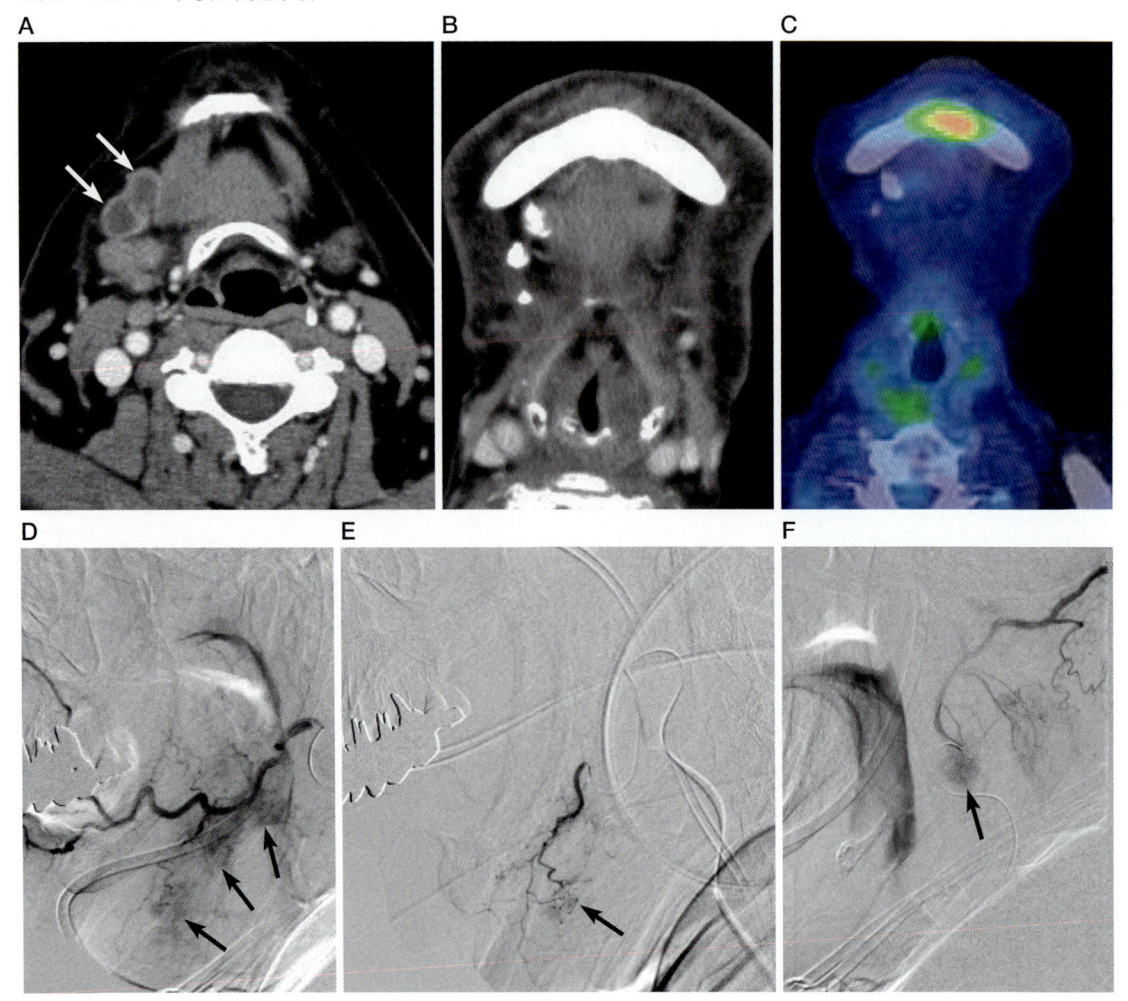

図11-14　70歳台女性　口腔底癌(T4aN3M0, stage ⅣB)：治療後リンパ節石灰化症例
A：造影CT(治療前), B：造影CT(治療後5年6か月), C：治療後PET/CT, D：顔面動脈造影, E：顎下腺枝造影, F：後頭動脈造影　治療前CT(A)では中心壊死を伴う右側顎下リンパ節の腫大を認める(→)．治療後(B)では同リンパ節は縮小し，顕著な石灰化を示す．PET/CT(C)でもリンパ節への異常集積を認めず，完全寛解の状態である．動注は顔面動脈(D)とその顎下腺枝の選択造影(E)および後頭動脈造影(F)で，転移リンパ節の濃染を確認し(→)，それぞれにドセタキセルを選択動注し，シスプラチン，5-FUは全身投与を行い，放射線治療を60 Gy施行した．

▶図11-16　50歳台男性　下咽頭癌(T3N3M0, stage ⅣB)
A～C：治療前(A：造影T1強調冠状断像, B：横断像, C：病態写真), D～F：治療後(D：造影T1強調冠状断像, E：横断像, F：病態写真)　造影T1強調像(A, B)では右頸部にN3転移リンパ節を認め(→)，深部では頸動脈間隙に及ぶ(▶)．頸部転移リンパ節は外方に突出し潰瘍を伴っている(C)．両側上甲状腺動脈と右側胸鎖乳突筋枝，胸肩峰動脈，頸横動脈へのドセタキセル動注とシスプラチン，5-FUの全身投与，放射線治療60 Gyで治癒した(D～F)．

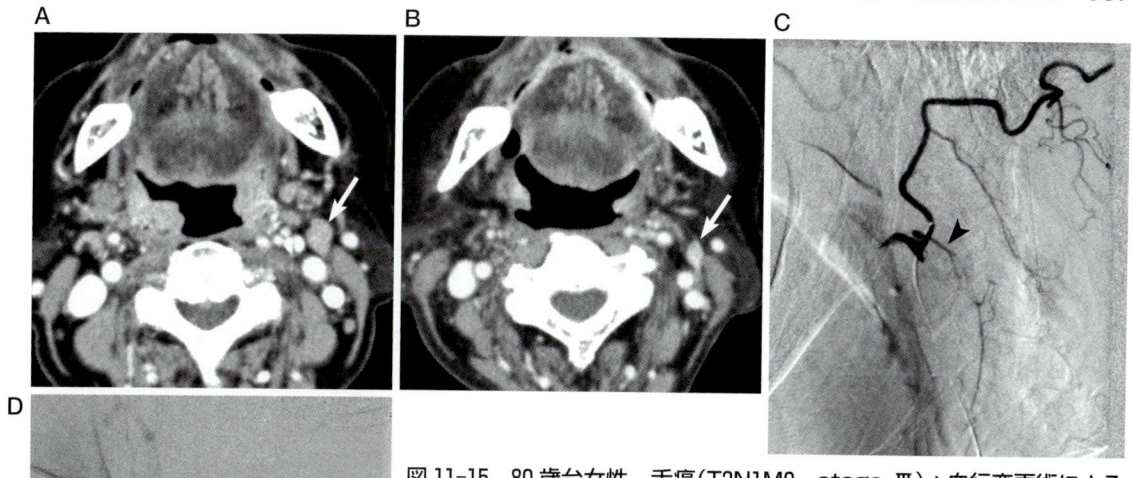

図11-15　80歳台女性　舌癌（T2N1M0, stage Ⅲ）：血行変更術による動注症例

A：造影CT（治療前），B：造影CT（治療後），C：左後頭動脈造影，D：後頭動脈コイル塞栓による血行変更術後　治療前CT（A）には左側レベルⅡリンパ節の腫大を認める（→）が，治療後（B）では縮小している（→）．後頭動脈からの胸鎖乳突筋枝の分岐を認め（C, ▶），末梢側の後頭動脈をコイル塞栓することで，胸鎖乳突筋枝からの転移リンパ節の濃染が明らかとなる（D, →）．

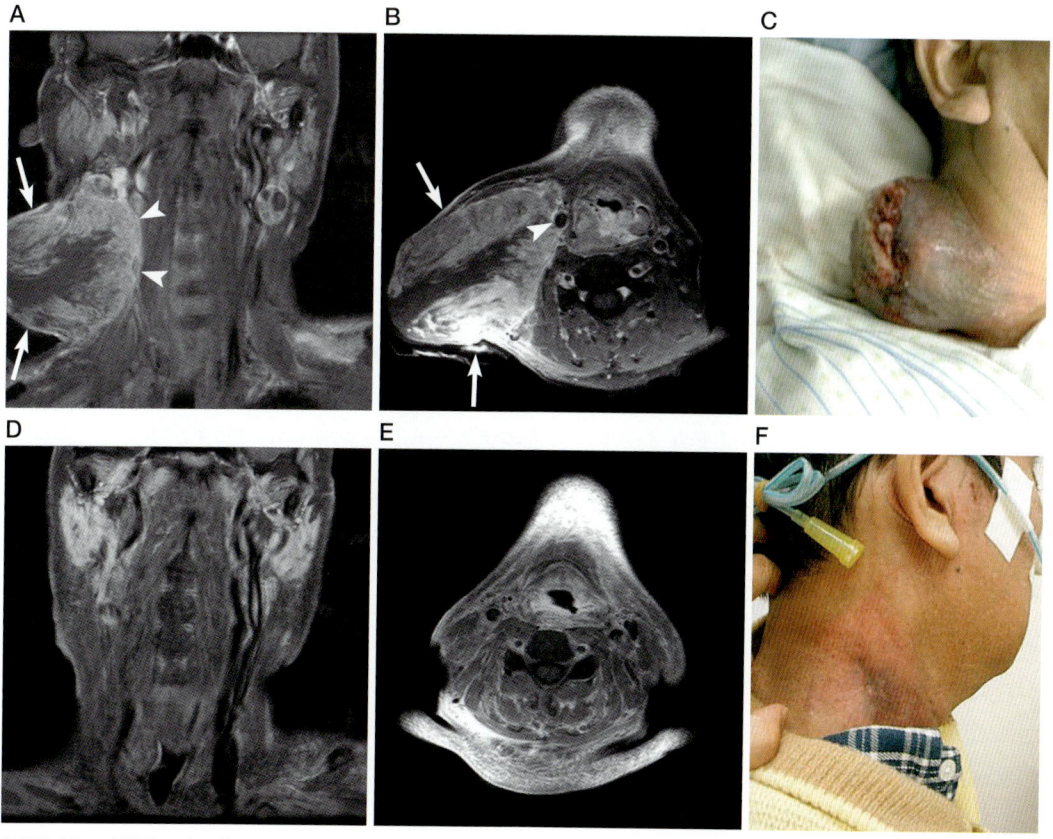

図11-16　（説明は左頁）

11.2 口腔内静脈奇形の診断と治療

　1996年に，ISSVA(The International Society for the Study of Vascular Anomalies)分類が策定されて以来，血管腫(hemangioma)と血管奇形(vascular malformation)に分類された．これまでに混乱を招いてきた，いわゆる"血管腫"も分類がなされたことにより，治療指針も明確になってきた(BOX 11-2)[11]．

　頭頸部領域においては，血管奇形，特に静脈奇形(venous malformation)が好発部位である．静脈奇形はこれまでに海綿状血管腫とよばれてきた病態である．筋肉内にも病変が生じ，口輪筋や咬筋，側頭筋に発生することが多い[12]．また口腔領域においては，口蓋，咽頭，舌などにも生じ，醜状変形，変色，腫脹などを主訴に患者が来院する．さらに下垂するような特定体位によっては，腫脹が増悪して呼吸苦などの症状を呈することがある．また，巨大病変や全身多発病変では，病変内での血液凝固によるフィブリノーゲンの大量消費が生じlocalized intravascular coagulopathy(LIC)といわれる病態を呈し，止血困難をきたすことがあり注意を要する．

a. 静脈奇形の診断

　下垂による腫脹の有無などの問診のほか，視診では粘膜や皮膚の青紫調変化や腫脹，変形を認める．カラードプラー超音波では，低流速の病変が描出される．MRIは，脂肪抑制T2強調像やSTIR像が有用である．単純X線写真では静脈石の描出を認めることがあり(図11-17)，診断に有用である[13]．鑑別診断としては，乳児血管腫や，動静脈奇形など，他の血管奇形，多形腺腫，血管平滑筋腫などの良性腫瘍，扁平上皮癌などの悪性腫瘍があげられる．

b. 静脈奇形の治療

　表在性，限局性である場合，切除術も行われる．しかし，出血や瘢痕形成などの理由から切除による治療が困難な症例も多い．そのため治療は硬化療法が第一選択となる[14]．硬化剤は本邦では，無水エタノール，ポリドカノール，モノエタノールアミンオレイン酸塩がよく使用されている[15]．

c. 硬化療法の実際

　全身麻酔下に，適宜，開口器などを用いて病変の展開を行う．舌の場合は，糸などで牽引しながら病変を展開する．造影剤を満たしたチューブに接続した22G針で直接穿刺を行い，静脈血の逆流を確認する．また，適宜，超音波を用いて針の位置を確認する．造影剤を注入して病変への貯留を確認した後，硬化剤を緩徐に注入していき，粘膜の腫脹や色調変化，硬化の程度などを確認して抜針する．無水エタノールを使用する場合，極量は0.5 mL/kgであ

図 11-17　60 歳台女性　右頰部静脈奇形
単純 X 線写真　多数の静脈石を認める(→).

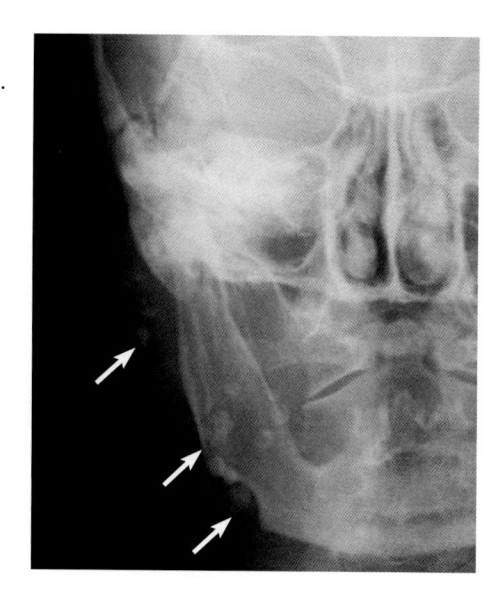

Box 11-2　ISSVA 分類に基づく静脈奇形の診断と治療

- 海綿状血管腫は，静脈奇形に分類される．
- 診断にはカラードプラ超音波や MRI が有用である．
- 単純 X 線写真では，静脈石の描出を認めることあり．
- 治療は，表在性，限局性である場合は切除術を検討する．
- 口腔内静脈奇形は硬化療法が第一選択．

Box 11-3　硬化療法治療時のポイント

- 全身麻酔下治療を推奨．
- 透視下に造影剤の貯留を確認後に硬化剤を注入する．
- 硬化剤の極量に注意する．
- 気道の圧排に注意して抜管する．

り，過剰投与に注意する[16]．軽度圧迫をして穿刺部の止血を確認し終了．気道の腫脹に強く圧排がある場合は，改善を待ち抜管を行う．硬化剤の使用量にもよるが，術後の腫脹は 2〜4 日に改善し，約 3 か月で病変は縮小を認めることが多い(BOX 11-3)．効果が不十分な場合は，追加治療や切除術など他の治療法も考慮する．

d. 合併症とその対策

　重篤な合併症としては，血圧低下，肺血栓塞栓，血尿，動脈への誤注入による梗塞などがあげられる．局所においては，皮膚や粘膜の壊死，筋拘縮，神経麻痺などがあげられる[17]．術中は尿道カテーテルを挿入し，バイタルサインのモニタリング下に硬化療法が施行される

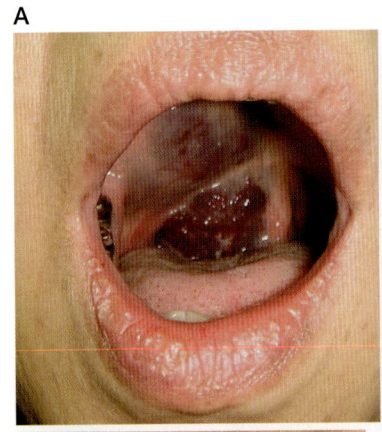

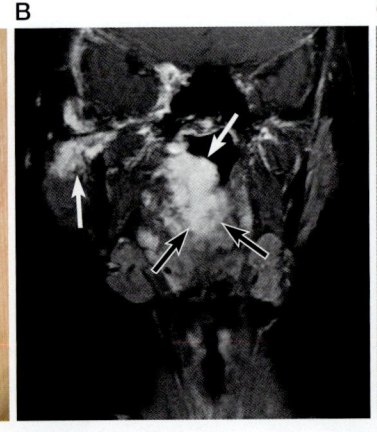

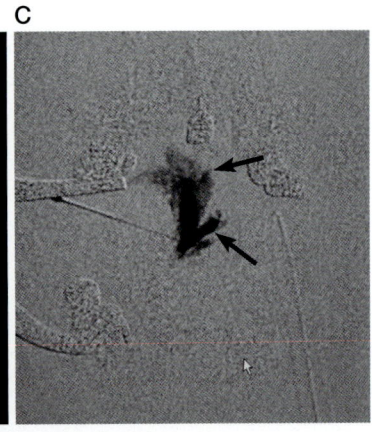

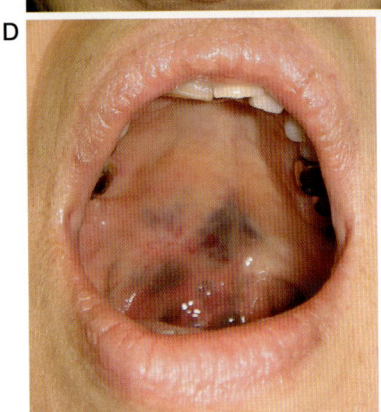

図11-18 50歳台女性 口蓋，咽頭静脈奇形
A：口腔内所見（初診時），B：脂肪抑制T2強調冠状断像（初診時），C：病変内造影剤注入（無水エタノール注入），D：口腔内所見（術後6か月） 10年以上前から咽頭腫瘍といわれ口蓋に腫脹を認めていた（A）．最近になり呼吸困難を訴えて近医耳鼻科受診後に当科紹介となった．初診時の脂肪抑制T2強調冠状断像（B）では，口蓋，咽頭，右頬部，後頸部と多発性静脈奇形を認めた（→）．全身麻酔，直視下に病変へ穿刺し，造影剤の貯留を確認し，無水エタノールを2.0 mL注入した（C）．術後6か月，口蓋病変は著明に縮小し，呼吸苦の訴えも改善している（D）．

のが望ましい．また，超音波や造影下に針先端の位置と硬化剤の病変内貯留を，繰り返し確認することが重要である．

e. 硬化療法の典型的症例

症例1は50歳台女性．診断は口蓋，咽頭静脈奇形，呼吸苦を主訴に当院耳鼻咽喉科より当科紹介となる（図11-18）．症例2は60歳台女性．診断は舌静脈奇形であり，繰り返す舌からの出血を主訴に当科紹介受診となった（図11-19）．症例3は60歳台女性．診断は左頬部静脈奇形であり，徐々に増大してきたため治療を希望して当科受診した（図11-20）．いずれも口腔内の静脈奇形を認め，硬化療法による治療を行った．外科的切除が困難ななかで症状改善が得られ，大変有用な手段といえる．

硬化療法による治療を行う際に重要なことは，正確な診断があり治療があるということである．口腔領域の静脈奇形においては視診やMRIなどで診断は比較的容易である．しかし，他の腫瘍性病変が疑われる場合や鑑別が困難な場合は，速やかに外科的生検を行い，病理組織学的診断をすべきである．

最後に

頭頸部のIVRでは重篤な合併症を回避するうえで，入念な画像診断と事前のシミュレーションが必要であるとともに，脳神経外科，頭頸部外科，口腔外科あるいは歯科麻酔科など

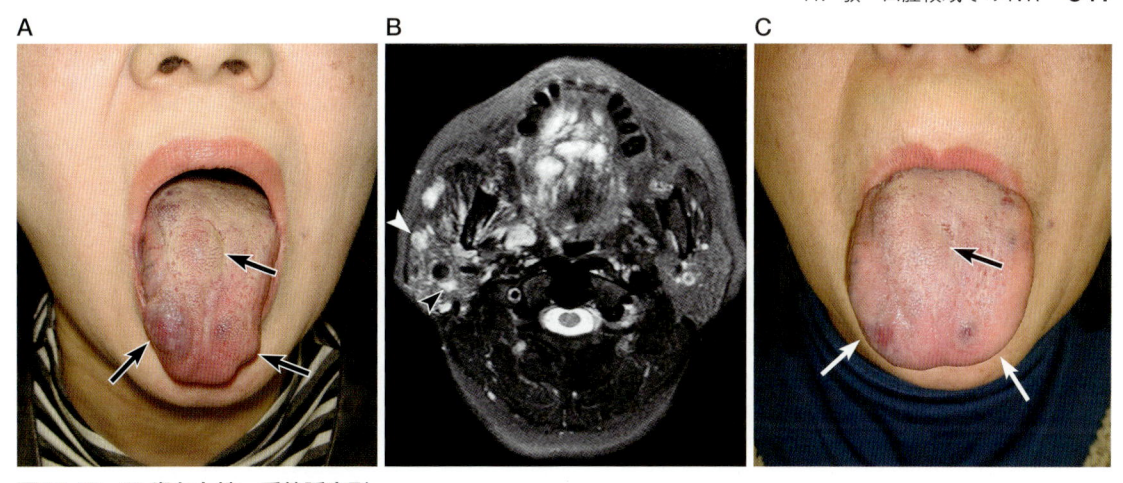

図 11-19　60 歳台女性　舌静脈奇形

A：顔貌と口腔内所見（初診時），B：脂肪抑制 T2 強調像（初診時），C：顔貌と口腔内所見（治療後 3 か月）　舌の腫脹，違和感を主訴に近医耳鼻科より当科紹介となる．舌に複数の青紫調の腫脹を認めた（A，→）．初診時の脂肪抑制 T2 強調像（B）では舌のほか，右耳下腺（▶）など多発性に病変を認める．全身麻酔下に硬化療法を施行した．3％ポリドカスクレロールをフォーム状にして計 1.0 mL 局注した．治療後 3 か月，著明は病変の縮小を認めている（C）．

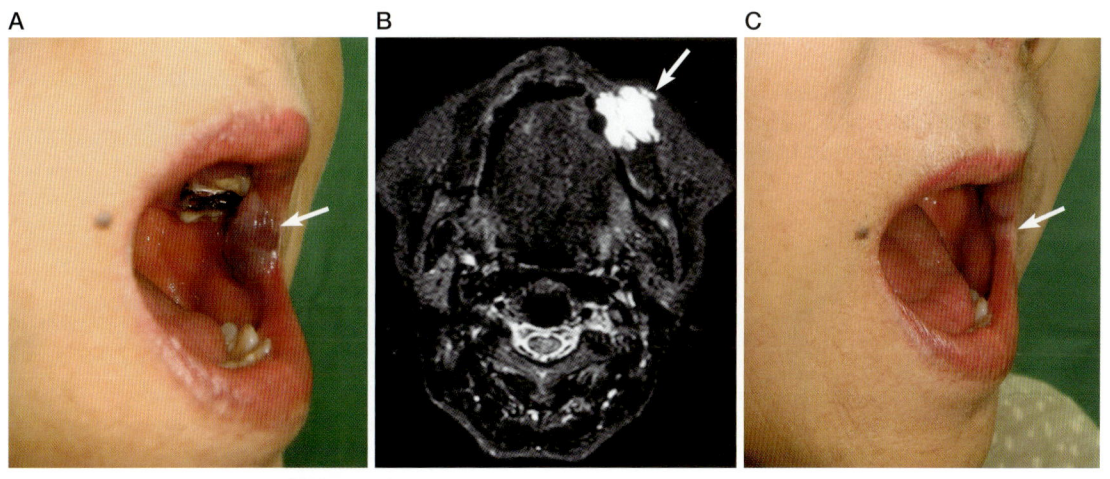

図 11-20　60 歳台女性　左頬部静脈奇形

A：顔貌と口腔内所見（初診時），B：脂肪抑制 T2 強調像（他院初診時），C：顔貌と口腔内所見（治療後 3 か月）　幼少時から左頬部の腫脹を認めていたが治療は行っていなかった．徐々に増大してきており，治療希望で当科受診となった．左頬粘膜に青紫色の腫脹を認めた（A，→）．他院初診時の脂肪抑制 T2 強調像（B）では，左頬部に限局性に高信号を認める（→）．皮膚側より超音波ガイド下に穿刺し，無水エタノールを 1.6 mL 局注した．治療後 3 か月，著明な改善が得られている（C，→）．

と連携したチーム医療が重要である．また，動注化学療法では治療経過中の腫瘍の縮小に合わせたフローチェックより，薬剤の動注配分に変更が必要な場合があること，静脈奇形の硬化療法では十分なインフォームドコンセントのうえ，病変の存在部位，範囲や血流状態に応じた硬化剤の選択と適度の治療範囲の設定が重要である．

文 献

1) Robbins KT, Kumar P, Wong FSH, et al：Targeted chemoradiation for advanced head and neck cancer：analysis of 213 patients. Head Neck 2000；22：687-693.
2) Robbins KT, Kumar P, Harris J, et al：Supradose intra-arterial cisplatin and concurrent radiation therapy for the treatment of stage IV head and neck squamous cell carcinoma is feasible and efficacious in a multi-institutional setting：results of radiation therapy oncology group trial 9615. J Clin Oncol 2005；23：1447-1454.
3) Homma A, Oridate N, Suzuki F, et al：Superselective high-dose cisplatin infusion with concomitant radiotherapy in patients with advanced cancer of the nasal cavity and paranasal sinuses：a single institution experience. Cancer 2009；15；115：4705-4714.
4) Mitsudo K, Shigetomi T, Fujimoto Y, et al：Organ preservation with daily concurrent chemoradiotherapy using superselective intra-arterial infusion via superficial temporal artery for T3 and T4 head and neck cancer. Int J Radiat Oncol Biol Phys 2011；79：1428-1435.
5) Nakasato T, Izumisawa M, Akahane A, et al：Combined intra-arterial infusion and systemic chemoradiotherapy for stage IV squamous cell carcinoma of the mandibular gingiva. Jpn J Radiol 2012；30：752-761.
6) Ikushima I, Korogi Y, Ishii A, et al：Superselective intra-arterial infusion chemotherapy for stage III/IV squamous cell carcinoma of the oral cavity：midterm results. Eur J Radiol 2008；66：7-12.
7) Robbins KT, Storniolo AM, Kerber C, et al：Rapid superselective high-dose cisplatin infusion for advanced head and neck malignancies. Head Neck 1992；14：364-371.
8) 掛端伸也，長畑守雄，対馬史泰・他：頭頸部癌に対する血流改変を併用した非選択的動注法による化学放射線療法の有用性．頭頸部癌 2001；37：142-148.
9) 上条擁彦：舌動脈．脈管学(基礎編)，口腔解剖学．アナトーム社，1982：445-452.
10) 中里龍彦：頭頸部癌の動注化学療法―頭頸部の領域別血管解剖．Jpn J Intervent Radiol 2009；24：005-010.
11) ISSVA ホームページ：Classification；http://www.issva.org/
12) Hein KD, Mulliken JB, Kozakewich HP, et al：Venous malformations of skeletal muscle. Plast Reconstr Surg 2002；110：1625-1635.
13) 大須賀慶悟，波多祐紀，上原秀一郎：血管腫・血管奇形の臨床診断と治療．画像診断 2012；32：994-1003.
14) Enjolras O, Wassef M, Chapot R：Chapter IIIB venous malformations(VM). In：Color atlas of vascular tumors and vascular malformations, New York：Cambridge University Press, 2007：168-173.
15) Ozaki M, Kurita M, Kaji N, et al：Efficacy and evaluation of safety of sclerosants for intramuscular venous malformations：clinical and experimental studies. Scand J Plast Reconstr Surg Hand Surg 2010；44：75-87.
16) Shin BS, Do YS, Cho HS, et al：Cardiovascular effects and predictability of cardiovascular collapse after repeated intravenous bolus injections of absolute ethanol in anesthetized pigs. J Vasc Interv Radiol 2010；21：1867-1872.
17) 佐々木了：皮膚軟部組織の血管奇形に対する硬化療法の臨床的検討．日形会誌 2005；25：250-259.

12. 顎・口腔術後の画像診断

　顎・口腔領域の癌の治療には主として外科治療，放射線治療，化学療法がある．外科治療にはさまざまな術式があり，特に皮弁を用いた再建術後では，日常診療で行われる視診，触診，内視鏡検査では術後の状態を十分に把握することが困難な場合が多い．そのため腫瘍再発や治療後合併症の早期発見にはCTやMRIなどの画像検査が必要となる．しかし，治療後の画像診断では，外科治療による解剖の変化，そして放射線治療や化学療法による変化が加わり，治療前画像と大きく異なることが多く，治療後画像診断は容易でない．

　本章では，顎・口腔領域の癌における治療後検査法，正常治療後画像所見，再発癌の画像所見，治療後合併症について概説する．

12.1 頭頸部癌の治療方針

　一般的に頭頸部癌の治療方針は，Ⅰ期，Ⅱ期の早期癌に対して，外科治療または放射線治療による単独治療が選択される．そして，Ⅲ期，Ⅳ期の局所進行癌に対しては，外科治療，放射線治療，化学療法の三者を用いた集学的治療が行われる．口腔や副鼻腔癌では外科治療と術後の補助放射線治療(adjuvant radiation)が行われる場合が多く，化学療法を併用することもある[1]．咽頭，喉頭癌では，導入または同時化学放射線療法(induction or concomitant)後に計画または救済手術が行われることが多い[2〜4]．

12.2 治療後画像検査法

顎・口腔領域の癌の治療後画像検査法には，単純 X 線写真，透視，超音波検査，内視鏡検査，CT，MRI，PET がある[5~8]．このなかでは CT，MRI，PET が画像診断の基本となる．

a. CT

原則として頭蓋底から胸郭入口部までの造影 CT を行う．読影の際には，MPR (multiplanar reconstruction) による多断面 (横断，冠状断，矢状断) での評価が有用である．CT の長所は，迅速に広範囲を撮影でき，動きによるアーチファクトを受けにくいことである．しかし，顎・口腔領域では歯充填物やインプラントからの金属アーチファクトより診断が困難なこともある．

b. MRI

MRI は組織コントラストに優れ，骨髄への浸潤，頭蓋底近傍の腫瘍や頭蓋底，頭蓋内への浸潤，神経周囲進展 (perineural spread) の診断に優れている[5~7]．拡散強調画像は，細胞密度による拡散能の違いを利用し，局所再発と正常治療後変化の鑑別に有用であると報告されている[9,10]．MRI は視覚的評価のみでなく，拡散強調画像による質的評価も行える利点があるが，嚥下や呼吸，体動による動きのアーチファクトの影響を強く受ける欠点もある．歯充填物やインプラントからの金属アーチファクトの程度は材質により大きく異なる．

c. PET

FDG-PET は腫瘍再発の診断において高い感度，特異度を有している．しかし，外科的治療，化学放射線療法に伴う浮腫，炎症性変化などによる治療後変化の影響を強く受けるため，治療終了後早期では疑陽性率が高く，感度，陽性的中率 (positive predictive value) が低くなる[5,6]．施行時期は文献により差があるが，偽陽性を防ぐために治療後 12 週以降の施行が望ましいとされている[11]．また，腫瘍再発に関して CT または MRI による画像所見と臨床所見との間に相違が生じた際に PET を行うとよいとされている[6]．今日では PET が単独で行われることはまれで，ほとんどの場合，CT とともに PET/CT として行われている．また，最近では PET/MRI も臨床導入されている．

d. 経過観察の画像検査

ベースライン画像は治療後画像診断において重要で，治療前と大きく異なった治療後状態から再発腫瘍や治療後合併症を早期に診断することに役立つ．ベースライン検査は，造影

CTが一般的だが，頭蓋底近傍の腫瘍や神経周囲進展，頭蓋底，頭蓋内への浸潤を疑う腫瘍では，造影MRIが有用である．ベースライン検査の時期としては，浮腫や炎症などの治療後反応が治まり，再発を認めない時期が望ましく，治療後6～8週に検査することが一般的である[5,7]．

経過観察時の画像診断では，経時的変化の評価が重要で，ベースライン検査時と比較し，疑わしい軟部組織腫瘤が縮小または変化しなければ治療後瘢痕を，逆に増大していれば再発腫瘍を強く疑う．

頭頸部扁平上皮癌の治療後再発は，治療後2年以内の再発がほとんどである[7,12]．2014年版NCCN(National Comprehensive Cancer Network)の頭頸部癌のガイドラインでは，治療後1年目は1～3か月に1回，2年目は2～6か月に1回，3～5年目は4～8か月に1回，その後は1年に1回の定期的診察を推奨している[13]．経過観察画像検査については，再発を疑ったときに施行すべきとされ，検査の時期，間隔，その有用性についてはいまだ十分な検証はなされていない．頭頸部癌と上気道，上部消化管，肺癌などは，リスクファクターを共有しており，これら部位での原発巣の存在，発生についても，経過観察中に注意する必要がある．

12.3 正常治療後の画像所見

a. 外科治療

1) 切除術

早期癌では根治的手術が選択されるが，進行癌に対する集学的治療での外科的治療には3つの役割がある．1) 機能温存を狙った縮小手術，2) 化学放射線療法後の残存腫瘍に対する救済手術，そして3) 化学放射線療法によりdown-stagingが得られた癌の根治的手術がある[14]．

① 舌の切除術

舌の切除術式には，舌部分切除術(図12-1)，舌可動部半側切除術(図12-2)，舌可動部(亜)全摘出術(図12-3)，舌半側切除術，舌(亜)全摘出術(図12-4)がある[15]．舌部分切除術は，舌可動部の一部の切除あるいは半側に満たない切除をいう．舌可動部半側切除術は，舌可動部のみの半側切除すなわち舌中隔までの切除で，舌可動部(亜)全摘出術は舌可動部の半側を超えた切除(亜全摘)，あるいは全部の切除をいう．舌半側切除術は，舌根部を含めた半側切除で，舌(亜)全摘出術は舌根部を含めた半側以上の切除(亜全摘)，あるいは全部の切除をいう[15,16]．

② 上顎の切除術

上顎の切除術式は，上顎部分切除術(図12-5)，上顎(亜)全摘出術(図12-6)，上顎拡大全摘出術(図12-7)，頭蓋底手術に分類される[15,16]．上顎部分切除は，上顎歯肉部，上顎洞内の一部，上顎洞正中側，固有鼻腔の一部など上顎骨の一部の切除をいう．上顎亜全摘出術は，眼

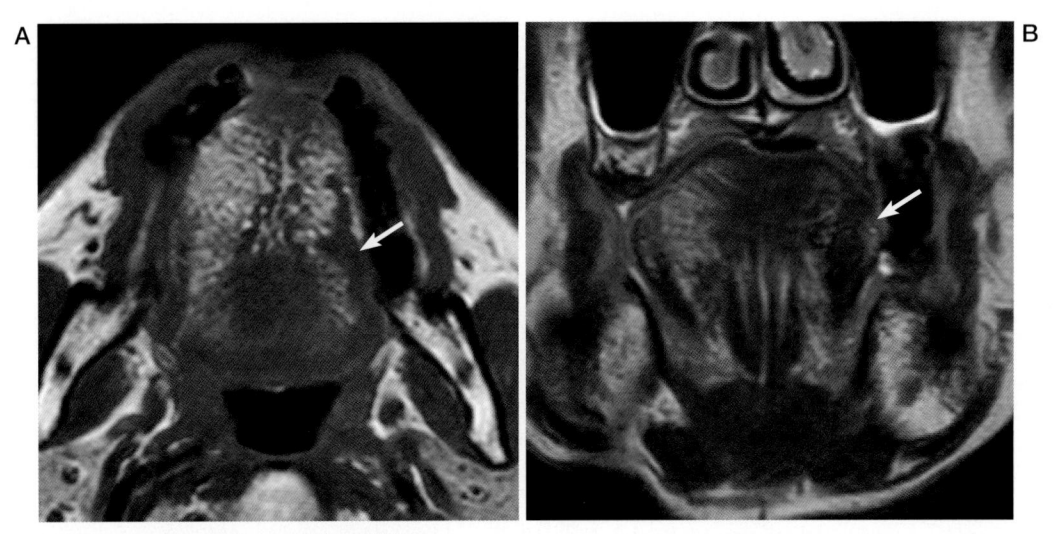

図 12-1 70 歳台男性 舌部分切除術後
A：T1 強調像，B：T2 強調冠状断像 舌癌(左舌縁)に対し，舌部分切除術(→)が施行されている．

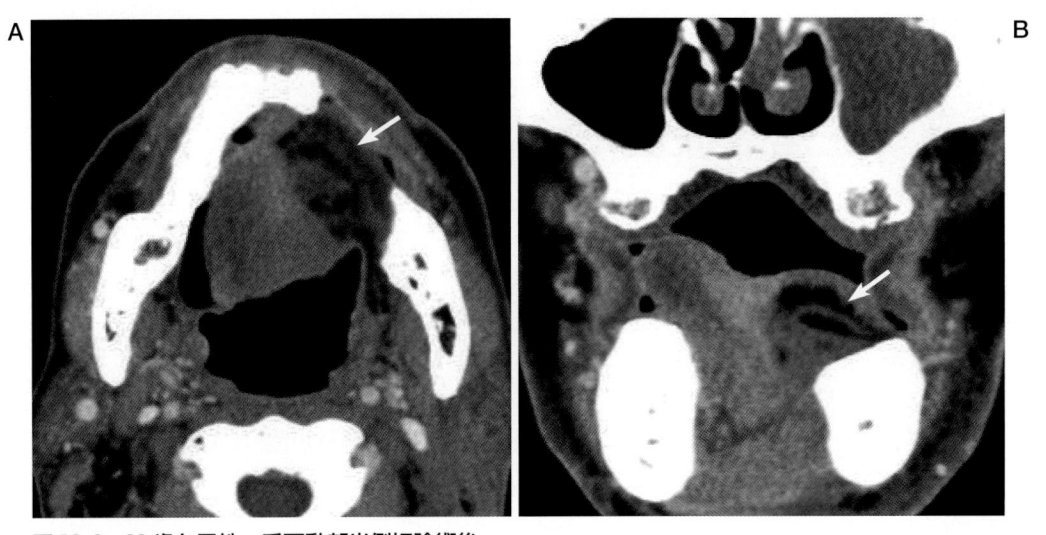

図 12-2 60 歳台男性 舌可動部半側切除術後
A：造影 CT，B：造影 CT 冠状断像 舌癌に対し，左舌可動部半側切除術，前腕筋皮弁による再建術(→)，pull through 法での下顎辺縁切除術，左頸部郭清術が施行されている．

窩底のみを温存し上顎骨を切除し，上顎全摘出は上顎骨のすべてをその周囲組織を含めて切除するものをいう．上顎拡大全摘出術は，上顎骨とともに眼窩内容や頭蓋底の切除をいう[16]．

③ 下顎の切除術

下顎の切除術式は，下顎辺縁切除術(図 12-8)，下顎区域切除術(図 12-9)，下顎半側切除術(図 12-10)，下顎亜全摘出術，下顎全摘出術に分類される[16]．下顎辺縁切除は，下顎骨の辺縁を保存し，下顎骨体を離断しない部分切除をいう．下顎区域切除は，下顎骨の一部を歯槽部から下縁まで連続的に切除し，下顎体が部分的に欠損する切除で，下顎半側切除は，一側

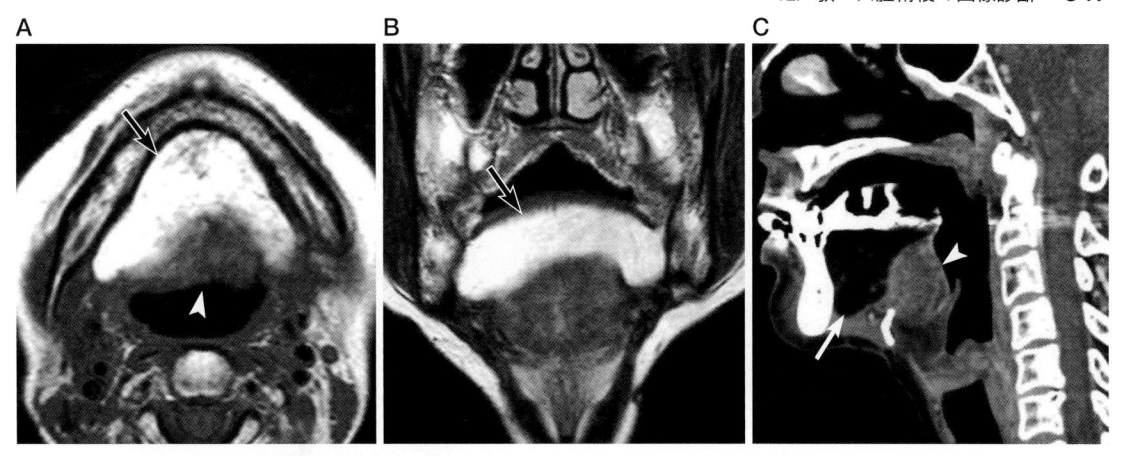

図 12-3 50 歳台女性　舌可動部亜全摘出術後
A：T1 強調像，B：T2 強調冠状断像，C：造影 CT 矢状断像　舌癌に対し，舌可動部亜全摘出術，大腿筋皮弁（→）による再建術が施行されている．舌根部（▶）は保たれている．

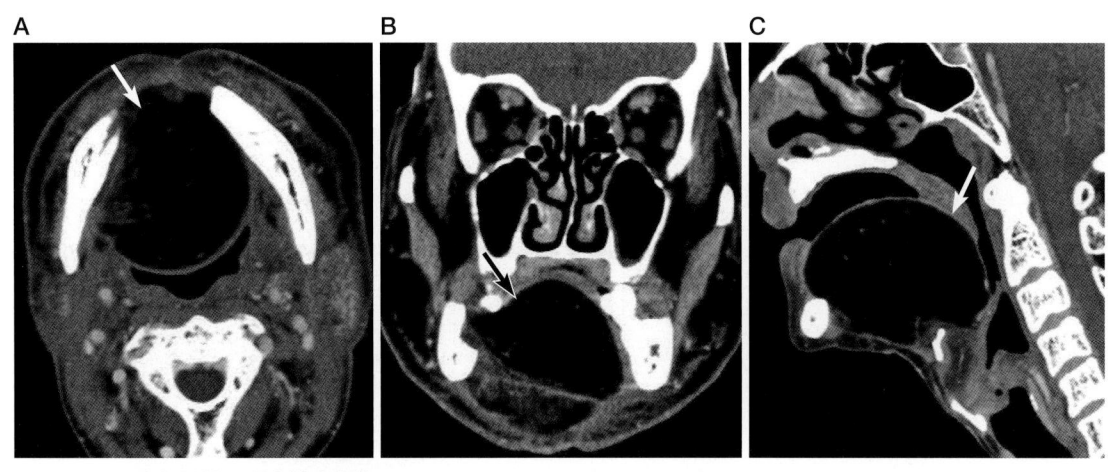

図 12-4 60 歳台男性　舌全摘出術後
A：造影 CT，B：造影 CT 冠状断像，C：造影 CT 矢状断像　舌癌に対し，舌全摘出術，下顎辺縁切除術，遊離腹直筋皮弁による再建術，両側頸部郭清術が施行されている．腹直筋皮弁（→）はほぼ脂肪濃度の腫瘤として認められ，元の舌と同様に口腔内を満たし口蓋に接する隆起型を示している．

の関節突起を含めて（顎関節離断）下顎骨を半側切除するものをいう．下顎亜全摘出は，下顎骨の半側を越える切除で，通常は下顎枝から対側下顎枝の範囲以上の切除が多い．下顎全摘出は，両側の関節突起を含めて下顎骨を摘出する切除をいう[16]．

2）再建術

顎・口腔領域など頭頸部癌手術の特殊性は，腫瘍切除に伴い，顔面，顎骨，頸部の組織欠損による形態の障害と，発声，構音，嚥下，咀嚼，呼吸などの機能障害が発生することにあり，そのため再建術が必要となる．

再建術で使用する皮弁には局所皮弁，有茎皮弁，遊離皮弁がある[5,17〜23]．

局所皮弁は，皮膚欠損部をそれに隣接する皮膚を移動させて被覆するものをいう．有茎皮

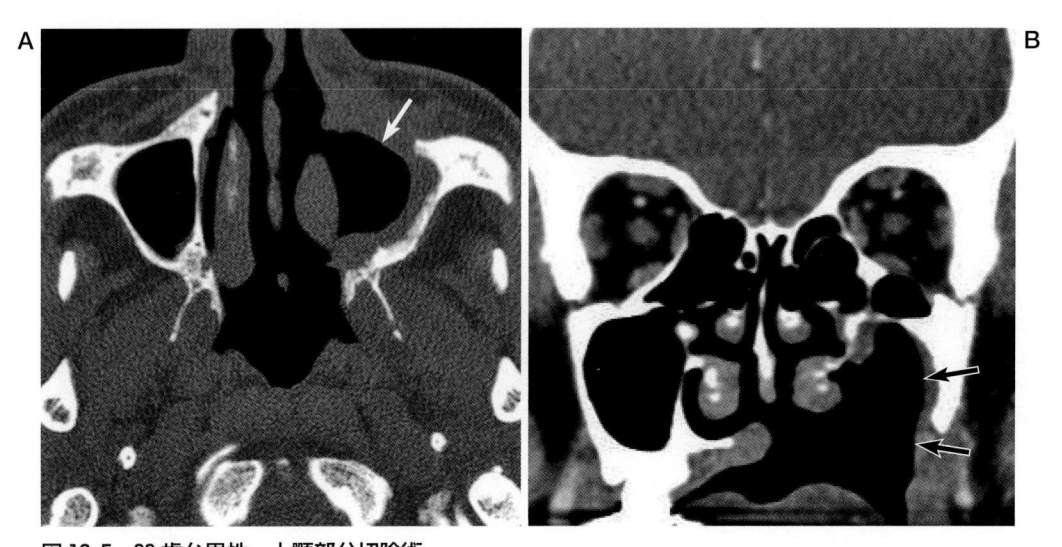

図12-5　80歳台男性　上顎部分切除術
A：CT（骨条件），B：CT冠状断像（軟部組織条件）　左上顎歯肉癌に対し，上顎部分切除術（→）が施行されている．

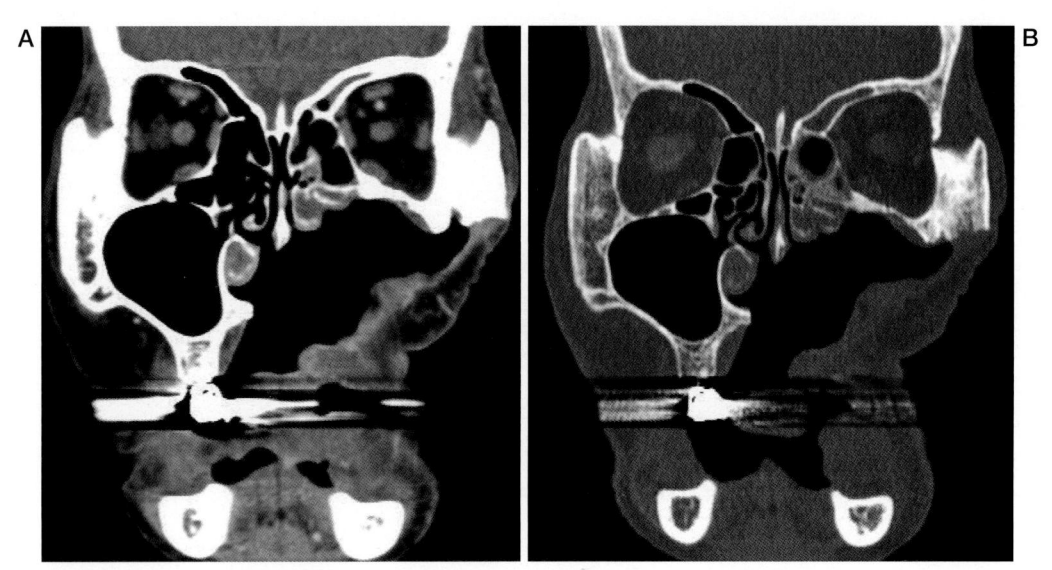

図12-6　80歳台女性　上顎亜全摘出術後
A：CT冠状断像（軟部組織条件），B：CT冠状断像（骨条件）　左上顎歯肉癌に対し，放射線治療後，左上顎亜全摘出術，下鼻甲介切除術が施行されている．

弁は，生体から完全に切り離さずに皮弁を移植する方法で，皮弁自身が血液供給を維持している．頭頸部領域における有茎皮弁には大胸筋（図12-11），広背筋，前胸三角筋，僧帽筋，広頸筋が利用される[23]．遊離皮弁は，局所血管とともに皮弁を切り離し，顕微鏡下手術により移植・吻合する方法で，皮膚，皮下脂肪組織，動脈，静脈など単一組織のものを単一皮弁といい，2つ以上の組織を有するものを複合皮弁という．複合皮弁には筋皮弁，骨，消化管などがあり，頭頸部では腹直筋皮弁（図12-4, 7, 10），前腕筋皮弁（図12-2），前外側大腿筋皮

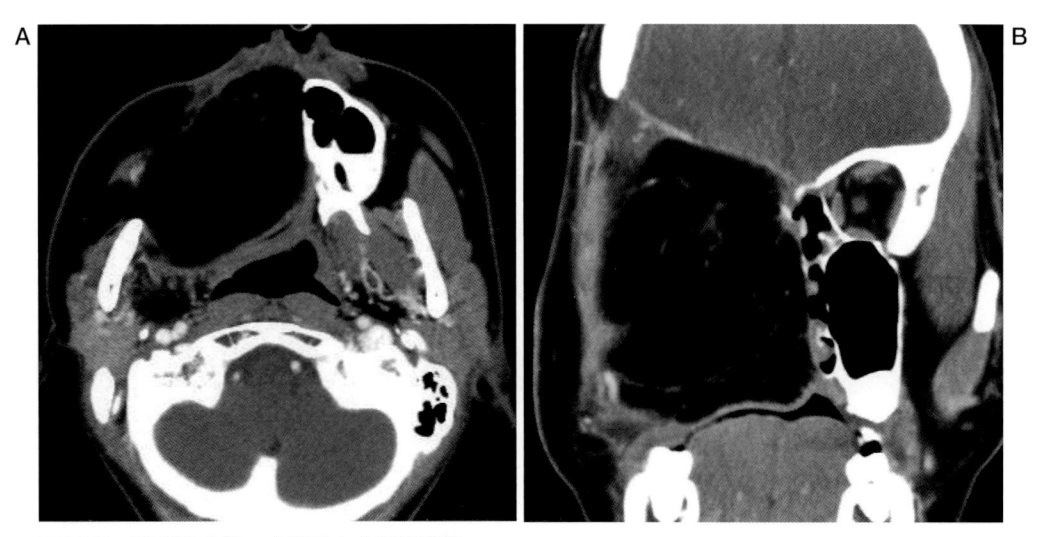

図 12-7　20 歳台女性　上顎拡大全摘出術後
A：造影 CT，B：造影 CT 冠状断像　右上顎骨骨肉腫に対する化学療法後，中頭蓋窩底切除術，上顎全摘出術，腹直筋皮弁による再建術が施行されている．上顎骨とともに眼窩内容や頭蓋底も切除されている．

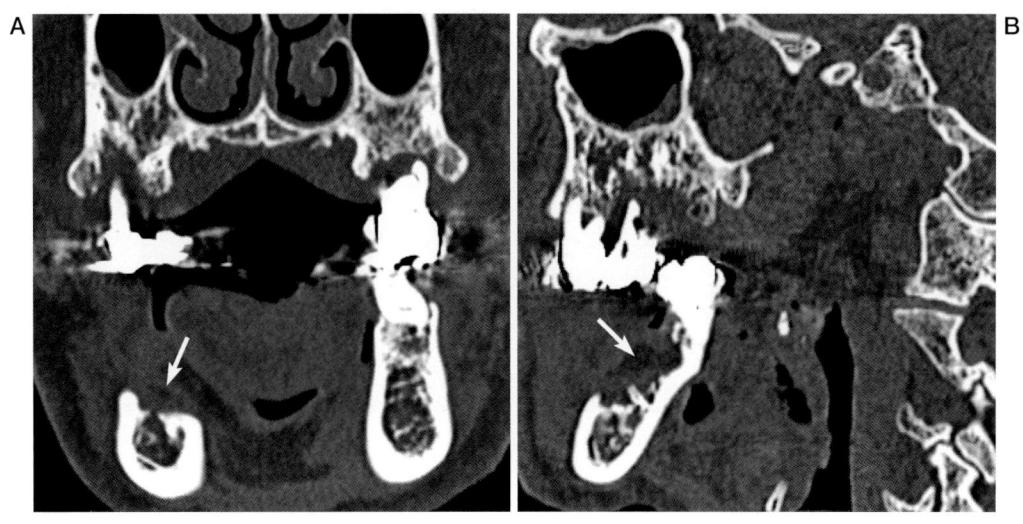

図 12-8　70 歳台男性　下顎辺縁切除術後
A：CT 冠状断像（骨条件），B：CT 矢状断像（骨条件）　口腔底癌に対し，腫瘍摘出術，下顎辺縁切除術（→）が施行されている．

弁（図 12-3），上腕筋皮弁，広背筋皮弁，腓骨（図 12-9, 12），空腸（図 12-13）などが再建術に用いられる[21, 23]．遊離皮弁が最も利用されており，用いる皮弁の選択は組織欠損量や形態に応じて決定される．

　舌の部分切除術や舌半側切除術における再建術では，会話や摂食機能を保持するため，薄く，柔らかい皮弁が必要で，前腕筋皮弁や前外側大腿皮弁が用いられることが多い[23]（図 12-2, 3）．舌亜全摘出以上では，嚥下，呼吸，構音機能が著しく障害されるため，再建術は患者

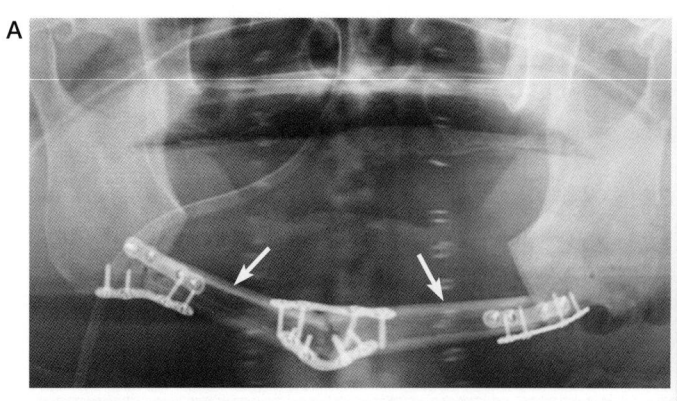

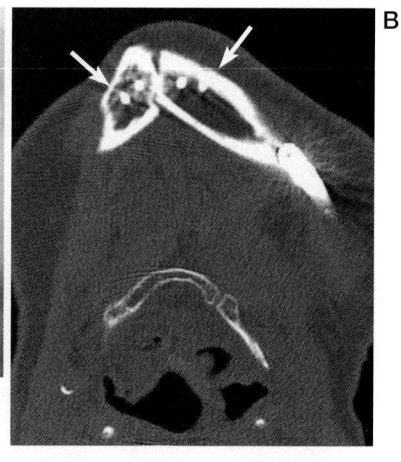

図 12-9　70歳台女性　下顎区域切除術後
A：パノラマX線写真，B：CT（骨条件）　下顎歯肉癌に対し，下顎区域切除術（正中〜両側下顎角内側まで），遊離腓骨（→）による再建術が施行されている．

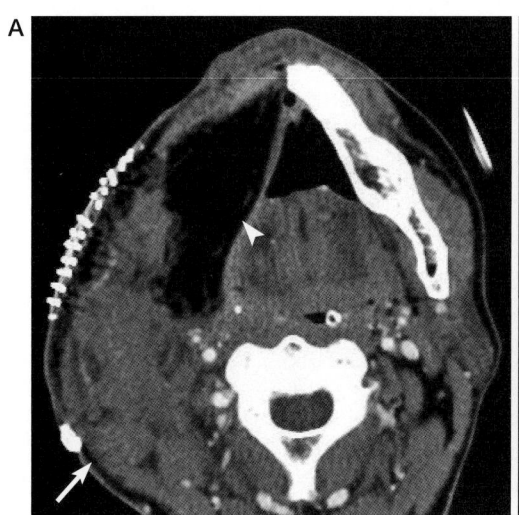

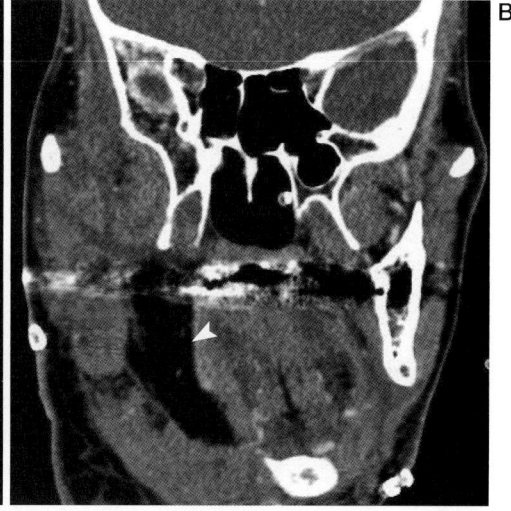

図 12-10　60歳台男性　下顎半側切除術後
A：造影CT，B：造影CT冠状断像　右下顎歯肉癌に対し，下顎半側切除術，右頸部郭清術，筋皮弁〔口腔内は腹直筋（▶），頸部は大胸筋（→）〕による再建術が施行されている．

のQOL維持に重要で，元の舌と同様に口腔内を満たし口蓋に接する隆起型の舌の再建は術後の機能の保持に有用であると報告されている[15,16]．腹直筋皮弁は容量があるため，舌亜全摘出術以上の再建によく用いられる[15,16,23]（図12-4）．上顎や下顎の切除術においても，腹直筋皮弁は容量があるため，上顎全摘術後などの再建術に用いられる（図12-7, 10）．

　顎骨再建には従来，金属プレートや遊離自家骨などが使われてきたが，最近は血行を維持した血管柄付き骨移植により顎骨を再建することが多い．下顎骨再建に用いられる血管柄付き骨移植の材料としては腓骨や肩甲骨，腸骨などが用いられる[24,25]（図12-9, 12）．

　遊離空腸は十二指腸近傍の空腸とともに空腸動静脈が採取され，咽頭，喉頭，頸部食道摘

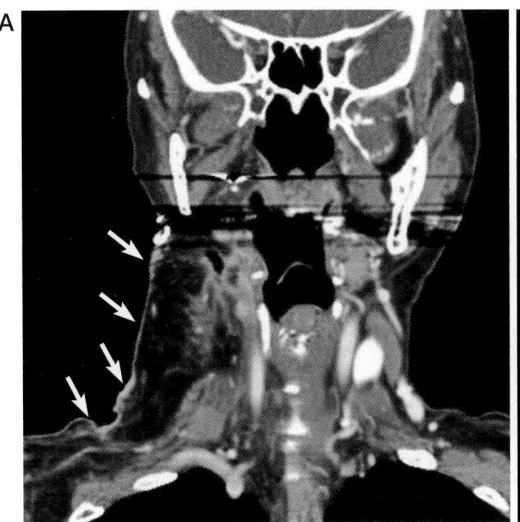

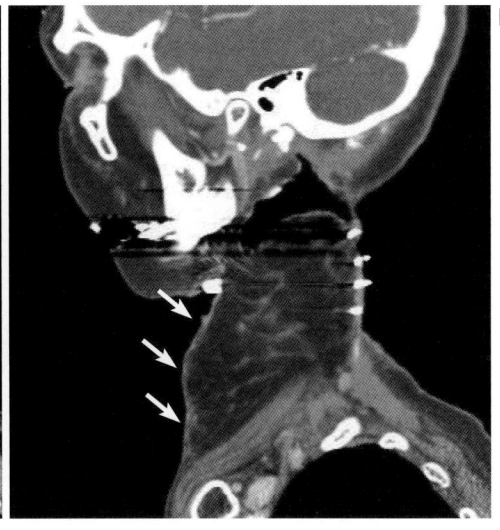

図12-11 60歳台女性　大胸筋皮弁（有茎皮弁）
A：造影CT冠状断像，B：造影CT矢状断像　右側頸部リンパ節転移に対し頸部郭清術，大胸筋皮弁による再建術（→）が施行されている．

図12-12 70歳台男性　腓骨皮弁による再建術後
CT　3D表示（骨条件）　左下顎歯肉癌に対し，左下顎区域切除術，腓骨皮弁（→）による再建術が施行されている．

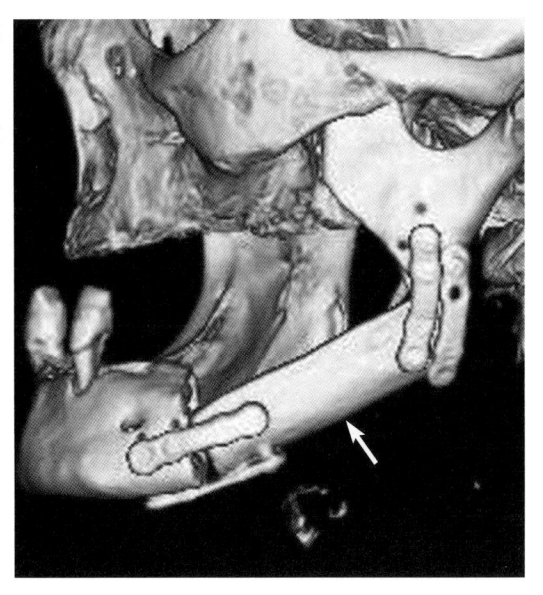

出術後の再建術に利用される．経過観察中，再建遊離空腸近傍にリンパ節腫大を認めることがあり，これは環境の変化による腸間膜リンパ節の反応性腫大で，リンパ節再発と間違わないようにする（図12-13）．

　筋皮弁のCT・MR所見は，早期では筋肉と等吸収や等信号を示す境界明瞭な腫瘤として認められる[5,17〜21]．後期では，脱神経性変化により徐々に萎縮し，脂肪化が進行する（図3，4，7）[5,17〜21,26]．筋皮弁の造影効果は，造影効果がないものから強くびまん性に造影されるものまでさまざまである[20,26]．

　その他の外科治療後のCT所見には，皮下脂肪組織の網状影，濃度上昇，浮腫状肥厚があ

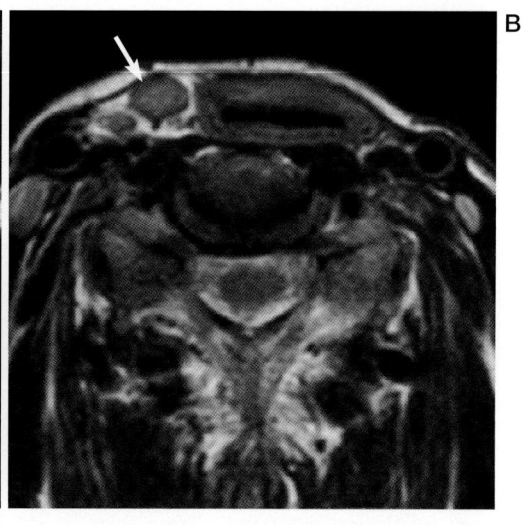

図12-13　70歳台男性　遊離空腸
A：T2強調冠状断像，B：T2強調像　下咽頭癌に対し，咽頭喉頭摘出術と遊離空腸による再建術が施行されている．再建遊離空腸の腸間膜内にリンパ節腫大を認める（→）．このリンパ節は経過観察中に増大はなく，反応性腫大と考えられた．

る．これは血管，リンパ管の閉塞による静脈性，リンパ性浮腫を表している[5]．MRIにても，同様に皮下脂肪組織の網状構造と浮腫状肥厚を認める[5]．

3）頸部郭清術

　頭頸部癌は早期よりリンパ節転移を伴い，原発巣から特定区域へのリンパ節転移（表12-1）を予測できるため，さまざまな種類の頸部リンパ節郭清術が併用される．その術式には大きく分けて3種類ある[5,27]．

　根治的または全頸部郭清術（radical neck dissection：RND）は，すべての片側リンパ節（レベルⅠ～Ⅴ）を郭清し，胸鎖乳突筋，内頸静脈，顎下腺，副神経も合併して摘出する方法で，機能保存よりも根治性を重視している[5,27]．有名な治療後合併症に副神経切除によるshoulder syndromeがあり，"frozen shoulder"ともよばれる[5,21,27]．副神経は胸鎖乳突筋と僧帽筋を支配し，特に僧帽筋は，肩甲骨を内側後方に固定するとともに上肢の上下への回旋運動を担っている．副神経切除により僧帽筋麻痺が起き，進行する肩の下垂，痛み，肩関節の外転障害を生じる．

　根治的頸部郭清術変法または保存的，姑息的頸部郭清術（modified neck dissection：MND）は，片側リンパ節（レベルⅠ～Ⅴ）を郭清し，胸鎖乳突筋，内頸静脈，顎下腺，副神経のいずれか1つまたは2つ以上を温存した方法である．節外浸潤が少ない例で施行される．

　選択的頸部郭清術（selective neck dissection：SND）は，今日最も多い術式で，選択的なリンパ節郭清を行う．例として，肩甲舌骨筋上頸部郭清術〔supraomohyoid type（レベルⅠ～Ⅲ）〕，側頸部郭清術〔lateral type（レベルⅡ～Ⅳ）〕などがある[5,27]．

　頸部郭清術後の画像では，リンパ節とともに切除された正常組織の欠損を認める．副神経を合併切除した頸部郭清術後では，二次的変化として僧帽筋の萎縮と肩甲挙筋の肥大を認め

表 12-1　原発巣から特定区域へのリンパ節転移の予測

原発部位	リンパ節転移好発部位 （レベルシステム分類）	リンパ節転移を伴う 頻度（％）	両側性リンパ節 転移（％）
舌	I, II, III	35〜65	12
口腔底	I, II	30〜60	8
臼後三角	I, II, III	40〜55	9
軟口蓋	II	40〜55	25
中咽頭	II, III, V, 咽頭後	50〜70	20
口蓋扁桃	I, II, III, IV, V	60〜75	13
舌根	II, III, IV, V	50〜85	21

(Som PM, Brandwein-Gensler MS：Lymph nodes of the neck. In：Som PM, Curtin HD(eds)：Head and neck imaging, 5th ed. St Louis：Mosby, 2011：2287-2283, より改変)

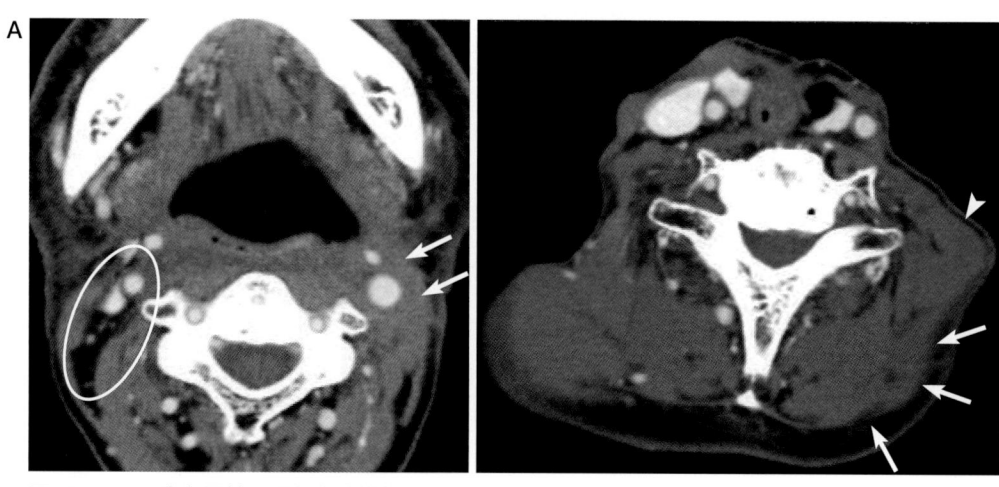

図 12-14　60 歳台男性　頸部郭清術後
A：造影 CT（口腔レベル），B：造影 CT（下頸部レベル）　中咽頭癌（舌根部），左頸部リンパ節転移に対し，喉頭全摘出術と胸三角筋皮弁による再建術，左根治的頸部郭清術が施行されている．左頸動脈鞘周囲に軟部組織陰影を認め(A, →)，対側で認められる頸動脈鞘周囲の脂肪組織(楕円内)は消失している．副神経切除による左僧帽筋の著明な萎縮(B, →)と肩甲挙筋の肥大(B, ➤)を認める．

る（図 12-14）．SND 後では一見すると術後であるとわかりにくいことがあるが，リンパ節とともに周囲脂肪組織も除去されるため，脂肪量の左右差が手がかりになる[5]．

頸部郭清術後の CT，MRI では，頸動脈鞘周囲に軟部組織濃度・信号域を認める[5,27]（図 12-14）．これは術後の線維化や瘢痕を表しているとされ，血管周囲の脂肪組織も切除されるため，頸部郭清術後の画像では再発リンパ節の同定が困難となる[27]．

舌癌や口腔癌では，以前は下顎骨を含めた口腔組織と頸部郭清組織を一塊として切除することが基本であったが，現在は口腔から頸部へのリンパ流を考え，下顎骨を温存して舌および口腔周囲組織の切除と頸部郭清術を同時に行う pull-through operation（図 12-2 参照）が標準となっている[16]．

b. 放射線治療，化学放射線療法

放射線治療には大きく分けて，外照射法と小線源治療法がある[5,28]．外照射には従来のリニアック法（2次元照射），3次元原体照射法（3 dimentional conformal radiation therapy：3D-CRT）と強度変調放射線治療（intensity modulated radiation therapy：IMRT）がある（BOX 12-1）．頭頸部領域では脳，脊髄，眼球，耳下腺，内耳などのリスク臓器の耐容線量が制限となり，従来の照射法では根治的線量を投与することが困難な場合も少なくなかった．しかし，IMRTではリスク臓器への線量を抑えることが可能で，脳壊死，脊髄麻痺，失明，唾液腺障害などの合併症をきたすことなく腫瘍へ高線量を照射できるようになり，局所進行癌においても良好な局所制御率が得られるようになった[28]．

照射後の反応は，急性反応と晩発反応に分けられる．急性反応は放射線治療中から90日までの反応と定義され，大部分が可逆性であり，晩発反応は放射線治療後90日以上経ってから生じる反応で，非可逆性であることがほとんどである[29]．頭頸部領域の急性反応には皮膚炎，粘膜炎などがあり，晩発反応には唾液分泌障害，嚥下障害，組織壊死，骨壊死などがある[29]．

放射線治療による急性反応の画像所見として，皮膚や広頸筋の肥厚，皮下脂肪組織の網状の濃度・信号上昇，咽頭後間隙の浮腫，大唾液腺の造影効果，咽頭粘膜の造影効果，喉頭粘膜の浮腫・肥厚が認められる[5,22]（図12-15）．晩発反応の画像所見には，皮膚や広頸筋の肥厚，皮下脂肪組織の網状の濃度・信号上昇，大唾液腺の萎縮（図12-16），咽頭壁や咽頭収縮筋群の肥厚がある[5,22]．

Box 12-1 放射線治療法（外部照射）の特徴

1) リニアック法（2次元照射）
- 左右対向2門，前後・左右対向4門照射など，2次元的に腫瘍へ放射線を照射する．
- 腫瘍近傍の正常組織へも同程度の線量が照射されてしまう．

2) 3次元原体照射法（3D-CRT）
- 3次元的に照射野を腫瘍の形に合わせて，高線量の放射線を照射できる．
- 脳，脊髄，眼球，耳下腺，内耳などのリスク臓器への線量を抑え，脳壊死，脊髄麻痺，失明，唾液腺障害などの合併症をきたすことなく照射できる．

3) 強度変調放射線治療（IMRT）
- 3D-CRTをさらに進化させ，照射野内の放射線の強さを変化させて照射を行うことにより，凹凸があるなど複雑な形状の腫瘍でもその形に合わせた線量分布を作成できる．

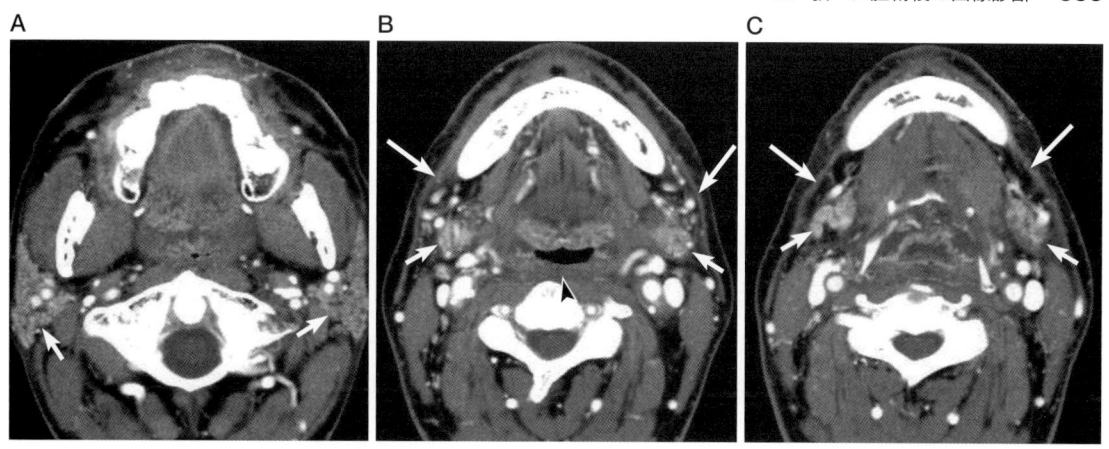

図12-15 60歳台男性　放射線治療後：急性反応
造影CT　A：口腔レベル，B：舌根部レベル，C：舌骨レベル　中咽頭癌に対し，化学放射線治療3か月後．広範な咽頭粘膜の増強効果，広頸筋の肥厚(大矢印)，皮下脂肪組織の濃度上昇，咽頭後間隙の浮腫(➤)，大唾液腺の増強効果(小矢印)が認められる．

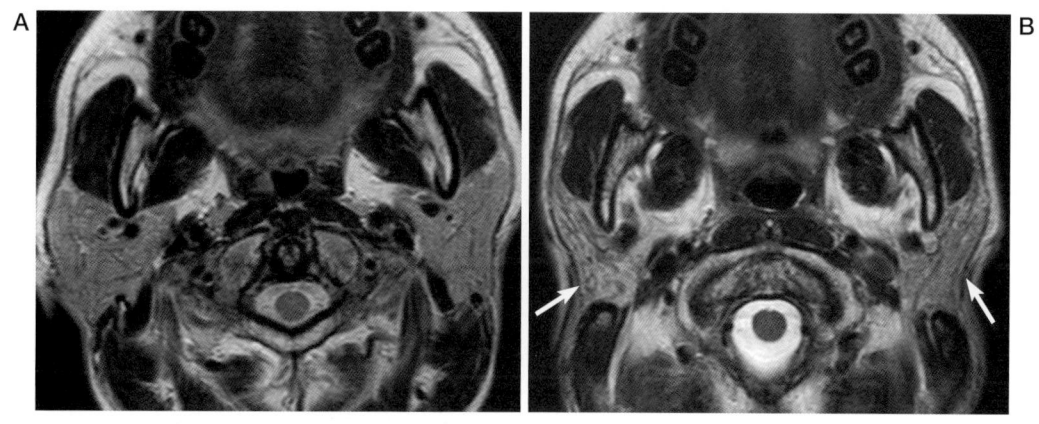

図12-16 40歳台男性　放射線治療後：晩発反応
T2強調像　A：治療前，B：治療後2年6か月　中咽頭癌に対し化学放射線療法後．両側耳下腺に萎縮を認め(B，→)，耳下腺内の信号は治療前よりやや上昇しており，脂肪変性が疑われる．

12.4 腫瘍再発の画像診断

a. 局所再発

　局所再発の好発部位は腫瘍摘出術部やその辺縁，皮弁周囲，気管切開部などで，治療後2〜3年以内の再発が最も多い．再発腫瘍の画像所見は，経過観察中に増大する軟部組織腫瘤として描出され，さまざまな程度の造影効果を伴う[5,6,20〜22,26,27]（図12-17〜20）．サイズが大きくなると近傍の骨に侵食や破壊をきたす．CTにて再発腫瘍は筋肉と等吸収から軽度高吸収を示す．このため，疑わしい病変が筋肉より低吸収である場合，再発よりも浮腫などの治療後変化を疑う[5]．MRIで再発腫瘍は，T1強調像で等信号，T2強調像で等信号から高信号を示し，造影効果を伴う[5,6,20〜22,26,27]（図12-19,20）．

　再発腫瘍や化学放射線治療後の残存腫瘍は，正常治療後組織と比較し，拡散強調画像にてADC値の低下を認め（図12-19,20），その正診率は90％以上と報告されている[9]．再発腫瘍は細胞密度が高いため，ADC値は低下するが，放射線治療後の浮腫や炎症性変化では，ADC値の低下は認めない[8〜10]．

　再発腫瘍と鑑別を要するものとして早期の治療後瘢痕がある．これは造影効果を伴うため，早期では再発腫瘍と鑑別が困難だが，経過観察中に線維化が進行しT2強調像にて徐々に信号が低下していく[20,27]（図12-21）．皮膚切開痕も1スライスのみでは軟部組織腫瘤として認められるため，再発腫瘍と間違うことがある．しかし，通常，再発腫瘍と比較し表在に存在し，多断面での評価および臨床所見により容易に区別できる[5]．

b. リンパ節再発

　リンパ節再発の画像所見は，経過観察中に増大または新たに出現する腫大リンパ節として描出される．頸部郭清術後のリンパ節再発は，頸動脈鞘周囲の軟部組織内に腫瘤状を示す造影効果として描出されるが（図12-22），血管周囲の脂肪組織が消失しているため同定困難なことが多い[27]．拡散強調画像にて再発リンパ節も局所再発腫瘍と同様にADC値が低下する[9]．

c. 神経周囲進展

　神経周囲進展（perineural spread）とは，腫瘍が原発巣から神経を介して広がる腫瘍の進展様式のひとつである．

　進行癌や神経周囲浸潤例では切除断端陰性を得ることが困難で，これが神経周囲進展により再発する．腫瘍の組織型として腺様嚢胞癌，扁平上皮癌，粘表皮癌，悪性リンパ腫などがよく知られている[30]．

　再発腫瘍による神経周囲進展の画像所見には直接所見と間接所見がある．直接所見には，腫瘍浸潤をきたした神経の腫大，造影効果，神経孔の拡大，神経孔内およびその直下の正常

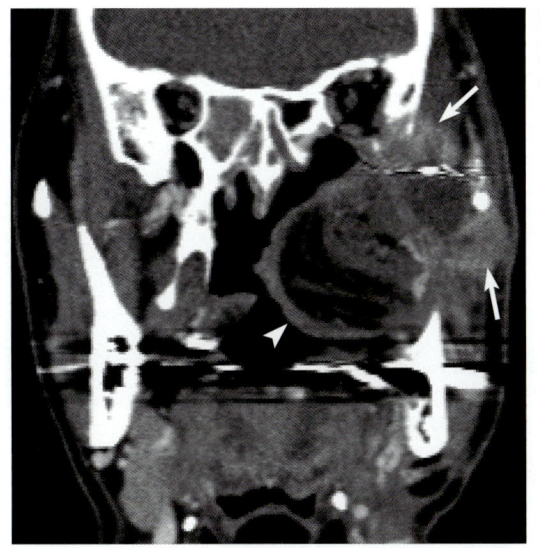

図 12-17　40 歳台男性　腫瘍再発
造影 CT 冠状断像　左上顎癌に対し，腫瘍摘出術，腹直筋皮弁による再建術後．筋皮弁(➤)に接した部位に不均一に増強効果を示す腫瘤(→)が出現している．

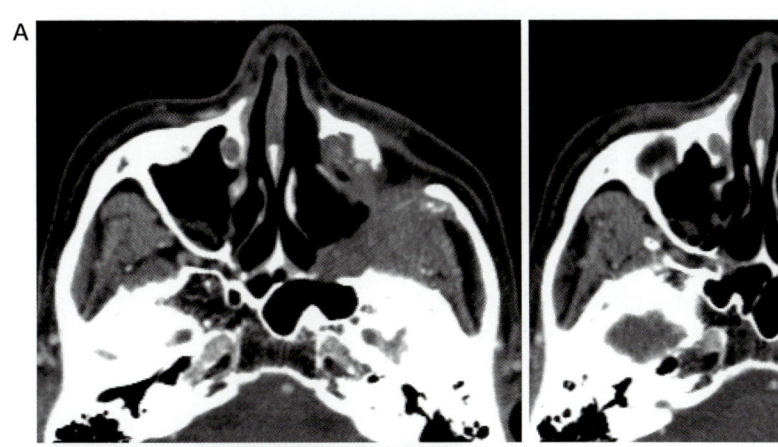

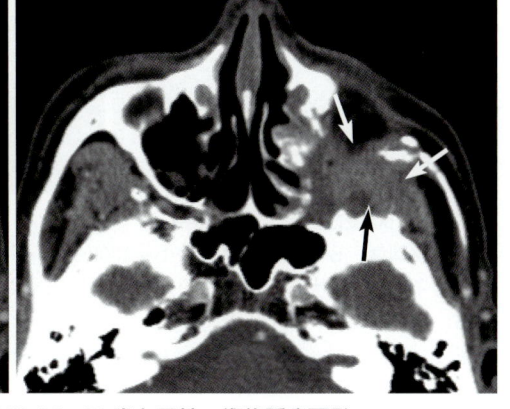

図 12-18　60 歳台男性　術後腫瘍再発
A, B：造影 CT，C：FDG-PET/CT　左上顎洞癌に対し，上顎部分切除術後，化学放射線療法後．左上顎洞切除部辺縁から翼口蓋窩，眼窩外側部にかけて軟部組織腫瘤がみられ，一部に淡い増強効果を伴っている(B，→)．その部位に一致した FDG 集積を認める(C，→)．

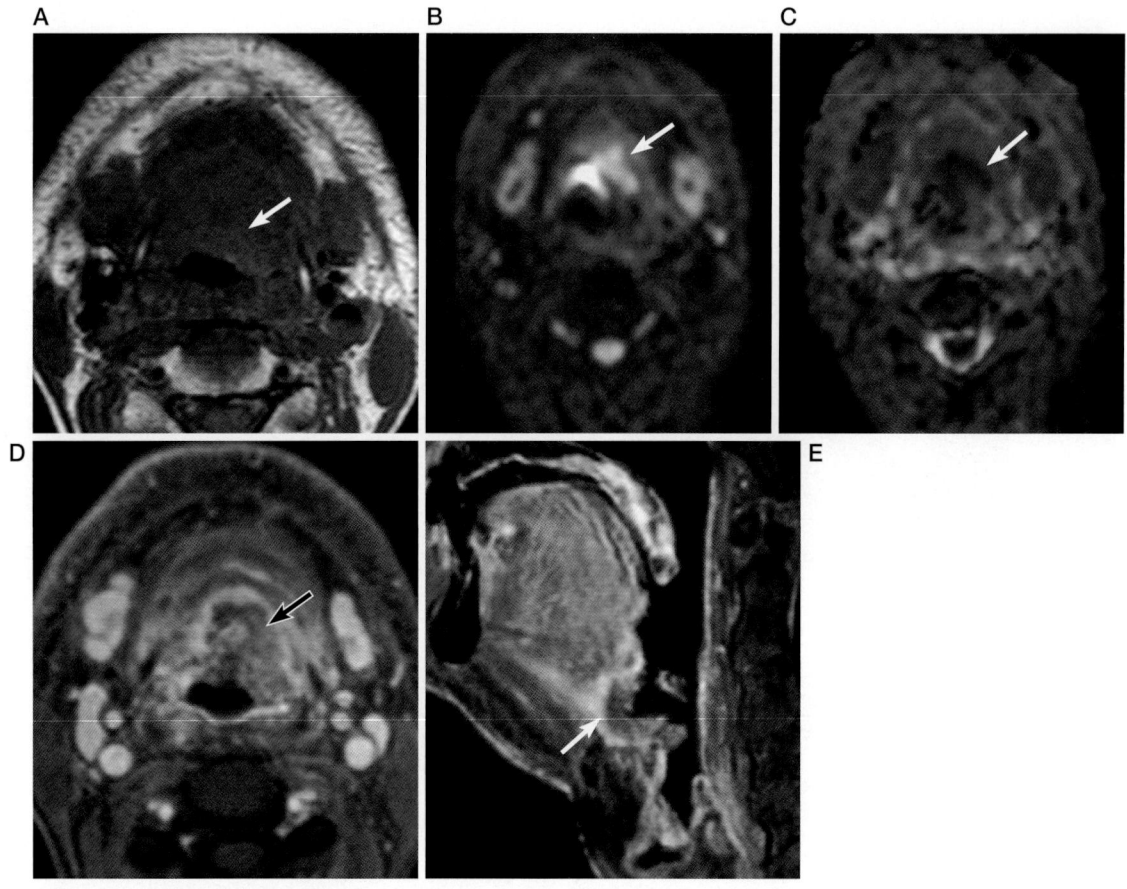

図 12-19　60 歳台男性　腫瘍再発
A：T1 強調像，B：拡散強調画像（b＝1000 s/mm^2），C：ADC マップ，D：脂肪抑制造影 T1 強調像，E：脂肪抑制造影 T1 強調矢状断像　中咽頭癌（舌根部）に対し化学放射線療法を施行．CR を得られていた治療後 1 年．舌根部に T1 強調像で低信号で，拡散強調画像で ADC 値低下を伴う高信号を示す腫瘍が出現している（A〜C，→）．造影後，腫瘍には不均一な増強効果がみられる（D，E，→）．

脂肪組織の消失がある[30,31]（**図 12-23**）．間接所見には脱神経性変化があり，急性期（1 か月以内）から亜急性期（1〜20 か月）の脱神経性変化では，神経支配を受けている筋肉は腫大し，T2 強調像で高信号を示し，造影効果を認める[30,31]．慢性期（20 か月以上）の脱神経性変化では筋肉の萎縮と脂肪変性を認める[30,31]．神経周囲進展が疑われる場合には，MRI 検査が推奨される[5〜7]．

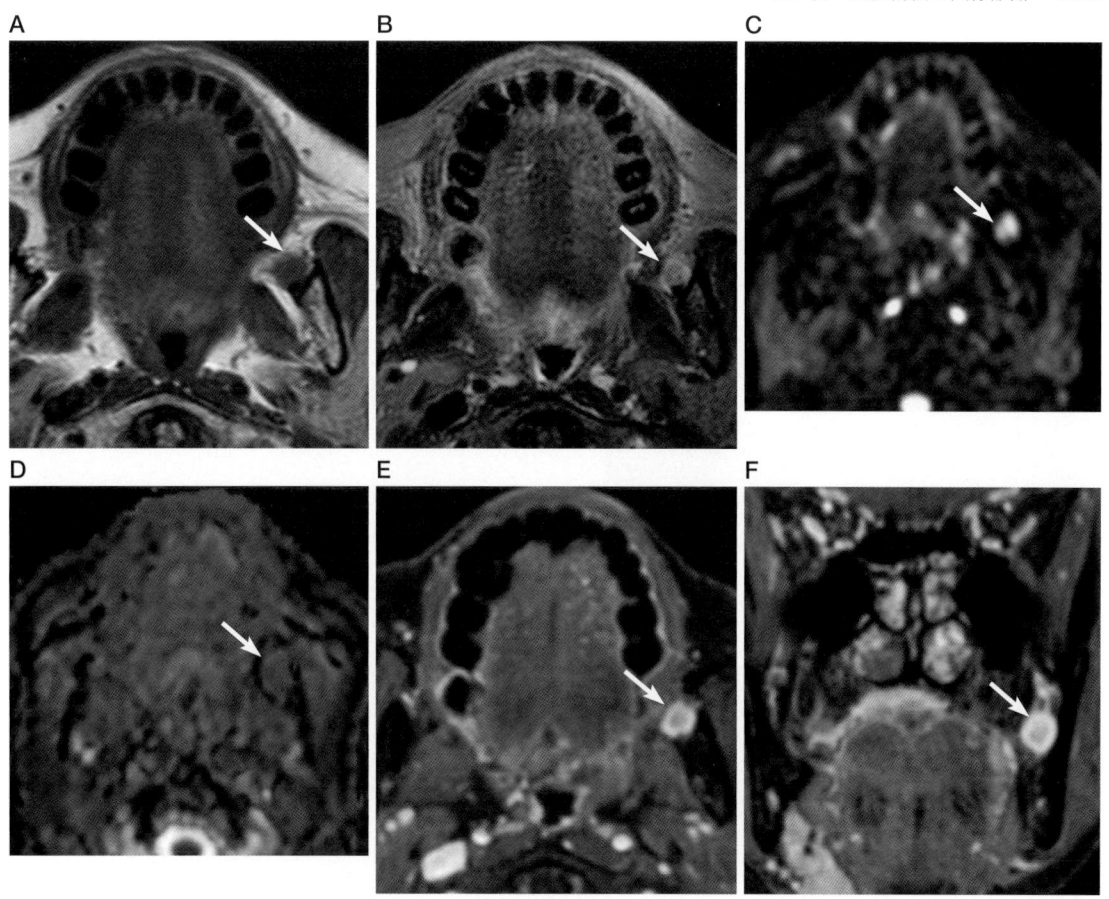

図12-20 70歳台女性 腫瘍再発
A：T1強調像，B：脂肪抑制T2強調像，C：拡散強調画像（b=1000 s/mm^2），D：ADCマップ，E：脂肪抑制造影T1強調像，F：脂肪抑制造影T1強調冠状断像　中咽頭癌術後，左頸部リンパ節転移に対し頸部郭清術後1年．左頬間隙にT1強調像で低信号，T2強調像で淡い高信号，拡散強調画像でADC値低下を伴う高信号を示す腫瘤を認める（A～D，→）．造影後，腫瘤には不均一な増強効果がみられる（E, F，→）．

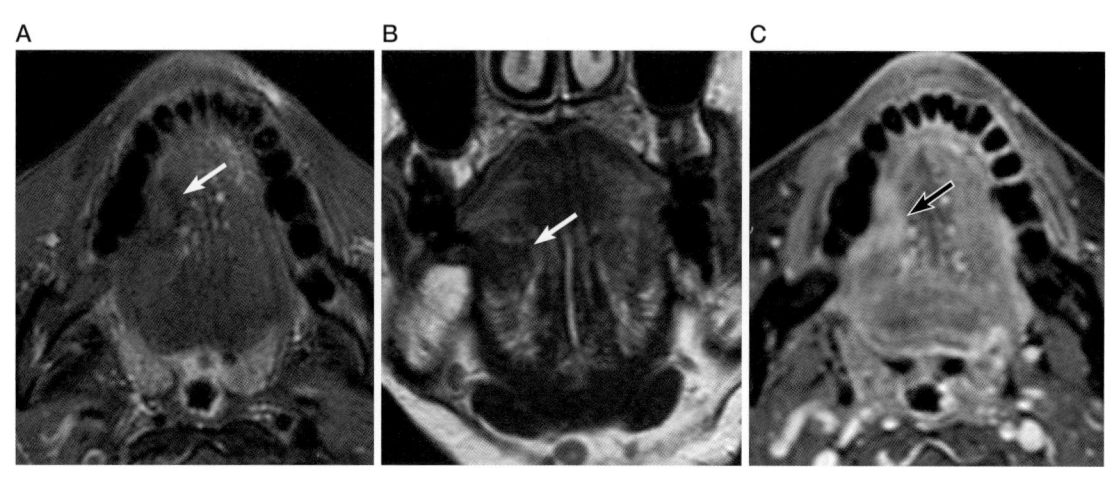

図12-21 60歳台男性 治療後瘢痕
A：脂肪抑制T2強調像，B：T2強調冠状断像，C：脂肪抑制造影T1強調像　舌癌に対し部分切除術後5か月．腫瘍摘出術部にT2強調像で低信号域を認め，その部位には増強効果を認める（C，→）．

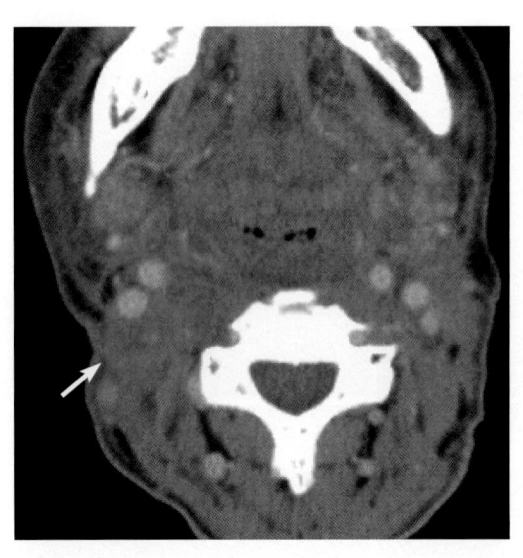

図 12-22 70 歳台男性　頸部郭清術後リンパ節再発
造影 CT　原発不明癌に対し，両側頸部郭清術後．化学放射線治療後 6 か月．右頸部郭清術部の後部に，淡いリング状の増強効果を示す腫瘤が出現している（→）．

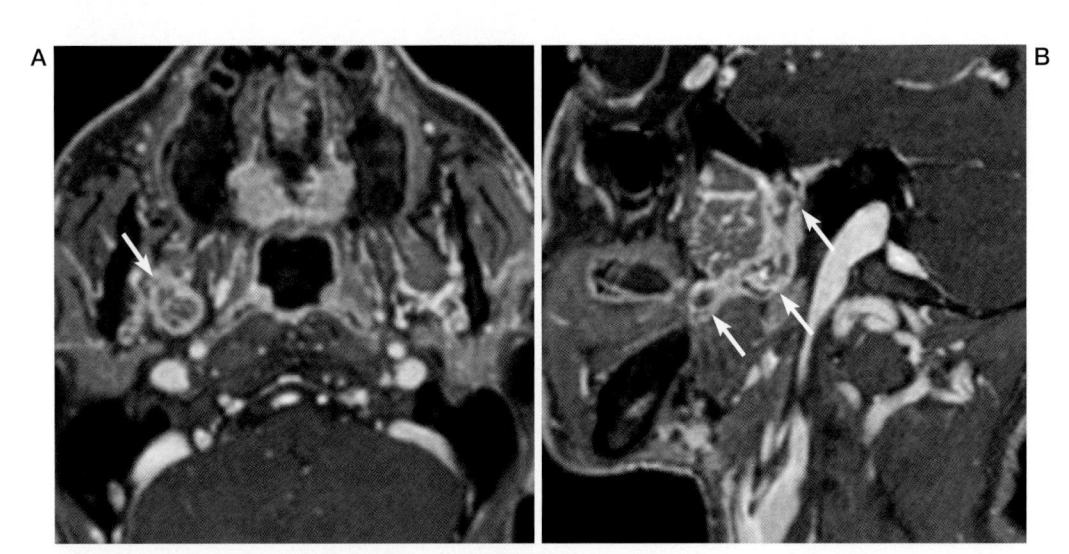

図 12-23 50 歳台男性　神経周囲進展による腫瘍再発
A：脂肪抑制造影 T1 強調像，B：脂肪抑制造影 T1 強調矢状断像　右舌下腺腺様囊胞癌に対し腫瘍摘出術後 3 年，下口唇のしびれが出現．右三叉神経第 3 枝は卵円孔まで著明に腫大し，不均一な増強効果を示している（→）．

12.5 治療後合併症の画像診断

a. 外科的治療後合併症

手術に伴う合併症は治療後早期に生じることがほとんどである．これら合併症には創部感染，膿瘍(図12-24)，皮弁壊死(図12-25, 26)，瘻孔(図12-26)，液体貯留，乳び漏，血腫などがある．さまざまなリスク因子があげられており，術前の放射線治療や化学療法，気管切開の有無，手術時間，皮弁の種類，年齢，原発巣のステージング，内科的合併症，栄養失調，貧血，喫煙歴，飲酒歴がある[32, 33]．

皮弁壊死もまれな治療後合併症であるが，皮弁壊死が疑われた場合には可及的速やかな外科的治療を要する．皮弁壊死は血栓症と関連し，特に静脈血栓に伴うことが多く，大部分は術後3日以内の発症である[34]．筋皮弁の造影効果は，造影効果がないものから強くびまん性に造影されるものまでさまざまである[20, 26]．このため，皮弁のviabilityを評価する際には動脈や静脈内の血栓の有無を評価することが重要である(図12-25)．

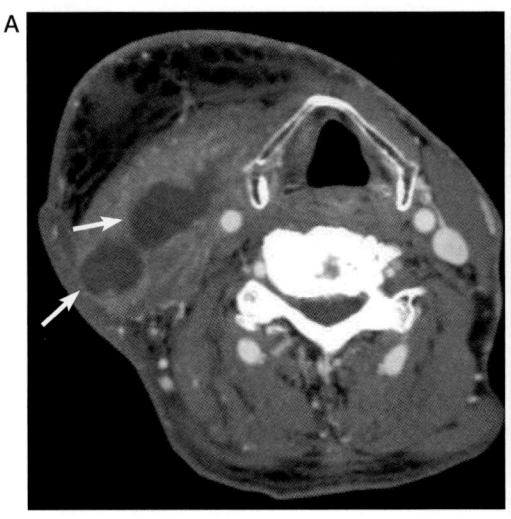

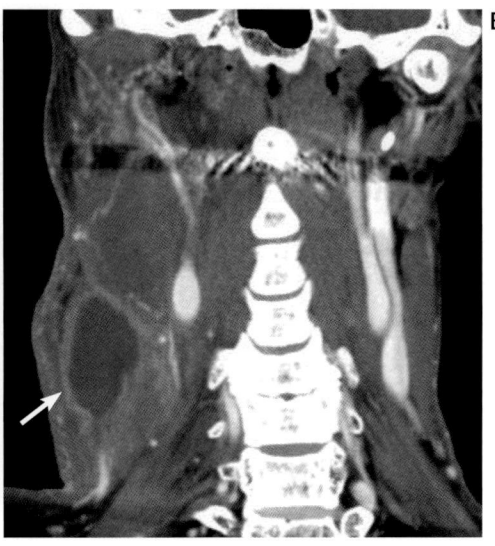

図12-24　60歳台男性　術後合併症：膿瘍形成
A：造影CT，B：造影CT冠状断像　右下顎歯肉癌に対し，下顎区域切除術，右頸部郭清術，筋皮弁(口腔内は腹直筋，郭清術部は大胸筋)による再建術後．化学放射線療法後，炎症反応が低下せず，検査が行われた．頸部郭清術部の筋皮弁による再建術部に，辺縁に軽度増強効果を伴う液体貯留を認める(→)．穿刺により膿を認めた．

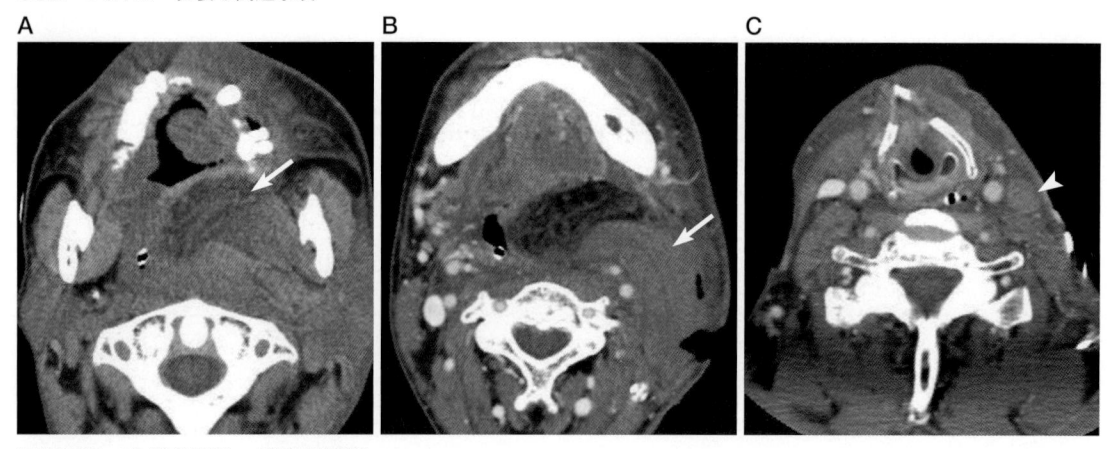

図 12-25　60歳台男性　筋皮弁壊死
A：単純 CT，B：造影 CT（口腔レベル），C：造影 CT（喉頭レベル）　中咽頭癌に対し腫瘍摘出術，腹直筋皮弁による再建術，左頸部郭清術が施行されている．筋皮弁内部は不均一な濃度上昇を示し（A，→），皮弁背側の頸部郭清術部には血腫がみられる（B，→）．左内頸静脈には血栓を認める（C，▶）．

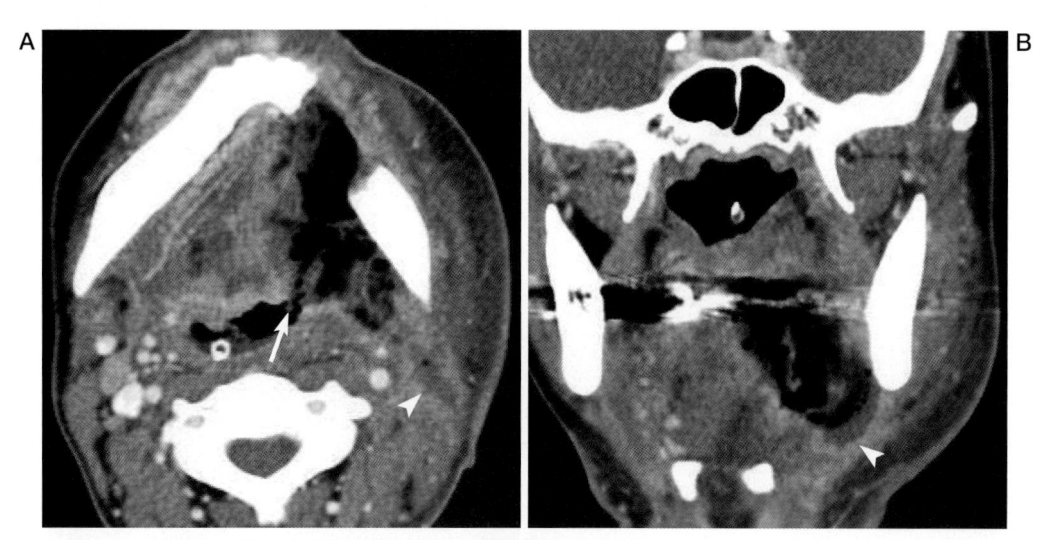

図 12-26　50歳台女性　筋皮弁壊死，瘻孔，膿瘍形成
舌癌に対し舌亜全摘出術，左頸部郭清術，大腿筋皮弁による再建術後．術後2週に創部と口腔内から排膿を認めた．筋皮弁内には air を認め，筋皮弁壊死とその部位での瘻孔形成（→）を認める．左顎下部には膿瘍を認める（▶）．

b. 放射線治療後合併症

　頭頸部領域の放射線治療に伴う急性合併症には粘膜炎（図 12-27）や皮膚炎などがあり，晩発性の合併症には唾液腺障害，嚥下障害，甲状腺機能低下，皮膚硬化性変化，動脈硬化性変化，組織壊死などがある．組織壊死には粘膜壊死や軟骨壊死，骨壊死，脳壊死などがある．
　放射線性粘膜壊死は，放射線治療後6～12か月に好発し，疼痛を主訴とする[35]．CT や MRI では，壊死部の粘膜に造影効果を認めず，潰瘍形成を伴うこともある（図 12-28）．再発腫瘍

図 12-27 60 歳台女性　放射線性粘膜炎
造影 CT　左頬粘膜癌に対し，超選択的動注化学療法併用放射線照射中．口腔内や口蓋扁桃の粘膜に広範な増強効果が出現している．

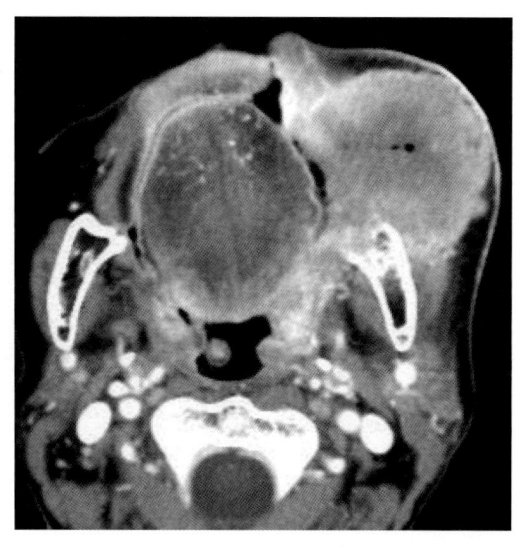

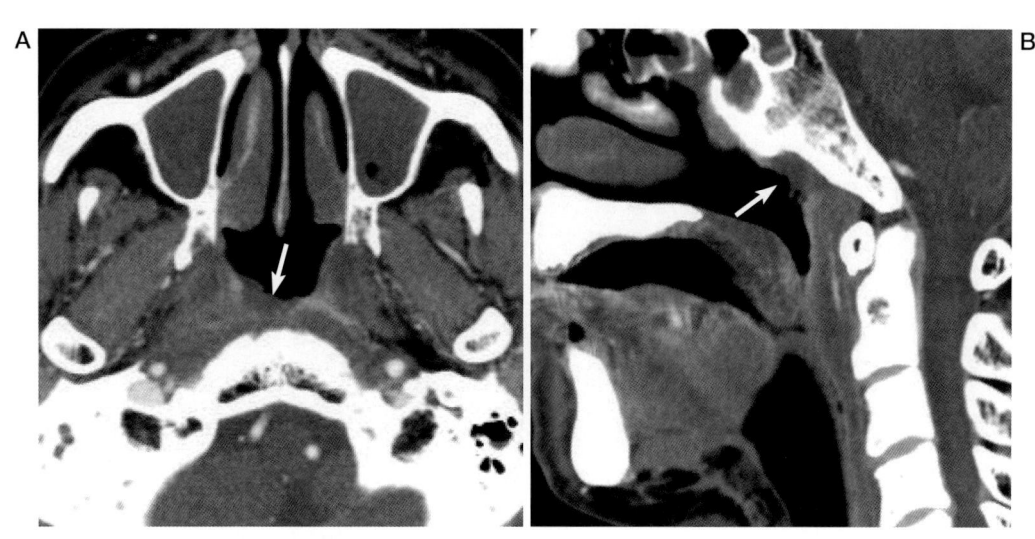

図 12-28 60 歳台男性　放射線性粘膜壊死
A：造影 CT，B：造影 CT 矢状断像　中咽頭癌(舌根部)に対し，舌根喉頭全摘出術，左頸部根治的郭清術後．右 Rouviere(ルビエール)リンパ節転移に対し，サイバーナイフ後 7 か月で，局所に痛みを伴うびらん出現．上咽頭壁粘膜の一部に増強効果の消失した部位が認められる(→)．

と鑑別が困難なことが多いが，周囲に随伴する空気を認めた場合は粘膜壊死が疑われる．
　放射線性骨壊死は 60 Gy 以上照射されると生じ，放射線治療後 1〜3 年に好発する[5,36]．発生頻度は 0.4〜22% と報告例にばらつきがある．好発部位は下顎骨，特に臼歯部で，血流が乏しいことによると考えられている．発症の危険因子には，外傷，骨周囲の外科的治療(腫瘍切除術，生検など)，歯科治療，抜歯，放射線治療の線量・種類(小線源治療)，アルコール，喫煙などがあげられている[5,36]．
　放射線性骨壊死の CT 所見には，骨皮質破壊を伴う限局性の溶骨性変化や腐骨形成，骨梁の消失がある[5,36](図 12-29, 30)．MRI では骨皮質破壊を伴う骨髄の異常信号域として描出さ

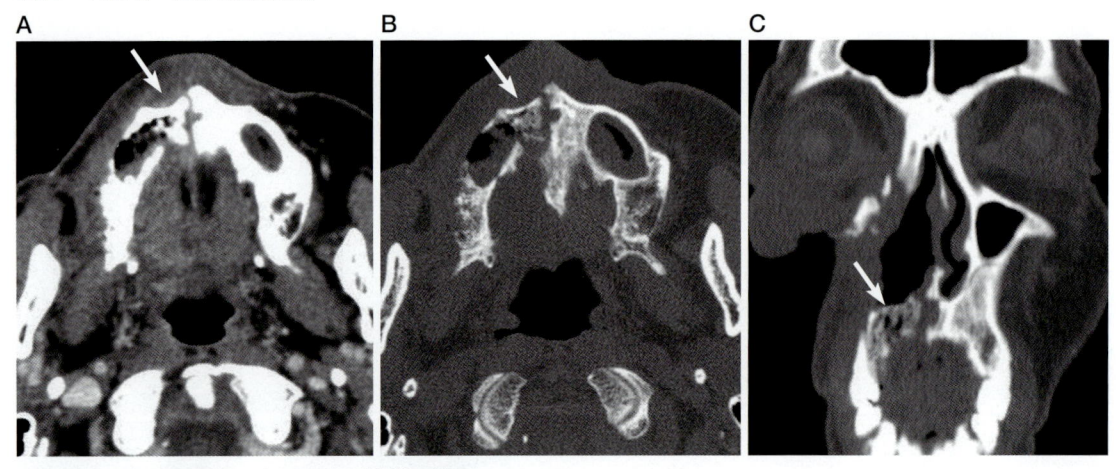

図12-29　60歳台男性　上顎骨放射線性骨壊死
A：造影CT（軟部組織条件），B：CT（骨条件），C：CT冠状断像（骨条件）　右上顎歯肉癌に対し，化学放射線療法後，上顎部分切除術後1年．上顎骨右側歯槽骨に骨破壊，病的骨折，腐骨形成を認める（→）．

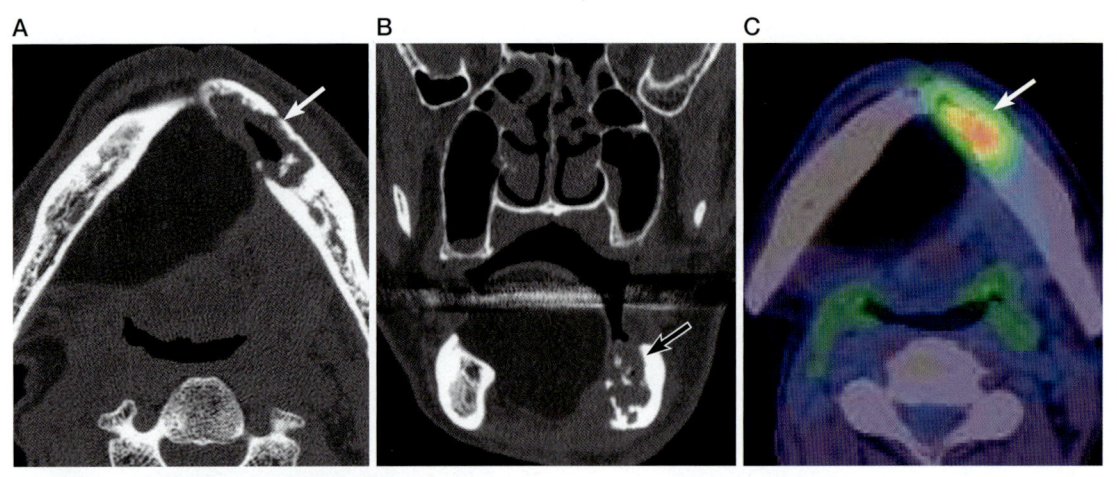

図12-30　60歳台男性　下顎骨放射線性骨壊死
A：CT（骨条件），B：CT冠状断像（骨条件），C：FDG-PET/CT　舌癌に対し舌亜全摘出術，下顎骨区域切除術，腹直筋による再建術，右頸部郭清術後．放射線治療後2年．下顎骨左側に骨破壊，腐骨形成を認める（A, B, →）．FDG-PET/CT（C）で，その部位に一致した限局性の集積を認める（→）．

れる[5,36]（図12-31）．PETでは骨壊死にも集積を認めることがあり，再発腫瘍との鑑別は困難である（図12-30）．また，病的骨折（図12-29）や周囲軟部組織腫脹も伴うことがあり，再発腫瘍との鑑別がしばしば困難で，骨破壊とともに腫瘍が存在する場合は再発が疑われる[36]．

放射線性血管障害には，進行性の動脈硬化や血栓形成，そしてまれだが仮性動脈瘤やその破裂（carotid blowout）がある[36]．高線量の放射線治療でよく認められ，放射線治療後4か月～20年に認められる[36,37]．画像所見ではその他の原因の動脈硬化性変化と鑑別困難である．仮性動脈瘤の破裂はしばしば致死的であり，予後不良である．

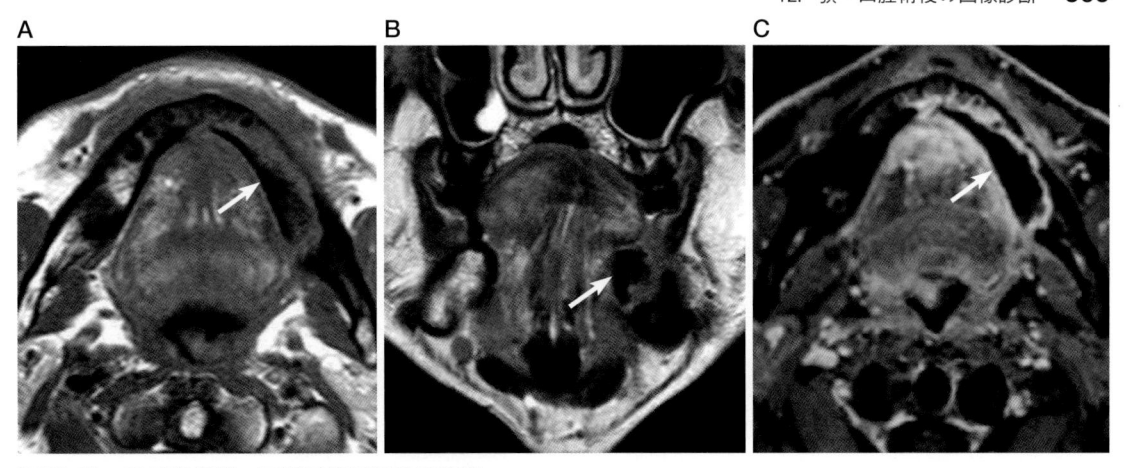

図 12-31 60 歳台男性 下顎骨放射線性骨壊死
A：T1 強調像，B：T2 強調冠状断像，C：脂肪抑制造影 T1 強調像　舌癌に対し組織内照射後 3 年．下顎骨体部から角部は T1, T2 強調像で低信号を示している．その一部には造影効果の認めない部位があり（C），腐骨と考える（→）．

最後に

　顎・口腔領域の癌の治療後画像診断について，検査法，正常治療後変化，局所再発，そして治療後合併症の画像評価について概説した．治療後画像では，さまざまな外科的治療後状態であることや放射線治療，化学療法後変化のため，診断に難渋することが少なくない．早期の腫瘍再発と治療後合併症の診断には，正常治療後変化や治療後画像所見に精通することが必要不可欠である．

文　献

1) Bernier J, Cooper JS, Pajak TF, et al：Defining risk levels in locally advanced head and neck cancers：a comparative analysis of concurrent postoperative radiation plus chemotherapy trials of the EORTC（#22931） and RTOG（# 9501）. Head Neck 2005；27：843-850.
2) Al-Sarraf M, LeBlanc M, Giri PG, et al：Chemoradiotherapy versus radiotherapy in patients with advanced nasopharyngeal cancer：phase III randomized intergroup study 0099. J Clin Oncol 1998；16：1310-1317.
3) Baujat B, Audry H, Bourhis J, et al：Chemotherapy in locally advanced nasopharyngeal carcinoma：an individual patient data meta-analysis of eight randomized trials and 1753 patients. Int J Radiat Oncol Biol Phys 2006；64：47-56.
4) Forastiere AA, Goepfert H, Maor M, et al：Concurrent chemotherapy and radiotherapy for organ preservation in advanced laryngeal cancer. N Engl J Med 2003；349：2091-2098.
5) Som PM, Lawson W, Genden EM：The posttreatment neck：clinical and imaging considerations. In：Som PM, Curtin HD（eds）：Head and neck imaging, 5th ed. St Louis：Mosby, 2011：2771-2822.
6) Mukherji SK, Wolf GT：Evaluation of head and neck squamous cell carcinoma after treatment. AJNR Am J Neuroradiol 2003；24：1743-1746.
7) Manikantan K, Khode S, Dwivedi RC, et al：Making sense of post-treatment surveillance in head and neck cancer：when and what of follow-up. Cancer Treat Rev 2009；35：744-753.
8) de Bree R, van der Putten L, Brouwer J, et al：Detection of locoregional recurrent head and neck cancer after（chemo）radiotherapy using modern imaging. Oral Oncol 2009；45：386-393.
9) Vandecaveye V, De Keyzer F, Nuyts S, et al：Detection of head and neck squamous cell carcinoma

with diffusion weighted MRI after(chemo)radiotherapy：correlation between radiologic and histopathologic findings. Int J Radiat Oncol Biol Phys 2007；67：960-971.
10) Vandecaveye V, De Keyzer F, Dirix P, et al：Applications of diffusion-weighted magnetic resonance imaging in head and neck squamous cell carcinoma. Neuroradiology 2010；52：773-784.
11) Gupta T, Master Z, Kannan S, et al：Diagnostic performance of post-treatment FDG PET or FDG PET/CT imaging in head and neck cancer：a systematic review and meta-analysis. Eur J Nucl Med Mol Imaging 2011；38：2083-2095.
12) Liu G, Dierks EJ, Bell RB, et al：Post-therapeutic surveillance schedule for oral cancer：Is there agreement? Oral Maxillofac Surg 2012；16：327-340.
13) NCCN Clinical Practice Guidelines in Oncology(NCCN Guidelines) Head and Neck Cancers, Version 2, 2014
14) 岸本誠司：集学的治療の基本的考え方，外科的療法．JOHNS 2011；27：537-540.
15) 日本頭頸部癌学会・編：頭頸部癌診療ガイドライン2013年版．金原出版，2013.
16) 日本口腔腫瘍学会口腔癌治療ガイドライン改訂委員会・編：日本口腔外科学会口腔癌診療ガイドライン策定委員会合同委員会・編：科学的根拠に基づく口腔癌診療ガイドライン2013年版．金原出版．
17) Naidich M, Weissman JL：Reconstructive myofascial skull-base flaps：normal appearance on CT and MR imaging studies. AJR Am J Roentgenol 1996；167：611-614.
18) Chong J, Chan LL, Langstein HN, et al：MR imaging of the muscular component of myocutaneous flaps in the head and neck. AJNR 2001；22：170-174.
19) Tomura N, Watanabe O, Hirano Y, et al：MR imaging of recurrent head and neck tumours following flap reconstructive surgery. Clin Radiol 2002；57：109-113.
20) Hudgins PA：Flap reconstruction in the head and neck：expected appearance, complications, and recurrent disease. Eur J Radiol 2002；44：130-138.
21) Offiah C, Hall E：Post-treatment imaging appearances in head and neck cancer patients. Clin Radiol 2011；66：13-24.
22) Hermans R：Posttreatment imaging in head and neck cancer. Eur J Radiol 2008；66：501-511.
23) Wehage IC, Fansa H：Complex reconstructions in head and neck cancer surgery：decision making. Head Neck Oncol 2011；3：14.
24) Mareque BJ, Mareque BS, Pamjas RJ, et al：Mandibular ameloblastoma：reconstruction with iliac crest graft and implants. Med Oral Pathol Cir Bucal 2007；12：E73-75.
25) Alli G, Kbaldoun D, Lei L, et al：Long-term results of jaw reconstruction with microsurgical fibula grafts and dental implants. J Oral Maxillofac Surg 2007；65：1005-1009.
26) Chong VFH：Post treatment imaging in head and neck tumors. Cancer Imaging 2005；5：8-10.
27) Lell M, Baum U, Greess H, et al：Head and neck tumors：imaging recurrent tumor and post-therapeutic changes with CT and MRI. Eur J Radiol 2000；33：239-247.
28) Burri RJ, Kao J, Navada S, et al：Nonsurgical treatment of head and neck cancer. In：Som PM, Curtin HD(eds)：Head and neck imaging, 5th ed. St Louis：Mosby, 2011：2893-2914.
29) Stone HB, Coleman CN, Anscher MS, et al：Effects of radiation on normal tissue：consequences and mechanisms. Lancet Oncol 2003；4：529-536.
30) Parker GD, Harnsberger HR：Clinical-radiologic issue in perineural tumor spread of malignant diseases of the extracranial head and neck. RadioGraphics 1991；11：383-399.
31) Ginsberg LE：Perineural tumor spread associated with head and neck malignancies. In Som PM, Curtin HD(eds)：Head and neck imaging, 5th ed. St Louis：Mosby, 2011：2771-2822.
32) Sakai A, Okami K, Onuki J, et al：Statistical analysis of post-operative complications after head and neck surgery. Tokai J Exp Clin Med 2008；33：105-109.
33) Paydarfar JA, Birkmeyer NJ：Complications in head and neck surgery：a meta-analysis of postlaryngectomy pharyngocutaneous fistula. Arch Otolaryngol Head Neck Surg 2006；132：67-72.
34) Genden EM, Rinaldo A, Suárez C, et al：Complications of free flap transfers for head and neck reconstruction following cancer resection. Oral Oncol 2004；40：979-984.
35) Debnam JM, Garden AS, Ginsberg LE：Benign ulceration as a manifestation of soft tissue radiation necrosis：imaging findings. AJNR 2008；29：558-562.
36) Saito N, Nadgir RN, Nakahira M, et al：Posttreatment CT and MR imaging in head and neck cancer：what the radiologist needs to know. RadioGraphics 2012；32：1261-1282.
37) Becker M, Schroth G, Zbären P, et al：Long-term changes induced by high-dose irradiation of the head and neck region：imaging findings. RadioGraphics 1997；17：5-26.

和文索引

複数頁に載っている用語は，主要説明箇所の頁数を，必要な場合ボールド体で示した．
症例画像の載っている頁数は，ゴシック体で示した．

あ

悪性黒色腫　165，**166**
　　――，頭頸部粘膜　165
悪性リンパ腫
　（頸部リンパ節）　**316**，**317**
　（口腔）　164，**165**
　（上顎洞）　97
　（唾液腺）　282
アスペルギルス　89

い

一過性顔面神経麻痺　335
咽後膿瘍　**314**，**318**
インジゴカルミン　324
咽頭後リンパ節　302，**303**，308
インプラント粘膜炎　227
インプラント周囲炎　227

う

齲歯　40，41
齲蝕　27，39

え

永久歯　25
栄養管　30
液面形成　270
エナメル芽細胞　31
エナメル器　31
エナメル質　26
エナメル質形成不全　52，55
　　――，遺伝性　57
エナメル上皮癌　78，**81**
エナメル上皮腫　78，**79**，117，**120**
　　――，悪性　78
円板後部組織　208
円板穿孔　210

お

オトガイ孔　236

オトガイ舌筋　140
オトガイ棘孔　236

か

外頸静脈リンパ節　305
介在結節　55
外舌筋　139
開窓療法　133
外胚葉異形成症　49
外部吸収　58
海綿状血管腫　338
下咽頭癌　**336**
下顎亜全摘出術　346
下顎窩　197
下顎管　155
下顎区域切除術　346，**350**
下顎骨　103
　　――の加齢変化　104
下顎骨骨折　181
　　角部骨折　**182**
下顎骨再建　350
下顎骨浸潤　153，156
下顎枝骨折　181
下顎神経　155
下顎全摘出術　346
下顎頭　197
下顎頭骨折　181，**183**
下顎切除術　346
　　半側切除術　346，**350**
　　辺縁切除術　346，**349**
化学放射線療法　354
下眼窩裂　72
顎外固定法　193
顎下間隙　139，148，257
顎下腺　252，257
顎下腺管　254
角化嚢胞性歯原性腫瘍　118
顎関節　197
　　――の運動パターン　201
顎関節 MRI　206
　　――撮像シーケンス　206
顎関節強直症　217，**218**
顎関節腔造影 CBCT　206
顎関節骨折　215

顎関節症　207
顎関節嚢胞　220，**221**
顎関節リウマチ　216
顎骨外傷　176
顎骨骨髄炎　124
顎骨骨折の治療　192
顎骨中心性血管腫　121
顎骨の嚢胞分類　115
拡散強調画像　19，97，108，143，300
顎内固定法　193
角部骨折　181
下歯槽神経　155，237
下歯槽動脈　239，327
過剰結節　49
過剰咬頭　49
過剰歯　49
仮想パノラマ像　154
家族性骨形成不全症　57
滑膜炎　212
滑膜性骨軟骨腫症　217，**219**
滑膜嚢胞　220
化膿性リンパ節炎　309，**314**，**315**
がま腫　167，**286**
　　――，潜入性　167，286，**287**
　　――，単純性　167，**168**，286，**287**
カラベリー結節　55
川崎病　318，**319**
眼窩下管　71
ガングリオン嚢胞　220
含歯性嚢胞　116，**119**
関節液貯留　212
関節円板　198
　　――の位置異常　208
　　――の形態異常　210
　　――の前方転位　**209**
　　――の前方転位（非復位性）
　　　210，211，213
　　――の前方転位（復位性）
　　　210，211
関節円板障害　208
関節円板穿孔　212
関節円板側方転位　210

関節円板復位　210
関節腔　198
関節包内骨折　216, 217
関節隆起　197
乾癬性顎関節炎　215
管電圧　4
管電流　4
顔面神経　250
顔面中央部外側部骨折　187
顔面中央部中心部骨折　184, 186

き

擬似的超選択的動注　324
偽痛風　215
基底細胞腺腫　265, 267
基底細胞母斑症候群　120
機能的内視鏡下副鼻腔手術　93
木村病　291, 292, 318, 319
臼後管　237
臼後結節　55
臼後三角　140
臼後三角癌　157, 159
臼歯腺　255
急性化膿性唾液腺炎　284
　　耳下腺炎　285
急性骨髄炎　124
臼旁結節　55
頬骨上顎骨骨折　189
頬骨上顎骨複合骨折　187
頬骨突起　67
頬舌的幅径　225
頬腺　255
強度変調放射線治療　354
頬粘膜　140
頬粘膜癌　159, 160, 333
旭日状陰影　83, 132
局所再発　356
局所皮弁　347
巨大歯　52
筋上皮腫　268
金属アーチファクト　6, 108

く

口・顔面・指症候群　49
グラジエントエコー　16
クロスカット画像　107, 230, 242

け

頸部郭清術　352, 353
　　，姑息的　352
　　，全　352
　　，選択的　352
頸部転移リンパ節　334
外科的治療後合併症　361
外科用テンプレート　244
結核性リンパ節炎　309, 314, 315
血管奇形　269, 338
血管腫　269, 338
　　（舌）　168, 169
血瘤腫　95
　　，上顎洞　96
幻影細胞性歯原性癌　83
肩甲舌骨筋上頸部郭清術　352
犬歯結節　55
原始性嚢胞　117
犬歯部骨折　181

こ

口蓋舌筋　140
口蓋腺　255
口蓋突起　67
口蓋隆起　73, 74
硬化療法　338
口腔悪性腫瘍の顎骨浸潤　124
口腔インプラント　223
口腔癌　47
口腔常在菌　39
口腔舌　140
口腔前庭　137
口腔底　140
口腔底癌　150, 151, 152, 153, 326, 329, 336
硬口蓋　140
硬口蓋癌　159
咬合性干渉　46
好酸性腺腫　267, 268
高磁場 MRI　19
後上歯槽動脈　235, 240
口唇癌　160, 161, 333, 334
口唇腺　255
後頭リンパ節　305
口内法 X 線検査　35, 106, 176
口内法 X 線写真　25
咬耗症　62

骨壊死　73
　　，ビスホスホネート製剤関連　75, 125, 127
骨芽細胞　31
骨形成線維腫　131, 132
骨硬化　213
骨質評価　232
骨髄炎　73
骨髄信号の異常　213
骨髄浮腫　213
骨性異形性症　46, 131
　　（開花型）　131
骨粗鬆症　233, 241
骨内インプラント　223
骨軟骨腫　217
　　，下顎頭　218
骨肉腫　83, 84, 132
骨膨隆　121
骨密度　232
固有口腔　137
根尖性歯周炎　43, 45
　　，慢性　44
コーンビーム CT　9, 25, 107, 203
コンピュータ支援　223
コンピュータ支援設計/製造　229
コンピュータ断層撮影法　3

さ

再建術　347
再構成画像　107
再構成関数　5
最終補綴物主導型　223
サイナスリフト　227
鎖骨上窩リンパ節　305
鎖骨頭蓋異形成症　49
サルコイドーシス　320
残留嚢胞　116, 119

し

耳介側頭神経　251
歯牙腫　33
　　（集合型）　128, 129
　　（複雑型）　49, 128
耳下腺　249, 257
耳下腺管　251
耳下腺間隙　249

耳下腺小葉　250
耳下腺損傷　189, **191**
耳下腺内リンパ節　305
磁化率アーチファクト　16, 17, 18
歯冠周囲炎　49, **50**
歯冠破折　178
色素性絨毛性結節性滑膜炎　217, 220
歯頸部バーンアウト　39, **42**
歯原性癌腫　78, **81**, **82**, 122, **123**
歯原性感染　168
　——による口腔底膿瘍　**169**
歯原性腫瘍の病理分類　113
歯原性粘液腫　121, **122**
歯原性嚢胞　77
篩骨漏斗　70
歯根端膿瘍　**44**
歯根肉芽腫　**44**
歯根嚢胞　31, **43**, 44, 80, 116, **118**
歯根破折　178
歯根膜　29
歯根膜腔　29
歯周組織　29
歯周ポケット　227
歯小嚢　31
歯小皮　31
歯髄　26
歯髄炎　39
歯髄結石　61
シスプラチン　323
　——の大量動注　323
歯石　47, **48**
自然孔　238
歯槽管　71
歯槽孔　71
歯槽硬線　30
歯槽骨　29, 225
歯槽骨骨折　**180**
歯槽突起　67
歯痛　27, 39
歯堤　31
歯内歯　52
歯肉　29, 140
歯肉癌　153
　——, 下顎　153, 154, 155, 156, 157, 327, 329, 330, 331
　——, 上顎　157, 158, 326, **332**

歯肉溝　227
歯乳頭　31
歯嚢　31
脂肪抑制画像　16, 108
脂肪抑制法　16, 17
シミュレーションソフト　224
若年性反復性耳下腺炎　284, **285**
術後膿瘍　361, **362**
術後瘻孔　361, **362**
シュナイダー膜　227
腫瘍再発　356, **357**, **358**, **359**, **360**
上顎(亜)全摘出術　345, **348**
上顎拡大全摘出術　345, **349**
上顎骨　67
上顎骨骨折　182
　矢状骨折　**184**
上顎骨体　67
上顎神経　157
上顎洞　70
上顎洞炎　88
　——, 歯性　88, **91**
　——, 真菌性　89, **92**
上顎洞隔壁　227, 235
上顎洞癌　95
上顎洞自然口　70
上顎洞底挙上術　227
上顎嚢胞　93, **94**
上顎切除術　345
　部分切除術　345, **348**
小臼歯部骨折　181
小口蓋管　71
小口蓋神経　256
小唾液腺　255
小唾液腺腫瘍　161
上皮筋上皮癌　**280**
静脈奇形　271, **338**, **339**
　(頰部)　**341**
　(口蓋，咽頭)　**340**
　(舌)　**341**
唇顎口蓋裂　73, **74**
神経周囲浸潤　139
神経周囲進展　86, 146, **158**, 291, **293**, 356, **360**
神経鞘腫　268
　Antoni A　269
　Antoni B　269
進行性下顎頭吸収　220
侵蝕症　62

診断用テンプレート　229, 230

す

垂直吸収　47
水平吸収　46
ステアステップアーチファクト　6
スピンエコー　16
スライス厚　5
　——, 再構成　5
　——, 収集　5
すりガラス状(陰影)　129

せ

正円孔　72
正中部骨折　181
生物学的幅径　227
舌(亜)全摘出術　345
舌/舌下リンパ節　305
節外進展　300, **311**, **313**
舌下間隙　139, 148, 259
舌下腺　254, 259
舌下腺窩　236
舌可動部(亜)全摘出術　345, **347**
舌可動部半側切除術　345, **346**
舌下動脈　239
舌癌　144, 146, 147, 148, 149, 150, 151, 326, **327**, **328**, **337**
石鹸の泡状(陰影)　117
舌孔　236
舌骨舌筋　140
切歯管　71, 237, 240
切歯管嚢胞　75
切歯結節　55
舌神経血管束　139, 151
舌腺　255
　——, 外側　255
　——, 後　255
　——, 前　255
舌全摘出術　**347**
舌切除術　345
　半側切除術　345
　部分切除術　345, **346**
セメント質　26
セメント質肥大　62, **63**, **64**
線維芽細胞　31
線維性異形成　129, **130**
線維性強直　217

線維素性唾液管炎　284, 285
前外側大腿筋皮弁　348
腺癌 NOS　281, 282
前頸静脈リンパ節　305
前歯部二重骨折　181
腺腫様歯原性腫瘍　33
浅側頸リンパ節　305
穿通性咽頭損傷　189
穿通性口腔損傷　189, 191
前頭突起　67
線副子法　193
腺房細胞癌　276
　　（口蓋）　277
　　（耳下腺）　277
腺様嚢胞癌　86, 95, 162, 163, 272
　　（顎下腺）　275
　　（口蓋）　276, 293
　　（耳下腺）　274
　　（小唾液腺）　161
　　（舌下腺）　275
　　（上顎洞）　99
　　――，唾液腺由来の　88, 89
前腕筋皮弁　348

そ

造影 CT 検査　107
早期萌出　33
早期埋入　225
象牙芽細胞　27
象牙質　26
　　――，修復　59
　　――，第二　59
象牙質異形成症　57
象牙質形成不全　57
　　――，遺伝性　57
象牙粒　61, 62
双生歯　52
即時埋入　225
ソケットリフト　227
組織球性壊死性リンパ節炎
　　316, 318
咀嚼機能　201
咀嚼筋　202
咀嚼筋間隙　257

た

大胸筋皮弁　351
大口蓋管　71
大口蓋孔　157
大口蓋神経　157, 256
大耳介神経　251
体動アーチファクト　16, 19
ダイナミック造影　261
タウロドント　52, 54
唾液腺　249
　　――由来の悪性腫瘍　86, 95
唾液腺炎　284
唾液腺導管癌　278
　　（口腔底）　279
　　（耳下腺）　278
多形腺腫　262
　　（顎下腺）　264
　　（頬粘膜）　265
　　（口蓋）　263
　　（口腔）　164
　　（耳下腺）　263
　　（唾液腺）　262
　　（傍咽頭間隙）　264
多形腺腫由来癌　278, 279
多形低悪性度腺癌　281
唾石　286
　　（耳下腺）　287
　　（顎下腺）　286
唾石症　286
多断面再構成（法）　6, 36
脱神経性舌筋萎縮　170
脱神経性変化　358
タマネギの皮状陰影　85, 125
多列検出器型 CT　36, 299
単純性骨嚢胞　220

ち

チオ硫酸ナトリウム　324
緻密骨　30
中心結節　52
中鼻道　70
蝶口蓋孔　72
長胴歯　52
貯留嚢胞　92, 286
　　――，上顎洞　93
治療後瘢痕　356, 359

つ

通常埋入　225
痛風　215

て

低体重児出産　47
テニスラケット状（陰影）　121
転移性腫瘍　85
　　（唾液腺）　282
転移性リンパ節腫大　308
伝染性単核球　320

と

桶状根　55, 56
頭頸部癌取扱い規約　144
動静脈奇形　271
導帯管　33
動注化学療法　323
　　――のポイント　325
糖尿病　47
ドセタキセル　323
突発性下顎頭吸収　220

な

内舌筋　139
内部吸収　58
ナビゲーションシステム　224
軟骨外胚葉性異形成症　49
軟骨肉腫　83, 84

に

乳歯　25
乳児血管腫　270
乳突動脈　335
乳突部リンパ節　305

ね

猫引っ掻き病　320
粘液上皮腫　163
粘液貯留嚢胞　286
捻髪音　212
粘表皮癌　86, 162, 272
　　（顎下腺）　273
　　（頬粘膜）　274
　　（耳下腺）　273
　　（舌下腺）　274
　　――，唾液腺由来の　90

の・は

濃度分解能　9

白線　30
歯の脱臼　178, 179
歯の破折　178, 179
パノラマX線検査　25, 35, 106, 176
パノラマスカウト　12
針状陰影　83
半月裂孔　70
反応性リンパ節腫大　298, 299, 307

ひ

光造型モデル　230
鼻眼窩篩骨骨折　186, 188
鼻口蓋管嚢胞　75, 76
鼻口蓋神経　256
腓骨皮弁　351
非歯原性嚢胞　75
鼻歯槽嚢胞　77
ビスホスホネート系薬剤関連顎骨壊死　75, 125, 127
ビスホスホネート製剤投与患者　125
ヒトパピローマウイルス　311
被曝線量の低減　13, 15
皮弁壊死　361, 362
鼻涙管損傷　189, 190
ピロリン酸カルシウム結晶沈着症　215

ふ

副オトガイ孔　237
副耳下腺　252
腹直筋皮弁　348, 350
部分切除　133
プロトスタイリッド　55

へ

ヘリカルスキャン　4
　──，ノン　4
辺縁性歯周炎　45, 46, 47, 48
変形性顎関節症　212, 213
扁平上皮癌　85, 95, 144

　（口腔）　144
　（原発性骨内）　80, 82
　（上顎歯肉）　87
　（上顎洞）　95, 97, 98

ほ

蜂窩織炎　168
放射線性骨壊死　363, 365
　下顎骨壊死　364
　上顎骨壊死　364
放射線性粘膜壊死　362, 363
放射線性粘膜炎　362, 363
放射線治療　354
　急性反応　354, 355
　晩発反応　354, 355
　──後合併症　362
　──法の特徴　354
萌出遅延　33
蜂巣状（陰影）　117
ボクセル　13
ホタテ貝状（陰影）　120

ま

マイクロカテーテル　324
マッハ効果　39, 43
摩耗症　62
マルチスライスCT　3, 143
慢性硬化性骨髄炎　44, 45, 126, 130
慢性硬化性唾液腺炎　288
慢性硬化性涙腺炎　288
慢性骨髄炎　125

み

見かけの拡散係数　19, 262
水・脂肪分離画像　16

む・め

無信号域　270
ムンプスウイルス　284

明細胞性歯原性癌　83

ゆ

ユーイング肉腫　83, 85

有茎皮弁　348
遊離空腸　351, 352
遊離体　218
遊離皮弁　348
癒合歯　52, 53
癒着歯　52, 54

よ

翼口蓋窩　72, 159
翼口蓋神経節　256
翼突下顎縫線　137

り

リウマチ性顎関節炎　215
リニアック法　354
流行性耳下腺炎　284, 285
リンパ管奇形　271
リンパ経路　307
リンパ上皮性病変　290, 291
リンパ節　297
リンパ節再発　356, 360
リンパ節腫大の融合所見　311
リンパ節転移　309, 313
　（異所性甲状腺癌）　311
　（甲状腺癌）　312
　（口唇癌）　309
　（耳下腺）　283
　（上咽頭癌）　301
　（舌癌）　310, 312
　（中咽頭癌）　310, 311
　──，融合性　313
リンパ門　297, 298, 307

る

類皮嚢胞　167
類表皮嚢胞　167

れ・ろ・わ

レベルシステム　302

濾胞性過形成　316, 317

矮小歯　52

欧文索引

1.5T MRI　19
3 dimentional conformal radiation therapy(3D-CRT)　354
3D-CRT(3 dimentional conformal radiation therapy)　354
3D 撮像法　143
3T MRI　19
3 次元原体照射法　354

A

ACC(adenoid cystic carcinoma)　161
acinic cell carcinoma　276
acute osteomyelitis　124
ADC(apparent diffusion coefficient)　19, 97, 262
adenocarcinoma, not otherwise specified　281
adenoid cystic carcinoma (ACC)　86, 161, **272**
AJCC(American Joint Committee on Cancer tumor staging criteria)　144
ameloblastic carcinoma　78
ameloblastoma　78, **117**
──, malignant　78
American Joint Committee on Cancer tumor staging criteria(AJCC)　144
ankylosis of the TMJ　217
apical periodontitis　43
apparent diffusion coefficient (ADC)　19, 262
apple tree appearance　289

B

basal cell adenoma　265
bisphosphonate-related osteonecrosis of the jaw(BRONJ)　75, 125
Blandin-Nuhn 腺　255
BP 製剤　241

BRONJ(bisphosphonate-related osteonecrosis of the jaw)　75, 125, **127**
buccal mucosa　140
buccal mucosa cancer　159

C

CAD/CAM(computer-aided design/computer-aided manufacturing)　229
calcium pyrophosphate dihydrate(CPPD)　215
Caldwell-Luc 法　93
carabelli 結節　55
carcinoma ex pleomorphic adenoma　278
carotid blowout　364
Castleman 病　316, **317**, 320
CBCT(cone-beam CT)　9, 25, 35, **36**, 107, 203, 230
chemical saturation　16
chondrosarcoma　83
chronic osteomyelitis　**125**
chronic sclerosing osteomyelitis　**126**
clear cell odontogenic carcinoma　83
cleft lip, alveolus and palate　73
click 音　210
computer-aided design/computer-aided manufacturing (CAD/CAM)　229
cone-beam CT(CBCT)　9, **36**, 107, 203, 230
conventional scan　4
CPPD(calcium pyrophosphate dihydrate)　215
CPPD 結晶沈着症　215
CPR(curved planar reconstruction)　242
crepitus 音　212
cross sectional 画像　107, 230, 234, 242
CT(computed tomography)

3
──で高吸収域を示す病変 (顎骨)　127
──で低吸収域と高吸収域が混在する混合病変(顎骨)　130
──で低吸収域を示す病変 (顎骨)　116
──による縦断像　234
CT シミュレーション　223
──による治療計画　244
CT 値による骨質評価　233
curved planar reconstruction (CPR)　242

D

denervation tongue muscle atrophy　170
dentigerous cyst　116
dermoid cyst　167
diffusion weighted imaging (DWI)　19, 143
Dixon 法　19
double wall sign　78
Down 症　52
dual energy imaging　7
dual source CT　3
DWI(diffusion weighted imaging)　19, 143

E

Ebner 腺　255
Ellis-van Creveld 症　52
epidermoid cyst　167
epithelial-myoepithelial carcinoma　280
Ewing sarcoma　83

F

fascicular sign　269
FDG(^{18}F-fluorodeoxyglucose)　25
FDG-PET　300

FESS(functional endoscopic sinus surgery) 93
18F-fluorodeoxyglucose(FDG) 25
fibrous dysplasia 129
field of view(FOV) **5**, 9
finger-like tumor projection 262
flat panel detector(FPD) 9
floating face 184
floating maxilla 184
floating palate 184
floor of mouth 140
flow void 270
fluid-fluid level 270
FOV(field of view) **5**, 9
── , 歯列弓型の 12
FPD(flat panel detector) 9
fracture of the TMJ 215
frozen shoulder 352
functional endoscopic sinus surgery(FESS) 93

G

ganglion cyst 220
Gardner 症候群 49
genioglossus muscle 140
ghost cell odontogenic carcinoma 83
gingiva covered upper and lower alveolus 140
gingival cancer 153
── , lower 153
── , upper 157
glosso-mylohyoid gap 148
Gorlin 症候群 120
gout 215
gradient recalled echo(GRE) 16
GRE(gradient recalled echo) 16

H

Hallermann-Streiff 症候群 49
hard plate 140
hard plate cancer 159
helical scan 4
── , non 4

hemangioma 168, **269**, 338
Hertwig 上皮鞘 31
hilum 297
HIV 感染(症) 290, **291**, 320, **321**
HPV(human papillomavirus) 144
human papillomavirus(HPV) 144
Huschke 孔 199
hyoglossus muscle 140

I

IDEAL(iterative decomposition of water/fat using echo asymmetry and least-squares estimation) 16
idiopathic condylar resorption 220
IgG4 関連疾患 288, **320**
IMR 354
IMRT(intensity modulated radiation therapy) 354
incisive canal cyst 75
intensity modulated radiation therapy(IMRT) 354
interventional radiology(IVR) 323
ISSVA 分類 338
iterative decomposition of water/fat using echo asymmetry and least-squares estimation(IDEAL) 16
IVR(interventional radiology) 323
IVR-CT 323

J・K

joint effusion 212

Küttner's tumor 288
Kawasaki 病 318, **319**
keratocystic odontogenic tumor 118
Kikuchi-Fujimoto 病 316, **318**
Kimura 病 **291**, 318, **319**
Klinefelter 症候群 52
Kussmaul 病 284

L

Le Fort 骨折 184
  Ⅰ型骨折 184, **185**
  Ⅱ型骨折 184, **186**
  Ⅲ型骨折 184, **187**
  ── の分類 **185**
LIC(localized intravascular coagulopathy) 338
lingual neurovascular bundle 139
lip cancer 160
localized intravascular coagulopathy(LIC) 338
loose body 218
Ludwig's angina 168
lymphoepithelial lesion 290

M

Malassez 上皮遺残 31, 116
malignant lymphoma 97, 164, 282, 316
malignant melanoma 165
MALT リンパ腫 282, **283**
marginal periodontitis 45
matted node 311, **313**
maxillary sinusitis 88
── , fungal 89
── , odontogenic 88
McCune-Albright 症候群 129
MDCT(multidetector-row CT) 3, 36, 107, 143, 299
metastatic lymphadenopathy 308
metastatic tumor 85, 282
Mikulicz's disease 288
minor salivary gland tumor 161
MND(modified neck dissection) 352
modified neck dissection (MND) 352
MPR(multiplanar reconstruction) **6**, 36, 203, 242
── , curved 6, 154
MR sialography 261, 289
MRI アーチファクト 16
  位相エンコード方向 19
mucinous retention cyst 286

mucoepidermoid carcinoma 86, 162, **272**
mucosal melanoma in head and neck 165
multidetector-row CT (MDCT) 3, 107, 143, 299
multiplanar reconstruction (MPR) **6**, 36, 203, 242
myoepithelioma 268

N

nasoalveolar cyst 77
naso-orbitoethmoid(NOE) 186
nasopalatine duct cyst 75
NOE(naso-orbitoethmoid) 186
NOE 骨折 186, 187

O

odontogenic carcinoma 78, **122**
odontogenic myxoma 121
odontoma 128
 complex type 128
 compound type 128
oncocytoma 267
onion peel appearance 85, 125
oral floor cancer 150
oral tongue 140
organized hematoma 95
osseointegration 223
osseous dysplasia 131
ossifying fibroma 131
osteoarthrosis or osteoarthritis of the TMJ 212
osteomyelitis 73
 ——, mandibular 124
 ——, sclerosing 130
osteonecrosis 73
osteoporosis 241
osteosarcoma **83**, **132**

P

palatal torus 73
palatoglossus muscle 140
pericoronitis 49

perineural invasion 139
perineural spread 86, **158**, 291, 356
PET(positron emission tomography) 25, 37
PET/CT 35, 37, 334
pigmented villonodular synovitis 217
pleomorphic adenoma 164, 262
polymorphous low-grade adenocarcinoma 281
positron emission tomography (PET) 25, 37
postoperative maxillary cyst 93
proressive condylar resorption 220
pseudogout 215
pull-through operation 353

R

radiation and intraarterial cisplatin(RADPLAT) 323
radical neck dissection(RND) 352
radicular cyst **116**
RADPLAT(radiation and intraarterial cisplatin) 323
 ——プロトコール 324
ranula 167, **286**
 ——, plunging/diving 167, 286
 ——, simple 167, 286
residual cyst **116**
retention cyst **92**
retoromolar trigone 140
retromolar cancer 157
RND(radical neck dissection) 352
Robbins の原法 324
Rosai-Dorfman 病 320
Rouvière による分類 302
Rouvière リンパ節 303

S

salivary duct carcinoma 278
salt and pepper appearance 289
Schneider 膜 227
schwannoma 268
 ——, ancient 269
SE(spin echo) 16
Seldinger 法 324
selective neck dissection(SND) 352
short TI inversion recovery (STIR) 16
shoulder syndrome 352
sialadenitis 284
sialolith 286
simple bone cyst 220
Sjögren 症候群 **289**, **290**, **291**
SND(selective neck dissection) 352
spicula 83
spin echo(SE) 16
squamous cell carcinoma 95, 144
 ——, primary intraosseous 80
Stenon 管 251
Stensen 管 251
STIR(short TI inversion recovery) 16
stuck disk 208
stylomastoid artery 335
sunray appearance 83, 132
suppurative lymphadenitis 314
synovial cyst 220
synovial osteochondromatosis 217

T

target sign 269
taurodontism 52
temporomandibular disorders (TMD) 207
temporomandibular joint (TMJ) 197
thin hypointense rim 269
TMD(temporomandibular disorders) 207
TMJ(temporomandibular joint) 197
TMJ disc derangement 208

tongue cancer 144
tuberculous lymphadenitis 314
Turner 歯 57

V

vanishing parotid mass 267
vascular malformation 269, 338
venous malformation 338
volume rendering(VR) 36
voxel 13
VR(volume rendering) 36

W

Warthin 腫瘍 264, **266**

Warton 管 254

Z

ZMC(zygomaticomaxillary complex) 187
ZMC 骨折 187, 189
zygomaticomaxillary complex (ZMC) 187

| 顎・口腔のCT・MRI | 定価：本体8,200円＋税 |

2016年4月15日発行　第1版第1刷ⓒ

編集者　酒井　修・金田　隆

発行者　株式会社 メディカル・サイエンス・インターナショナル
　　　　代表取締役　若松　博
　　　　東京都文京区本郷1-28-36
　　　　郵便番号 113-0033　電話(03)5804-6050
　　　　印刷：三報社印刷／表紙装丁：トライアンス

ISBN 978-4-89592-847-2　C 3047

本書の複製権・翻訳権・上映権・譲渡権・公衆送信権(送信可能化権を含む)は(株)メディカル・サイエンス・インターナショナルが保有します。
本書を無断で複製する行為(複写，スキャン，デジタルデータ化など)は，「私的使用のための複製」など著作権法上の限られた例外を除き禁じられています。大学，病院，診療所，企業などにおいて，業務上使用する目的(診療，研究活動を含む)で上記の行為を行うことは，その使用範囲が内部的であっても，私的使用には該当せず，違法です。また私的使用に該当する場合であっても，代行業者等の第三者に依頼して上記の行為を行うことは違法となります。

JCOPY 〈(社)出版者著作権管理機構　委託出版物〉
本書の無断複写は著作権法上での例外を除き禁じられています．複写される場合は，そのつど事前に，(社)出版者著作権管理機構(電話 03-3513-6969，FAX 03-3513-6979，info@jcopy.or.jp)の許諾を得てください．